全国医药类高职高专规划教材

供护理、助产等专业使用

病原生物学与免疫学

主　编　马新博　宫汝飞

副主编　张凯波　李明琦　刘　云　于亚婷

编　委　（按姓氏笔画为序）

于亚婷　广西科技大学医学院

马新博　广西科技大学医学院

石学魁　牡丹江医学院

申海光　广西科技大学医学院

刘　云　广西科技大学医学院

李明琦　哈尔滨医科大学附属肿瘤医院

肖立兵　广西科技大学医学院

张　昊　丽水学院

张凯波　丽水学院

周　盛　广西科技大学医学院

段斯亮　广西科技大学医学院

宫汝飞　广西科技大学医学院

程　聪　丽水学院

西安交通大学出版社
XI'AN JIAOTONG UNIVERSITY PRESS

图书在版编目(CIP)数据

病原生物学与免疫学/马新博,宫汝飞主编. —西安:
西安交通大学出版社,2016.12(2021.1重印)
全国医药类高职高专规划教材
ISBN 978 - 7 - 5605 - 9183 - 4

Ⅰ.①病… Ⅱ.①马…②宫… Ⅲ.①病原微生物—高等职业教育—
教材②医学—免疫学—高等职业教育—教材Ⅳ.①R37②R392

中国版本图书馆 CIP 数据核字(2016)第 283556 号

书　　名	病原生物学与免疫学	
主　　编	马新博　宫汝飞	
责任编辑	王银存	
出版发行	西安交通大学出版社	
	(西安市兴庆南路 1 号　邮政编码 710048)	
网　　址	http://www.xjtupress.com	
电　　话	(029)82668357　82667874(发行中心)	
	(029)82668315(总编办)	
传　　真	(029)82668280	
印　　刷	西安日报社印务中心	
开　　本	787mm×1092mm　1/16　印张　22.25　字数　543 千字	
版次印次	2016 年 12 月第 1 版　2021 年 1 月第 3 次印刷	
书　　号	ISBN 978 - 7 - 5605 - 9183 - 4	
定　　价	48.00 元	

前　言

　　《病原生物学与免疫学》由医学免疫学、医学微生物学和人体寄生虫学课程构成，是护理、助产等专业重要的医学基础课程。本教材依据护理、助产专业学生学习专业课程及其他相关课程的需要，按照科学发展观及专业人才培养建设的要求所编写，力求积极推进高职高专课程和教材的改革，既反映新知识、新方法和新技术，又能培养高素质技能型人才。

　　高等职业教育有别于本科的学科型教育，突出特点是强调教育目标的职业性和技术的应用性。在编写中力求突出"三基"讲透，难点、要点讲够，新知识、新进展点不漏。教材坚持贴近岗位、贴近学生和贴近社会的原则，以有利于学生学、教师教，尽可能做到"教学做"一体化，力求让使用本书的读者感到：重点突出、难点清楚、新进展点能切入。让学生既学到本课程基础知识，又通过实践养成严格的无菌观念，培养严格的无菌操作的习惯，为护理学生临床工作打下坚实的理论和实际动手能力。同时根据教师在教学中所发现的问题及各学校教师的反馈意见与建议，合理组织内容，进一步提炼文字，使教材更加易教、易学、易懂，更能体现当今先进的教学理念。

　　本教材形式多样，模块式编写体例使教材内容更加灵活，突出启发式教学的思想，调动学生学习的积极性。全书分上、中、下三篇共二十四章。上篇医学免疫学基础：第一章到第八章主要介绍免疫学基础知识及免疫学在临床的实际应用。中篇医学微生物学：第九章到第十七章介绍以细菌为代表的原核细胞型微生物的基础知识及临床常见致病菌；第十八、十九章简要介绍病毒的基础知识及临床常见病毒；第二十章介绍真菌。下篇人体寄生虫学：第二十一章到第二十四章介绍人体寄生虫学基础知识及临床常见致病寄生虫。本书由全国多所高校优秀教师共同编写。参加编写的有广西科技大学医学院马新博、宫汝飞、申海光、于亚婷、周盛、刘云、肖立兵、段斯亮，牡丹江医学院石学魁，丽水学院张凯波、程聪、张昊，哈尔滨医科大学附属肿瘤医院李明琦。全书初审由各位副主编承担统稿，终审由主编承担统稿。本书在编写过程中得到了编写人员所在单位及西安交通大学出版社的大力支持，在此一并表示感谢！

　　由于编者能力有限，虽经较长时间的编写与审改，书中难免存在疏漏之处，衷心希望同行专家及读者提出宝贵意见，以便后期修订完善。

《病原生物学与免疫学》编委会

2016 年 10 月

目　录

上篇　医学免疫学基础

中篇　医学微生物学

下篇 人体寄生虫学

上 篇

医学免疫学基础

第一章　免疫学概述

　学习目标

【掌握】免疫的概念。

【熟悉】免疫的功能及表现。

【了解】免疫学发展简史。

第一节　免疫的概念与功能

一、免疫的概念

免疫(immunity)其原意为免除瘟疫,是指当人体患某种传染病痊愈后,该患者对所患传染病产生一定的抵抗力。如天花患者痊愈后不会再次感染天花病毒。这使人们片面地认为免疫就是机体抗感染的防御功能。进入 20 世纪以后,免疫学的发展逐渐突破了抗感染研究的局限性,一些与抗感染无关的免疫现象逐渐被揭开,如血型不合的输血会引起严重的输血反应及移植排斥反应;注射异种动物血清可引起血清病等。随着这些现象的积累和研究,人们认识到机体不仅对微生物,而且对各种非己物质都能够进行识别和排斥。免疫现象并不是对机体都有利。因此,现代免疫的概念是机体识别"自己"和"非己",排除"非己",维护机体内环境平衡和稳定的一种功能。正常机体对自身组织一般不发生免疫现象而形成免疫耐受。

二、免疫的功能

免疫功能是由机体内免疫系统执行的,免疫功能是指机体免疫系统在识别和排除"非己"物质过程中所产生的各种生物学效应。其结果表现为对机体有利和有害两种,归纳起来有以下三个方面。

1. 免疫防御

机体防御外来病原生物的入侵及清除已进入的病原体和各种有害的生物性分子。但在异常情况下机体免疫防御功能过强,可引起超敏反应,此功能低下时机体易出现免疫缺陷病。

2. 免疫稳定

机体免疫系统识别和清除自身衰老、死亡细胞,防止发生自身免疫性疾病的能力。此功能失调时,可发生自身免疫性疾病。

3. 免疫监视

机体免疫系统识别和清除异常突变细胞和防止持续性感染的功能。此功能的失调可导致肿瘤发生和病毒持续感染。

第二节 医学免疫学的发展简史与展望

医学免疫学(medical immunology)是研究机体免疫系统的组成、结构与功能、免疫应答发生机制,以及免疫学在疾病诊断与防治中应用的一门科学。随着医学免疫学的发展及向各学科的渗透,产生了许多免疫学分支学科。医学免疫学包括基础免疫学、免疫药理学、免疫病理学、移植免疫学、生殖免疫学、肿瘤免疫学和临床免疫学等分支学科。免疫学的形成和发展已经历了两千多年,可分为经验免疫学、经典免疫学、近代和现代免疫学四个时期。

一、经验免疫学时期

16世纪末,人类就观察到很多患过某种传染病而痊愈的人,不再患同一种传染病。我国古代医学工作者在与天花病毒长期斗争的过程中,对天花病的预防积累了丰富的经验,并创造性地发明了用人痘苗预防天花病的方法。这在天花病毒发现之前,在医学科学尚未发展之时,是一项伟大贡献,也是认识机体免疫的开端。18世纪末,英国医生E. Jenner发明了用牛痘苗预防天花,为预防医学开辟了新途径。

二、经典免疫学时期

这一时期起始于19世纪中叶。其特点是人们对免疫功能的认识从对人体现象的观察进入到科学实验时期。它的发展是与微生物学的发展密切相关的,并成为微生物学的一个分支。这一时期内的重要成就如下。

(1)病原体的发现与疫苗的使用 19世纪中叶,用改进了的显微镜首先看到了炭疽杆菌,随后法国微生物学家巴斯德成功地研制了炭疽杆菌减毒疫苗、狂犬病病毒疫苗等。

(2)抗体的发现 19世纪80年代后期,在研究病原体的过程中,发现白喉杆菌经其分泌的外毒素致病,进而发现,在感染者的血清中有"杀菌素",即为最早发现的抗体。

(3)免疫化学取得突破性进展 发现抗原分子的某些特殊化学基团决定了抗原的特异性。

(4)免疫应答机制研究取得初步成果 免疫应答机制的研究提出了以吞噬细胞作用为主的细胞免疫学说和以抗体为主的体液免疫学说。

(5)补体的发现 19世纪末,继抗毒素之后,又很快发现了免疫溶菌现象。Pfeiffer(1894年)用新鲜免疫血清在豚鼠体内观察到对霍乱弧菌的溶菌现象。Bordet发现如将新鲜免疫血清加热56℃ 30min可丧失溶菌能力。他认为在新鲜免疫血清内存在两种不同物质与溶菌作用有关。一种对热稳定的物质称为溶菌素即抗体,有特异性。另一种对热不稳定的物质,可存在于正常血清中,为非特异性成分,称之为补体,它具有溶菌或溶细胞作用,但这种作用必须有抗体存在才能实现。

(6)血清学方法的建立 在抗毒素发现以后的十年中,相继在免疫血清中发现有溶菌素、凝集素、沉淀素等特异性组分,并能与其相应细胞或细菌发生反应。其后将多种不同的特异性反应物质统称为抗体。将能引起抗体产生的物质统称为抗原,自此建立了抗原、抗体的概念。在此期间,建立了各种体外检测抗原、抗体的血清学技术,如凝集反应、沉淀反应、补体结合反应等,为病原菌的鉴定和血清抗体的检查提供了可靠的方法。从而大大有助于传染病的诊断学和流行病学调查,而动物免疫血清的制备又开创了被动血清疗法。

三、近代和现代免疫学时期

澳大利亚学者 F. Burnet 在 1958 年结合分子遗传学研究的最新成果提出了克隆选择学说(clone selection theory),认为体内存在识别各种抗原的免疫细胞克隆(clone),通过细胞受体选择相应的抗原并使该细胞克隆活化产生免疫应答。该学说对免疫学中的根本问题即抗原识别有了比较满意的解释,对免疫学中的其他重要问题,如免疫记忆、免疫耐受、自身免疫等现象也有了合理的阐述。由于分子生物学、分子遗传学的发展,20 世纪 60 年代以来,将免疫学推向飞速发展的阶段,对免疫细胞表面分子研究的深入,揭示了主要组织相容性复合体及其产物在免疫调节、抗原提呈等方面的作用,进一步阐明了免疫球蛋白基因结构及重组规律,单克隆抗体的制备及各种标记技术广泛应用于医学领域。

四、免疫学发展趋势

免疫学的研究突飞猛进,免疫学技术的独特优势有力地推动了医学和生物学各领域的发展,并促进了临床医学的进步。目前,免疫学已经成为医学和生物学领域的带头学科之一。

现代免疫学的发展体现在:①基础免疫学研究更加深入,如抗原识别受体多样性的产生,信号转导途径的发现等;②基础免疫学与临床免疫学的结合更加紧密,如程序性细胞死亡途径的发现等;③更加有效整合了免疫学与其他学科的交叉性,如造血与免疫细胞的发育等;④我国免疫学发展方向则是重点发展、交叉发展、特色与创新发展的方向上进一步推进。

目标检测

一、单项选择题

1. 最早用人痘苗预防天花的国家是(　　)

A. 中国　　　　　B. 日本　　　　　C. 美国　　　　　D. 俄国　　　　　E. 英国

2. 免疫的概念是(　　)

A. 机体排除病原微生物的功能　　　　B. 机体清除自身衰老、死亡细胞的功能

C. 机体抗感染的防御功能　　　　D. 机体免疫系统识别和排除抗原性异物的功能

E. 机体清除自身突变细胞的功能

3. 免疫监视功能低下的机体易发生(　　)

A. 肿瘤　　　B. 超敏反应　　　C. 移植排斥反应　　D. 免疫耐受　　　E. 自身免疫病

4. 机体防御反应过高可导致(　　)

A. 自身免疫病　　B. 超敏反应　　C. 肿瘤　　　　D. 病毒持续性感染　E. 免疫缺陷

5. 机体抵抗病原微生物感染的功能称为(　　)

A. 免疫监视　　B. 免疫自稳　　C. 免疫耐受　　　D. 免疫防御　　　E. 免疫识别

二、简答题

免疫系统可执行哪些免疫功能?

(于亚婷)

第二章　抗　原

🔘 学习目标

【掌握】抗原的概念与特性、抗原的基本性质、抗原表位、共同抗原与交叉反应、TD - Ag
　　　与 TI - Ag。

【熟悉】影响抗原诱导免疫应答的因素、超抗原与免疫佐剂。

【了解】其他种类的抗原。

第一节　抗原的概念与特性

一、抗原的概念

抗原(antigen,Ag)是指能刺激机体免疫系统产生免疫应答,并能与相应的应答产物(如抗体或效应淋巴细胞)发生特异性结合的物质。

二、抗原的特性

抗原一般具备两个重要特性:一是免疫原性(immunogenicity),指抗原刺激机体产生免疫应答的能力,即诱生抗体或效应淋巴细胞的能力;二是免疫反应性(immunoreactivity),指抗原与其所诱生的抗体或效应淋巴细胞特异性结合的能力。

第二节　抗原的基本性质

一、异物性

"异物性"即"非己性",是指抗原物质与机体自身成分结构相异的特性。异物性是决定抗原免疫原性的核心条件。一般而言,异物性越强,即抗原与机体之间的亲缘关系越远或组织结构差异越大,其免疫原性就越强;反之,异物性越弱,即抗原与机体之间的亲缘关系越近或组织结构差异越小,其免疫原性就越弱。如鸡卵蛋白对鸭的免疫原性弱,对哺乳动物的免疫原性强;灵长类(猴或猩猩)动物的组织成分对人的免疫原性弱,而对非灵长类动物的免疫原性强。免疫学中的"异物"是指胚胎时期未与免疫系统(免疫活性细胞)充分接触过的物质,包括异种物质、同种异体物质和自身物质。

1. 异种物质

异种物质是指存在于不同种属之间的物质,如各种微生物及其代谢产物、动植物蛋白质等。

2. 同种异体物质

同种异体物质是指存在于同种异体之间的物质,如同种异体移植物、人类红细胞血型抗原、组织相容性抗原等。

3. 自身物质

自身物质是指存在于自身的一些物质,在感染、电离辐射、药物等作用下,自身成分发生改变,可被机体视为异物;或自身成分未发生改变,但在胚胎发育期未与免疫活性细胞充分接触,也具有免疫原性,如精子、眼晶状体蛋白、甲状腺球蛋白、脑组织等,如因外伤逸出,与免疫活性细胞接触后,也被认为是异物。

二、特异性

抗原的"特异性"即"专一性",是指抗原刺激机体产生免疫应答并与其应答产物发生反应所显示的专一性,即某一特定抗原刺激机体只能产生与它相对应的抗体或效应淋巴细胞,且只能与相对应的抗体或效应淋巴细胞发生特异性结合。如乙肝病毒只能刺激机体产生抗乙肝病毒的抗体和效应淋巴细胞。同样,乙肝病毒也只能与抗乙肝病毒的抗体和效应淋巴细胞结合。因此,临床上接种乙肝疫苗仅能预防乙型肝炎,而不能预防其他类型的肝炎。抗原的特异性是免疫应答中最重要的特点,也是免疫学诊断和防治的理论依据。决定抗原特异性的物质基础是存在于抗原分子中的抗原表位。

(一)抗原表位的概念

抗原表位(epitope)又称抗原决定簇(antigenic determinant),是指抗原分子中决定抗原特异性的特殊化学基团。抗原通过抗原表位与相应淋巴细胞表面的抗原受体(BCR/TCR)或抗体结合,从而引起免疫应答。抗原表位通常由5~17个氨基酸残基、5~7个多糖残基或核苷酸组成,能与相应抗原受体或抗体形成空间互补序列。因其与抗原受体或抗体能精确互补,所以成为抗原特异性的物质基础。一个抗原分子表面可以有多个不同的表位,每种表位都有其各自的特异性;能与抗体分子结合的抗原表位的总数称为抗原结合价(antigenic valence)。天然抗原一般含有多个表位,是多价抗原,可以和多种抗体分子结合。

(二)抗原表位的类型

根据抗原表位的结构特点,可将其分为构象表位(conformational epitope)和顺序表位(sequence epitope)。前者是由序列上不连续、空间上形成特定构象的多糖残基或短肽构成,又称为非线性表位(non-linear epitope);后者是由序列上相连续、线性排列的短肽构成,也称为线性表位(linear epitope,图2-1)。T细胞只能识别由抗原提呈细胞处理加工后提呈的线性表位,而B细胞既可以识别线性表位,也可以识别非线性表位。根据T、B细胞识别的不同,可将抗原表位分为T细胞识别表位和B细胞识别表位。T细胞识别表位可存在于抗原分子的任何部位;B细胞识别表位多位于抗原分子的表面(表2-1)。

构象表位：位于分子表面，可被 BCR 及抗体识别

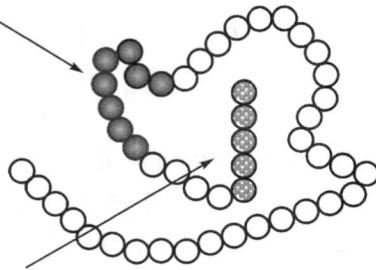

顺序表位：位于分子内部，加工后可被 TCR 识别

图 2-1　抗原分子中的构象和顺序表位

表 2-1　T、B 细胞识别表位的特性比较

	T 细胞识别表位	B 细胞识别表位
识别表位受体	TCR	BCR
MHC 分子参与	必需	无需
表位性质	主要是线性短肽	多糖、天然短肽
表位类型	线性表位	构象表位或线性表位
表位位置	抗原分子的任何部位	抗原分子表面

三、共同抗原与交叉反应

　　某些抗原不仅可与其诱生的抗体或效应淋巴细胞反应，还可与其他抗原诱生的抗体或效应淋巴细胞反应，其原因在于这些抗原分子中常带有相同或相似的抗原表位。具有相同或相似抗原表位的不同抗原，称为共同抗原（common antigen）。抗体或致敏淋巴细胞对具有相同和相似表位的不同抗原的反应，称为交叉反应（cross-reaction，图 2-2）。利用共同抗原之间的交叉反应可进行某些疾病的辅

图 2-2　交叉反应示意图

助诊断，例如外-斐反应，即根据斑疹伤寒等立克次体与某些变形杆菌的菌株（如 OX_2、OX_{19}）有共同的耐热多糖抗原，从而以变形杆菌 OX_2 和 OX_{19} 菌株代替立克次体作为抗原，进行斑疹伤寒的辅助诊断。共同抗原的存在和交叉反应的发生并没有否定抗原的特异性，而是由于抗原之间存在的共同表位所致。

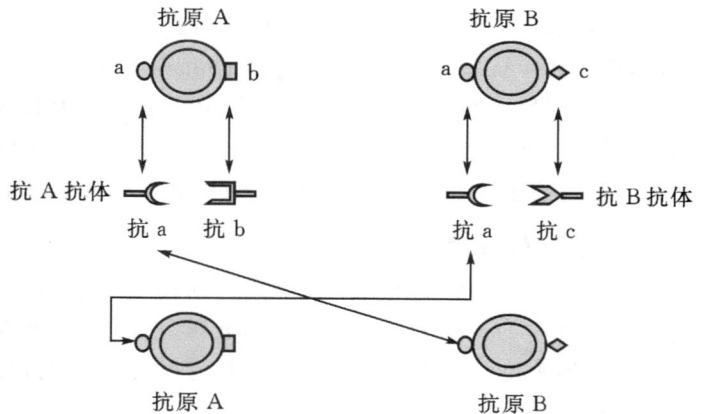

第三节 影响抗原诱导免疫应答的因素

抗原诱生机体产生免疫应答的类型和强度受多种因素的影响,但主要取决于抗原本身的性质及其与机体的相互作用。影响抗原诱导免疫应答的因素可概括为以下三个方面。

一、抗原因素

抗原分子本身的理化性质是影响抗原诱导机体免疫应答的关键因素,它与抗原分子的大小、性质、化学结构、分子构象等密切相关。

(一)分子量大小

一般抗原的分子量都在 10kD 以上,在一定范围内,抗原的分子量越大,其含有的抗原表位越多,免疫原性越强。大于 100kD 的为强抗原,小于 10kD 的一般免疫原性较弱,甚至无免疫原性。

(二)化学性质

天然抗原多为大分子有机物。研究表明,含有芳香族氨基酸的蛋白质的免疫原性强;其次是复杂的多糖;核酸的免疫原性较弱,但若与载体蛋白连接,其免疫原性则增强;脂类一般无免疫原性。

(三)化学结构

一般而言,抗原分子的化学结构稳定,在机体内停留时间长,其免疫原性强;相反,如抗原分子的化学结构不稳定,在体内很容易降解为小肽或氨基酸,其免疫原性则会减弱或消失。

(四)分子构象

抗原分子空间构象的改变可影响抗原的免疫原性。如一些抗原分子在天然状态下可诱导特异性抗体,但经变性使其构象发生改变后,则失去了诱生同样抗体的能力。

二、宿主因素

(一)遗传因素

机体对抗原的免疫应答是受遗传因素控制的,不同遗传背景的个体,对同一抗原的免疫应答程度不同。例如,不同遗传背景的小鼠对特定抗原的免疫应答能力不同,对某一抗原呈低反应的小鼠品系对其他抗原可能呈高反应性;不同遗传背景的豚鼠对白喉杆菌的抵抗力不同。在诸多遗传因素中,MHC 是控制免疫应答质和量的关键分子。因为不同个体带有不同的 MHC 等位基因,其编码的分子所提呈的抗原肽能激活不同的 T 细胞克隆,所以人群中对同一抗原有不同程度的免疫应答。研究表明,90% 以上的强直性脊椎炎患者携带 HLA - B27 基因。

(二)年龄、性别与健康状态

一般而言,青壮年比老年和幼年对抗原的免疫应答强;新生儿或婴儿由于 B 细胞尚未发育成熟,对多糖类抗原不应答,所以容易引起细菌感染;雌性比雄性抗体生成高,但怀孕时免疫应答受到明显抑制；免疫抑制剂或感染都能影响和抑制免疫系统对抗原的应答能力。

三、抗原进入机体的方式

抗原进入机体的剂量、途径、次数、两次免疫的间隔时间及免疫佐剂的类型和应用等都可明显影响机体对抗原的应答。一般而言，抗原剂量要适中，过高和过低都可诱导免疫耐受或免疫无应答；抗原注射间隔时间要适当，次数不能太频繁；抗原免疫途径以皮内注射最佳，皮下次之，静脉注射和腹腔注射效果差，口服易导致免疫耐受；同时要选择好免疫佐剂，弗氏佐剂主要诱导产生 IgG 类抗体，明矾佐剂则易诱导产生 IgE 类抗体。

第四节 抗原的分类

抗原的种类繁多，其分类方法也有多种。

一、根据抗原的特性分类

免疫原性和免疫反应性是抗原的两个重要特性，根据抗原的这两种特性，可将抗原分为完全抗原（complete antigen）和半抗原（hapten）。完全抗原指同时具备免疫原性和免疫反应性的物质，即通常所称的抗原，如大多数蛋白质、细菌、病毒等；半抗原是指仅具备免疫反应性而不具备免疫原性的物质，该物质单独作用于机体时无免疫原性，但若与大分子蛋白质或非抗原性的多聚赖氨酸等载体结合时，可具有免疫原性，成为完全抗原，刺激机体产生免疫应答。如许多小分子化合物及药物属半抗原，其与血清蛋白结合可成为完全抗原，并介导超敏反应（如青霉素过敏）。

二、根据诱生抗体是否需 Th 细胞参与分类

根据抗原诱生抗体是否需要 Th 细胞的辅助，可将抗原分为胸腺依赖性抗原（thymus dependent antigen，TD - Ag）和胸腺非依赖性抗原（thymus independent antigen，TI - Ag）。

（一）胸腺依赖性抗原

此类抗原刺激 B 细胞产生抗体时需要 T 细胞的辅助，故又称为 T 细胞依赖抗原。绝大多数蛋白质抗原为 TD - Ag，如病原微生物、血清蛋白、血细胞等。TD - Ag 在分子结构上同时含有 T 细胞和 B 细胞识别表位，可诱导机体产生细胞免疫和体液免疫，并可产生免疫记忆。先天性胸腺缺陷和后天性 T 细胞免疫功能缺陷的个体，TD - Ag 诱导其产生抗体的能力明显低下。

（二）胸腺非依赖性抗原

此类抗原刺激 B 细胞产生抗体时无需 T 细胞的辅助，故又称为 T 细胞非依赖性抗原。根据 TI - Ag 结构特点可分为 TI - 1 型抗原和 TI - 2 型抗原：前者含有 B 细胞表位和 B 细胞丝裂原样结构，可分别与 BCR 和 B 细胞丝裂原受体结合，直接刺激 B 细胞产生抗体，如细菌脂多糖（LPS）等；后者则含有多个重复 B 细胞表位，可与两个以上的 BCR 结合，引起受体交联，从而刺激 B 细胞产生抗体，如聚合鞭毛素和肺炎球菌荚膜多糖等。TI - Ag 只能引起体液免疫，不能激活 T 细胞诱发细胞免疫，只产生 IgM 类抗体，一般不形成免疫记忆。TD - Ag 与

TI-Ag 的区别见表 2-2。

表 2-2 TD-Ag 与 TI-Ag 的特性比较

	TD-Ag	TI-Ag
组成	B 细胞和 T 细胞表位	重复 B 细胞表位
T 细胞辅助	必需	无需
免疫应答类型	细胞免疫和体液免疫	体液免疫
抗体类型	多种	IgM
免疫记忆	有	无

三、根据与机体的亲缘关系分类

(一)异嗜性抗原

异嗜性抗原(heterophilic antigen)是指一类与种属无关,存在于人、动物及微生物之间的共同抗原。因为该抗原最初由 Forssman 发现,故又称为 Forssman 抗原。现已发现多种具有重要意义的异嗜性抗原,如链球菌和人心肌组织及肾小球基底膜具有共同抗原,因此链球菌感染后,可刺激机体产生能与心肌、肾组织发生交叉反应的抗体,从而可能导致急性心肌炎或肾小球肾炎的发生;又如大肠杆菌 O14 型脂多糖与人结肠黏膜存在共同抗原,故可能导致溃疡性结肠炎的发生。

(二)异种抗原

异种抗原(xenoantigen)是指来自于不同种属的抗原。如病原微生物及其代谢产物、动物血清、植物蛋白等,对人而言均为异种抗原。

(三)同种异型抗原

同种异型抗原(allogenic antigen)是指同一种属不同个体之间存在的特异性抗原。如人类红细胞表面抗原(ABO 血型抗原、Rh 血型抗原)和人类白细胞抗原(HLA)。其中 HLA 是人体最为复杂的同种异型抗原,人体器官移植后发生排斥反应即与 HLA 不同有关。

(四)自身抗原

自身抗原(autoantigen)是指能引起自身免疫应答的自身物质成分。在正常情况下,自身组织对自体不显示免疫原性,即自身耐受。但在下列情况下可成为自身抗原,诱导自身发生免疫应答。

1. 自身修饰抗原

当自身组织受到物理、化学或生物因素的影响,使正常组织细胞抗原分子结构发生改变,形成新的抗原表位或暴露出新的抗原表位,从而具有免疫原性。这种自身修饰抗原也是引起自身免疫疾病的重要因素之一。

2. 自身隐蔽性抗原

体内某些物质(如眼晶状体蛋白、精子、甲状腺球蛋白、神经髓鞘膜蛋白、葡萄膜色素蛋白等)在正常情况下与机体免疫系统隔绝。因为这些组织成分从未与自身免疫系统接触,所以在胚胎期未能建立自身免疫耐受。一旦由于感染、外伤或手术等原因,使这些成分进入血液与免疫细胞接触,则被机体视为异物,引起自身免疫应答,从而导致自身免疫疾病的发生。

四、根据抗原是否在抗原提呈细胞内合成分类

(一)内源性抗原

内源性抗原(endogenous antigen)是指在 APC 内新合成的抗原,如肿瘤细胞内合成的肿瘤抗原、病毒感染细胞合成的病毒蛋白等。此类抗原在细胞内被加工处理为抗原短肽,与 MHC-I类分子结合,可被 CD8$^+$T 细胞的 TCR 识别。

(二)外源性抗原

外源性抗原(exogenous antigen)是指在 APC 之外合成的抗原。此类抗原并非在 APC 内部合成,而是 APC 通过胞饮、吞噬或受体介导等方式摄取的外源性抗原。如细菌或吞噬的细胞等,在内体及溶酶体内,被加工为抗原短肽后,与 MHC-II类分子结合,可被 CD4$^+$T 细胞的 TCR 识别。

第五节　超抗原与免疫佐剂

一、超抗原

通常情况下,普通蛋白质抗原可激活机体 T 细胞总库中百万分之一至万分之一的 T 细胞克隆。然而,某些抗原物质只需极低的浓度(1～10ng/mL)便可激活 T 细胞总库中 2%～20%的 T 细胞克隆,产生极强的免疫应答,此类抗原被称之为超抗原(superantigen,SAg)。

SAg 激活 T 细胞的方式与普通蛋白质抗原不同,SAg 不需要经过 APC 加工,通常以完整蛋白(非抗原肽)的形式结合 TCR 和 APC。即其一端直接与 TCR Vβ 链 CDR3 外侧区域结合,另一端与 APC 表面的 MHC-II类分子的抗原结合槽外部结合。因此,SAg 不涉及 TCR α 和 Vβ 链 CDR3 的识别,也不受 MHC 的限制(图 2-3)。SAg 所诱导的 T 细胞免疫应答,其效应并非针对 SAg 本身,而是通过分泌大量的细胞因子来参与某些病理生理过程的发生与发展。因此,SAg 实际为一类多克隆激活剂。激活 T 细胞的 SAg 主要有内源性和外源性两类。前者如小鼠乳腺肿瘤病毒蛋白,它表达于细胞表面,作为次要淋巴细胞刺激抗原,刺激 T 细胞增殖;后者如金黄色葡萄球菌肠毒素 A～E (staphylococcus enterotoxin A～E,SEA～SEE)。

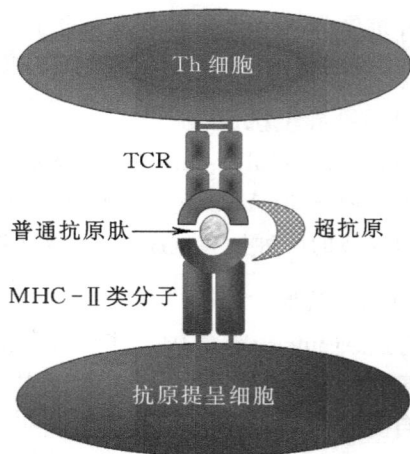

图 2-3　SAg 与 TCR 及 MHC 分子作用示意图

SAg 激活 B 细胞的方式主要是直接与 BCR 重链的可变区(V$_H$)发生特异性结合。一般激活 B 细胞的 SAg 只能选择性地与一至数种 BCR V$_H$ 亚型结合,再激活具有该亚型的 B 细胞产生大量抗体,但所产生的抗体与 SAg 特异性结合的能力较差。如人类免疫缺陷病毒

(human immunodeficiency virus,HIV)gp120 和金黄色葡萄球菌蛋白 A（staphylococcus protein A,SPA）。

二、免疫佐剂

免疫佐剂（immunologic adjuvant）是指一类与抗原同时注射或预先注入体内，可增强机体对该抗原的免疫应答或改变免疫应答类型的物质，属于一种非特异性免疫增强剂。

免疫佐剂的种类很多，根据其自身是否具有免疫原性分为免疫原性佐剂和非免疫原性佐剂。

1. 免疫原性佐剂

此类免疫佐剂多为完整细胞或大分子物质，自身具有免疫原性，如卡介苗、霍乱毒素 B 亚单位（CTB）和短小棒状杆菌等。

2. 非免疫原性佐剂

此类免疫佐剂多为小分子物质，自身不具有免疫原性。如某些无机化合物（氢氧化铝、明矾等），低分子的有机物（矿物油、羊毛脂等），结构简单的生物分子及其片段（胞壁酰二肽、双链多聚肌胞苷酸、含有非甲基化 CpG 的 DNA 片段和补体片段 C3d 等）。其中弗氏佐剂（Freund's adjuvant）是目前动物实验中最常用的免疫佐剂，包括弗氏完全佐剂（complete Freund's adjuvant，CFA）和弗氏不完全佐剂（incomplete Freund's adjuvant，IFA）。IFA 是将液体石蜡与抗原混合，再加入羊毛脂乳化而成，它可协助抗原诱导机体产生体液免疫。CFA 是在 IFA 中再加入灭活的结核杆菌混合而成，其作用较强，可协助抗原诱导机体产生细胞免疫和体液免疫。

免疫佐剂的作用机制主要有：①改变抗原物理性状，延缓抗原的降解和排除，延长抗原在体内的潴留时间；②刺激单核-巨噬细胞，增强其对抗原的处理与提呈能力；③刺激淋巴细胞的增殖分化，进而扩大和增强免疫应答的效应。

知识链接

有丝分裂原

有丝分裂原（mitogen）简称丝裂原，因其可引起细胞发生有丝分裂而得名。丝裂原是一种非特异性的淋巴细胞多克隆激活剂，可与淋巴细胞表面的相应受体结合，使处于静息态淋巴细胞发生有丝分裂转化为淋巴母细胞，激活某一类淋巴细胞的全部克隆。

T 细胞的丝裂原有刀豆蛋白 A（ConA）、植物血凝素（PHA）和美洲商陆（PWM）；B 细胞的丝裂原有葡萄球菌 A 蛋白（SPA）、LPS 和 PWM。

因免疫佐剂具有增强免疫应答的作用，故其应用广泛。其用途主要包括：①作为非特异性免疫增强剂，用于抗感染和抗肿瘤的辅助治疗；②增强特异性免疫应答，用于预防接种和制备动物抗血清。目前，临床上常用的免疫佐剂的有氢氧化铝、明矾、热休克蛋白、细胞因子、CTB 等。

目标检测

一、单项选择题

1. 抗原应具有的两个性质是（　　　）
A. 致病性和免疫原性　　　　B. 变应原性和免疫原性　　　C. 毒性和免疫原性
D. 毒性和反应原性　　　　　E. 免疫原性和免疫反应性

2. 免疫学中的"非己物质"不包括（　　　）
A. 异种物质　　　　　　　　B. 同种异体物质
C. 胚胎期机体的免疫细胞未接触的抗原
D. 结构发生改变的自身抗原　　　E. 胚胎期机体的免疫细胞接触过的自身抗原

3. 关于半抗原，正确的是（　　　）
A. 通常是蛋白质　　　　　　B. 是大分子物质　　　　　　C. 只有免疫原性
D. 只有免疫反应性　　　　　E. 只有与载体结合才能和抗原反应

4. 决定抗原特异性的分子基础是（　　　）
A. 表位　　　　　　　　　　B. 抗原的大小　　　　　　　C. 抗原的电荷性质
D. 载体的性质　　　　　　　E. 抗原的物理性状

5. 构成抗原的条件不包括（　　　）
A. 大分子物质，分子量1万以上　　B. 化学成分为蛋白质　　　C. 有一定的化学结构
D. 有异物性　　　　　　　　E. 经口进入机体的物质

6. 兄弟姐妹之间进行器官移植引起排斥反应的物质是（　　　）
A. 异种抗原　　　　　　　　B. 自身抗原　　　　　　　　C. 同种异型抗原
D. 异嗜性抗原　　　　　　　E. 手术时感染的细菌

7. 属于自身抗原的是（　　　）
A. ABO血型抗原　　　　　　B. 肺炎球菌荚膜多糖　　　　C. 类脂
D. 眼晶状体蛋白　　　　　　E. 破伤风类毒素

8. 属于异嗜性抗原的是（　　　）
A. Rh抗原与人的RBC　　　　B. AFP与乙肝病毒　　　　　C. 马血清与破伤风杆菌
D. 大肠杆菌O14型的多糖抗原与人结肠黏膜　　　　　E. 类毒素

9. 关于TI-Ag，正确的是（　　　）
A. 抗原来源于非胸腺组织　　　B. 它诱生的抗体是在骨髓中产生的
C. 它诱生的抗体属于IgG类抗体　　D. 抗原往往具有复杂和不相同的抗原决定簇
E. 它能直接刺激B细胞产生抗体，无需T细胞辅助

10. 甲、乙两种抗原都能与某一抗体发生特异性结合反应，这两种抗原相互称为（　　　）
A. 半抗原　　B. 完全抗原　　C. TD-Ag　　D. TI-Ag　　E. 共同抗原

二、简答题

1. 影响抗原诱导免疫应答的因素有哪些？
2. 异嗜性抗原的本质是什么？简述其在医学实践中的作用（举例说明）？

（李明琦）

第三章　免疫球蛋白与抗体

学习目标

【掌握】抗体和免疫球蛋白的概念、免疫球蛋白的基本结构和功能区、抗体的生物学功能、五类 Ig 的特点和功能。

【熟悉】Ig 的水解片段，多克隆抗体与单克隆抗体的概念。

【了解】免疫球蛋白的其他结构。

第一节　免疫球蛋白与抗体的概念

一、抗体

抗体(antibody,Ab)是 B 淋巴细胞接受抗原刺激后增殖分化为浆细胞所产生的一种能与相应抗原发生特异性结合的糖蛋白，是介导机体发挥体液免疫功能的重要免疫分子。抗体主要存在于血清中，也可见于组织液和外分泌液中。

1937 年 Tiselius 和 Kabat 用电泳的方法将血清蛋白分成白蛋白、α1、α2、β 和 γ 球蛋白等组分，其后证明抗体活性主要存在于 γ 区，因此很长一段时间内，抗体又被称为 γ 球蛋白(丙种球蛋白)。实际上，抗体的活性除了 γ 区外，还存在于 α 和 β 区。

二、免疫球蛋白

免疫球蛋白(immunoglobulin,Ig)是指一组具有抗体活性或化学结构与抗体相似的球蛋白。Ig 可分为分泌型球蛋白(secreted Ig,sIg)和膜型球蛋白(membrane Ig, mIg)两种。前者主要存在于血液及组织液中，约占血浆蛋白总量的 20%，并具有抗体的各种功能；后者主要分布于 B 细胞表面，构成 B 细胞膜上的抗原受体。

抗体和免疫球蛋白的关系：所有的抗体均为免疫球蛋白，但免疫球蛋白并不都具有抗体活性。因此从某种意义上讲抗体是生物学功能上的概念，而免疫球蛋白则是化学结构上的概念。

第二节　免疫球蛋白的结构

一、免疫球蛋白的基本结构

免疫球蛋白单体由四条相互对称的肽链组成，包括两条相同的重链(heavy chain,H 链)和两条相同的轻链(light chain,L 链)，各肽链之间由数量不等的链间二硫键连接，在结构上形成一"Y"字形结构(图 3-1)。四条肽链两端游离的羧基和氨基的方向一致,分别命名为羧基端(C 端)和氨基端(N 端)。

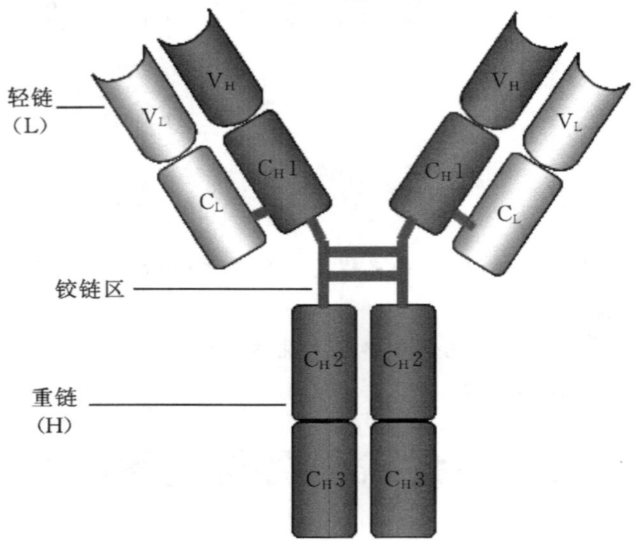

图 3-1 免疫球蛋白基本结构示意图

(一)重链

两条相同的长链称为重链,由 450～550 个氨基酸残基组成,分子量为 50～75kD。根据重链恒定区氨基酸的组成、排列顺序和空间结构的不同(即抗原性差异),可将免疫球蛋白重链分为 γ(gamma)链、α(alpha)链、μ(mu)链、ε(epsilon)链和 δ(delta)链五类,其相应的免疫球蛋白分别为 IgG、IgA、IgM、IgE 和 IgD。不同类 Ig 的重链具有不同的特征,如链间二硫键的位置和数目、结构域的数目、连接寡糖的数量及铰链区的长度等均不完全相同。即使是同类 Ig 的重链,其链间二硫键的数目、位置及铰链区氨基酸的组成也不完全相同,据此又可将同类 Ig 分为不同的亚类。如 IgG 可分为 IgG1～IgG4 四个亚类;IgA 可分为 IgA1 和 IgA2 两个亚类;IgM 可分为 IgM1 和 IgM2 两个亚类、IgD 和 IgE 尚未发现亚类。

(二)轻链

两条相同的短链称为轻链,由 214 个氨基酸残基组成,分子量约为 25kD。根据轻链恒定区氨基酸的组成和排列顺序的不同(即抗原性差异),可将轻链分为 κ(kappa)链和 λ(lambda)链,据此可将 Ig 分为 κ 和 λ 两型。同一天然 Ig 分子上两条轻链是同型的,五类 Ig 中每类 Ig 都可以有 κ 链或 λ 链。正常人体血清中 κ 和 λ 两型 Ig 浓度比约为 2:1,种属不同两型 Ig 的比例不同。κ 和 λ 比例异常可能反映免疫系统的异常,如人 λ 型 Ig 过多,提示可能有 λ 链的 B 细胞肿瘤产生。根据 λ 链恒定区个别氨基酸残基的差异,又可分为 $\lambda1$、$\lambda2$、$\lambda3$ 和 $\lambda4$ 四个亚型。

二、免疫球蛋白的功能域

Ig 分子的两条 H 链与两条 L 链都可通过链间二硫键折叠为若干环形结构域,每个结构域都有其独特的功能,故又称为功能域(domain)。每个功能域约由 110 个氨基酸组成,功能域中氨基酸序列保持高度同源性。

（一）可变区

免疫球蛋白重链和轻链中靠近 N 端氨基酸种类和序列变化较大的区域称为可变区(variable region,V 区),约含 110 个氨基酸,分别占重链和轻链的 1/4 和 1/2。重链和轻链的 V 区分别表示为 V_H 和 V_L,其中各有 3 个区域的氨基酸组成和排序有更高的可变性,如 V_H 的第 29~31、49~58 和 95~102 位氨基酸,V_L 的第 28~35、49~56 和 91~98 位氨基酸,这些区域称为高变区(hypervariable region,HVR)。V_H 和 V_L 的 3 个高变区共同组成免疫球蛋白的抗原结合部位,负责识别及结合抗原。因为该部位氨基酸序列与抗原表位互补,故又称为互补决定区(complementarity determining region,CDR),分别用 CDR1、CDR2、CDR3 表示。V 区中高变区之外区域氨基酸的组成和排列相对稳定,称为骨架区(framework region,FR)。主要功能是维持高变区的结构稳定。V_H 和 V_L 各有四个骨架,分别用 FR1~FR4 表示(图 3-2)。

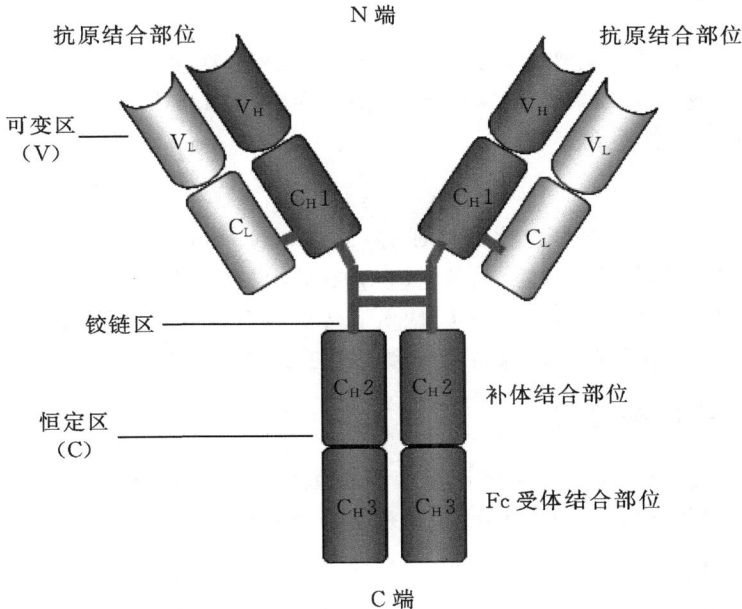

图 3-2　Ig 的 V 区、C 区和铰链区结构示意图

（二）恒定区

免疫球蛋白重链和轻链中靠近 C 端氨基酸种类和序列相对稳定的区域,称为恒定区(constant region,C 区),分别占重链和轻链的 3/4 和 1/2。重链和轻链的 C 区分别表示为 C_H 和 C_L。不同类的免疫球蛋白其重链 C_H 的长度不同,IgA、IgD 和 IgG 的重链 C 区有三个结构域(C_H1、C_H2 和 C_H3),而 IgE 和 IgM 重链 C 区有四个结构域(C_H1、C_H2、C_H3 和 C_H4)。该区有许多主要的生物学活性,如 C_L 和 C_H1 上具有部分同种异型的遗传标记;IgG 的 C_H2 上具有补体 Clq 的结合点,能通过经典途径活化补体;借助 C_H2 母体内的 IgG 可通过胎盘输送到胎儿体内;IgG 的 C_H3 具有结合粒细胞、B 细胞、NK 细胞和单核-巨噬细胞的 Fc 段受体的功能;

IgM 的 C_H3 或部分 C_H4 具有补体结合位点;IgE 的 C_H2 和 C_H3 功能区可结合嗜碱性粒细胞和肥大细胞的 $FC_\varepsilon R I$,从而介导 I 型超敏反应。

(三)铰链区

铰链区(hinge region)位于 C_H1 与 C_H2 之间,该区含有丰富的脯氨酸,具有良好的伸展性,能改变 Ig 的 Y 形臂之间的距离,从而有利于两臂与抗原表位的空间结合。并有利于 Ig 补体结合点的暴露,为补体活化创造条件。铰链区容易被胃蛋白酶和木瓜蛋白酶等水解,产生不同的水解片段。五类 Ig 和亚类的铰链区不尽相同,如 IgG3 和 IgD 的铰链区较长,而 IgG1、IgG2、IgG4 和 IgA 的铰链区较短,IgM 和 IgE 无铰链区。

三、免疫球蛋白的其他结构

免疫球蛋白除了重链和轻链等基本结构外,某些类别的免疫球蛋白还含有一些其他辅助成分,如 J 链和分泌片。

(一)J 链

J 链(joining chain)是由浆细胞合成,分子量约为 20kD,富含半胱氨酸的多肽链。它的主要功能是将单体 Ig 连接为二聚体或多聚体。IgA 二聚体和 IgM 五聚体均由 J 链参与连接,IgG、IgE 和 IgD 常为单体不含有 J 链。

(二)分泌片

分泌片(secretory piece,SP)也称分泌成分(secretory component,SC),是一种含糖的肽链,主要由黏膜上皮细胞合成和分泌,为分泌型 IgA(sIgA)分子上的一个辅助成分。它的主要功能有:①与二聚体 IgA 结合,并介导其从黏膜下转运到黏膜表面;②保护 sIgA 免受蛋白水解酶降解,从而使 sIgA 在黏膜表面保持稳定和有利于其发挥生物活性。

四、免疫球蛋白的水解片段

在一定条件下,Ig 分子肽链的某些部分容易被蛋白酶水解,产生不同的片段(图 3-3)。木瓜蛋白酶(papain)和胃蛋白酶(pepsin)是免疫学研究中最常用的两种蛋白水解酶。

(一)木瓜蛋白酶水解片段

木瓜蛋白酶水解 Ig 的部位位于铰链区二硫键所连接的两条重链的近 N 端,水解后得到三个片段(图 3-3)。①形成两个完全相同的 Fab 段,即抗原结合片段(fragment of antigen binding,Fab),由一条完整的 L 链和 H 链的 V_H 和 C_H1 功能区组成。该片段具有单价抗体活性,只能与一个相应的抗原表位特异性结合,但不发生沉淀或凝集反应。②形成 1 个 Fc 段,即可结晶片段(fragment crystallizable,Fc),相当于两条 H 链的 C_H2 和 C_H3 功能区,由二硫键连接。该片段不能结合抗原,是免疫球蛋白与细胞或效应分子相互作用的部位,如结合补体、亲和细胞(粒细胞、NK 细胞、巨噬细胞等)、通过胎盘等。

(二)胃蛋白酶水解片段

胃蛋白酶水解 Ig 的部位位于铰链区二硫键所连接的两条重链的近 C 端,水解后得到 1 个大片段 $F(ab')_2$ 片段和一些小片段 pFc'(图 3-3)。$F(ab')_2$ 是由两个 Fab 段及铰链区组成,因抗体分子的两个臂仍由二硫键连接,故 $F(ab')_2$ 片段具有双价抗体活性,可同时与两个抗原表位结合,发生沉淀和凝集反应。小片段 pFc′ 最终被降解,无生物学活性。

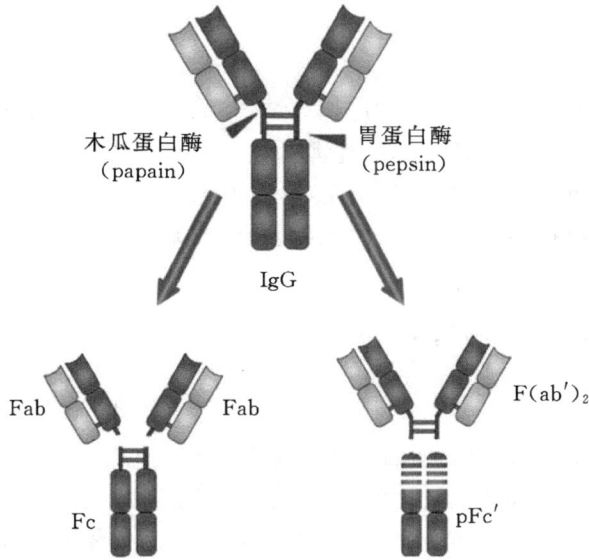

图 3-3 Ig 的水解片段示意图

第三节 抗体的生物学功能

抗体是介导体液免疫应答的主要分子,其功能与 Ig 的结构特点密切相关。因为 Ig 的可变区和恒定区的氨基酸组成和顺序不同,所以它们功能的各异;可变区和恒定区的作用,构成了抗体的生物学功能(图 3-4)。

一、可变区的功能

抗体的主要功能是识别并特异性结合抗原,执行该功能的结构位于 Ig 的可变区,其中高变区(HVR 或 CDR)在识别和结合特异性抗原中起决定性作用。抗体在体内和体外均能与相应抗原结合。在体内,抗体可与病原微生物及其代谢产物结合,具有中和毒素、阻断和清除病原微生物等免疫防御功能。在体外,抗体与抗原结合后可出现凝集或沉淀等现象。据此,可用于抗原或抗体的检测和功能的判断,有助于某些感染性疾病或免疫性疾病的诊断和治疗。

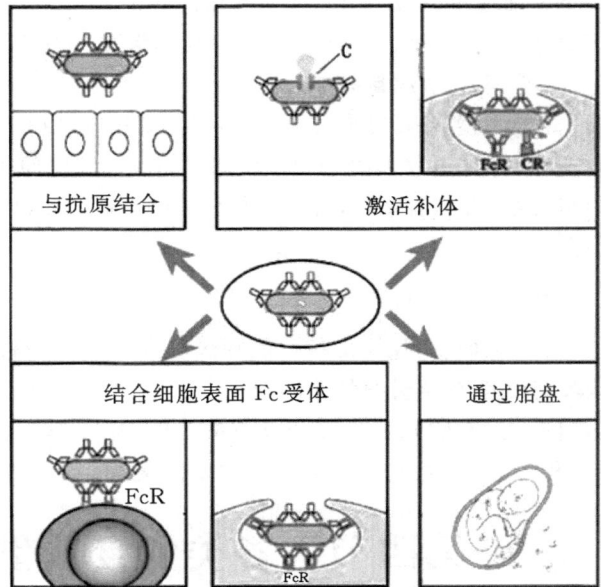

图 3-4 免疫球蛋白的主要生物学功能

二、恒定区的功能

(一)激活补体

抗体(IgG1、IgG2、IgG3 及 IgM)与相应抗原结合后,可使 C_H 区(C_H2 和 C_H3)的构型发生改变,暴露出补体结合点,从而激活补体的经典途径,产生多种效应功能。其中 IgM、IgG1 和 IgG3 通过经典途径激活补体系统的能力较强,IgG2 较弱;IgA、IgE 和 IgG4 单体不能通过经典途径激活补体系统,但形成聚合物后可通过旁路途径激活补体系统。IgD 通常不能激活补体。

(二)结合细胞表面的 Fc 受体

不同类型的抗体(IgG、IgE 和 IgA),可通过其 Fc 段与多种细胞表面的 Fc 受体结合,产生不同的生物学功能。

1. 调理作用

调理作用(opsonization)是指抗体如 IgG(特别是 IgG1 和 IgG3)促进中性粒细胞和巨噬细胞吞噬细菌等颗粒性抗原的作用。抗体的调理作用主要是通过抗体的 Fc 段与巨噬细胞、中性粒细胞上的 IgG Fc 受体(FcR)结合,从而增强其吞噬作用。抗体的调理机制主要为:①抗体在吞噬细胞和抗原之间"搭桥",使吞噬细胞易于吞噬抗原;②颗粒性抗原与相应抗体结合后,其表面电荷被改变,降低了吞噬细胞与抗原之间的静电排斥力,从而易于吞噬细胞接近抗原;③抗体 Fab 段与抗原结合形成的免疫复合物,使吞噬细胞活化,吞噬能力增强;④抗体可中和某些细菌表面的抗吞噬物质(如肺炎双球菌的荚膜),从而使吞噬细胞易于吞噬。

2. 抗体依赖的细胞介导的细胞毒作用

抗体依赖的细胞介导的细胞毒作用(antibody-dependent cell-mediated cytotoxicity,ADCC)是指抗体与表达相应抗原的靶细胞(如肿瘤细胞)结合后,抗体的 Fc 段与具有杀伤作用细胞(如 NK 细胞)的 FcR 结合,从而激活这些细胞,直接杀伤靶细胞。具有 ADCC 活性的杀伤细胞有 NK 细胞、单核细胞、巨噬细胞和中性粒细胞等,其中 NK 细胞是介导 ADCC 的主要细胞。

3. 介导 Ⅰ 型超敏反应

介导 Ⅰ 型超敏反应是 IgE 的 Fc 段可与嗜碱性粒细胞和肥大细胞表面的 IgE Fc 受体(FcεR Ⅰ)结合,并使其处于致敏状态。当相同变应原再次进入机体与致敏细胞表面的 IgE 结合,即可使致敏细胞脱颗粒,合成和释放一些炎症介质(如组胺、白三烯、前列腺素等),引起 Ⅰ 型超敏反应。

(三)穿过胎盘

对人类而言,IgG 是唯一能穿过胎盘从母体转移给胎儿的 Ig。其作用方式是通过 IgG 的 Fc 段与胎盘滋养层细胞上的新生儿 Fc 受体(neonatal FcR,FcRn)可逆性结合,使 IgG 进入胎儿体内。正常胎儿自身仅合成微量 IgG,因此,IgG 穿过胎盘的功能是一种重要的自然被动免疫过程,对于新生儿抗感染具有重要意义。

第四节 各类免疫球蛋白的特点和功能

五类免疫球蛋白都有结合抗原的共性,但它们的生成时间、体内分布、血清含量、半衰期及生物活性等方面各有不同(表 3 - 1)。

表 3 - 1　五类免疫球蛋白的特性比较

性质	IgG	IgM	IgA	IgD	IgE
分子量(kD)	150	950	160	184	190
重链	γ	μ	α	δ	ϵ
C 区结构域数	3	4	3	3	4
主要存在形式	单体	五聚体	单体/二聚体	单体	单体
开始合成时间	生后 3 个月	胚胎发育晚期	生后 4~6 个月	任何时间	较晚
血清 Ig 量比例	75%~85%	5%~10%	10%~15%	0.3%	0.002%
半衰期(d)	20~23	5	6	3	2.5
通过胎盘	+	-	-	-	-
结合肥大细胞/嗜碱性粒细胞	-	-	-	-	+
调理作用	+	-	+	-	-
介导 ADCC	+	-	-	-	-
结合补体	+	+	-	-	-
免疫作用	再次免疫应答、抗感染"主力军"	早期防御、抗感染"先头部队"	局部免疫、抗感染"边防军"	B 细胞标志	介导 I 型超敏反应、与抗寄生虫感染相关

一、IgG

IgG 主要是由脾脏和淋巴结中的浆细胞合成,通常以单体的形式存在。半衰期长达 20~23d,是五类 Ig 中半衰期最长的一类。人出生 3 个月后开始合成 IgG,3~5 岁时接近成人水平,40 岁后开始下降。人类 IgG 有 4 个亚类,分别为 IgG1~IgG4。IgG 在体内分布广泛,在血清和细胞外液中含量最高,占血清 Ig 总量的 75%~85%。IgG 亲和力高,可介导多种免疫效应(如激活补体、调理作用、ADCC),是再次免疫应答产生的主要抗体,因此是机体抗感染的"主力军"。同时,IgG(IgG1、IgG3 和 IgG4)也是唯一能穿过胎盘从母体转移给胎儿的 Ig,在新生儿抗感染免疫中起重要作用。大多数抗病毒、抗毒素、抗菌的抗体都属于 IgG 类抗体。但不少引起超敏反应的自身抗体,如系统性红斑狼疮的 LE 因子(抗核抗体)、抗甲状腺球蛋白抗体也属于 IgG 类抗体。

二、IgM

IgM 主要在脾脏和淋巴结中合成,通常以五聚体的形式存在,是分子量最大的 Ig。IgM 主要分布于血液中,一般不能通过血管壁进入细胞外液,占血清 Ig 总量的 5%~10%,血清浓度约 1mg/mL,半衰期 5d 左右。IgM 是个体发育过程中出现最早的抗体,在胚胎发育晚期即可产生 IgM,如果脐带血中 IgM 异常增高提示胎儿有宫内感染(如巨细胞病毒或风疹病毒感染等)。IgM 也是初次体液免疫应答中出现最早的抗体,在感染早期发挥主要作用,因此是机体抗感染的"先头部队"。如血清中 IgM 升高,提示有新近感染,可用于感染的早期诊断。因分泌型 IgM 为五聚体,含有 5 个 Fc 段,故它能高效激活补体,其激活补体的能力是 IgG 的1000 倍以上。因此,血型不符输血所引起的溶血反应主要由 IgM 引起。另外,IgM 也可以单体形式表达于 B 细胞表面(mIgM),是 B 细胞表面抗原受体(BCR)的主要成分。如果膜表面只表达 mIgM 是 B 细胞未成熟的标志。

三、IgA

IgA 分为血清型和分泌型两种。血清型 IgA 主要在肠系膜淋巴组织中合成,以单体形式存在,主要分布于血清中,占血清 Ig 总量的 10%～15%。血清型 IgA 有抗病毒、抗毒素和抗菌等多种生物活性。分泌型 IgA(secretory IgA,sIgA)主要在肠道、呼吸道、唾液腺、乳腺和泪腺中合成,以二聚体形式存在,主要分布于胃肠分泌液、支气管分泌液、唾液、初乳和泪液中等。sIgA 性能稳定,在局部浓度大,主要参与黏膜局部免疫,在局部抗感染中发挥重要作用,因此是机体抗感染的"边防军"。sIgA 一方面能与细菌、病毒等病原微生物结合,阻止其吸附于黏膜表面,另一方面在黏膜表面也有中和毒素的作用。IgA 一般于人出生 4～6 个月后开始生成,4～12 岁达成人水平。新生儿 IgA 合成不足容易引起呼吸道和胃肠道感染等,但新生儿可从母乳中获得 sIgA,为一重要的自然被动免疫,对于新生儿预防呼吸道和胃肠道感染具有重要意义。

四、IgD

IgD 主要由脾脏和扁桃体中的浆细胞产生,以单体形式存在。IgD 可在个体发育的任何时间产生,但半衰期较短(约 3d 左右),原因是其铰链区较长,易被蛋白酶水解。IgD 分为血清型和膜结合型(mIgD)两种:血清型 IgD 在正常人体中浓度较低(约 $30\mu g/mL$),不到血清 Ig 总量的 1%。目前,血清 IgD 的免疫学功能尚不清楚;膜结合型 IgD(mIgD)是 BCR 的重要成分,是 B 细胞发育成熟的标志。未成熟的 B 细胞表面仅表达 mIgM,成熟的 B 细胞则同时表达mIgD 和 mIgM,称为初始 B 细胞(naive B cell);当 B 细胞活化后或转为记忆性 B 细胞时其表面的 mIgD 逐渐消失。

五、IgE

IgE 主要在呼吸道和胃肠道黏膜下淋巴组织中合成,以单体形式存在。IgE 在个体发育中合成较晚,是正常人体血清中含量最少的 Ig,仅占血清总 Ig 的 0.002%。IgE 不能激活补体和穿过胎盘,但其 Fc 段可与嗜碱性粒细胞和肥大细胞表面的高亲和力 FcεRⅠ结合,当相同变应原再次进入机体可诱发Ⅰ型超敏反应,因此 IgE 又称为亲细胞抗体。另外,IgE 还与机体抗寄生虫感染有关。当机体发生超敏反应或寄生虫感染时,血清中特异性 IgE 水平会异常增高。

第五节　人工制备抗体

抗体的多种生物学功能在疾病的预防、诊断和治疗中发挥着重要作用,因此常常需要人工制备抗体以满足临床应用的需要。随着现代免疫学和分子生物学的发展,人工抗体的制备技术也日渐成熟。目前,人工制备的抗体可分为多克隆抗体、单克隆抗体和基因工程抗体。

一、多克隆抗体

多克隆抗体(polyclonal antibody,pAb)通常是指天然抗原(含多个抗原表位)刺激机体免疫系后产生的针对多个不同抗原表位的一组 Ig。例如,将细菌、类毒素等注射至动物(马、兔和鼠等)体内,经过一段时间后,采集动物血清可获得针对该细菌或类毒素的 pAb。它的优点是来源广泛、容易制备、作用全面、具有中和抗原、调理吞噬、激活补体及 ADCC 等生物活性。其缺点是特异性较差、容易发生交叉反应等,因此在实际应用中受到很大限制。

二、单克隆抗体

单克隆抗体(monoclonal antibody,mAb)是指利用 B 细胞杂交瘤技术产生的只识别某一特定抗原表位的一种特异性抗体。mAb 的制备方法是在 1975 年由 Köhler 和 Milstein 建立的。其主要原理是采用细胞融合技术,将抗原刺激后的 B 细胞与小鼠骨髓瘤细胞在体外融合,形成杂交瘤细胞。进而在选择性培养基中克隆和筛选出能产生某一特异性抗体的杂交瘤细胞。该杂交瘤细胞产生的抗体是均一的、只针对单一抗原表位。mAb 的优点是纯度高、特异性强、效价高、少或无交叉反应,解决了 pAb 特异性不高的问题。目前临床上已运用 mAb 与核素、毒素(如外毒素和蓖麻毒素等)或药物偶联,制成导向药物用于肿瘤的靶向治疗。此外,某些 mAb 也可用于器官移植、多发性硬化症和类风湿性关节炎等疾病的预防和治疗。

三、基因工程抗体

因鼠源性 mAb 在人体反复应用后可使人体产生抗鼠抗体,从而减弱或失去疗效,并增加了超敏反应发生的可能性,故在很大程度上限制了 mAb 的临床应用。近年,随着分子生物学技术的发展,人们开始利用基因工程制备抗体,以降低鼠源性抗体的免疫原性及其副作用。

基因工程抗体(genetic engineering antibody),是指采用 DNA 重组技术对 Ig 基因进行切割、拼接或修饰,再导入至大肠杆菌或酵母菌等载体中表达的抗体。基因工程抗体主要有人-鼠嵌合抗体(chimeric antibody)、双特异性抗体(bispecific antibody)、人源化抗体(humanized antibody)和小分子抗体等。其优点是均一性和特异性强,适合工业化生产,有较广的应用前景。

目标检测

一、单项选择题

1.关于抗体,下列哪项是错误的(　　　)

A.抗体是指具有免疫功能的球蛋白

B.抗体主要存在于血液、体液、黏膜表面及分泌液中

C.抗体是能与相应抗原特异性结合的球蛋白

D.抗体都是免疫球蛋白　　　E.抗体都是体内产生的

2.抗体可用来结合抗原的部位称为(　　　)

A.恒定区　　　B.铰链区　　　C.骨架区　　　D.超变区　　　E.Fc 片段区

3.3～6 个月的婴儿易患呼吸道感染主要是因为哪类 Ig 不足(　　　)

A.IgM　　　B.IgG　　　C.IgA　　　D.IgD　　　E.IgE

4. 免疫接种后首先产生的抗体（　　　）

A. sIgA　　　　　　B. IgM　　　　　　C. IgG　　　　　　D. IgD　　　　　　E. IgE

5. 可将 IgG 分解成 F(ab')$_2$ 和 pFc' 的酶是（　　　）

A. 木瓜蛋白酶　　B. 胰酶　　　　　C. 胃蛋白酶　　　D. 激肽原酶　　　E. 脂氧化酶

6. 合成 sIgA 分泌片的细胞是（　　　）

A. 巨噬细胞　　　B. NK 细胞　　　C. 肥大细胞　　　D. 浆细胞　　　　E. 黏膜上皮细胞

7. 关于抗体的生物学作用叙述错误的是（　　　）

A. 杀伤胞内寄生菌　　　　　　　B. 中和病毒　　　　　　　　C. 中和外毒素

D. 免疫调理作用　　　　　　　　E. 参与Ⅰ、Ⅱ、Ⅲ超敏反应

8. 介导 NK 细胞发挥 ADCC 作用的 Ig 是（　　　）

A. IgE　　　　　　B. IgA　　　　　　C. IgM　　　　　　D. IgD　　　　　　E. IgG

9. 在血液中半衰期时间最长的 Ig 是（　　　）

A. IgG　　　　　　B. IgD　　　　　　C. IgE　　　　　　D. IgM　　　　　　E. IgA

10. 血清中含量最高的免疫球蛋白是（　　　）

A. IgA　　　　　　B. IgM　　　　　　C. IgG　　　　　　D. IgE　　　　　　E. IgD

11. 细菌感染后在人体血液中出现最早的免疫球蛋白是（　　　）

A. IgA　　　　　　B. IgD　　　　　　C. IgG　　　　　　D. IgE　　　　　　E. IgM

12. 发生宫腔内病毒感染时,新生儿血液中水平异常增高的是（　　　）

A. IgM　　　　　　B. IgA　　　　　　C. IgG　　　　　　D. IgE　　　　　　E. IgD

13. 初生婴儿能从母体获得的免疫球蛋白（　　　）

A. IgG 和 IgM　　B. IgG 和 sIgA　C. IgG 和 IgA　　D. IgA 和 IgM　　E. IgG

14. 食物过敏症的患者,其体内水平明显增高的是（　　　）

A. sIgA　　　　　B. IgE　　　　　　C. IgM　　　　　　D. IgA　　　　　　E. IgD

15. 慢性寄生虫感染的患者,血液中明显升高的是（　　　）

A. IgA　　　　　　B. IgM　　　　　　C. IgG　　　　　　D. IgE　　　　　　E. IgD

16. 发挥黏膜局部主要抗感染作用的免疫球蛋白是（　　　）

A. IgM　　　　　　B. IgE　　　　　　C. IgD　　　　　　D. sIgA　　　　　E. IgG

17. 可通过胎盘的免疫球蛋白是（　　　）

A. IgM　　　　　　B. IgE　　　　　　C. IgA　　　　　　D. sIgA　　　　　E. IgG

18. Ig 分子的 Fab 段能（　　　）

A. 通过胎盘　　　B. 激活补体　　　C. 结合抗原

D. 固定于组织细胞　　　　　　　E. 由重链和轻链的 V 区组成

19. J 链存在于哪一类 Ig 分子结构中（　　　）

A. IgG1　　　　　B. IgM　　　　　　C. IgD　　　　　　D. IgE　　　　　　E. IgG4

二、简答题

1. 以 IgG 为例简述免疫球蛋白分子的基本结构。

2. 试述抗体的主要生物学功能。

3. 简述五类免疫球蛋白的特点和功能。

（宫汝飞）

第四章 免疫系统

学习目标

【掌握】免疫器官、免疫细胞及免疫分子的分类和主要生物学功能。

【熟悉】免疫器官的结构、免疫细胞的表面分子。

【了解】HLA 与医学的关系。

免疫系统(immune system)由免疫器官、免疫细胞及免疫分子构成,是机体执行免疫功能的物质基础。免疫系统通过执行免疫功能识别和清除抗原性异物,并与机体其他系统相互协调,共同维持机体的生理平衡。

第一节　免疫器官

免疫器官是执行免疫功能的器官,按其功能不同分为中枢免疫器官和外周免疫器官(图4-1),它们通过血液循环与淋巴循环相互联系。

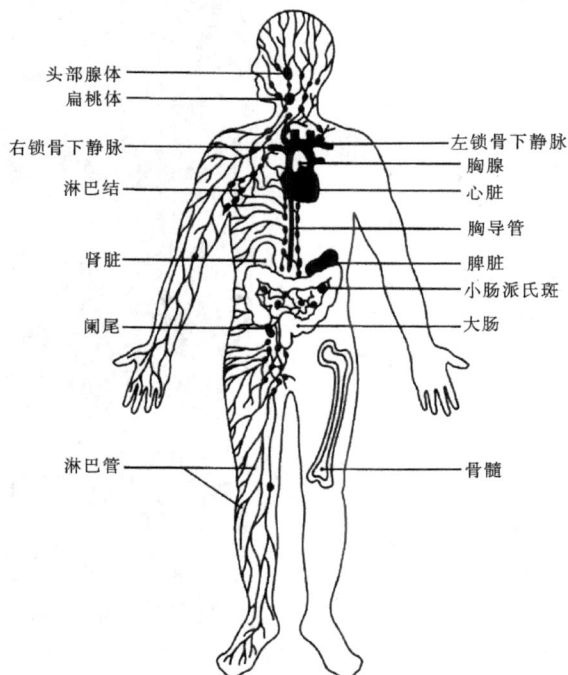

图 4-1　人体免疫器官分布

一、中枢免疫器官

中枢免疫器官(central immune organ)又称初级淋巴器官,人类中枢免疫器官包括骨髓和胸腺(鸟类为腔上囊),是免疫细胞发生、分化、发育和成熟的场所。

(一)骨髓

骨髓(bone marrow)是造血器官,同时也是所有免疫细胞的发生场所和 B 细胞发育成熟的场所。骨髓的多能造血干细胞简称造血干细胞,在造血微环境中,可定向分化成为髓样干细胞和淋巴样干细胞。髓样干细胞最终可分化为成熟的粒细胞、红细胞、血小板、单核-巨噬细胞等;淋巴样干细胞最终可分化为成熟的 B 细胞和 NK(natural killer,NK)细胞,以及有待进一步发育的前体 T 细胞。

骨髓也是 B 细胞发生再次应答,产生抗体的主要场所。外周免疫器官生发中心的记忆 B 细胞,经相同抗原刺激活化后,通过血循环和淋巴循环进入到骨髓中分化为浆细胞,可缓慢、持久地合成大量抗体(主要为 IgG)释放入血,这是产生血清抗体的主要来源。

因为骨髓既是机体的造血器官又是重要的免疫器官,所以骨髓发生功能缺陷时不只会影响到机体造血功能,同时还将导致体液与细胞免疫功能缺陷。

(二)胸腺

1. 胸腺结构与细胞组成

胸腺(thymus)位于胸腔纵隔上部,胸骨后端,由胚胎期第 3 对咽囊内胚层分化而成。胸腺表面的被膜结缔组织伸入胸腺实质形成小梁,将胸腺分为许多小叶。小叶外层为皮质区,内部为髓质区,皮质区又分为浅皮质区和深皮质区(图 4-2)。皮质区主要由淋巴细胞和上皮细胞组成,上皮细胞间有密集的淋巴细胞,胸腺中淋巴细胞又称为胸腺细胞;浅层皮质中的淋巴细胞较大,为骨髓中迁移来的前体 T 细胞,深层皮质中含大量的体积较小的淋巴细胞,占胸腺细胞的 80%～85%,为进一步分化发育的 T 细胞。髓质中淋巴细胞少而稀疏,为即将输出到外周组织的成熟 T

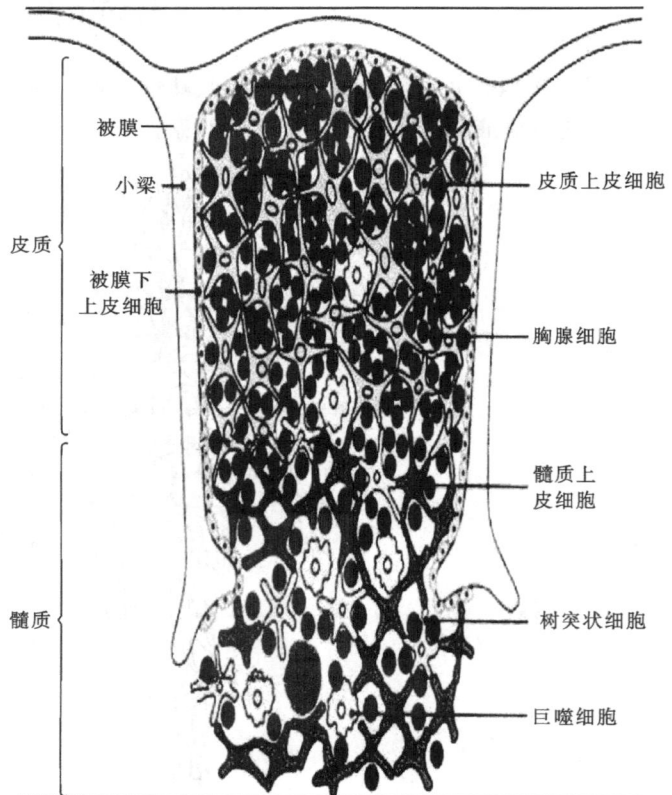

图 4-2 胸腺的结构

被膜
小梁
被膜下上皮细胞
皮质
髓质
皮质上皮细胞
胸腺细胞
髓质上皮细胞
树突状细胞
巨噬细胞

细胞。

2.胸腺功能

胸腺是 T 细胞分化、发育与成熟的场所。胸腺上皮细胞能产生胸腺素和多种细胞因子，通过细胞-细胞间的接触，为 T 细胞的分化成熟提供了微环境。在胸腺微环境的作用下，来自骨髓的前体 T 细胞经过分化、发育，最终成为成熟的 T 细胞。这种成熟 T 细胞具有自身耐受和 MHC 限制性，未接受外来抗原刺激称为初始 T 细胞。实验观察，摘除胸腺的小鼠，体内无 T 细胞生成，同时出现严重的细胞免疫功能缺陷和整体免疫功能下降。

二、外周免疫器官和组织

外周免疫器官（peripheral immune organ）又称次级淋巴器官，包括淋巴结、脾脏与黏膜相关淋巴组织等，是成熟的免疫细胞定居和免疫应答发生的主要场所。

（一）淋巴结

淋巴结（lymph node）位于颈部、腋窝、腹股沟等浅表凹陷隐蔽处，或内脏器官门部附近，一般沿血管排列。人体有 500～600 个淋巴结，是 T、B 细胞定居和发生免疫应答的主要场所。

1.淋巴结的结构与细胞组成

淋巴结表面由结缔组织被膜包被，淋巴结实质分为皮质区和髓质区，皮质区又分浅皮质区和深皮质区（图 4 - 3）。靠近被膜下的浅皮质区，又称非胸腺依赖区，主要定居细胞为 B 细胞。浅皮质区和髓质区之间的结构称为深皮质区，又称胸腺依赖区，主要定居细胞为 T 细胞。深皮质区内的毛细血管后微静脉（又称高内皮微静脉）为淋巴细胞由血管进入淋巴结的部位。淋巴结髓质由髓索与髓窦构成。髓索内含有大量致密的淋巴细胞，其中主要为 B 细胞与浆细胞，也含有少量 T 细胞与巨噬细胞。髓窦内含有大量巨噬细胞，具有较强的过滤作用。淋巴结中的淋巴细胞以 T 细胞为主，约占总量的 75%；B 细胞含量较少，约占总量的 25%。淋巴结中

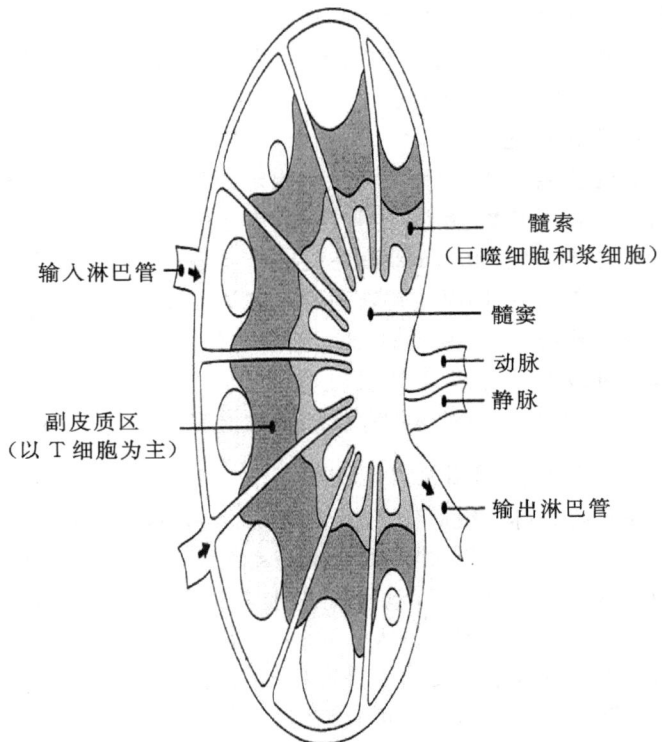

图 4 - 3　淋巴结的结构

含有多种类型的免疫细胞，这利于识别、捕捉抗原及提呈抗原信息促进免疫细胞活化、增殖、分化与成熟。

2. 淋巴结的功能

淋巴结的功能包括：①淋巴结为 T 细胞与 B 细胞定居的主要场所,其中 T 细胞约占淋巴结内淋巴细胞的 75%,B 细胞约占 25%;②淋巴结是细胞免疫和体液免疫应答发生的主要场所;③淋巴结参与了淋巴细胞再循环;④淋巴结具有过滤淋巴液作用。

(二)脾脏

脾脏(spleen)是人体最大的外周淋巴器官,位于左季肋区后外侧部。脾在胚胎早期主要功能是造血,自骨髓开始造血后,其功能逐渐转变为贮存和过滤血液,同时脾也是 T、B 细胞定居和发生免疫应答的主要场所。

1. 脾的结构与细胞组成

脾的结构与淋巴结类似(图 4-4),表面有结缔组织被膜。脾实质分为白髓与红髓。白髓由密集的淋巴组织组成,主要包括动脉周围淋巴鞘与淋巴小结。动脉周围淋巴鞘主要为 T 细胞定居,又称胸腺依赖区。淋巴小结(淋巴滤泡)主要为 B 细胞定居,又称非胸腺依赖区。红髓分布于白髓之间,由排列成索状的脾索和血窦构成,脾索内含有大量的 B 细胞、浆细胞和巨噬细胞等。

2. 脾的功能

脾的功能包括:①脾是免疫细胞定居的主要场所,脾中 B 细胞约占淋巴细胞总数的 60%,T 细胞约占 40%;②脾是免疫应答发生的主要场所之一,同时也是对血源性抗原发生应答的主要场所;③脾具有滤过血液的作用;④脾脏可以合成某些生物活性物质,如补体等。此外,脾脏还是机体贮存红细胞的血库。

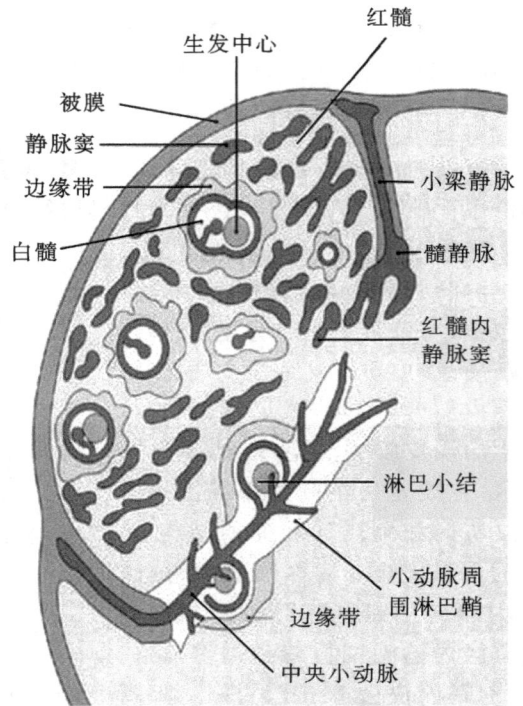

图 4-4 脾脏的结构

(三)皮肤黏膜相关淋巴组织

黏膜相关淋巴组织(mucosal-associated lymphoid tissue,MALT)是指聚集在人体腔道黏膜下的大量淋巴组织,也称黏膜免疫系统。黏膜相关淋巴组织可分为两种类型:①具有一定结构的器官化的淋巴组织,包括阑尾、肠集合淋巴结、扁桃体等;②弥散的无被膜淋巴组织,广泛分布于黏膜组织固有层。人体黏膜是病原生物等抗原性异物入侵的主要部位,所以 MALT 在腔道组织中形成了重要的抵御屏障作用,它也是局部免疫应答发生的场所。

皮肤相关淋巴组织由角质细胞、黑色素细胞、朗格汉斯细胞、表皮内 T 细胞(主要为 CD8+ T 细胞)和单核-巨噬细胞组成,参与局部免疫和炎症反应。

(四)淋巴细胞再循环

血循环中的淋巴细胞穿越高内皮细胞微静脉(HEV)间隙,进入淋巴结,然后经输出淋巴管进入胸导管,再进入上腔静脉从而回到血液循环,这一过程称淋巴细胞再循环。参与淋巴细胞再循环的淋巴细胞以 T 细胞为主,约占总数的 80%。淋巴细胞再循环的意义是:能使淋巴细胞在体内各淋巴组织与器官内合理分布,并将带有特异性抗原识别受体的 T、B 细胞在体内各处不断巡游,增加了与抗原及抗原提呈细胞接触的机会,促进了免疫应答的发生。

第二节　免疫细胞

免疫细胞是指所有参与免疫应答或与免疫应答相关的细胞及其前体,包括造血干细胞、淋巴细胞、抗原提呈细胞(单核-巨噬细胞、树突状细胞等)、肥大细胞、粒细胞和红细胞等。免疫细胞在免疫应答过程中相互协作并制约,保持动态平衡,共同完成对抗原性物质的识别和清除,从而维持机体生理功能的稳定。

一、T 细胞

T 淋巴细胞是胸腺依赖性淋巴细胞(thymus dependent lymphocyte)的简称,介导细胞免疫应答。骨髓中的祖 T 细胞进入胸腺后,经一系列有序的分化过程,最终发育为成熟 T 细胞,并定居在外周免疫器官。T 细胞占外周血中淋巴细胞总数的 $65\%\sim80\%$,T 细胞根据细胞表面标志和功能的不同,可分为若干亚群,它们之间相互协作共同发挥免疫功能。

(一)T 细胞的发育
胸腺内的 T 细胞发育过程分为阳性选择和阴性选择两个阶段。

1. 阳性选择

祖 T 细胞进入胸腺后由不表达 CD4 和 CD8 分子的双阴性 T 细胞发育为同时表达 CD4 和 CD8 分子的双阳性 T 细胞。在胸腺皮质内,当双阳性 T 细胞 TCR 与胸腺上皮细胞表面 MHC-Ⅰ类分子低亲和力结合,则发育为仅表达 CD8 分子、不表达 CD4 分子的单阳性 T 细胞。当双阳性 T 细胞与胸腺上皮细胞表面 MHC-Ⅱ类分子低亲和力结合,则发育为仅表达 CD4 分子、不表达 CD8 分子的单阳性 T 细胞。经过阳性选择后,表达 CD8 或 CD4 分子的单阳性 T 细胞分别获得了识别自身 MHC-Ⅰ 或 MHC-Ⅱ类分子的能力,即具有 MHC 的限制性。

2. 阴性选择

获得 MHC 限制性的单阳性 T 细胞,在胸腺皮质与髓质交界处,若与胸腺内的树突状细胞、巨噬细胞等表面的自身抗原肽-MHC-Ⅰ 或 MHC-Ⅱ类分子复合物发生高亲和力结合,则该单阳性 T 细胞将发生凋亡从而被清除。低亲和力或不识别自身抗原肽-MHC-Ⅰ 或 MHC-Ⅱ类分子复合物的单阳性 T 细胞则可继续发育,最终发育为成熟的 T 细胞,到达外周免疫器官定居发挥免疫功能。

(二)T 细胞亚群及功能

T 细胞分类有多种方法,根据 T 细胞的分化状态及功能的不同,可将 T 细胞分为初始 T 细胞、效应 T 细胞及记忆性 T 细胞;根据 T 细胞抗原识别受体(TCR)的类型不同,可将 T 细胞分为 $\alpha\beta$T 细胞和 $\gamma\delta$T 细胞;根据其免疫效应功能特点,可将 T 细胞分为调节性 T 细胞(regulatory T cell,Tr)、辅助性 T 细胞(helper T lymphocytes,Th)、细胞毒 T 细胞(cytotoxic T lymphocytes,CTL 或 Tc);根据细胞表面是否表达 CD4 或 CD8 分子,可将 T 细胞分为 $CD4^+$T 或 $CD8^+$T 细胞。

1. CD4$^+$T 亚群及功能

初始 CD4$^+$T 细胞受抗原刺激后首先分化为 Th0 细胞。Th0 细胞在细胞因子等作用下继续分化发育为 Th1 细胞、Th2 细胞等。

Th1 细胞，也称迟发型超敏性 T 细胞（delayed-type hypersensitivity T cell，TDTH），主要介导细胞免疫应答，其主要功能是增强吞噬细胞的抗感染作用，特别是抗细胞内病原体的感染，这主要与其分泌的细胞因子有关。Th2 细胞主要功能是辅助 B 细胞增殖分化并产生抗体，即辅助 B 细胞介导体液免疫应答。正常情况下，体内的 Th1 与 Th2 细胞处于动态平衡，如果这种平衡被打破则容易诱发某些疾病。例如，Th1 型细胞因子表达减弱，而 Th2 型细胞因子过度表达则易导致恶性肿瘤发生。

2. CD8$^+$T 亚群及功能

CD8$^+$T 亚群又称为细胞毒 T 细胞（Tc 或 CTL）。

Tc 可特异性直接杀伤靶细胞，主要通过两种机制发挥细胞毒作用：一是分泌穿孔素、颗粒酶等物质直接杀伤靶细胞或诱导靶细胞凋亡；二是通过高表达 FasL 和分泌大量 TNF-α 诱导靶细胞凋亡。Tc 在杀伤靶细胞的过程中自身不受伤害，可连续杀伤多个靶细胞。

（三）T 细胞表面分子

T 细胞在发育的不同阶段，细胞表面会表达不同的糖蛋白分子，这与 T 细胞功能有关，同时也可作为鉴定 T 细胞及其活性状态的特征性标志。

1. T 细胞抗原受体

T 细胞抗原受体（T cell antigen receptor，TCR）是 T 细胞识别特异性抗原的受体，也是 T 细胞表面的特征性标志。TCR 分子是由两条糖蛋白链（$\alpha\beta$ 或 $\gamma\delta$）经二硫键连接构成的异二聚体。成熟 T 细胞表面还表达有 CD3 分子，它是由 γ、δ、ε、ζ、η 五种肽链以非共价键相连组成的复合分子。TCR 和 CD3 分子构成复合体（图 4-5），复合体中的 TCR 特异性识别抗原提呈细胞的 MHC-抗原肽复合物，而 CD3 则将 TCR 双识别的第一信号传递至 T 细胞内，引起细胞活化、增殖、分化。TCR 识别 MHC-抗原肽复合物时具有双重特异性，即在识别抗原肽时，同时识别自身 MHC 分子的多肽部位，这也是 T 细胞识别抗原受 MHC 限制的原因。

2. CD4 和 CD8 分子

成熟的 T 细胞只表达 CD4 或 CD8 分子，即 CD4$^+$T 细胞或 CD8$^+$T 细胞。CD4 是细胞膜表面单链糖蛋白，CD8 分子是细胞膜表面双链糖蛋白，CD4 和 CD8 分子的主要功能是辅助 TCR 识别抗原和参与 T 细胞活化信号的转导。CD4

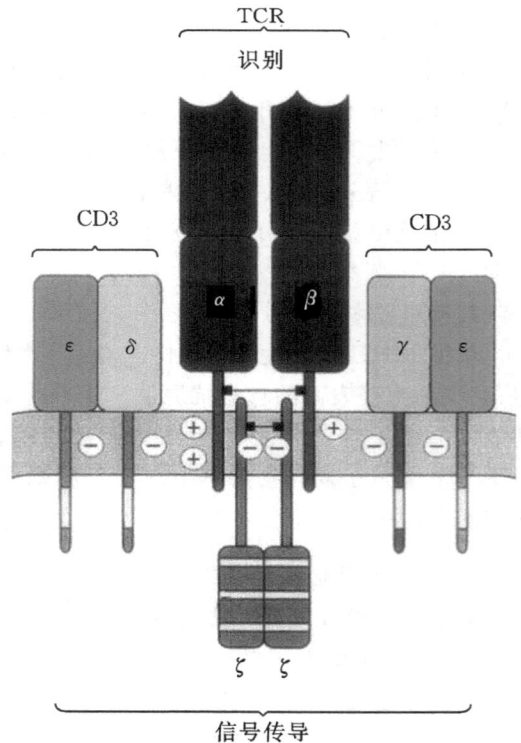

图 4-5 TCR 和 CD3 复合体

第四章　免疫系统 031

和 MHC-Ⅱ类分子结合、CD8 和 MHC-Ⅰ类分子结合,可增强 T 细胞和抗原提呈细胞(APC)间的相互作用并辅助 TCR 识别抗原,所以 CD4 和 CD8 分子又称 T 细胞激活的共受体,这同时使 T 细胞识别抗原分别具有 MHC 限制性。CD4 分子亦是人类免疫缺陷病毒(HIV)壳膜蛋白 gp120 受体,同 CD4 分子结合是 HIV 侵入并感染 CD4$^+$T 细胞的重要机制之一。

3. 协同刺激分子

协同刺激分子是指提供 T 细胞活化第二信号的辅助分子,主要包括 CD28 和 CD40L。CD28 是协同刺激分子 B7(CD80)的受体,B7 分子主要表达于专职抗原提呈细胞上。CD28 与 B7 结合产生的协同刺激信号在 T 细胞活化中发挥重要作用。CD40 配体(CD40L)表达在活化的 CD4$^+$T 细胞表面,可与 B 细胞表面的 CD40 结合,传递细胞活化的第二信号,促进 T、B 细胞的活化,并诱导记忆性 B 细胞分化。

4. CD2 分子

CD2 分子又称淋巴细胞功能相关抗原 2(lymphocyte function associated antigen-2,LFA-2),或绵羊红细胞受体(sheep red blood cell receptor,SRBCR),其配体主要是 CD58。将绵羊红细胞与 T 细胞在体外混合,绵羊红细胞将围绕结合于 T 细胞周围呈花环状,称为 E 花环试验。

5. 丝裂原受体

T 细胞表面表达有植物血凝素(PHA)及刀豆蛋白 A(ConA)等丝裂原受体(mitogen receptor,MR)。在体外可激活淋巴细胞的物质有抗原和丝裂原,抗原是特异性刺激 T、B 淋巴细胞活化,而丝裂原是非特异性激活。利用 PHA 或 ConA 刺激外周血淋巴细胞,从而观察 T 细胞增殖的程度,称为淋巴细胞转化试验,是一种淋巴细胞免疫功能的体外检测方法。

6. 细胞因子受体

T 细胞表面可表达多种细胞因子受体(cytokine receptor,CKR),包括 IL-1R、IL-2R、IL-4R、IL-6R 及 IL-7R 等,它们可与相应细胞因子结合,促进 T 细胞活化、增殖、分化。

二、B 细胞

B 淋巴细胞是骨髓依赖性淋巴细胞的简称,因其在骨髓中分化成熟,故用骨髓(bone marrow)的第一个字母 B 命名。B 细胞主要定居于外周免疫器官并参与淋巴细胞再循环,在外周血中占淋巴细胞总数的 8%～15%。B 细胞主要功能是介导体液免疫应答产生抗体,此外它还具有抗原提呈、产生细胞因子及免疫调节等功能。

(一)B 细胞亚群及功能

根据 B 细胞表面是否表达 CD5 分子,可将 B 细胞分为 B1 和 B2 细胞。表达 CD5 分子的为 B1 细胞,在个体发育过程中出现较早,主要参与非特异性免疫;不表达 CD5 分子的为 B2 细胞,即通常所指的 B 细胞,在体内出现较晚,介导特异性体液免疫。

(二)B 细胞表面分子

1. B 细胞抗原受体

B 细胞抗原受体(B cell antigen receptor,BCR)是镶嵌于 B 细胞膜脂质分子中的能识别和结合抗原表位的膜表面免疫球蛋白(SmIg)。SmIg 肽链结构与 Ig 相同,但为单体 SmIgM 和 SmIgD。SmIg 是 B 细胞的特征性表面标志,仅表达 SmIgM 者为未成熟 B 细胞;同时表达

SmIgM 和 SmIgD 者为成熟 B 细胞。与 TCR 相似,BCR 必须同其他结构共同作用才能执行信号转导作用,即与 $Ig\alpha$(CD79a)/$Ig\beta$(CD79b)组成一个 BCR 复合物(图 4-6)。SmIg 的功能是作为 B 细胞表面的抗原受体,可与相应抗原特异性结合,这是 B 细胞活化的条件之一。

2. 协同刺激分子

协同刺激分子是提供 B 细胞活化第二信号的辅助分子,主要为 CD40。成熟 B 细胞表面表达 CD40,CD40 配体(CD40L)表达于活化的 CD4$^+$ T 细胞表面,抗原与 BCR 结合传递第一信号至 B 细胞内,CD40 与 CD40L 结合传递细胞活化的第二信号,双信号促使 B 细胞活化,并诱导记忆性 B 细胞分化。

3. 丝裂原受体

B 细胞表面表达有 LPS(脂多糖)、SPA(葡萄球菌 A 蛋白)等丝裂原受体。LPS、SPA 等与 B 细胞的丝裂原受体结合后,可非特异性刺激 B 细胞活化、增殖、分化。这可用于 B 细胞功能检测。

4. 细胞因子受体

B 细胞表面可表达多种 CKR,包括 IL-1、IL-2、IL-4 和 IFN-γ 等受体,它们可与相应的细胞因子结合产生相应生物学活性。

5. 补体受体

成熟 B 细胞表面表达补体受体,主要有 CR1、CR2 等。CR1 可与 C3b 和 C4b 结合,促进 B 细胞的活化。CR2(CD21)是 EB 病毒受体,与 EB 病毒选择性感染 B 细胞有关。

6. IgG Fc 受体(FcγR)

多数 B 细胞表面均表达 IgG Fc 受体,它可以与免疫复合物中 IgG Fc 段结合,有利于 B 细胞捕获和结合抗原,并促进 B 细胞活化、增殖、分化和抗体产生。活化的 B 细胞表面还表达 FcεRⅡ(CD23),它是一种 B 细胞生长因子受体,可能与 B 细胞分化增殖有关。

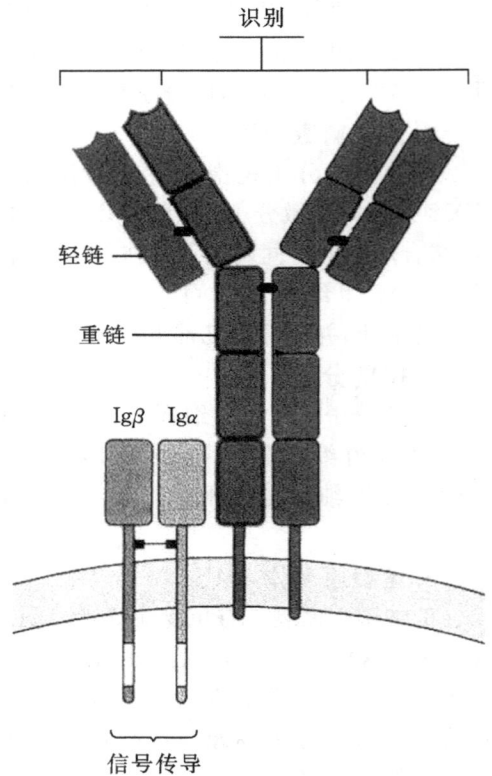

图 4-6　BCR 复合体

三、抗原提呈细胞

抗原提呈细胞(antigen presenting cell,APC),是指能摄取、加工、处理抗原,并将抗原信息递呈给 T 淋巴细胞的一类免疫细胞。抗原提呈细胞分专职与非专职两类。专职抗原提呈细胞主要指单核-巨噬细胞、树突状细胞和 B 细胞,这些细胞能表达 MHC-Ⅱ类分子。非专职抗原提呈细胞主要指内皮细胞、上皮细胞、成纤维细胞等,他们通常不表达 MHC-Ⅱ类分子,无抗原提呈能力,只有当炎症过程受到某种因素刺激才可表达 MHC-Ⅱ类分子,并具备抗原提呈功能。病毒感染的细胞与肿瘤细胞也有一定的抗原提呈作用。

在免疫应答过程中,T 细胞只能特异性识别抗原提呈细胞或靶细胞表面的 MHC-抗原肽复合物,不能识别游离的抗原。抗原提呈细胞与淋巴细胞之间膜蛋白的结合作用是淋巴细活化、增殖、分化并发挥免疫效应的始动因素。

(一)单核-巨噬细胞系统

单核-巨噬细胞系统(mononuclear phagocyte system,MPS)包括血液中的单核细胞(monocyte,Mon)和组织中固定或游走的巨噬细胞(macrophage Mφ)。血液中的单核细胞从血管移出并分布到各组织器官中,发育成巨噬细胞。巨噬细胞在不同组织器官中名称不同,如在肝脏中称库普弗细胞(kupffer cell)、肺脏中称尘细胞(dust cell)、骨组织中称破骨细胞(osteoclast)。

1. 单核-巨噬细胞表面标志

单核-巨噬细胞表达多种表面标志,包括MHC-Ⅰ类和MHC-Ⅱ类分子、模式识别受体(如甘露糖受体、Toll样受体等)、共刺激分子(如CD80分子)、黏附分子、细胞因子受体、补体受体及Fc受体等。它们参与了单核-巨噬细胞的迁移、黏附、吞噬、抗原提呈等多种功能,同时在机体的炎症反应、组织修复等过程中也发挥重要作用。

2. 单核-巨噬细胞的功能

(1)吞噬杀伤作用 能吞噬及杀灭较大的病原微生物及衰老、损伤、癌变的细胞,是非特异性免疫的重要免疫细胞。其吞噬作用可以通过IgG或补体的调节作用而增强,也可通过ADCC方式杀伤肿瘤细胞及细胞内寄生的微生物。

(2)提呈抗原作用 巨噬细胞属于专职抗原提呈细胞。巨噬细胞将抗原吞噬后,通过胞内酶的作用将其消化降解为小分子肽并与胞内MHC-Ⅱ类分子结合,形成MHC-抗原肽复合物并表达于细胞膜上,从而与T细胞表面TCR结合并激活T细胞,启动特异性免疫应答。

(3)分泌作用 巨噬细胞能合成分泌多种免疫分子,如补体成分、细胞因子,凝血因子、溶菌酶、胶原酶、防御素等多种生物活性分子,参与免疫作用。

(4)调节免疫应答 巨噬细胞通过抗原提呈作用启动免疫应答,并通过分泌细胞因子(白细胞介素、肿瘤坏死因子等)等调节免疫细胞活化、增殖、分化并产生免疫效应物质,从而增强机体免疫应答;而过度活化的巨噬细胞又可通过分泌转化生长因子、前列腺素E、活性氧分子等物质,抑制免疫应答发生。

(二)树突状细胞

树突状细胞(dendritic cell,DC),因其发育成熟时伸出许多树突样突起故而得名,它是一类形态不规则的非单核-巨噬细胞系统的细胞。树突状细胞广泛分布于大脑以外的机体各脏器,占外周血单个核细胞的1%以下。根据来源不同,可将其分为髓系来源的树突状细胞(与单核细胞、粒细胞有共同的祖细胞),以及淋巴系来源的树突状细胞(与T细胞、NK细胞有共同的前体细胞)两大类。大多数树突状细胞源自骨髓,由骨髓进入外周血,再分布到全身各组织器官。树突状细胞根据定居部位不同或分化程度不同而有不同的名称,例如,位于表皮和消化道上皮组织中的称为朗格汉斯细胞;心、肾、肝、肺等器官结缔组织中的称为间质树突状细胞;胸腺髓质区和外周免疫器官胸腺依赖区中的称为并指树突状细胞;外周免疫器官淋巴滤泡区中的称为滤泡树突状细胞。其中间质树突状细胞和朗格汉斯细胞属于未成熟树突状细胞,当受抗原或炎症介质等刺激后才能发育分化为成熟树突状细胞。

树突状细胞是体内功能最强的抗原提呈细胞,同巨噬细胞、B细胞的抗原提呈作用比较,它最大的特点是能够显著刺激初始T细胞增殖,而巨噬细胞、B细胞仅能刺激已活化的或记忆性 T 细胞增殖。树突状细胞还具有调节机体的免疫应答、诱导免疫耐受等作用,这对研究肿瘤、移植排斥、自身免疫性疾病发生机制和防治等具有积极的意义。

除淋巴细胞、单核-巨噬细胞、树突状细胞外,血液中的粒细胞、红细胞、血小板,组织中的肥大细胞等也不同程度地参与免疫应答并发挥重要作用。

第三节 免疫分子

免疫分子是指参与免疫应答或与免疫应答相关的分子,主要由淋巴细胞、单核-巨噬细胞、粒细胞等多种免疫细胞及间质细胞等产生。免疫分子主要包括:免疫球蛋白、补体系统、细胞因子、主要组织相容性抗原、白细胞分化抗原等,它们在执行免疫功能过程中发挥重要作用。

一、补体系统

补体(complement,C)是存在于机体血清、组织液和细胞膜表面的一组经活化后具有酶活性的蛋白质。最初发现时,因它可以辅助抗体溶解细菌,故称为补体。补体由 30 余种可溶性蛋白及膜蛋白组成,也称补体系统。血清补体主要由肝细胞和巨噬细胞产生,约占血清总蛋白量的 10%,其中 C3 所占含量最高。补体系统具有溶菌、介导炎症反应、免疫调节等多种生物学作用。

(一)补体系统的组成、命名和理化性质

1. 补体系统的组成

补体系统包括:补体固有成分、调节蛋白及补体受体。

(1)补体固有成分 补体固有成分是指存在于体液中参与补体激活级联反应的补体成分。包括参与经典激活途径的 C1、C4、C2;参与替代激活途径的 B、D 及 P 因子;参与甘露聚糖结合凝集素(mannan-binding lectin,MBL)激活途径的 MBL 和 MBL 相关丝氨酸蛋白酶;以及三条途径末端共同成分 C3、C5、C6、C7、C8 与 C9。

(2)补体调节蛋白 补体调节蛋白是指以可溶性或膜结合形式存在能够调节补体活化强度的补体成分。补体调节蛋白包括血浆中的 C1 抑制因子(C1INH)、C3b 灭活因子(I 因子)、C4 结合蛋白(C4bp)等;存在于细胞膜表面的膜辅助蛋白(MCP)、衰变加速因子(DAF)、同源限制因子(HRF)等。

(3)补体受体 补体受体(CR)是指存在于细胞膜表面,介导补体活性片段或调节蛋白生物学效应的补体成分,包括 CR1、CR2、C3aR、C4aR 等。

2. 补体系统的命名

将参与补体经典激活途径的固有成分以大写字母"C"表示,按其被发现的顺序分别命名为 C1,C2~C9。其中 C1 由 C1q、C1r、C1s 三个亚单位构成。补体系统中其他成分亦以英文大写字母表示,如 B 因子、P 因子等。补体调节蛋白往往以其功能命名,如 C1 抑制物、促衰变因子等。具有活性的补体成分在其符号上划一横线表示,如 $\overline{C4b2b}$ 等,失活的补体片断在其符号前加 i 表示,如 iC4b 等。补体活化裂解后的小片段以 a 表示、大片段以 b 表示,如 C3 裂解后的小片段称 C3a、大片段称 C3b。

3. 补体成分的理化性质

补体均为糖蛋白,大多为 β 球蛋白、少数为 α 或 γ 球蛋白,且性质不稳定,易受多种理化因

素影响变性失活。血清补体成分对热敏感,大部分补体成分在 56℃下 30min 即变性失活,在室温下也容易很快失去活性,0～10℃时活性只能保持 3～4d,所以应在－20℃以下保存补体。

（二）补体系统的激活

生理情况下补体系统各成分多以非活性酶原状态存在于血清之中,当其被激活物质活化之后,按一定顺序发生连锁反应,才表现出各种生物学活性。补体系统的激活可以从 C1 开始,也可以越过 C1 进行;前者称为经典途径,后者包括旁路途经和 MBL 途径。

1. 经典激活途径

IgG 或 IgM 与相应抗原结合形成的免疫复合物是经典途径的主要激活物。整个激活过程可分为识别、活化和膜攻击三个阶段,参与的补体成分包括 C1～C9。

（1）识别阶段　C1 识别免疫复合物中抗体 Fc 段的补体结合位点继而依次活化 C1q、C1r、C1s。C1 由 C1q、C1r、C1s 三个亚单位组成,其中 C1q 由 6 个相同亚单位组成,呈花束状结构(图 4-7)。C1q 必须同时结合两个以上补体结合位点,才能活化。IgG 是单体只有一个 Fc 段,所以至少需要两分子 IgG 才能激活补体。IgM 是五聚体,1 分子 IgM 即可启动经典激活途径,所以 IgM 活化补体的能力强于 IgG。C1q 活化后,将依次激活 C1r、C1s。

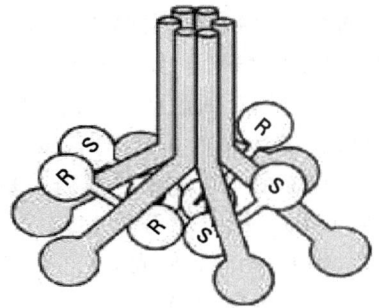

图 4-7　补体 C1 结构图

（2）活化阶段　C1s 依次酶解 C4 与 C2,形成 C3 转化酶与 C5 转化酶。①C3 转化酶的形成:C1s 酶解 C4 形成 C4a 与 C4b,C4b 迅速结合至免疫复合物中靶细胞或颗粒物表面,未结合的 C4b 将很快失活。C2 在 Mg^{2+} 存在下可与 C4b 结合,C1s 继而酶解 C2 形成 C2a 和 C2b。C4b 和 C2b 在靶细胞表面结合形成 C $\overline{4b2b}$,即 C3 转化酶。②C5 转化酶的形成:C3 转化酶裂解 C3 形成 C3a 和 C3b,C3b 与靶细胞表面的 C $\overline{4b2b}$ 结合形成 C $\overline{4b2b3b}$ 复合物,即 C5 转化酶。裂解后形成的补体小片段,如 C4a、C2a、C3a 释放至血清等体液中,亦可发挥多种生物学效应。

（3）膜攻击阶段　C5 转化酶裂解 C5 后形成膜攻击复合体(MAC),最终溶解靶细胞。C5 转化酶裂解 C5 形成 C5a 和 C5b,C5b 可与靶细胞膜结合,并与 C6 和 C7 相继结合形成 C5b67。C5b67 可插入靶细胞膜的磷脂双层中,并与 C8 结合形成 C5b678,C8 是 C9 分子的结合部位,C5b678 可同时结合 12～18 个 C9 形成 C5b6789,即为膜攻击复合体(MAC)。MAC 嵌入细胞内形成贯通细胞膜的微孔,最终导致细胞溶解。

2. 旁路激活途径

旁路激活途径又称为替代激活途径,与经典激活途径的不同之处在于越过了 C1、C4、C2,直接激活 C3 从而完成 C5～C9 的连锁反应。旁路激活途径的激活物主要是细菌、真菌的细胞壁成分,如肽聚糖、磷壁酸、脂多糖及酵母多糖等。整个激活过程分为准备、活化和膜攻击三个阶段。

（1）准备阶段　在生理情况下,机体血清中的 C3 可缓慢的自发水解产生少量 C3b,在 Mg^{2+} 存在下可与 B 因子结合形成 C3bB。D 因子可水解 C3bB 复合物中的 B 因子,形成 C $\overline{3bBb}$ 和 Ba,C $\overline{3bBb}$ 即为旁路途经的 C3 转化酶。体内不断形成低水平的 C3b 和 C $\overline{3bBb}$,为补体活化做好准备。但生理情况下大部分游离的 C3b 和 C $\overline{3bBb}$ 会被血清中的 I 因子、H 因子等补体调节蛋白灭活。

(2)活化阶段 C3转化酶和C5转化酶的形成。①C3转化酶形成:细菌脂多糖、酵母多糖等的出现为C3b和$\overline{C3bBb}$提供了一种不被I、H等因子灭活的保护性微环境。当$\overline{C3bBb}$与血清中P因子结合后,则形成更稳定的C3转化酶($\overline{C3bBbP}$)。②C5转化酶形成:C3转化酶($\overline{C3bBbP}$)裂解C3产生的C3b可再与$\overline{C3bBbP}$结合,形成$\overline{C3bBb3b}$或$\overline{C3bnBbP}$,即旁路途经的C5转化酶。

(3)膜攻击阶段 C5转化酶裂解C5后形成膜攻击复合体,最终溶解靶细胞,这一过程与经典途径相同。

3. MBL激活途径

MBL激活途径(图4-8)又称甘露聚糖结合凝集素途径,其激活物是病原微生物表面的甘露糖、葡萄糖、半乳糖等糖基。在病原微生物感染早期,机体的炎性细胞因子(如IL-1、6等)刺激肝细胞合成并分泌急性期蛋白,其中参与补体激活的有MBL与C反应蛋白。

(1)MBL的激活 MBL化学本质是糖蛋白,是一种Ca^{2+}依赖的凝集素,属于胶原凝集素家族。正常血清中MBL含量极低,感染急性期MBL含量明显升高。MBL可与多种病原微生物表面的半乳糖或甘露糖残基结合,并激活丝氨酸蛋白酶形成MBL相关的丝氨酸蛋白酶(MASP)。MASP分为MASP1和MASP2两种。MASP2与活化的C1s的生物学活性相似,可水解C4和C2形成C3转化酶,其后续反应与经典途径相同。MASP1可直接裂解C3,其后续反应与旁路途经相同。

(2)C反应蛋白的激活 C反应蛋白可与C1q结合并使之活化,后续反应与经典途径基本相同。

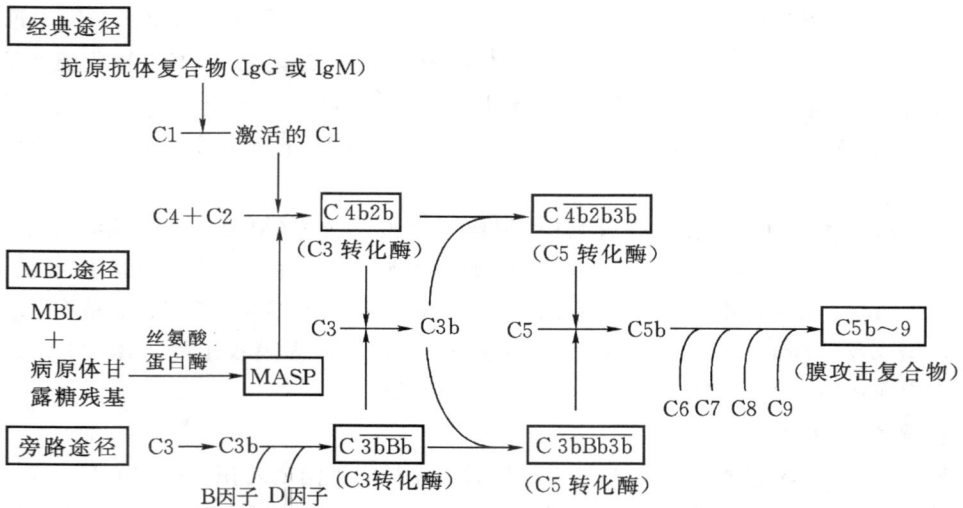

图4-8 三种补体激活途径示意图

补体三种激活途径发挥作用的意义各不同。旁路途经和MBL途径的激活无需特异性抗体的参与,侵入机体的病原微生物细胞壁成分或炎症早期合成的急性期蛋白可直接激活这两种途径,因此旁路途经和MBL途径在感染早期即能发挥抗感染作用。病原微生物感染时补体发挥作用的顺序依次是旁路途经、MBL 途径和经典途径。三种激活途径在生理条件下密切相关,都以 C3 活化为中心,最终形成相同的膜攻击复合体,产生相同或相似的生物学效应。

(三)补体系统的调节

补体系统的激活是一种高度有序的快速放大级联反应。补体激活后可发挥多种生物效应,既对机体有保护作用,也可造成病理损伤。生理情况下,补体的激活经适度的调控,可以防止补体成分过度消耗及对器官组织造成损伤。补体激活的调节一般通过补体成分自身衰变和调节因子来实现。补体及其活化成分很不稳定,极易衰变失活,这是补体活化过程中一种重要的自我调控机制。体液中或细胞膜上存在多种补体调控因子(如 C1 抑制物、C4 结合蛋白等),它们在不同环节上调控补体激活的级联反应,使补体的激活有效且适度。

(四)补体的生物学作用

补体具有多种生物学作用,不仅参与非特异性防御反应,也在特异性免疫应答的效应阶段发挥作用。补体的生物学功能主要包括以下几方面。

1. 细胞溶解作用

补体激活后,可在靶细胞表面形成膜攻击复合体溶解靶细胞,这是机体抗病原微生物等感染的一种重要防御机制。

2. 调理作用

补体激活过程中产生的 C3b、C4b 等,它们的氨基端可与细菌等靶细胞结合、羧基端可与有相应受体的吞噬细胞结合,从而促进吞噬细胞对病原菌的吞噬。

3. 清除免疫复合物

补体 C3、C4、C3b 等通过干扰抗原抗体间的结合从而抑制新的 IC 形成;或嵌入抗原抗体复合物中,促使已形成的复合物降解并排出体外;以及通过将免疫复合物与红细胞、血小板等细胞连接形成大分子聚合物,促使其被吞噬细胞吞噬清除等方式清除免疫复合物。

4. 介导炎症作用

多种补体活性片段均具有炎症介质的作用,如 C3a、C4a、C5a(又称过敏毒素)可与肥大细胞、嗜碱性粒细胞等结合,激发细胞脱颗粒,释放组胺、白三烯等活性介质,引起类似过敏反应性炎症。

此外,补体还具有一定的免疫调节作用。

二、细胞因子

细胞因子(cytokines,CK),是指由活化的免疫细胞或间质细胞合成分泌的,可通过结合细胞表面相应受体而发挥多种生物学作用的小分子蛋白或多肽的统称。CK 种类繁多,不同来源或功能名称各异,常见的 CK 主要有白介素、干扰素、肿瘤坏死因子、集落刺激因子、生长因子和趋化因子六类,它们具有多种生物学活性,在非特异性和特异性免疫应答中发挥了重要作用。

(一)细胞因子的作用特点

1. 高效性

细胞因子与其受体以高亲和力结合,体内极微量细胞因子即能产生明显的生物学效应。

2. 多效性

各种细胞因子都是通过其特异性受体发挥作用的,但相同的受体可以分布在不同类型的细胞上,所以一种细胞因子可以作用于多种靶细胞而产生多种不同的生物学效应。

3. 重叠性

几种不同的细胞因子可以作用在同一种靶细胞产生相似或相同的生物学效应。

4. 协同和拮抗效应

一种细胞因子可加强或抑制其他细胞因子的功能。

5. 自分泌与旁分泌性

多数细胞因子以自分泌或旁分泌形式发挥效应,即主要作用于产生细胞本身和邻近细胞,或在局部发挥效应。在一定条件下,有些细胞因子在高浓度时也可作用于远端靶细胞,称内分泌效应。

(二)主要的细胞因子及功能

1. 白细胞介素

1979 年第二届淋巴因子的国际会议上将介导白细胞间发挥作用的细胞因子,称为白细胞介素(interleukin,IL)。目前已发现了 35 种白细胞介素,分别被命名为 IL-1~IL-35。IL 主要由 T 淋巴细胞、B 淋巴细胞、单核-巨噬细胞等产生。多数 IL 对免疫细胞具有诱生、激活、趋化及强化免疫效应等作用,而只有 IL-10 具有抑制免疫的作用,它能抑制活化的 Th 细胞产生 IL-2,IFN 和 LT 等细胞因子,从而抑制细胞免疫应答。

2. 干扰素

干扰素(interferon,IFN)是最早被发现的细胞因子,因具有干扰病毒感染和复制的作用而称为干扰素。根据来源、理化性质和功能的不同,可将干扰素分为 I 型和 II 型。I 型干扰素包括 IFN-α、IFN-β 两种,它们主要由白细胞、成纤维细胞及病毒感染细胞产生,具有较强的抗病毒作用。II 型干扰素包括 IFN-γ,主要由活化 T 细胞与 NK 细胞产生,具有较强的抑制肿瘤和免疫调节作用。

3. 肿瘤坏死因子

肿瘤坏死因子(tumor necrosis factor,TNF)是一类能诱导肿瘤组织出血坏死的细胞因子。肿瘤坏死因子包括 TNF-α 和 TNF-β,前者又称恶液质素,后者又称淋巴毒素。TNF-α 主要由活化的单核-巨噬细胞合成分泌,TNF-β 主要由活化的 T 细胞合成分泌。TNF 具有抗肿瘤、抗病毒等作用。

4. 趋化性细胞因子

趋化性细胞因子(chemokine)主要由白细胞与造血微环境中的间质细胞合成分泌。其主要功能是激活和趋化淋巴细胞、单核细胞、粒细胞等细胞到抗原所在部位,以识别清除抗原。

5. 集落刺激因子

集落刺激因子(colony stimulating factor,CSF)是指能够选择性刺激多能造血干细胞定向分化成某一谱系细胞的细胞因子,因它们可以刺激造血干细胞在半固体培养基中形成细胞集落,故称为集落刺激因子。集落刺激因子包括粒细胞集落刺激因子(G-CSF)、单核-巨噬细胞集落刺激因子(M-CSF)、红细胞生成素(EPO)等。

6. 生长因子

生长因子(growth factor,GF)是指具有刺激细胞生长功能的细胞因子,如表皮细胞因子

（EGF）、血管内皮细胞生长因子（VEGF）、转化生长因子-β（TGF-β）、成纤维细胞生长因子（FGF）、神经生长因子（NGF）等。

（三）细胞因子的生物学活性

细胞因子的生物学活性包括：①调节免疫细胞活化、增殖、分化；②抗感染抗肿瘤作用；③调节特异性免疫反应；④参与炎症反应；⑤促进血管生成及刺激造血等多种活性。

因此,细胞因子在防治感染性疾病、肿瘤、超敏反应、移植排斥反应、自身免疫性疾病等多方面有广泛的应用前景。

三、主要组织相容性复合体及其编码分子

不同种属或同一种属内的不同个体间进行组织或器官移植时,供体与受体相互接受的程度称为组织相容性。如果两者相容则不出现排斥反应,不相容就会发生排斥反应,一般情况下器官移植时都会出现排斥反应。排斥反应的本质是一种免疫应答,它是由供体和受体细胞表面分子结构的不同引起的。这些存在于个体组织细胞表面,能够诱导移植排斥反应的分子称为组织相容性抗原（histocompatibility antigen）,其中能引起迅速且强烈排斥反应的分子称为主要组织相容性抗原（major histocompatibility complex antigen,MHA）。体内编码 MHA 的基因群称为主要组织相容性复合体（major histocompatibility complex,MHC）。人与哺乳动物都有 MHC 及其编码的 MHA 分子,人类的 MHA 首先发现于白细胞,所以又称为人类白细胞抗原（human leukocyte antigen,HLA）,其基因群称为 HLA 复合体。

（一）主要组织相容性复合体

人类 MHC 是一组紧密连接的基因群,位于第 6 号染色体短臂 q21.31 与 32 之间,全长约 4000kb,共有 224 个基因座位,是迄今为止已知的最复杂的人体基因系统。

1. MHC 的基因结构

人 MHC 基因可分为三类,MHC-Ⅰ、Ⅱ、Ⅲ类基因。经典的 MHC-Ⅰ类基因集中在第 6 号染色体短臂远离着丝点的一端,由近及远依次为 B、C、A 三个座位（图 4-9）,其产物称 MHC-Ⅰ类分子;经典的 MHC-Ⅱ类基因集中在第 6 号染色体短臂近着丝点一端,由近及远依次为 DP、DQ、DR 三个亚区,其产物称 MHC-Ⅱ类分子;MHC-Ⅲ类基因位于 MHC-Ⅰ类与Ⅱ类基因之间,主要编码补体及炎症因子（如肿瘤坏死因子）等免疫分子。

人类 MHC（第 6 号染色体）：

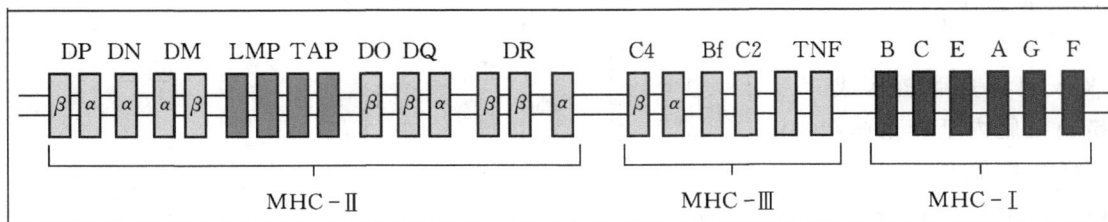

图 4-9　MHC 基因结构示意图

2. MHC 的遗传特征

（1）多态性　MHC 存在多个基因座位,每个基因座位上存在多个等位基因。每一个体,

染色体上每个基因座位最多只能有两个等位基因,分别来自于父、母双方的同源染色体,但在随机婚配的群体中,同一基因座位上可存在多个等位基因,可以编码多种基因产物,此现象称为 MHC 的多态性。多态性反映了群体中不同个体同一基因座位上基因存在的差别。

MHC 遗传的多态性是生物群体在漫长的进化过程中通过自然选择形成的,具有重要的生物学意义。①赋予种群适应复杂多变环境的能力。MHC 多态性使种群具有极大的基因储备,从而保证在群体水平上能应对环境的变化,抵御各种病原体的侵袭。②调节免疫应答的能力。MHC 多态性决定了 MHA 的多态性,从而使不同个体对特定抗原的应答能力存在差异性。③个体的遗传标志:MHC 高度的多态性使 MHC 表型具有多样性,无亲缘关系的个体间出现 MHC 型别完全相同的概率极低,所以 MHC 型别可作为个体的遗传标志用于法医学的亲缘鉴定和个体识别。④寻找同种器官移植供体的依据:根据 HLA 的配型结果筛选适宜供体,是目前寻找器官移植供体的唯一方法。

(2)单元型遗传　MHC 是一组紧密连锁的基因群。MHC 在一条染色体上的组合称为单元型。遗传过程中,MHC 以单元型作为一个完整的遗传单位由亲代传给子代,称为单元型遗传。子女的 MHC 单元型一条来自父亲,一条来自母亲,所以亲代与子代之间必然有一个单元型相同,且只能有一个单元型相同。

(3)连锁不平衡　MHC 各等位基因在群体遗传中都有各自的基因频率。基因频率是指群体中某一等位基因与该基因座位中全部等位基因总和的比例。由于 MHC 各基因座位紧密连锁,若各座位的等位基因随机组合构成单元型,则某一单元型型别的出现频率应等于组成该单元型各基因频率的乘积。但实际情况是 MHC 单元型基因并非随机分布,某些基因总是较多或较少地连锁在一起,称为 MHC 遗传的连锁不平衡。

(二)MHC 编码的分子

MHC 编码的蛋白分子称为 MHC 分子或 MHC 抗原,在人类也称为人类白细胞抗原(HLA)。

1. MHC 分子的结构

MHC-Ⅰ类分子和Ⅱ类免疫球蛋白样区与跨膜区及抗原肽的部位,Ig 样区是与 T 细胞(CD4 或 CD8)结合的部位(4-10)。

MHC-Ⅰ类分子由 α、β_2m 两条多肽链构成。α 链由细胞内延伸至胞膜外,它在细胞外有 $\alpha1$、$\alpha2$ 和 $\alpha3$ 三个功能区,$\alpha1$ 与 $\alpha2$ 共同构成抗原肽结合槽。β_2m 也称 $\beta2$ 微球蛋白,通过非共价键形式与 α 链的 $\alpha3$ 区结合。

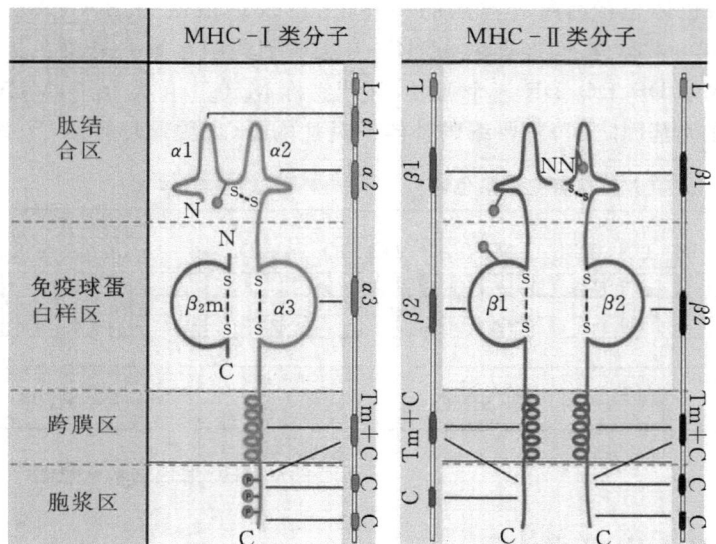

图 4-10　MHC 分子结构

MHC-Ⅱ类分子由两条结构相似的 α 和 β 肽链构成。α 链和 β 链均由细胞内延伸至细胞外。两条肽链在细胞外分别有 α1、α2 和 β1、β2 四个功能区，α1 与 β1 共同构成抗原肽结合槽。

2. MHC 分子的分布

MHC-Ⅰ类分子分布于体内所有有核细胞表面，淋巴细胞表面的 MHC-Ⅰ类分子的密度最大，其次为肾、肝及心脏等，成熟的红细胞及滋养层细胞等一般不表达 MHC-Ⅰ抗原。MHC-Ⅱ类分子不如Ⅰ类分子分布广泛，主要分布于抗原提呈细胞（如单核-巨噬细胞、树突状细胞、B 细胞）和活化的 T 细胞的表面。

3. MHC 分子的生物学功能

MHC 分子是参与免疫应答和调节免疫的关键分子，其最重要的生物学功能是参与对抗原的加工、处理和提呈。

（1）参与加工提呈抗原　免疫应答过程中，MHC-Ⅰ类和Ⅱ类分子分别与内源性抗原肽和外源性抗原肽结合形成抗原肽-MHC 分子复合物，表达于 APC 表面，呈递给 CD4$^+$T 或 CD8$^+$T 细胞。

（2）参与 T 细胞限制性识别　T 细胞抗原受体（TCR）在识别抗原肽时，还需同时识别与抗原肽结合的同基因型 MHC 分子，即只有相同 MHC 表型的免疫细胞才能有效地相互作用，这称为 MHC 限制性。CD8$^+$T 细胞在识别抗原肽同时，需识别 MHC-Ⅰ类分子；CD4$^+$T 细胞在识别抗原肽的同时，需识别 MHC-Ⅱ类分子。

（3）参与 T 细胞的分化发育过程　T 细胞必须在胸腺中经过阳性选择和阴性选择才能发育为成熟的 T 细胞，MHC 分子参与这两种选择（见本章第二节）。

（4）参与免疫应答的调节　MHC 通过参与抗原提呈、MHC 的限制性及参与 T 细胞分化发育等诸多环节从而参与对免疫应答的调节。

（三）HLA 在医学上的意义

1. HLA 与器官移植

供体与受体间的 HLA 型别匹配程度是决定同种异体器官移植成功与否的重要因素，即组织相容程度。器官移植手术前进行 HLA 配型是寻找合适供体的最主要依据，通常先在有亲缘关系的亲属中寻找供体，移植器官存活率的顺序分别是：同卵双胞胎＞同胞＞亲属＞非亲缘关系个体。

2. HLA 的异常表达与临床疾病

（1）HLA-Ⅰ类分子异常表达　诸多恶性肿瘤细胞表面 HLA-Ⅰ类分子的表达减弱或缺失，导致不能有效激活 CD8$^+$Tc 细胞，使肿瘤细胞易于逃脱免疫监视。

（2）HLA-Ⅱ类分子异常表达　病理状态下，有些组织细胞可异常表达 HLA-Ⅱ类分子，将自身抗原提呈给免疫细胞，出现对自身组织细胞发动的异常免疫应答，从而导致自身免疫疾病。如Ⅰ型糖尿病患者胰岛素 β 细胞出现 HLA-Ⅱ类分子异常表达从而受到自身免疫损伤。

3. HLA 与疾病的关联

HLA 复合体是第一个被发现与疾病有明确关联的遗传系统。迄今已发现 50 多种人类疾病与 HLA 相关联。例如，约 25％胰岛素依赖性糖尿病患者携带 HLA-DR3/DR4 基因、90％强直性脊椎炎患者携带 HLA-B27 基因。

4. HLA 与法医学关系

因为 HLA 复合体呈高度多态性，所以在无血缘关系的人群中，HLA 表型完全相同的概率几乎为零。每个人的 HLA 基因型和表型出生后就确定且终生不变。因此,HLA 分型技术已成为法医学识别个体及遗传标志的重要手段,使 HLA 分型成为亲子鉴定的重要方法。

四、白细胞分化抗原和黏附分子

白细胞分化抗原(cluster of differentiation,CD)是白细胞(包括血小板、血管内皮细胞等)在分化成熟为不同谱系、不同阶段及活化过程中出现或消失的细胞表面标志,它们大多是跨膜的蛋白分子。目前 CD 的编号已从 CD1 命名至 CD363。

黏附分子即细胞间黏附分子(cell adhesion molecules,CAM)是众多介导细胞间或细胞与细胞外基质间相互接触和结合的分子统称。黏附分子一般以受体-配体结合的形式发挥作用,使细胞与细胞之间、细胞与基质间或细胞-基质-细胞间发生黏附和识别、活化及信号传导,在免疫应答等多种生理和病理反应中发挥重要作用。

CD 分子与细胞黏附分子是依据不同角度命名的。黏附分子是以黏附功能来归类,CD 分子是用单克隆抗体识别、归类与命名,其中也包括了黏附分子,因此大部分黏附分子已有 CD 编号,但也有部分黏附分子尚无 CD 编号。

目标检测

一、单项选择题

1.人体中最大的外周免疫器官(   )

A.胸腺　　　　　B.法氏囊　　　　　C.脾脏　　　　　D.淋巴结　　　　　E.骨髓

2.能特异性直接杀伤靶细胞的细胞是(   )

A.Th 细胞　　　B.Tc 细胞　　　C.NK 细胞　　　D.巨噬细胞　　　E.中性粒细胞

3.关于补体的叙述那项是错误的(   )

A.存在于人和动物新鲜血清中　　　　B.具有酶活性

C.性质不稳定　　　　　　　　　　D.作用是非特异的

E.受抗原刺激后产生的

4.细胞因子不具备的特性是(   )

A.多效性　　　　B.拮抗性　　　　C.重叠性　　　　D.特异性　　　　E.协同性

5.下列哪一种细胞不表达 HLA-Ⅰ类抗原(   )

A.T 淋巴细胞　　　B.B 淋巴细胞　　　C.成熟的红细胞

D.上皮细胞　　　　E.中性粒细胞

二、简答题

1.补体有几条激活途径及其它们的名称,补体的生物学功能是什么?

2.T 细胞有哪些亚群?各自的功能是什么?

(马新博)

第五章 适应性免疫应答

🔄 学习目标

【掌握】免疫应答的概念、类型；适应性免疫应答的基本过程、抗体产生的规律及其意义；
免疫耐受、免疫调节的概念。

【熟悉】内源性抗原、外源性抗原的处理呈递途径；适应性免疫应答过程中 T 细胞、B 细胞
活化的信号。

【了解】诱导免疫耐受的条件；免疫耐受的形成机制；免疫应答的调节机制、免疫耐受研究
的医学意义。

第一节 概 述

适应性免疫应答又称特异性免疫应答，是指 T、B 淋巴细胞识别抗原后的活化、增殖、分
化，最终形成效应细胞并表现出特定的生物效应的过程。适应性免疫应答主要由 $\alpha\beta$T 细胞和
B2 细胞介导，在集中了 TD 抗原的外周淋巴器官或组织中进行。另外，骨髓也是 B 细胞发生
免疫应答的场所，尤其在再次免疫应答时，可缓慢持久产生大量抗体。

一、适应性免疫应答的类型

适应性免疫应答根据其对抗原刺激的反应状态和最终的效应，可分为正免疫应答和负免
疫应答；在某些特定条件下，抗原也可诱导机体免疫系统对其产生特异性不应答状态，即形成
免疫耐受（immunological tolerance），又称负免疫应答（详见本章第四节）。免疫应答还可分为
生理性和病理性免疫应答，免疫应答的生物学意义主要是有效排除体内抗原性异物，以保持机
体内环境的相对稳定，为生理性的应答；但在某些情况下也可对机体造成损伤，引起超敏反应
或其他免疫性疾病，则为病理性的免疫应答。根据参与的细胞类型和效应机制的不同，可分为
由 T 细胞介导的细胞免疫应答和 B 细胞介导的体液免疫应答。

二、适应性免疫应答的基本过程

适应性免疫应答人为地分为三个阶段。

1. 抗原的提呈和识别阶段

抗原的提呈和识别阶段是抗原提呈细胞摄取、加工处理、提呈抗原和 T、B 细胞识别抗原
阶段。内源性抗原通常是通过蛋白酶体途径，以抗原肽-MHC-Ⅰ类分子复合物的形式呈递
给 CD8$^+$ T 细胞；外源性抗原通常是通过溶酶体途径，以抗原肽-MHC-Ⅱ类分子复合物的形
式呈递给 CD4$^+$ T 细胞。

2. T、B 淋巴细胞活化、增殖和分化阶段

T、B 淋巴细胞活化、增殖和分化阶段指 T、B 细胞特异性识别抗原后,在多种细胞间黏附分子和细胞因子协同作用下,活化、增殖和分化为效应性 T 细胞和浆细胞,并分泌免疫效应分子(各种细胞因子和抗体)。在此阶段,部分细胞分化可成为长寿命的记忆细胞(Tm、Bm),机体再次遇到相同抗原刺激时记忆细胞能迅速分化为免疫效应细胞。

3. 效应阶段

效应阶段指免疫应答产生的效应产物(抗体及致敏淋巴细胞)分别发挥体液免疫效应和细胞免疫效应的阶段。

三、适应性免疫应答的特点

1. 精确地识别"自己"和"非己"

抗原特异性 T、B 淋巴细胞通常对自身正常组织细胞产生天然免疫耐受,而对非己抗原性异物产生免疫排斥反应。

2. 特异性

机体接受某种抗原刺激后,只能产生对该种抗原的特异性的免疫应答。

3. 记忆性

在抗原特异性 T/B 淋巴细胞活化、增殖和分化阶段,有部分 T、B 淋巴细胞中途停止分化,成为静息状态的长寿免疫记忆细胞。这些免疫记忆细胞再次接触相同抗原时,可迅速增殖分化为效应淋巴细胞和浆细胞,产生相应免疫效应。

4. MHC 限制性

APC 对抗原的处理提呈及 T 细胞抗原识别受体(TCR)对抗原识别均需要自身 MHC 分子参与。

四、抗原提呈过程

适应性免疫应答中不论是体液免疫还是细胞免疫应答,抗原处理和提呈的过程是关键步骤。抗原提呈细胞对抗原的加工处理和提呈途径分为外源性抗原和内源性抗原两类。

1. 外源性抗原加工处理和提呈途径

外源性抗原加工处理和提呈途径(MHC - Ⅱ类分子途径)见图 5-1。①外源性抗原被 APC 摄入胞浆形成吞噬体。②吞噬体与溶酶体融合形成早期溶酶体/内体。③外源性抗原在吞噬溶酶体内被蛋白水解酶降解成小分子抗原肽,形成晚期溶酶体/内体。④同时在内质网中,新合成的 MHC - Ⅱ类分子通过其抗原肽结合槽与恒定链(Ia-associated invariant chain,Ⅰi 链)中的Ⅱ类相关恒定链短肽(class Ⅱ associated invariant chain peptide,CLIP)结合,形成恒定链/MHC - Ⅱ类分子复合体。该复合体形成后,可阻止内质网中的内源性抗原肽与 MHC - Ⅱ类分子结合。⑤恒定链/MHC - Ⅱ类分子复合体在恒定链引导下形成分泌囊泡。分泌囊泡通过高尔基体经糖基化修饰后,进入胞浆与晚期内体融合,在蛋白酶作用下恒定链降解,但 CLIP 仍结合在 MHC - Ⅱ类分子抗原肽结合槽内。⑥在 HLA - DM 分子协助下,CLIP 与 MHC - Ⅱ类分子解离,外源性抗原肽与 MHC - Ⅱ类分子结合,形成抗原肽 - MHC - Ⅱ类分子复合体。⑦通过胞吐作用与细胞膜融合,使抗原肽 - MHC - Ⅱ类分子复合体表达于 APC 表面,供 CD4$^+$T 细胞识别。

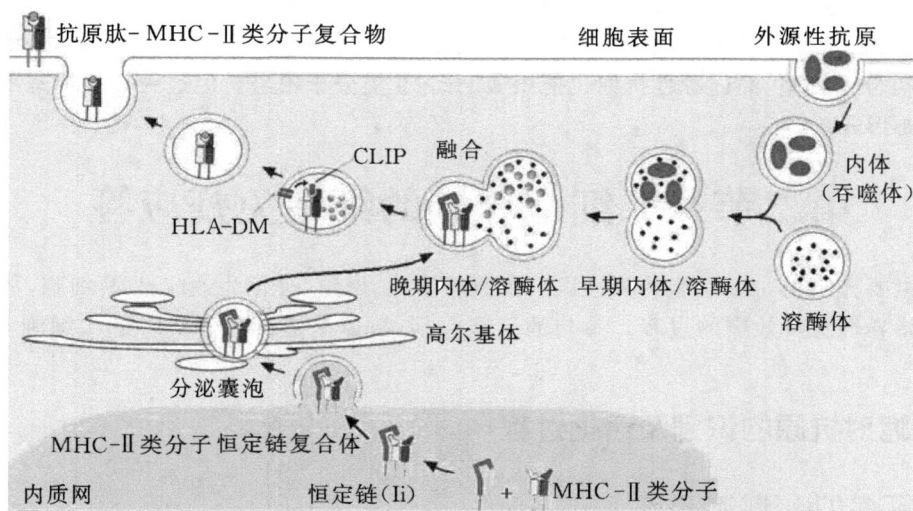

图 5-1 外源性抗原加工处理和提呈示意图

2. 内源性抗原加工处理和提呈途径

内源性抗原加工处理和提呈途径(MHC-I类分子途径)见图 5-2。①内源性抗原在泛素引导下由胞浆进入蛋白酶体。②蛋白酶体由多种蛋白水解酶组成,β 亚单位-8、9(proteasome subunit beta type-8、9,PSMB-8、9)是蛋白酶体中具有重要酶活性的组分,内源性抗原经其作用降解为抗原肽。③内源性抗原肽与内质网膜上抗原加工相关转运体 1 和 2(transporter associated with antigen processing1,2,TAP1 和 TAP2)结合,介导抗原肽进入内质网腔。④MHC-I类分子 α 链在内质网中合成后,立即与钙联蛋白结合(保护 α 链不被降解),辅助 β_2 微球蛋白(β_2m)与 α 链结合形成MHC-I类分子,并使之与进入内质网的抗原肽结合,组成抗原肽-MHC-I类分子复合物。⑤抗原肽-MHC-I类分子复合物,通过高尔基体经糖基化修饰后,以分泌囊泡形式进入胞浆,并通过胞吐作用表达于 APC 表面,供 CD8+ T 细胞识别。

图 5-2 内源性抗原加工处理和提呈示意图

3. MHC 分子对抗原的交叉提呈途径

现已证实，MHC 对抗原的提呈存在交叉提呈现象。在某些情况下，外源性抗原可由 MHC - Ⅰ类分子提呈，而内源性抗原也能由 MHC - Ⅱ类分子提呈。但这种交叉提呈不是抗原提呈的主要形式。

第二节　T 细胞介导的细胞免疫应答

本节主要介绍由 $\alpha\beta$T 细胞特异性识别抗原后活化、增殖、分化为效应性 T 细胞，从而发生的一系列特异性免疫效应的过程。参与的细胞包括：抗原呈递细胞、CD4$^+$Th1 细胞和 CD8$^+$Tc 细胞。

一、T 细胞对抗原的识别及活化过程

(一)CD4$^+$Th1 细胞的形成

CD4$^+$Th0 细胞通过表面抗原识别受体分子，与 APC 表面相应的抗原肽-MHC - Ⅱ类分子复合物特异性结合，诱导 T 细胞活化第一信号的产生。APC(主要为 DC)和 CD4$^+$Th0 细胞表面的黏附分子作为共刺激分子，互为受体和配体(B7 与 CD28、LFA - 3 与 LFA - 2 等)相互作用后，可诱导产生共刺激信号，即 T 细胞活化第二信号，导致 CD4$^+$Th 细胞活化。活化的 CD4$^+$T 在以 IL - 12 为主的细胞因子作用下分化为 CD4$^+$Th1 细胞，其中部分 CD4$^+$T 细胞成为长寿命的记忆性 T 细胞(Tm)。

(二)CD8$^+$Tc 细胞的形成

CD8$^+$T 细胞的活化也需要双信号，即 CD8$^+$Tc 细胞通过表面抗原识别受体与 APC 表面相应抗原肽-MHC - Ⅰ类分子复合体特异性结合后，诱导产生 T 细胞活化第一信号；在活化第一信号产生基础上，CD8$^+$Tc 细胞通过表面 CD28 等共刺激分子与 APC 表面 B7 等共刺激分子间的相互作用，可诱导产生共刺激信号即 T 细胞活化第二信号(图 5 - 3)。在双信号作用

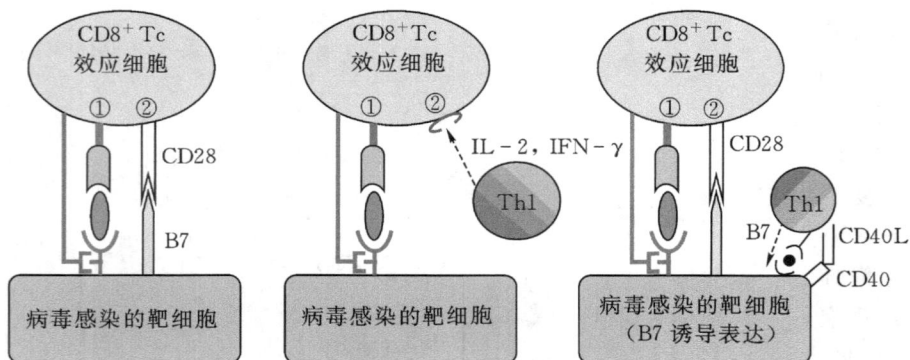

图 5 - 3　Tc 细胞活化示意图

下，CD8$^+$T 细胞充分活化、增殖并分化为致敏性 Tc。CD8$^+$T 细胞还可以另外两种方式活化：①在靶细胞不表达或低表达共刺激分子时，需要活化 CD4$^+$Th1 细胞产生的多种细胞因子如

IL-2、IFN-γ等提供第二信号使 CD8$^+$T 细胞活化;②某些病毒抗原、肿瘤抗原或 MHC 抗原可通过交叉提呈作用,诱导或促进表达共刺激分子如 B7,使与同一 APC 结合只产生第一信号的 CD8$^+$T 细胞获得 B7 分子刺激产生第二信号而活化。

二、效应性 T 细胞的应答效应

(一)效应 Th1 细胞介导的炎症反应

效应性 CD4$^+$Th1 细胞可释放多种细胞因子,如 IL-2、INF-γ、TNF-β等,作用于单核-巨噬细胞和淋巴细胞等,产生局部的炎症反应。

(二)效应 Tc 细胞介导的细胞毒作用

致敏性 T 细胞对靶细胞的杀伤作用;其杀伤作用具有特异性,并受 MHC-Ⅰ类分子的限制。主要通过释放穿孔素导致靶细胞破裂,通过释放颗粒酶、表达 FasL 和 TNF 诱导靶细胞凋亡(图 5-4)。

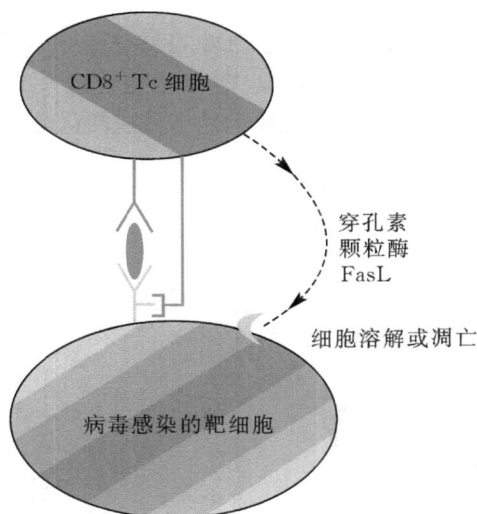

图 5-4　Tc 细胞介导的细胞毒作用示意图

CD4$^+$Th1 细胞途径主要通过细胞因子发挥作用,在排除异物同时有炎症反应,对机体造成病理损伤。CD8$^+$Tc 细胞则特异杀伤具有自身 MHC 分子的靶细胞,一个效应 CD8$^+$Tc(CTL)细胞可连续杀伤数十个靶细胞,而本身不受到伤害。细胞免疫主要参与抗胞内病原体感染、抗肿瘤作用和移植排斥反应。

第三节　B 细胞介导的体液免疫应答

一、B 细胞对 TD 抗原的应答

TD 抗原引起的体液免疫应答至少需要三种免疫细胞,即抗原提呈细胞、CD4$^+$Th2 细胞和 B2 细胞参加。TD 抗原诱导的体液免疫应答可分为识别、活化增殖分化、效应三个阶段。

B1 细胞对 TI 抗原的应答,属于固有免疫应答范畴(详见第六章)。

(一)识别阶段

识别阶段是抗原进入机体被 T、B 细胞识别的阶段。抗原初次进入机体一般由 DC 细胞摄取,进入外周淋巴器官后处理呈递给 Th0 细胞。抗原再次进入机体则主要由单核-巨噬细胞或 B 细胞呈递给 Th0 细胞。B 细胞可通过 BCR 直接识别抗原决定簇,获取抗原信息。抗原提呈过程在前面已有描述,不再赘述。

(二)活化、增殖分化阶段

1. CD4⁺Th 细胞的活化、增殖阶段

TD 抗原诱导产生的体液免疫应答必须要有 CD4⁺ Th 细胞协助。CD4⁺ Th0 细胞通过表面抗原识别受体与 APC 表面相应抗原肽-MHC-Ⅱ类分子复合体结合相互作用后,可获得活化第一信号;通过细胞表面共刺激分子(CD28、LFA-1)与 APC 表面相应共刺激分子配体(B7、ICAM-1)互补结合后,可获得共刺激信号即 T 活化第二信号,使 CD4⁺ Th0 活化。活化 CD4⁺ Th0 细胞表达 CD40L 和 IL-2、IL-4、IL-12、IL-13 及 INF-γ 等多种细胞因子的受体,在相应细胞因子作用下进一步活化。活化 CD4⁺ Th0 经旁分泌和自分泌作用方式与 IL-4 为主的细胞因子作用后,可增殖分化形成 CD4⁺ Th2 细胞克隆。Th2 细胞可产生大量以 IL-4、IL-5、IL-6、IL-10 和 IL-13 为主的细胞因子,为 B 细胞活化增殖分化提供微环境。同时 Th2 分泌的细胞因子,参与免疫调节。B 细胞与 T 细胞相互作用见图 5-5。

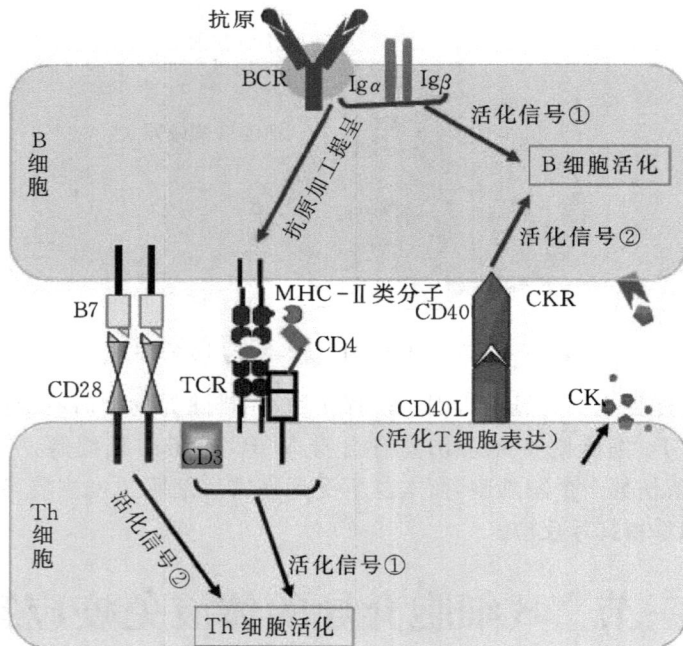

图 5-5　T、B 细胞相互作用示意图

2. B 细胞活化、增殖、分化

B 细胞可通过其表面的 BCR 结合抗原,获得活化第一信号;之后 B 细胞通过表面 CD40

等共刺激分子与活化 CD4$^+$ Th2 细胞表达的 CD40L 等互补结合,可诱导产生 B 细胞活化第二信号,在活化的双信号作用下 B 细胞最终完全活化。活化 B 细胞可表达多种细胞因子的受体,为其增殖分化做好准备,也可分泌细胞因子参与免疫调节。B 细胞表面的辅助受体即 CD21 - CD19 - CD81 复合物对 B 细胞活化第一信号的产生具有重要促进和增强作用,因为抗原上黏附的补体 C3d 可与 CD21 结合,使 B 细胞对抗原刺激的敏感性提高 1000 倍。

活化 B 细胞通过表面 IL - 2、IL - 4、IL - 5、IL - 6 等细胞因子受体,与活化 CD4$^+$ Th2 细胞产生的 IL - 2、IL - 4、IL - 5、IL - 6 等细胞因子结合后,进一步增殖分化为浆细胞。在不同细胞因子作用下,B 细胞分化为能分泌不同类型的抗体的浆细胞,浆细胞分泌的抗体发挥体液免疫效应。同时有部分 B 细胞停止分化,成为长寿记忆 B 细胞。记忆 B 细胞再次与相同抗原接触后,可迅速增殖分化为浆细胞并产生抗体引起再次免疫应答。

（三）效应阶段

抗体在固有免疫细胞和分子的协同参与下发挥抗感染等免疫保护作用,并且还会引起免疫病理损伤。抗体的生物学功能是通过其可变区结合抗原直接发挥中和作用,如中和外毒素毒性或中和病毒感染的作用;还可以结合抗原后激活补体系统发挥溶解细胞作用,调理作用增强吞噬细胞吞噬功能,杀伤靶细胞,发挥保护作用,同时可参与病理损伤。详细内容见前面免疫球蛋白的生物学功能和后面超敏反应相应内容。

二、体液免疫应答的一般规律

研究证实 TD 抗原初次和再次进入机体,其应答规律有非常大的差异。免疫应答抗体产生可分为以下四个阶段。

（1）潜伏期　是指抗原进入体内到抗体产生之前的阶段,短者几日,长者数周。

（2）对数期　是指抗体浓度呈指数增长的阶段。

（3）平台期　是指抗体水平相对稳定的阶段。

（4）下降期　是指抗体合成速度降低,血清中抗体水平逐渐下降的阶段。TD 抗原初次进入机体引发的体液免疫应答称为初次免疫应答(primary immune response)。初次应答后,机体再次接受相同抗原刺激产生的体液免疫应答称为再次应答(secondary immune response)。初次免疫应答与再次免疫应答相比(图 5 - 6),其特点如下。

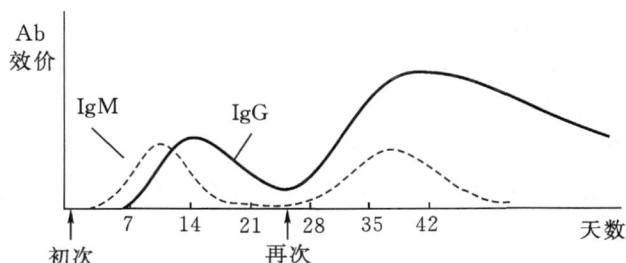

图 5 - 6　抗体产生一般规律示意图

（一）初次应答

初次应答包括:①抗体产生所需潜伏期较长,5～15d,短(2～3d);②抗体含量低;③平台期持续时间较短,抗体水平下降迅速;④血清中抗体以 IgM 为主,IgG 为辅且出现相对较晚;

⑤抗体与抗原结合的强度较低,为低亲和性抗体。

(二)再次应答

再次应答包括:①潜伏期明显缩短,2~3d;②抗体含量高,倍增所需时间短,抗体含量迅速大幅度上升;③平台期维持时间较长,抗体水平下降缓慢;④血清中抗体以 IgG 为主;⑤抗体为高亲和性抗体。

再次应答主要由记忆 T 淋巴细胞、记忆 B 淋巴细胞介导产生,其规律已广泛应用于传染性疾病的预防和诊治。例如,在免疫动物提取抗体时,亦需要多次免疫来获取高效价的抗血清;在疫苗接种中制订最佳的接种方案或免疫程序,通过再次或多次加强免疫,使机体产生高效价、高亲和力、维持时间较长的抗体,达到理想的免疫效果,以便获得对某种传染病更强、更持久的免疫力;在某些疾病的免疫学诊断中,通过检测针对某种病原体的特异性 IgM 类抗体作为近期感染的指标;若以 IgG 类抗体或总抗体作为诊断病原体感染的指标,则应动态观察,取疾病的早期和恢复期双份血清,抗体效价增高 4 倍以上才有诊断意义。

第四节　免疫耐受

一、免疫耐受的概述

免疫耐受(immunological tolerance)是指机体免疫系统接受某种抗原刺激后产生的特异性免疫无应答状态。对某种抗原产生耐受的个体,再次接受相同抗原刺激,不能产生特异性免疫应答,但对其他抗原仍产生正常的免疫应答。免疫耐受与免疫抑制(immunosuppression)是截然不同的,免疫抑制是指由于先天的免疫系统缺陷或后天某些因素(感染、药物、放射线等)所致的免疫功能障碍导致机体对任何抗原都不反应或反应减弱的非特异性免疫无应答或应答减弱状态。

耐受原(tolerogen)是指能诱导免疫耐受的抗原。自身抗原诱导产生的免疫耐受称为天然耐受(natural tolerance);外来抗原诱导产生的免疫耐受称为获得性耐受(acquired tolerance)。目前认为,免疫耐受是一种特殊形式的免疫应答,具有一般免疫应答的共性,即耐受需经抗原诱导产生,具有特异性和记忆性。正常免疫耐受机制的建立对维持机体自身稳定具有重要意义,自身耐受失调有可能会导致自身免疫性疾病。

T 细胞、B 细胞免疫耐受特点有所不同,研究证实:①T 细胞免疫耐受易于建立且持续时间较长,可达 150d 左右;②B 细胞耐受建立所需时间较长但持续时间较短,在 50d 内即可消失;③高剂量 TD 抗原能使 T、B 两种细胞均产生免疫耐受;④低剂量 TD 抗原只能使 T 细胞产生耐受;⑤TI 抗原不能使 T 细胞产生耐受,只能在高剂量时可使 B 细胞产生耐受。

影响免疫耐受形成的因素如下。

(1)抗原因素　①抗原因素(性质、剂量):小分子可溶性、非聚合状态的抗原,如多糖和脂多糖等多为耐受原。抗原剂量随抗原种类、细胞类型、动物种属/品系和年龄而异。②抗原的注射部位:抗原经静脉注射最易诱导产生免疫耐受,腹腔注射次之,皮下和肌肉注射最难。不同部位静脉注射引起的结果也不相同,如人丙种球蛋白经肠系膜静脉注入可引起免疫耐受,经颈静脉注入则引起免疫应答。口服某些抗原后可在黏膜局部产生免疫应答,同时可引起全身性免疫耐受称为"耐受分离"。③抗原的持续存在：耐受原持续存在是维持机体免疫耐受状态的重要条件。这可能是由于持续存在的耐受原可使新生的免疫活性细胞产生耐受，从而使建立的免疫耐受维持下去。

（2）机体因素　免疫耐受形成的难易与机体免疫系统的发育成熟程度有关。胚胎期最易形成免疫耐受，新生期次之，成年期最难。未成熟免疫细胞易于诱导产生免疫耐受；成熟免疫细胞难以诱导产生耐受。另外，免疫耐受诱导和维持的难易程度随动物种属、品系不同而异。大鼠和小鼠在胚胎期或新生期均易诱导形成免疫耐受；兔、有蹄类和灵长类在胚胎期较易诱导产生耐受，出生后较难。同一种属不同品系诱导产生耐受的难易程度也有很大差异。免疫抑制措施的联合应用可诱导机体产生免疫耐受。

二、免疫耐受的机制

免疫耐受按形成时期不同分为中枢耐受和外周耐受。中枢耐受，是指未成熟 T、B 淋巴细胞在中枢免疫器官中与自身抗原相互作用后形成的耐受。外周耐受，是指成熟的 T、B 淋巴细胞在外周免疫器官中与抗原相互作用后形成的免疫不应答状态。研究表明，机体中枢免疫耐受主要针对共同的自身抗原，而外周自身免疫耐受主要针对组织特异性抗原。机体对自身抗原的免疫耐受主要在中枢免疫器官中完成。T 细胞在胸腺中通过阴性选择清除自身反应性 T 细胞，未成熟 B 细胞在骨髓通过"克隆排除"和"克隆无能"两种机制形成自身耐受。针对组织特异性自身抗原的外周免疫耐受机制有：物理或免疫屏障作用（如眼晶状体蛋白、精子等）；组织细胞缺乏 MHC - Ⅱ 类分子或缺乏 B7 和 CD40L 导致的克隆无能；免疫忽视。对外来抗原的免疫耐受常通过诱导的细胞凋亡、T 细胞表达 CTLA - 4、表达抑制性细胞因子 IL - 10、TGF - β 进行负调控、调节性 T 细胞（Treg 细胞）参与等机制诱导产生免疫耐受。

三、研究免疫耐受的意义

免疫耐受的研究在理论上和医学实践中均有重要意义。免疫耐受及其机制的研究，较好地解释了机体如何"识别"并清除"非己"成分，从而对自身抗原不应答的现象，还为阐明免疫应答的调节机制提供依据，帮助我们理解免疫应答的形成机制。免疫耐受的诱导、维持和破坏与许多临床疾病的发生、发展和转归有关。对防治 Ⅰ 型超敏反应、自身免疫性疾病和器官移植排斥反应，可考虑通过建立免疫耐受的途径来解决；而对某些传染性疾病和肿瘤等，则可通过打破免疫耐受，激发免疫应答来促进和加强机体对病原体、肿瘤的清除。某些肿瘤的临床实践已经获得了良好治疗效果。

第五节　免疫调节

免疫调节（immunoregulation）是指在遗传基因控制和神经-内分泌系统参与下，在抗原刺激机体发生免疫应答过程中，免疫系统内部各种免疫细胞和免疫分子相互促进、相互制约，以及免疫系统与其他免疫系统之间相互作用而使机体产生最适应答，以维持机体免疫功能稳定的复杂生理过程。

一、基因水平上的免疫调节

免疫应答受控于遗传因素，机体对抗原是否产生免疫应答及应答水平，这些都是由个体遗传背景决定。免疫应答基因主要包括 MHC 和 TCR、BCR 的基因。

二、细胞水平上的免疫调节

(一)CD4$^+$Th 细胞的调节

Th1 细胞通过分泌 IL-2 和 IFN-γ 等细胞因子,介导产生细胞免疫效应;同时可抑制 Th0 细胞向 Th2 细胞分化,使体液免疫功能下降。Th2 细胞通过分泌 IL-4 和 IL-10 等细胞因子,增强体液免疫效应;同时可抑制 Th0 细胞向 Th1 细胞分化,导致细胞免疫功能下降。Th3 细胞可通过分泌 TGF-β,使特异性体液和细胞免疫应答及吞噬细胞和 NK 细胞的吞噬杀伤功能显著下降。iTreg 细胞在免疫应答中诱导分化而成,主要通过分泌抑制性细胞因子 TGF-β、IL-10 发挥免疫抑制作用。

(二)CD8$^+$Tc 细胞的调节

Tc 细胞可分为 Tc-1 细胞和 Tc-2 细胞两个亚群。Tc-1 主要分泌 IL-2 和 IFN-γ 等细胞因子,可促进 Th1 细胞生成、增强细胞免疫功能,促使体液免疫应答能力下降。Tc-2 主要分泌 IL-4 和 IL-10 等细胞因子,可促进 Th2 细胞生成,增强体液免疫功能,使细胞免疫应答能力下降。

(三)NKT 细胞及 $\gamma\delta$T 细胞对免疫应答的调节

NKT 细胞活化后,可使肿瘤和病毒感染的细胞溶解破坏,也可分泌细胞因子而发挥免疫调节作用。胞内病原体刺激下,NKT 细胞分泌的细胞因子以 IL-12 和 IFN-γ 为主,增强细胞免疫应答能力;胞外病原体感染刺激下,NKT 细胞分泌的细胞因子以 IL-4 为主,增强体液免疫应答能力。$\gamma\delta$T 细胞的免疫调节作用与 NKT 细胞类似。

(四)免疫细胞表面抑制性受体介导的负反馈调节作用

免疫细胞可表达激活性受体和抑制性受体两类受体。激活性受体胞浆区含有免疫受体酪氨酸活化基序(ITAM),ITAM 中的酪氨酸磷酸化后,通过招募 PTK 参与启动激活信号的转导。抑制性受体胞内区含有免疫受体酪氨酸抑制基序(ITIM),其中磷酸化酪氨酸识别蛋白酪氨酸磷酸酶(PTP)。招募 PTP 并活化后,可阻断激活信号在胞内的传递过程,对细胞活化产生抑制作用。

常见抑制性受体及作用:在生理条件下,NK 细胞表面杀伤抑制性受体即 KIR2DL/3DL 和 CD94/NKG2A 与组织细胞表面 HLA-I 类分子结合,可产生杀伤抑制作用,使正常组织细胞不被杀伤破坏,以维持机体内环境的平衡。只表达于活化 T 细胞表面的 CTLA-4 为抑制性受体,能与 APC 表面 B7 分子高亲和力结合,产生与 CD28 结合相反的作用,终止活化 T 细胞增殖分化。B 细胞表面的 FcγRII 介导的免疫抑制作用,终止 B 细胞增殖分化和产生抗体。

三、分子水平上的免疫调节

(一)抗原对免疫应答的调节

抗原的性质可影响免疫反应的类型。如多糖和脂类抗原只能诱导产生体液免疫应答且抗体多为低亲和性 IgM 类抗体。抗原的剂量和免疫途径也影响免疫应答的类型,如抗原剂量适当,经皮下或皮内免疫,可获得正免疫应答;如抗原量过高(或过低)常可诱导产生免疫耐受。

(二)抗体负反馈调节

高浓度抗体能有效封闭抗原,并使之从体内迅速清除,从而降低或抑制抗原对免疫细胞的刺激作用;还能诱导机体产生抗独特型抗体,IgG 类抗独特型抗体通过其 Fc 段能与存在于同一 B 细胞表面的 FcγR Ⅱ 结合,而使 B 细胞表面 BCR 与 FcγR Ⅱ 交联,产生抑制信号,对 B 细胞产生负反馈调节(图 5-7)。

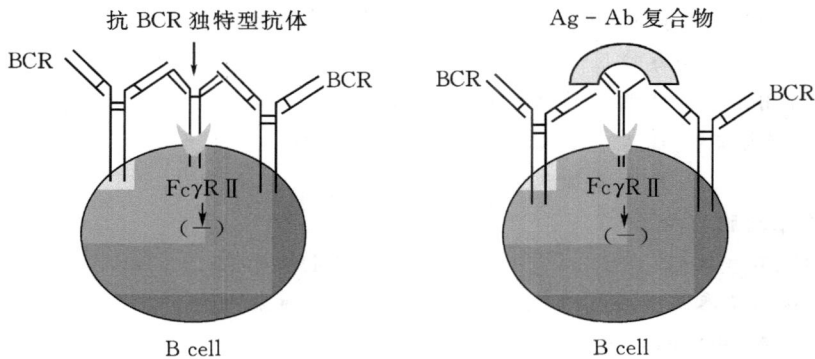

图 5-7 抗体通过 FcγR Ⅱ 负反馈调节示意图

(三)独特型-抗独特型网络调节

Jerne(1974 年)提出,体内某种抗原特异性抗体(Ab1)数量足够大时,其 V 区独特型表位可诱导机体产生抗独特型抗体(Ab2)。独特型表位存在于抗体分子及 TCR/BCR 的互补结合区(CDR)和骨架区(FR)。独特型抗体有针对 CDR 的 Ab2β,其 V 区有类似于外源性抗原的表位,可增强机体对该抗原的应答;还有针对 FR 的 Ab2α,可封闭抗原与 TCR/BCR 或 Ab1 可变区的结合,抑制机体对抗原的应答。

四、神经-内分泌-免疫系统相互调节

神经、内分泌、免疫三大系统在控制机体生命活动过程中起重要作用。这三大系统通过相互刺激、相互制约构成的多维控制网络,对于维持机体的正常生理功能和健康具有极其重要的意义。

目标检测

一、单项选择题

1.下列细胞中,具有抗原提呈作用的是(　　　)

A.NK 细胞　　　　　B.巨噬细胞　　　　　C.肥大细胞

D.嗜酸性粒细胞　　　E.嗜碱性粒细胞

2.参与 Tc 细胞增殖及分化的细胞因子(　　　)

A.IL-5　　　　　　B.TNF-β　　　　　　C.IL-2

D.IL-10　　　　　　E.IL-4

3.对 TD 抗原的体液免疫,下列哪项是错误的(　　　)

A.需有抗原刺激　　　　　　　　B.B 细胞活化、增殖、分化为浆细胞

C.浆细胞合成并分泌 Ig   D.Ig 仅在细胞外发挥效应

E.不需 T 细胞参与

4.不是活化 T 细胞释放的细胞因子(   )

A.IL-10   B.IL-2   C.IL-4   D.TNF-α E.CSF

5.下列哪项与 T 细胞介导的免疫应答无关(   )

A.DTH   B.穿孔素溶解靶细胞

C.Fas/FasL 途径介导细胞凋亡   D.补体依赖的细胞毒作用

E.分泌 IFN-γ 抗病毒作用

6.受抗原作用后能分化增殖的细胞是(   )

A.单核-巨噬细胞   B.嗜中性粒细胞   C.肥大细胞

D.T 细胞   E.NK 细胞

7.Tc 杀伤靶细胞的特点(   )

A.无需细胞直接接触   B.作用无特异性

C.不需细胞因子参与   D.不需要抗原刺激

E.释放穿孔素、颗粒酶和表达 FasL

8.下列关于 T 细胞介导的免疫应答的说法,哪项是错误的(   )

A.对 TD 抗原的应答都产生记忆   B.对 TD 抗原的应答需 APC 提呈抗原

C.Tc 杀伤靶细胞受 MHC-Ⅰ类限制   D.均能形成免疫耐受

E.效应产物的效应均具特异性

9.Th 细胞识别抗原时(   )

A.有 MHC-Ⅰ类分子限制性   B.有 MHC-Ⅱ类分子限制性

C.通过 mIg 识别抗原   D.无 MHC 限制性

E.需细胞因子参与

10.抗体再次应答时产生 Ig 的特征是(   )

A.IgM 抗体显著高于初次应答   B.IgG 抗体显著高于初次应答

C.IgM 和 IgG 抗体显著高于初次应答   D.抗体的特异性改变

E.抗体的亲和力无改变

11.初次免疫应答的特点是(   )

A.抗原呈递细胞是 Bm   B.抗体产生慢,维持时间短

C.抗体滴度较高   D.所需抗原浓度低

E.TI 抗原可引起初次和再次免疫应答

12.再次免疫应答的特点是(   )

A.潜伏期长   B.抗体产生快,维持时间短

C.抗体主要是 IgM 和 IgG   D.抗体为高亲和力抗体

E.TD 抗原和 TI 抗原都可引起再次免疫应答

13.免疫应答过程不包括(   )

A.B 细胞在骨髓内的分化成熟   B.B 细胞对抗原的特异性识别

C.巨噬细胞对抗原的处理和提呈   D.T、B 细胞的活化、增殖、分化

E.效应细胞产生效应分子

14.免疫耐受诱导的难易程度为（　　）

A.新生期最难,胚胎期难,成年期容易　　　B.胚胎期最难,新生期难,成年期容易

C.成年期最难,新生期难,胚胎期容易　　　D.成年期最难,胚胎期难,新生期容易

E.新生期最难,成年期难,胚胎期容易

二、简答题

1.简述细胞免疫的基本过程。

2.简述体液免疫应答抗体产生的一般规律。

3.简述什么是免疫应答,免疫应答的基本类型有哪些?

（张凯波）

第六章　固有免疫应答

学习目标

【掌握】固有免疫系统的组成。

【熟悉】固有免疫应答的时相及固有免疫应答和适应性免疫应答的关系。

【了解】巨噬细胞的表面受体种类，巨噬细胞生物学功能。

第一节　固有免疫系统组成及作用

一、组织屏障及作用

1.皮肤黏膜及其附属成分

（1）物理屏障　由皮肤和黏膜组织构成的物理屏障具有机械屏障作用，在正常情况下可有效阻挡病原体侵入体内。

（2）化学屏障　皮肤和黏膜分泌物中的抗菌物质构成化学屏障抵抗病原体的入侵。抗菌物质主要包括皮脂腺分泌的不饱和脂肪酸、汗腺分泌的乳酸、胃液中的胃酸及泪液、唾液、呼吸道、消化道和泌尿生殖道黏液中的溶菌酶、抗菌肽等。

（3）微生物屏障　寄居在皮肤和黏膜表面的正常菌群构成的微生物屏障，可通过与病原体竞争结合上皮细胞和营养物质的作用方式或通过分泌某些杀、抑菌物质对病原体产生防御作用。临床上不适当地应用广谱抗生素，可因消化道正常菌群大部分被杀灭或抑制，导致耐药性金黄色葡萄球菌大量生长，而引发葡萄球菌性肠炎。

2.血-胎屏障

由母体子宫内膜的基蜕膜和胎儿的绒毛膜滋养层细胞共同构成，防止母体内病原体和有害物质进入胎儿体内，但不妨碍母子间营养物质的交换使胎儿正常发育。妊娠早期（三个月内）血-胎屏障发育尚未完善，此时孕妇若感染风疹和巨细胞等病毒，可导致胎儿畸形或流产。

3.血-脑屏障

软脑膜、脉络丛的毛细血管壁和包在血管壁外的星形胶质细胞共同组成血-脑屏障。能阻挡血液中的病原体和其他大分子物质进入脑组织及脑室，对中枢神经系统产生保护作用。婴幼儿因血-脑屏障尚未发育完善容易发生中枢神经系统感染。

二、固有免疫细胞

(一)吞噬细胞

吞噬细胞包括中性粒细胞和单核-巨噬细胞，是执行非特异性免疫作用的效应细胞，可及时清除侵入体内的病原微生物,在机体早期抗感染免疫过程中发挥重要作用。中性粒细胞具有很强的趋化作用和吞噬功能,病原体感染局部时,它们可迅速穿越血管内皮细胞进入感染部位,对侵入的病原体发挥吞噬杀伤和清除作用。还可通过其表面的 IgG Fc 受体和补体 C3b 受体发挥调理作用促进和增强其吞噬杀菌作用。单核-巨噬细胞同时在特异性免疫应答的各个阶段也起着重要作用。

单核-巨噬细胞表面表达有模式识别受体、调理受体和多种细胞因子受体。

天然免疫系统中单核-巨噬细胞及树突状细胞等固有免疫细胞表面识别病原体某些共有特定分子结构的受体,即模式识别受体(pattern recognition receptors,PRRs)识别病原微生物上表达的病原相关分子模式(pathogen-associated molecular patterns,PAMPs),激活其下游一系列的信号通路从而启动免疫应答。PRR 根据其存在形式可分为三种类型,即膜型 PRR、分泌型 PRR 和胞质区 PRR。其中膜型 PRR 包括甘露糖受体(MR)、清道夫受体(SR);分泌型 PRR 包括甘露糖结合凝集素(MBL)、脂多糖结合蛋白(LBP)和 C 反应蛋白(CRP);胞质区 PRR 包括 TLR(toll like receptor,TLR)家族中 TLR3、TLR7、TLR8、TLR9 和维 A 酸诱导基因 I 样受体家族[retinoic-acid-inducible gene I(RIG－I)-like receptors,RLRs]、核苷酸结合寡聚化结构域样受体家族[nucleotide-binding oligomerizationdomain(NOD)-like receptors,NLRs]家族中的所有成员。PRR 的两大家族 TLR 和 NLR 感应识别受体,在不同免疫细胞或非免疫细胞的表面或细胞内表达。多数研究显示 TLRs 和 NODs 成员与感染性疾病、过敏性疾病、自身免疫性疾病及肿瘤等多种疾病密切相关。

调理受体主要包括 IgG Fc 受体(FcγRⅢ)和补体受体(C3bR/C4bR),介导调理作用促进吞噬杀伤能力增强。

细胞因子受体为一系列与巨噬细胞趋化和活化相关的细胞因子受体,细胞在相应细胞因子作用下被吸引募集到感染或炎症部位并活化增强吞噬杀菌和分泌功能,发挥抗感染作用。

单核-巨噬细胞的生物学作用见第四章内容。

(二)树突状细胞

树突状细胞(dendritic cell,DC)广泛分布于脑以外的全身各脏器,数量极少,占外周血 1% 以下。根据分布部位的不同,可大致分为以下几种树突状细胞。

1. 淋巴组织中的 DC

淋巴组织中的 DC 主要包括并指状 DC(interdigitating cell,IDC)、边缘区 DC 等。这些细胞主要位于淋巴组织 T 细胞区,其主要作用是刺激淋巴组织中初始 T 细胞的活化。

2. 非淋巴样组织中的 DC

非淋巴样组织中的 DC 主要指朗格汉斯细胞(langerhans cell,LC)。LC 是位于表皮和胃肠黏膜上皮部位的未成熟 DC,具有吞噬、处理抗原的能力。当病原微生物或其他异物从表皮或胃肠黏膜上皮侵入时,LC 将其吞噬、处理,并引流迁移至局部淋巴结,在淋巴结中分化为成熟的 DC,失去吞噬能力,但具有很强的抗原提呈能力。

3. 体液中的 DC

体液中的 DC 最大的特点是能够显著刺激初始 T 细胞增殖,而巨噬细胞、B 细胞仅能刺激已活化的或记忆性 T 细胞增殖,因此是机体免疫应答的始动者,也是抗原提呈功能最强的细胞,在免疫应答的诱导中具有独特的作用。

(三)自然杀伤细胞

自然杀伤细胞(natural killer,NK)是一类具有直接杀伤效应的执行机体免疫监视作用的重要效应细胞。胞质中富含颗粒,又称为大颗粒淋巴细胞(larger granule lymphocytes,LGL)。自然杀伤细胞主要分布于外周血和脾,在淋巴结和其他组织中少量存在。CD56 和 CD16 是目前常用于检测人 NK 细胞的表面标志。它是执行机体免疫监视作用的重要效应细胞。它不表达特异性抗原识别受体,其细胞质中含有嗜天青颗粒,杀伤靶细胞不需抗原预先刺激,就可直接杀伤肿瘤和病毒感染的靶细胞,因此在机体免疫监视和早期抗感染中发挥重要作用。NK 细胞的重要的膜表面分子有 CD 分子和 Fc 受体。

1. CD 分子

NK 细胞膜表面可表达 CD56、CD16、CD2 等分子。目前临床上一般将 $CD3^-$、$CD56^+$、$CD16^+$ 的淋巴细胞认定为 NK 细胞。

2. Fc 受体

NK 细胞表面的 CD16 分子为低亲和力 IgG Fc 受体($Fc\gamma R \mathbb{II}$),当 IgG 与靶细胞表位结合后,通过 Fc 段与 NK 细胞表面的 $Fc\gamma R \mathbb{II}$ 结合,使 NK 细胞对该靶细胞进行定向的非特异性杀伤作用。NK 细胞可通过表面的杀伤细胞活化受体(KIR3DS,KIR3DS,KCD94/NKG2C)和杀伤细胞抑制受体(KIR2DL,KIR3DL,CD94/NKG2A,NKG2D,NCR),对"自身"与"非己"的识别机制,使 NK 细胞不杀伤正常组织细胞而使体内异常组织细胞如病毒感染细胞或肿瘤细胞等发生凋亡。

NK 细胞的主要生物学作用如下。

(1)抗感染和抗肿瘤作用　NK 细胞杀伤靶细胞的方式有自然杀伤作用和通过 IgG Fc 受体介导的抗体依赖性细胞介导的细胞毒作用。

(2)免疫调节作用　NK 细胞被活化后,可分泌大量的细胞因子,如 $IFN-\gamma$、$TNF-\alpha$ 等,对 T 细胞、B 细胞、巨噬细胞等多种免疫细胞的生物学功能具有调节作用。

(四)NKT 细胞

NKT 细胞是一种既能表达 TCR,又能表达 NK 细胞受体的免疫细胞,可被 CD1 分子提呈的脂类抗原所激活,具有细胞毒性和免疫调节作用。根据其表达的 TCR 类型及发育是否依赖于 CD1d 分子,可将其分为三类:Ⅰ型 NKT 细胞、Ⅱ型 NKT 细胞和 NKT 样细胞。狭义的 NKT 细胞是指Ⅰ型 NKT 细胞中的 iNKT 细胞。NKT 细胞活化后,可以分泌大量的 IL-4、$IFN-\gamma$、GM-CSF、IL-13 和其他细胞因子,发挥免疫调节作用,是联系固有免疫和获得性免疫的桥梁之一。NKT 细胞不但能分泌 Th1 和 Th2 细胞因子,同时还具有与 $CD8^+$ T 细胞(cytotoxic T lymphocyte,CTL)相同的杀伤靶细胞作用。NKT 细胞与自身免疫性疾病的发病机制、超敏反应的调节、抗肿瘤作用及抑制寄生虫感染等有关。

(五)γδT 细胞

γδT 细胞主要分布于黏膜和上皮组织,执行非特异免疫作用。γδT 细胞表面抗原受体识别的抗原主要是某些病原微生物或感染/突变细胞表达的共同抗原,如热休克蛋白、CD1 提呈的脂类抗原、病毒蛋白等,也直接识别结合某些完整的多肽抗原,且不受 MHC 限制,与 αβT 细胞不同。γδT 细胞是皮肤黏膜局部抗病毒感染的重要效应细胞,对肿瘤细胞也有一定的杀伤作用,其杀伤机制与 CD8⁺CTL 基本相同。活化的 $\gamma\delta$T 细胞还可通过分泌多种细胞因子参与免疫调节。

(六)B1 细胞

B1 细胞来源于胚肝,是表面具有 CD5 和单体 IgM 分子的 B 细胞,主要定居于腹腔、胸腔和肠壁固有层,具有自我更新能力。B1 细胞主要识别某些细菌表面共有的多糖类抗原。

B1 细胞对 TI 抗原的应答做以下简单介绍。

目前已知,对 TI 抗原产生免疫应答的细胞为 CD5⁺B1 细胞,此类 B 细胞应答不受 MHC 限制,主要产生 IgM 类抗体,不发生 Ig 类别转换,无免疫记忆。根据抗原分子结构特征,可将 TI 抗原分为 TI-1 和 TI-2 两种类型。TI-1 型抗原,如细菌脂多糖(LPS)具有两种不同的分子结构,一种是可被 B 细胞表面抗原受体(BCR)识别结合的抗原表位;另一种是可被 B 细胞表面丝裂原受体识别结合的丝裂原分子。TI-2 型抗原是由众多相同抗原表位构成的抗原分子,主要包括葡聚糖、聚合鞭毛素和细菌荚膜多糖。该种抗原可通过与 B 细胞表面相应抗原受体(mIgM)交联结合,而使 B 细胞活化,进而增殖分化,产生某种泛特异性抗体。机体对 TI 抗原与对 TD 抗原的应答不同,二者比较见表 6-1。

表 6-1　机体对 TI 抗原与对 TD 抗原的应答比较

抗原	体液免疫	细胞免疫	抗体	免疫记忆	T 细胞辅助
TD 抗原	+	+	主要为 IgG	有	需要
TI 抗原	+	−	只有 IgM	无	无需

(七)其他固有免疫细胞

其他固有免疫细胞包括肥大细胞、嗜碱性粒细胞、嗜酸性粒细胞等。他们在炎症反应中发挥重要作用,在各型超敏反应中各自扮演着重要角色,在后面章节有详述。

知识链接

固有淋巴细胞

共同淋巴样祖细胞(common lymphoid progenitors,CLP)分化成为 T 细胞、B 细胞及一类固有淋巴细胞(innate lymphoid cells,ILCs)。ILCs 是一类新近定义的细胞家族,所包含的各类细胞在进化上高度保守,而功能及表型上具有异质性。这类细胞包括自然杀伤细胞、淋巴样组织诱导细胞(lymphoid tissue-inducer cells,LTicells),以及分泌 IL-5、IL-13、IL-17 和 IL-22 的固有免疫细胞。ILCs 大量存在于黏膜组织中,在机体抗病原体天然免疫应答、淋巴样组织形成、组织重塑及修复中发挥重要作用。ILCs 的分化依赖于转录因子 Id2(inhibitor of DNA binding 2),不同细胞类型的分化又受不同的转录因子及细胞因子环境影响。

三、固有免疫分子

1. 补体系统

补体的组成及其生物学效应详见第四章。

2. 细胞因子

病原体感染机体后,可刺激免疫细胞和感染的组织细胞产生多种细胞因子,这些细胞因子具有抗病毒、促进炎症反应、抗肿瘤、免疫调节等作用。

3. 溶菌酶

溶菌酶是一种不耐热的碱性蛋白质,分布于唾液、血液等各种体液、外分泌液和吞噬细胞溶酶体中,能裂解革兰阳性菌细胞壁中的肽聚糖,从而溶解破坏细菌。

4. 防御素

防御素(defensins)是一组耐受蛋白酶的富含精氨酸的小分子多肽,对细菌、真菌和某些有包膜病毒具有直接杀伤作用。

5. 乙型溶素

乙型溶素是血清中一种对热较稳定的碱性多肽,在血浆凝固时由血小板释放。乙型溶素可作用于革兰阳性菌的细胞膜,产生非酶性破坏效应。

第二节　固有免疫应答的作用时相

一、固有免疫应答的作用时相

固有免疫应答的作用时相分三个阶段。

(一)瞬时固有免疫应答阶段

瞬时固有免疫应答阶段发生于感染 0～4h 之内。当病原体入侵时,首先是皮肤、黏膜发挥屏障作用,当少量病原体突破机体屏障结构,进入皮肤或黏膜下组织后,可及时被局部存在的巨噬细胞吞噬清除。有些病原体的成分可通过旁路途径激活补体,从而发挥补体的抗感染作用。中性粒细胞是机体抗细菌、抗真菌感染的主要效应细胞,中性粒细胞浸润是细菌感染性炎症反应的重要特征。通常绝大多数病原体感染终止于此时相。

(二)早期固有免疫应答阶段

早期固有免疫应答阶段发生于感染 4～96h 之内。该阶段主要通过以下几种方式来发挥抗某些病毒及胞内病原体感染的作用:①细胞因子(IL-1、IL-6、TNF)等引起炎症反应;②MBL途径等激活补体;B1 细胞识别病原体表面的 LPS、荚膜多糖等共有多糖成分后合成分泌 IgM 类抗体;③NK 细胞、NKT 细胞和 γδT 细胞杀伤靶细胞。在细胞因子作用下,感染周围组织中的巨噬细胞被募集到炎症反应部位,并被活化,以增强局部抗感染免疫应答能力。B1 细胞接受多糖抗原刺激后,可在 48h 内产生相应以 IgM 为主的抗菌抗体,在血清补体协同作用下,可对少数进入血流的表达上述共有多糖抗原的病原菌产生泛特异性杀伤溶解作用。

(三)适应性免疫应答诱导阶段

适应性免疫应答诱导阶段发生在感染 96h 以后。活化的专职抗原提呈细胞(巨噬细胞、树突状细胞)加工处理、提呈抗原,同时表达协同刺激分子,诱导适应性免疫应答。

二、固有免疫应答与适应性免疫应答的关系

(一)启动适应性免疫应答

巨噬细胞等固有免疫细胞,在吞噬、杀伤清除病原微生物等抗原性异物的同时,也启动了抗原加工和提呈的过程,即将抗原降解为小分子肽段后以抗原肽-MHC复合物的形式提呈给T细胞为其活化提供第一信号。此外,巨噬细胞识别结合病原微生物后,其表面共刺激分子(如B7和ICAM等)表达增加,有助于T细胞活化第二信号的产生。T细胞在两种信号及分泌的细胞因子的作用下活化,启动特异性免疫应答。DC是重要的抗原提呈细胞。

(二)影响特异性免疫应答的类型

固有免疫细胞通过表面模式识别受体(PRR)对不同种类病原体的识别,可启动不同类型的适应性免疫应答。由于不同的固有免疫细胞通过PRR接受不同的配体分子(疾病相关分子模式,PAMP)刺激后,可产生不同的细胞因子,这些不同的细胞因子可决定特异性免疫细胞的分化方向,从而决定了适应性免疫应答的类型。如巨噬细胞接受胞内寄生菌刺激后,可产生以IL-12和IFN-γ为主的细胞因子,诱导Th0细胞分化为Th1细胞,产生细胞介导的免疫应答。NKT细胞和肥大细胞接受某些寄生虫刺激后,可产生以IL-4为主的细胞因子,可诱导Th0细胞分化为Th2细胞,分泌Th2型细胞因子,诱导活化B细胞增殖分化为浆细胞,产生抗体介导的体液免疫应答。

(三)协助适应性免疫应答发挥免疫效应

体液免疫应答通过分泌抗体产生免疫效应,但抗体只有在固有免疫细胞和固有免疫分子参与下,通过调理吞噬、ADCC和补体介导的溶菌效应等作用机制,才能有效杀伤清除病原体等抗原性异物。细胞免疫效应中除FasL等途径可直接诱导靶细胞或其他细胞发生凋亡外,多数细胞因子是通过活化吞噬细胞和NK细胞,增强其吞噬杀伤功能,从而有效清除入侵的病原体。

由上可见,机体通过固有免疫应答对入侵机体的病原体迅速发生反应,将其清除,防止机体感染;同时又可以有效地启动和影响适应性免疫应答过程并参与适应性免疫应答的效应阶段。固有免疫和适应性免疫的关系是佐剂发挥效应的基础,许多佐剂是通过激发强烈的固有免疫应答,引发局部炎症,从而促进适应性免疫应答。

目标检测

一、单项选择题

1.参与固有免疫的效应分子不包括(　　　)

A.防御素　　　　B.补体系统　　　　C.细胞因子　　　　D.溶菌酶　　　　E.外毒素

2.下列哪种受体属于模式识别受体(　　　)

A.细胞因子受体　　B.补体受体　　　　C.TCR　　　　D.Toll样受体　　E.BCR

3.模式识别受体可识别(　　　)

A.细菌表面的甘露糖残基　　　　　　B.肿瘤相关抗原

C.肿瘤特异性抗原　　　　　　　　　D.MHC-Ⅰ类分子　　　　E.MHC-Ⅱ类分子

4.关于非特异性免疫,正确的是(　　)

A.病原菌感染机体96h后发生　　　　B.经克隆扩增和分化

C.作用时间长　　　　　　　　　　　D.需抗原提呈细胞处理抗原

E.无免疫记忆

5.NK细胞的表面标志为(　　　)

A.CD56、CD16　　　B.CD2　　　　　C.CD16

D.KAR　　　　　　　E.CD11a/CD18

6.能通过ADCC作用杀伤肿瘤细胞的是(　　　)

A.CTL细胞　　　　　B.NK细胞　　　C.中性粒细胞

D.B细胞　　　　　　E.肥大细胞

7.巨噬细胞杀伤肿瘤(　　　)

A.特异性杀伤　　　　　　　　　　　B.活化巨噬细胞杀伤活性强

C.需特异性抗原受体　　　　　　　　D.杀伤机制与NK细胞相同

E.静止状态亦可有效杀伤肿瘤细胞

8.B1-B细胞抗体应答的特点是(　　　)

A.可针对TD-Ag产生体液免疫应答　B.针对TI-Ag产生体液免疫应答

C.诱导产生抗体为IgG　　　　　　　D.具有免疫记忆

E.作用时间长

9.有关$\gamma\delta$ T细胞的阐述哪项是错误的(　　　)

A.占外周血淋巴细胞的少数　　　　　B.主要为$CD8^+$细胞

C.表面标记为$CD3^+$的细胞　　　　　D.杀伤作用的特异性不高

E.具有杀伤肿瘤细胞作用

10.瞬时固有免疫应答发生在感染后(　　　)

A.感染后0～4h内　　　　　　　　　B.感染后4～96h内

C.感染后24～48h内　　　　　　　　D.感染后96h内

E.感染后4～5d内

11.在特异性免疫应答诱导阶段(　　　)

A.皮肤黏膜上皮细胞分泌的抗菌物质阻止病原体对其的黏附

B.可通过激活补体旁路途径,增强吞噬细胞的杀菌防御能力

C.吞噬细胞释放细胞因子　　　　　　D.巨噬细胞对抗原处理递呈

E.NK细胞杀伤靶细胞

12.下列关于巨噬细胞的叙述错误的是(　　　)

A.细胞表面具有$Fc\gamma R$　　　　　　B.细胞表面有CR1

C.细胞表面表达细胞因子受体　　　　D.细胞表面有特异性抗原受体

E.细胞表面可表达多种黏附分子

13.下列哪一种细胞是机体免疫应答的始动者(　　　)

A.Mϕ　　　　　B.DC　　　　　　C.B淋巴细胞

D.内皮细胞　　　　E.以上均不是

14.机体内最先发挥非特异性抗肿瘤作用的细胞是（　　）

A. Tc 细胞　　　　B. NK 细胞　　　　C. LAK 细胞

D. 单核–巨噬细胞　E. 中性粒细胞

15. T 细胞中参与非特异性免疫应答的亚群是（　　）

A. Th 细胞　　　　B. Tc 细胞　　　　C. TCR$\alpha\beta^+$ 细胞

D. TCR$\gamma\delta^+$ 细胞　E. TDTH

二、简答题

1. 固有免疫系统的组成成分有哪些？

2. 简述 NK 细胞的杀伤特点及生物学作用。如何区别正常组织细胞与病毒感染细胞？

3. 固有免疫应答与适应性免疫应答对病原体的识别有何区别？

（马新博）

第七章　超敏反应

超敏反应（hypersensitivity），是指机体受到某些抗原刺激时，出现生理功能紊乱或组织细胞损伤的异常适应性免疫应答。

根据超敏反应的发生机制和临床特点，将其分为四型：Ⅰ型超敏反应，即过敏反应或速发型超敏反应；Ⅱ型超敏反应，即细胞毒型或细胞溶解型超敏反应；Ⅲ型超敏反应，即免疫复合物型或血管炎型超敏反应；Ⅳ型超敏反应，即迟发型超敏反应。其中Ⅰ、Ⅱ、Ⅲ型超敏反应由抗体介导，Ⅳ型超敏反应由效应 T 细胞介导。由于传染病得到有效控制，目前国内外由超敏反应引起的疾病的发病率明显上升。

第一节　Ⅰ型超敏反应

Ⅰ型超敏反应又称过敏反应（anaphylaxis），是临床上最常见的一类超敏反应。Ⅰ型超敏反应主要由特异性 IgE 抗体介导产生，可发生于局部，亦可发生于全身。引起Ⅰ型超敏反应的抗原称为变应原（allergen）或过敏原（anaphylactogen）。变应原的种类繁多，可以是完全抗原，也可以是半抗原。Ⅰ型超敏反应的特点为：①再次接触变应原后反应发生快，消退也快；②常表现为生理功能的紊乱，无严重的组织细胞损伤；③具有明显个体差异和遗传倾向。在接触变应原的人群中只有少数个体会发生超敏反应，这些人被认为具有过敏体质。

一、参与Ⅰ型超敏反应的物质

（一）变应原

临床常见的变应原主要包括以下几方面。

（1）吸入性变应原　如花粉颗粒、尘螨排泄物、真菌菌丝及孢子、昆虫毒液、动物皮毛等。

（2）某些药物或化学物质　如青霉素、磺胺、普鲁卡因、有机碘化合物等。上述物质本身没有免疫原性，但进入机体后可作为半抗原，与某种蛋白结合而获得免疫原性，成为变应原。

（3）食物变应原　如奶、蛋、鱼虾、蟹、贝等食物蛋白或部分肽类物质。

（4）某些酶类物质　如尘螨中的半胱氨酸蛋白可引起呼吸道过敏反应；细菌酶类物质（如

枯草菌溶素)可引起支气管哮喘。

(二)抗体

参与Ⅰ型超敏反应的抗体主要是IgE类抗体。IgE具有亲细胞的特性,能与肥大细胞和嗜碱性粒细胞表面的IgE Fc受体(FcεRⅠ)结合,使该细胞处于致敏状态。产生IgE的浆细胞主要分布在鼻咽部、扁桃体、气管、支气管及胃肠道等处的黏膜固有层中。这些部位是变应原易侵入的门户,也是过敏反应的好发部位。

(三)细胞

1.肥大细胞和嗜碱性粒细胞

肥大细胞主要分布于呼吸道、胃肠道和泌尿生殖道的黏膜下及皮下结缔组织靠近血管处,嗜碱性粒细胞主要分布于外周血中,数量少。两种细胞表面均表达高亲和力的IgE Fc受体,可与IgE的Fc段结合。细胞质中含有嗜碱性颗粒,储存有肝素、组胺、嗜酸性粒细胞趋化因子等多种生物活性介质。当肥大细胞和嗜碱性粒细胞被活化后,可释放和合成生物活性介质,导致Ⅰ型超敏反应的发生。

2.嗜酸性粒细胞

嗜酸性粒细胞主要分布于呼吸道、消化道和泌尿生殖道的黏膜下结缔组织中,在Ⅰ型超敏反应病灶中其数量明显增加。嗜酸性粒细胞活化后除通过释放生物活性介质杀伤寄生虫和病原微生物外,还可直接吞噬肥大细胞释放的颗粒,分泌组胺酶、芳基硫酸酯酶(可灭活组胺、白三烯)等,从而抑制炎症反应,在Ⅰ型超敏反应中发挥重要的负反馈调节作用。

(四)生物活性介质

肥大细胞和嗜碱性粒细胞活化后脱颗粒释放的生物活性介质可分为两类:一类是预先合成并储存于颗粒内的介质,如组胺、激肽原酶和嗜酸性粒细胞趋化因子等;另一类是新合成的介质,如白三烯、前列腺素 D_2 和血小板活化因子等。这些生物活性介质的主要作用有:①扩张小血管、毛细血管通透性增强;②平滑肌收缩;③促进腺体分泌增多。

二、Ⅰ型超敏反应的发生机制

Ⅰ型超敏反应可人为地分为致敏阶段、发敏阶段和效应阶段三个阶段。

1.致敏阶段

变应原通过呼吸道、消化道或皮肤等途径进入机体后,诱导特异性B淋巴细胞产生IgE,IgE可在不结合抗原的情况下通过其Fc段与肥大细胞或嗜碱性粒细胞表面的FcεRⅠ结合,使机体处于致敏状态。机体受变应原刺激后约2周即可被致敏,此状态可维持数月或更长时间。如此期间不接触相同变应原,致敏状态可逐渐消失。

2.发敏阶段

当相同变应原再次进入处于致敏状态的机体时,迅速与肥大细胞和嗜碱性粒细胞表面两个或两个以上相邻的IgE特异性结合,使细胞膜表面FcεRⅠ交联,细胞膜稳定性改变,致敏细胞脱颗粒释放组胺等生物活性介质;同时,由于磷脂酶类活化,膜磷脂分解,新合成白三烯等生物活性介质。细胞脱颗粒后暂时处于脱敏状态,1~2d后细胞将重新形成颗粒。

3.效应阶段

释放的生物活性介质作用于效应组织和器官,可引起平滑肌收缩、毛细血管扩张、通透性增强、腺体分泌增多等病理变化,出现局部或全身的过敏反应。

Ⅰ型超敏反应(图 7-1)根据效应发生的快慢及持续时间的长短，分为早期相反应和晚期相反应两种类型。早期相反应发生于接触变应原后数秒钟至数十分钟，可持续数小时，此反应主要由组胺、前列腺素等引起，组胺发挥作用快，但维持时间短，可被组胺酶迅速分解而灭活；晚期相反应发生在变应原刺激后6～12h，可持续数日，该反应主要由白三烯（LTs）、血小板活化因子（PAF）、前列腺素 D_2（PGD_2）等介质引起，尤其是白三烯引起支气管平滑肌收缩的作用较组胺强 100～1000 倍，且效应缓慢而持久，白三烯是晚期相反应主要介质。晚期相反应常表现为局部嗜酸性粒细胞、中性粒细胞、巨噬细胞、Th2 细胞和嗜碱性粒细胞浸润为特征的炎症反应。

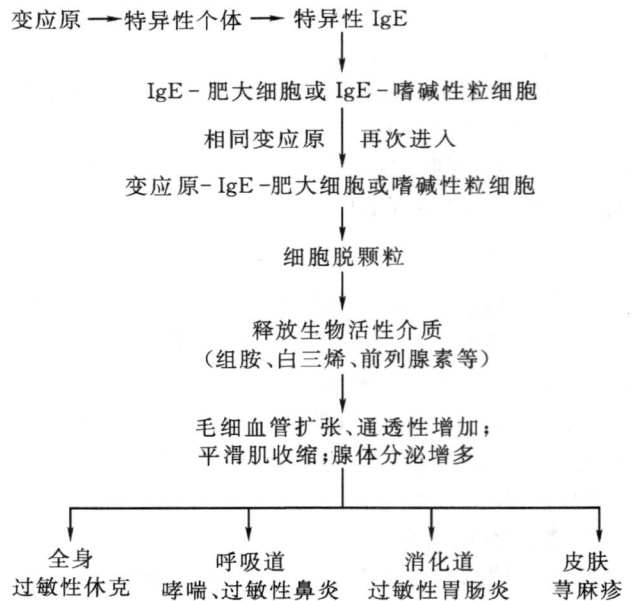

变应原 → 特异性个体 → 特异性 IgE

IgE - 肥大细胞或 IgE - 嗜碱性粒细胞

相同变应原 │ 再次进入

变应原 - IgE - 肥大细胞或嗜碱性粒细胞

细胞脱颗粒

释放生物活性介质
（组胺、白三烯、前列腺素等）

毛细血管扩张、通透性增加；
平滑肌收缩；腺体分泌增多

| 全身 过敏性休克 | 呼吸道 哮喘、过敏性鼻炎 | 消化道 过敏性胃肠炎 | 皮肤 荨麻疹 |

图 7-1　Ⅰ型超敏反应的发生机制示意图

三、临床常见疾病

(一)全身过敏性反应

全身过敏性反应是最严重的一种过敏反应，临床上常见的有药物过敏性休克和血清过敏性休克。患者常在接触变应原后数秒或数分钟内出现胸闷、气急、呼吸困难、面色苍白、四肢冰冷、脉搏微弱、血压下降、意识障碍等临床表现，如抢救不及时可迅速死亡。

1. 药物过敏性休克

如青霉素、头孢霉素、普鲁卡因、链霉素、有机碘等药物均可引起过敏性休克，以青霉素最为常见。青霉素属于半抗原，本身无免疫原性，但其降解产物青霉噻唑醛酸或青霉烯酸与体内蛋白结合后，即可成为完全抗原刺激机体产生特异性 IgE，使机体处于致敏状态。当再次接触青霉素时，可诱发过敏反应，甚至出现过敏性休克。青霉素在弱碱性溶液中易降解形成青霉烯酸，故临床上使用青霉素时应临时配制，放置 2h 后不宜使用。临床发现少数人在初次注射青霉素时也可发生过敏性休克，这可能与其使用过被青霉素污染的注射器等医疗器械，或吸入空气中青霉菌孢子而使机体处于致敏状态有关。

2. 血清过敏性休克

临床应用动物免疫血清，如破伤风抗毒素、白喉抗毒素进行治疗或紧急预防时，有些患者可因曾经注射过相同的血清制剂已被致敏，而发生过敏性休克，重者可在短时间内死亡。

(二)局部过敏反应

1. 皮肤过敏反应

药物、食物、肠道寄生虫或冷热刺激等均可引起皮肤过敏反应，主要包括荨麻疹、特应性皮炎(湿疹)和血管神经性水肿等。

2. 呼吸道过敏反应

常因吸入花粉、尘螨、真菌孢子、毛屑等变应原或呼吸道病原微生物感染引起。临床上常见的有过敏性哮喘和过敏性鼻炎。过敏性哮喘有早期相和晚期相反应两类,患者常出现胸闷、哮喘、呼吸困难等症状。过敏性鼻炎患者表现为鼻黏膜分泌物增多、流涕、打喷嚏等。

3. 消化道过敏反应

少数人进食鱼、虾、蟹、蛋、奶等食物后可发生过敏性胃肠炎,出现恶心、呕吐、腹痛和腹泻等症状,严重者也可发生过敏性休克。口服青霉素对已含有抗青霉素特异性抗体的患者也可引发过敏反应,可能与胃肠道分泌型 IgA 及蛋白水解酶缺乏有关。

四、Ⅰ 型超敏反应性疾病的防治原则

Ⅰ 型超敏反应的防治应遵循两条基本原则:一是尽可能查明变应原,远离或避免再次接触;二是根据超敏反应发生的不同阶段,有针对性地采取措施阻止其发生发展,从而达到治疗目的。治疗应达到三个目的:迅速缓解急性症状、预防复发和根治,而且必须防治结合。非特异性治疗常用的药物有糖皮质激素、抗组胺药、肥大细胞膜稳定剂、黄嘌呤衍生物、肾上腺素能药物等。特异性治疗是指变应原特异性免疫治疗(脱敏治疗),这是最理想的变态反应性疾病的治疗方法,也是 WHO 推荐的有望根治的方法,但前提是有明确的变应原。

(一)远离变应原

查明变应原、避免与之接触是预防超敏反应最有效的方法。临床检测变应原常采用皮肤试验的方法:将容易引起超敏反应的变应原稀释后取 0.1mL 于前臂内侧进行皮内注射,15~20min 后观察结果(局部皮肤出现红晕直径>1cm 为皮试阳性)。现在常用的皮肤试验有斑贴法和点刺法。还可采用酶免疫法快速、准确、无痛地检测变应原。该方法可对患者血清或血浆中的变应原(总 IgE、总 IgG、特异性 IgE 等)进行定性和定量检测。已查明的变应原应避免接触,但有些变应原难以回避,临床上可采用脱敏疗法和减敏疗法。

(二)特异性脱敏疗法

1. 动物免疫血清脱敏疗法

抗毒素皮试阳性但又必须应用的患者,可采用小剂量、短间隔(20~30min)、多次注射的方法使其暂时脱敏,即脱敏疗法。其机制可能是少量变应原多次进入机体,使体内有限数量的致敏肥大细胞和嗜碱性粒细胞中的颗粒分期分批脱出而耗竭,由于释放的生物活性介质少,不足以引起明显的临床症状。此时机体暂处于脱敏状态,即使大量注射抗毒素血清也不会发生严重的超敏反应。但机体脱敏是暂时的,经过一定时间后肥大细胞和嗜碱性粒细胞会形成新的颗粒,机体又可恢复致敏状态。

2. 特异性变应原脱敏疗法

此疗法是对已查明而难以避免接触的变应原,如花粉、尘螨等,将该变应原制成变应原提取液并配制成各种不同浓度的制剂,经反复注射或其他途径(包括舌下含服脱敏疗法)与患者反复接触,剂量由小到大,浓度由低到高,从而提高患者对该种变应原的耐受性,当再次接触此种变应原时,不再产生过敏现象。该疗法是目前改变过敏性疾病自然进程治疗的有效手段。其作用机制可能与机体产生封闭性抗体(变应原特异性 IgG)有关,即通过改变抗原进入途径,诱导产生大量特异性的 IgG 类抗体,当变应原再次进入机体时,特异性 IgG 可与变应原竞争

结合,阻断了变应原与 IgE 的结合。需要长期治疗,一般至少需要 2～3 年,甚至 4～5 年。

(1)变应原皮内注射脱敏治疗 是指用变应原提取物进行皮内注射。脱敏注射从小剂量开始,逐渐增加剂量,直至产生抗体,以增加对变应原的耐受性。脱敏治疗需要长期治疗,一般至少需要 2～3 年,甚至 4～5 年。

(2)舌下含服脱敏治疗 是将诱发过敏的物质(如尘螨)制成不同浓度的脱敏液,用患者能适应的小剂量每日给药(将脱敏滴剂滴于舌下,使其慢慢吸收,1～3min 后咽下),逐渐增大剂量,达到维持水平后持续足够时间,以提高患者的耐受力。舌下含服脱敏治疗已确定有效,并获世界卫生组织认可,在欧美等发达国家得到大力推广。其突出优点是使用方便,免去注射带来的痛苦和恐惧感,并且更为安全。我国也已采用了这种疗法,国内已有标准化的舌下脱敏药物粉尘螨滴剂,效果良好,极大地改善了过敏患者的生活质量。一般需要 3～6 个月起效,要维持长期疗效,应该在症状消失后继续用药一段时间,一般建议 2 年,疗效可持续多年,甚至终身。

免疫(脱敏)疗法的适应证:Ⅰ型超敏反应吸入变应原明确,且难以绝对避免者,包括草(如艾蒿、草)、花粉(夏秋花粉、春季花粉)、尘螨、真菌、昆虫引起的过敏性鼻炎、哮喘或过敏性结膜炎。食物或药物所致的过敏反应一般不脱敏治疗,要避免食用或应用。

免疫(脱敏)疗法的禁忌证:①非Ⅰ型超敏反应性疾病;②伴有Ⅲ型超敏反应疾病患者,如过敏性紫癜;③特异性变应原曾引起剧烈的过敏反应,脱敏可能有危险者,如有过敏性休克史患者;④致敏物不明确;⑤物理因素所致的变态反应,如射线(光感性皮炎)、温度等;⑥有应用肾上腺素的禁忌证;⑦5 岁以下儿童一般不予以脱敏;⑧Ⅰ型超敏反应性疾病严重发作时等;⑨有严重的心理障碍;⑩顺应性差。

(三)药物防治

1.抑制生物活性介质合成和释放的药物

这类药物主要包括:①阿司匹林为环氧合酶抑制剂,可抑制 PGD2 等介质生成;②色甘酸钠、酮替芬、曲尼司特等可稳定细胞膜,阻止致敏靶细胞脱颗粒释放生物活性介质;③肾上腺素、异丙肾上腺素和前列腺素 E 可通过激活腺苷酸环化酶促进 cAMP 合成,使胞内 cAMP 浓度升高;甲基黄嘌呤和氨茶碱则可通过抑制磷酸二酯酶阻止 cAMP 分解,使胞内 cAMP 浓度升高,两者异曲同工,均可通过升高 cAMP 水平抑制靶细胞脱颗粒和生物活性介质的释放。

2.生物活性介质拮抗药

抗组胺药物,可通过与组胺竞争结合效应器官细胞膜上组胺受体而发挥抗组胺作用。抗组胺类药物有 H1 受体和 H2 受体拮抗剂两大类,前者(H1 受体拮抗药)主要用于过敏性疾病,如过敏性哮喘、过敏性鼻炎、急慢性荨麻疹等。①氯苯那敏(扑尔敏)、苯海拉明、异丙嗪为第一代 H1 受体拮抗剂,其主要副作用为易透过血-脑屏障,产生中枢抑制作用。②氯雷他定(开瑞坦)、西替利嗪(仙特明)、咪唑斯汀(皿治林)、阿司咪唑(息斯敏)等为第二代 H1 受体拮抗剂,其优点为药物不易透过血-脑屏障,对神经系统影响较小,不产生或仅有轻微嗜睡作用;耐受性好。其中,氯雷他定和西替利嗪因心脏毒性较小,目前在世界范围内得到广泛应用。③酮替芬为第三代 H1 受体拮抗剂,此药物既无中枢抑制作用,又无心脏毒性,可用于预防变应性哮喘。阿司匹林为缓激肽拮抗剂;孟鲁司特、扎鲁司特等是拮抗白三烯炎症介质的药物。

3.改善效应器官反应性的药物

肾上腺受体激动剂的主要作用机制是扩张支气管,肾上腺素不仅可解除支气管平滑肌痉挛,还可使外周毛细血管收缩而升高血压,因此在抢救过敏性休克时具有重要作用。葡萄糖酸钙、氯化钙、维生素 C 等除可解痉外,还能降低毛细血管通透性和减轻皮肤与黏膜的炎症反应。激素治疗包括以下两方面。

(1)吸入糖皮质激素治疗 ①适应证:哮喘、过敏性鼻炎等。②代表性药物:布地奈德(普米克)。GINA 方案(全球哮喘防治创议)推荐长期小剂量吸入激素为主是预防和治疗哮喘的最有效方法。

(2)全身应用激素 ①适应证:急性荨麻疹、血管神经性水肿、重症哮喘急性发作等。②代表药物:甲强龙。婴幼儿湿疹,可用氢化可的松或曲安西龙油膏,高效的皮质激素一般连续用药不能超过 1 周。针对过敏性鼻炎常用的鼻喷剂,如丙酸氟替卡松(辅舒良)、布地奈德(雷诺考特)、糠酸莫米松(内舒拿)等类激素对鼻黏膜局部作用强。

(四)免疫新疗法

根据 IgE 介导 Ⅰ 型超敏反应的机制和细胞因子对 IgE 产生调控作用,近年来应用一些免疫学新方法对 Ⅰ 型超敏反应进行治疗。①将起佐剂作用的 IL-12 等分子与变应原共同使用,可使 Th2 型免疫应答向 Th1 型转换,下调 IgE 的产生。②CPG DNA 是一种含有 CPG(非甲基化胞嘧啶磷酸-鸟嘌呤)结构的 DNA,是通过基因疫苗免疫治疗的方法,诱导 Th1 反应,抑制 Th2 反应,用于治疗哮喘等过敏性疾病。③应用人源化抗 IgE 单克隆抗体,抑制肥大细胞和嗜碱性粒细胞和释放介质,治疗持续性哮喘。④采用重组可溶型 IL-4 受体(sIL-4R)与 IL-4 结合,阻断其生物学效应,降低 Th2 细胞应答,减少 IgE 抗体的产生。

过敏性疾病在防治上的复杂性与困难性有:过敏体质的难更改性;多源性过敏因素;患者所处环境的多变性;某些变应原彻底避免的困难性;脱敏疗法在过敏反应防治上的局限性;某些过敏反应患者所致并发症的不可逆性;患者对长期抗过敏反应治疗所产生的耐受性;大量非特异性因素对过敏反应发病的影响。

📖 知识链接

如何检测变应原

检测变应原的方法包括皮内试验、点刺试验、斑贴试验,通过血液也可检测变应原。瑞典法玛西亚公司研制的 UniCAP 全自动体外诊断系统是目前国际上最先进的检查变应原的实验室系统,通过简单的血样采集,就可快速准确地检测包括吸入、食物等 600 多种变应原,同时还可检测出过敏的程度,被誉为"变应原检测的金标准",为医生临床治疗提供了可靠依据。

第二节 Ⅱ型超敏反应

Ⅱ 型超敏反应又称为细胞毒型或细胞溶解型超敏反应,是指 IgG 或 IgM 类抗体与靶细胞表面相应抗原结合后,在补体、巨噬细胞及 NK 细胞参与下,引起细胞溶解或组织损伤。

Ⅱ 型超敏反应的特点为:①主要由 IgG、IgM 介导;②靶细胞主要是血细胞和某些组织细胞;③通过补体、吞噬细胞、NK 细胞损伤靶细胞。

一、发生机制

(一)靶细胞及其表面抗原

正常的组织细胞、改变的自身细胞或吸附有外来抗原、半抗原的自身组织细胞,均可成为被杀伤的靶细胞。靶细胞表面的抗原主要有以下几类。

(1)同种异型抗原,如 ABO 血型抗原、Rh 血型抗原和 HLA 抗原等。

(2)吸附于自身组织细胞表面的药物半抗原或抗原抗体复合物。如青霉素、磺胺、奎尼丁、非那西汀等药物半抗原吸附在细胞表面,刺激机体产生抗体,抗体与吸附在细胞上的药物半抗原结合或抗体与抗原结合后吸附在细胞上,从而导致细胞的损伤。

(3)由于感染或理化因素的作用改变的自身抗原。

(4)异嗜性抗原,外源性抗原与正常组织细胞之间具有的共同抗原,如链球菌胞壁的成分与心脏瓣膜、关节组织之间的共同抗原。

(二)靶细胞损伤机制

参与Ⅱ型超敏反应的抗体主要是 IgG 和 IgM。针对靶细胞表面抗原的抗体通过三条途径杀伤靶细胞(图 7-2)。

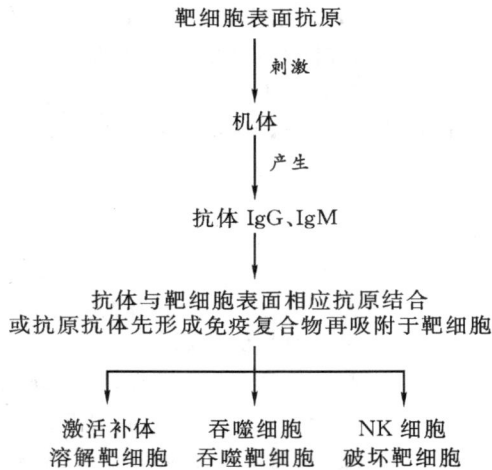

靶细胞表面抗原

↓ 刺激

机体

↓ 产生

抗体 IgG、IgM

↓

抗体与靶细胞表面相应抗原结合
或抗原抗体先形成免疫复合物再吸附于靶细胞

| 激活补体
溶解靶细胞 | 吞噬细胞
吞噬靶细胞 | NK 细胞
破坏靶细胞 |

图 7-2　Ⅱ型超敏反应的发生机制

1. 活化补体

当抗体 IgG 或 IgM 与靶细胞表面抗原结合后,可通过经典途径激活补体,导致靶细胞溶解。

2. 调理吞噬作用

IgG 的 Fc 段或补体裂解片段 C3b、C4b 可与吞噬细胞结合,促进吞噬细胞吞噬靶细胞。

3. 通过 ADCC 效应导致靶细胞损伤

特异性 IgG 与靶细胞表面抗原结合,其 Fc 段与 NK 细胞表面的 Fc 受体结合,激活 NK 细胞发挥 ADCC 效应,破坏靶细胞。

二、临床常见疾病

(一)输血反应

输血反应多发生于 ABO 血型不符的输血。人血清中存在天然血型抗体 IgM,若输血错误,血型抗体与红细胞表面相应抗原结合,从而激活补体使红细胞裂解引起溶血反应。

(二)新生儿溶血症

新生儿溶血症主要因母子间 Rh 血型不符引起。血型为 Rh^- 的母亲由于输血、流产或分娩等原因接受红细胞表面 Rh 抗原刺激,产生抗 Rh 抗体,此抗体为 IgG 类抗体,可通过胎盘。当已产生抗体的 Rh^- 母亲再次妊娠时,若胎儿血型为 Rh^+,则母亲体内抗 Rh 的抗体可经胎盘进入胎儿体内,与其红细胞表面的 Rh 抗原结合,导致胎儿红细胞破坏,引起流产、死胎或新生儿溶血症。初次分娩后 72h 内给母体注射 Rh 抗体,及时清除进入母体内的 Rh^+ 红细胞,可有效预防再次妊娠时发生新生儿溶血症。

ABO 血型不符亦可发生新生儿溶血症,多见于母亲为 O 型血,胎儿为 A 型、B 型或 AB 型,进入母体的少量胎儿红细胞能诱生 IgG 类抗体,此抗体虽能通过胎盘进入胎儿体内,但血清及其他组织中存在的 A、B 型抗原物质能吸附抗体,使抗体不致全部作用于胎儿红细胞,故此型新生儿溶血症发生率虽高,但症状较轻。

(三)自身免疫性溶血性贫血

服用甲基多巴类药物或某些病毒(如流感病毒、EB 病毒)感染机体后,可使红细胞膜表面成分发生改变,从而刺激机体产生抗红细胞的自身抗体。这种抗体与自身改变的红细胞特异性结合,可引起自身免疫性溶血性贫血。

(四)药物过敏性血细胞减少症

吸附于血细胞表面的青霉素、磺胺等药物半抗原与特异性抗体结合,或药物半抗原与特异性抗体结合形成抗原-抗体复合物,吸附于血细胞表面,可通过激活补体、调理吞噬或 ADCC 效应等作用,导致血细胞破坏。临床上表现为药物溶血性贫血、粒细胞减少症和血小板减少性紫癜等。

(五)肾小球肾炎和风湿性心肌炎

由于链球菌与人肾小球基底膜和心肌细胞间存在共同抗原,抗链球菌的抗体除与链球菌结合外,还可与肾小球基底膜、心肌细胞发生交叉反应,导致这些部位的组织细胞损伤。肾小球肾炎有三分之一的患者为此发病机制。

(六)肺出血-肾炎综合征

肺泡基底膜与肾小球基底膜之间存在共同抗原,当某些病毒或吸入的有机溶剂造成肺组织损伤后,产生的抗体可同两种组织的基底膜结合,造成肺出血和肾炎。

(七)甲状腺功能亢进

甲状腺功能亢进(Graves 病)是一种特殊的 Ⅱ 型超敏反应,即抗体刺激型超敏反应。患者体内产生针对甲状腺细胞表面甲状腺刺激素(TSH)受体的自身抗体。该种抗体与甲状腺细胞表面 TSH 受体结合可刺激甲状腺细胞合成分泌甲状腺素,引起甲状腺功能亢进,而不是甲状腺细胞的破坏。

(八)重症肌无力

抗体阻抑型超敏反应是一种特殊的Ⅱ型超敏反应。患者体内针对神经肌肉接头处乙酰胆碱受体产生的自身抗体与乙酰胆碱受体结合后使之内化降解阻碍神经系统信号向肌细胞传递,从而使患者出现进行性肌无力症状。

第三节　Ⅲ型超敏反应

Ⅲ型超敏反应又称免疫复合物(IC)型或血管炎型超敏反应,是由可溶性免疫复合物沉积于局部或全身多处毛细血管基底膜后,通过激活补体,并在中性粒细胞、血小板、嗜碱性粒细胞等效应细胞参与下,引起的以充血水肿、局部坏死和中性粒细胞浸润为主要特征的炎症反应和组织损伤。

Ⅲ型超敏反应的特点是:①主要由IgG、IgM、IgA类抗体介导;②中等大小的可溶性免疫复合物沉积是致病的关键;③中性粒细胞释放溶酶体酶是引起损伤的主要原因;④免疫病理变化以血管炎和血管周围炎为主。

一、发生机制

(一)可溶性免疫复合物的形成与沉积

血液循环中存在的可溶性抗原与相应的 IgG 或 IgM 类抗体结合,可形成可溶性抗原-抗体复合物(即免疫复合物,图 7-3)。正常情况下,免疫复合物的形成有利于机体通过单核-巨噬细胞吞噬将抗原性异物清除。但在某些情况下,受到一些因素的影响,形成的中分子可溶性免疫复合物不能有效地被清除,随血液循环播散,可沉积于毛细血管基底膜引起炎症反应和组织损伤。

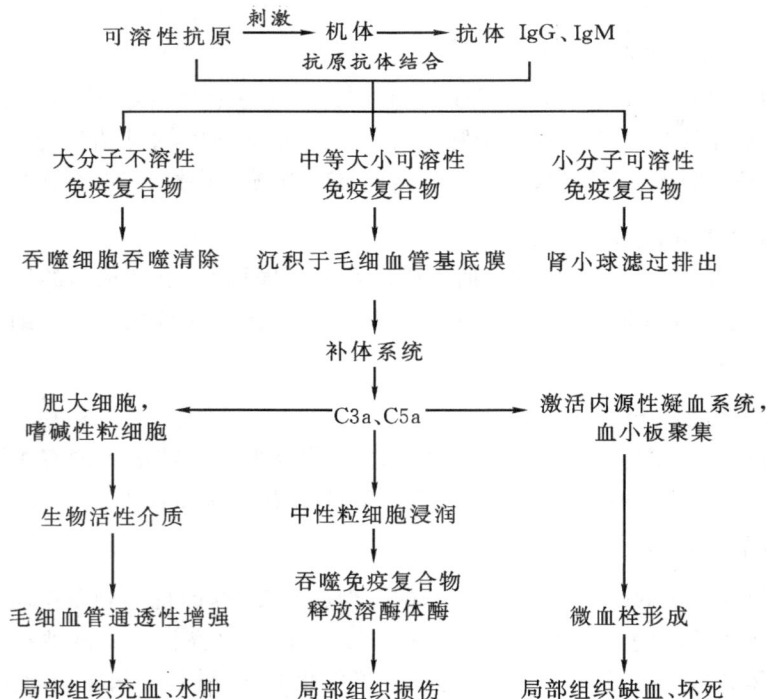

图 7-3　Ⅲ型超敏反应的发生机制

补体功能障碍或补体缺陷、免疫复合物的量过大或吞噬细胞功能异常或缺陷等因素导致清除可溶性免疫复合物能力降低。易于使免疫复合物沉积的因素主要为：①血管通透性增加，免疫复合物可激活补体产生过敏毒素（C3a 和 C5a）和 C3b，使肥大细胞、嗜碱性粒细胞和血小板活化，也可直接与血小板表面 FcγR 结合使之活化，释放组胺等血管活性物质；高浓度血管活性物质可使血管内皮细胞间隙增大，血管通透性增加，有助于免疫复合物向组织内沉积；②血管内高压及形成涡流：肾小球基底膜和关节滑膜等处的毛细血管血压较高，约为其他部位毛细血管压力的 4 倍，血流缓慢；动脉交叉口、脉络膜丛和眼睫状体等易产生涡流；血管内高压与涡流均有助于免疫复合物向组织内沉积。

（二）免疫复合物沉积引起的组织损伤

1. 补体的作用

免疫复合物通过经典途径激活补体，产生补体裂解片段 C3a 和 C5a。C3a 和 C5a 与肥大细胞或嗜碱性粒细胞上的 C3a 和 C5a 受体结合，使其释放组胺等炎性介质，致局部毛细血管通透性增加，渗出增多，出现水肿。C3a 和 C5a 同时又可趋化中性粒细胞至免疫复合物沉积部位。

2. 中性粒细胞的作用

聚集的中性粒细胞在吞噬免疫复合物的同时，还释放许多溶酶体酶，包括蛋白水解酶、胶原酶和弹性纤维酶等，可水解血管及局部组织。

3. 血小板和嗜碱性粒细胞的作用

肥大细胞或嗜碱性粒细胞活化释放的 PAF，可使局部血小板集聚、激活，促进血栓形成，引起局部出血、坏死。血小板活化还可释放血管活性胺类物质，进一步加重水肿。

二、临床常见疾病

（一）局部免疫复合物病

1903 年，Arthus 发现用马血清经皮下反复免疫家兔数周后，当再次注射马血清时，注射局部可出现红肿、出血和坏死等剧烈炎症反应，称为 Arthus 反应。临床上也发现反复注射胰岛素、狂犬疫苗等制剂时，也可在注射局部出现类似 Arthus 反应的局部炎症反应，称为类 Arthus 反应。长期吸入某些真菌孢子或蛋白粉尘，机体产生的抗体与这些抗原在肺泡和肺泡间质内形成免疫复合物时可引起超敏反应性肺炎，也属于类 Arthus 反应。

（二）全身免疫复合物病

1. 血清病

初次大量注射动物免疫血清后，经过 7～14d，患者出现发热、皮疹、关节肿痛、淋巴结肿大及一过性蛋白尿等症状，一般病程短，停止注射抗毒素后症状可自行消失。这是由于患者体内产生抗毒素的抗体与残存的抗毒素结合形成 IC 所致。有时长期使用青霉素、磺胺等药物也可引起血清病样反应。

2. 链球菌感染后肾小球肾炎

链球菌感染后肾小球肾炎多发生在 A 族链球菌感染后 2～3 周，此时体内产生抗链球菌抗体，与链球菌可溶性抗原结合形成循环免疫复合物，沉积于肾小球基底膜所致。也可由其他病原微生物，如葡萄球菌、肺炎链球菌、乙型肝炎病毒、疟原虫等感染引起。

3. 类风湿性关节炎

类风湿性关节炎可能与病毒或支原体持续感染有关。这些病原体或其代谢产物可使体内 IgG 变性，而变性的 IgG 刺激机体产生抗变性 IgG 的自身抗体，即类风湿因子（RF），多以 IgM 类抗体为主。RF 与变性 IgG 结合形成 IC，反复沉积于小关节滑膜引起类风湿性关节炎。

4. 系统性红斑狼疮

患者体内产生包括抗核抗体的多种自身抗体，与自身成分结合形成 IC，反复沉积于全身多处血管基底膜，引起多脏器损伤。

第四节　Ⅳ型超敏反应

Ⅳ型超敏反应又称迟发型超敏反应，是由致敏 T 淋巴细胞与相应抗原作用后引起的以单个核细胞浸润和组织损伤为主要特征的免疫病理损伤。

Ⅳ型超敏反应的特点是：①反应发生慢（48～72h）；②与抗体和补体无关；③引起以单个核细胞浸润和细胞变性坏死为主的炎症反应；④无明显个体差异。

一、发生机制

Ⅳ型超敏反应的发生机制（图 7-4）与细胞免疫应答的机制基本相同，但前者主要引起组织损伤，而后者以清除病原体为主，两者常伴随发生。

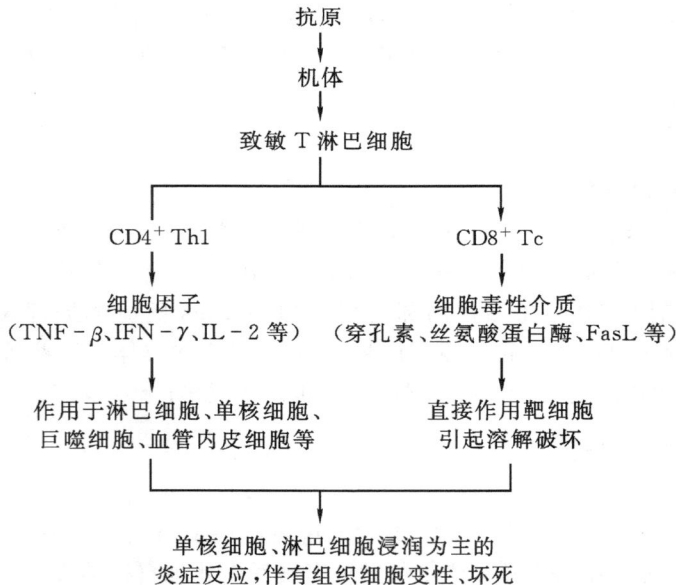

图 7-4　Ⅳ型超敏反应的发生机制

（一）T 淋巴细胞致敏

引起Ⅳ型超敏反应的变应原主要有胞内寄生菌、病毒、真菌、寄生虫和化学物质等。当变应原进入体内经 APC 摄取、加工处理后，提呈给相应的 T 淋巴细胞识别，并使之活化、增殖、分化为效应性 T 淋巴细胞,也称致敏 T 淋巴细胞(即 CD4⁺Th1 和 CD8⁺CTL 细胞)。

(二)T 淋巴细胞介导的免疫病理损伤

1. Th1 细胞介导的炎症反应和组织损伤

效应性 Th1 细胞再次与相应变应原接触后分泌产生 IL-2、TNF-α 及 IFN-γ 等多种细胞因子,在这些细胞因子的作用下于变应原所在部位形成以单个核细胞浸润和组织损伤为主的炎症反应。

2. CTL 细胞介导的细胞毒作用

效应 CTL 细胞与具有相应抗原的靶细胞相互作用,通过释放穿孔素、颗粒酶等介质使靶细胞溶解破坏,导致组织细胞变性坏死;或通过其表面表达的 FasL 与靶细胞表面的 Fas 结合,导致靶细胞发生凋亡。

Ⅳ型超敏反应的病理改变是:在抗原存在部位形成以单个核细胞(单核细胞、淋巴细胞)浸润和组织细胞变性坏死为主要特征的炎症反应。

二、临床常见疾病

(一)感染性迟发型超敏反应

感染性迟发型超敏反应是在病原微生物感染过程中伴随发生的Ⅳ型超敏反应,常见于胞内寄生菌(结核分枝杆菌、麻风分枝杆菌、布氏杆菌等)、病毒和真菌等感染。机体抗胞内感染主要靠细胞免疫,但细胞免疫在清除病原体的同时也可导致组织损伤。临床上当患者再次感染结核杆菌时,病灶往往较初次感染时局限,结核杆菌生长受到抑制,这是细胞免疫作用的结果,但是患者出现的干酪样坏死、结核空洞等就属于Ⅳ型超敏反应。此外,结核菌素试验为典型的实验性感染性迟发型超敏反应。

(二)接触性皮炎

小分子半抗原(如药物、塑料、油漆、染料、农药等)接触皮肤时,能与表皮内角蛋白结合成完全抗原,经朗格汉斯细胞摄取并提呈给 T 淋巴细胞使机体致敏,当再次接触相同变应原时,约 24h 后局部出现红肿、皮疹、水疱,严重者可出现剥脱性皮炎。

(三)移植排斥反应

引起移植排斥反应的主要是组织相容性抗原。临床上进行同种异体组织或器官移植时,由于供者和受者之间的组织相容性抗原不同,可刺激受者免疫系统产生效应性 T 淋巴细胞,常于移植后 2~3 周发生Ⅳ型超敏反应,导致移植物被排斥。

第五节　各型超敏反应特点比较

根据发生机制将超敏反应分为四型,但临床上超敏反应的发生比较复杂,有些超敏反应性疾病可由多种损伤机制引起,如肾小球肾炎主要由Ⅲ型超敏反应引起,但也可由Ⅱ型超敏反应引起。同一抗原物质也可在不同条件下引起不同类型的超敏反应性疾病,如青霉素可引起Ⅰ、Ⅱ、Ⅲ和Ⅳ型超敏反应。所以,在临床中应针对不同超敏反应性疾病进行具体分析。超敏反应分型及特征比较见表 7-1。

表 7 - 1　四种类型超敏反应的比较

型别	参与成分	发病机制	常见疾病
Ⅰ型超敏反应	IgE、IgG4、肥大细胞、嗜碱性粒细胞	①IgE 抗体与肥大细胞、嗜碱粒细胞结合 ②抗原与肥大细胞、嗜碱粒上的 IgE 结合 ③肥大细胞和嗜碱粒细胞脱颗粒，释放生物活性介质,作用于效应器官	①全身过敏反应(过敏性休克) ②呼吸道过敏反应(支气管哮喘、过敏性鼻炎) ③消化道过敏反应(过敏性胃肠炎) ④皮肤过敏反应(荨麻疹、湿疹)
Ⅱ型超敏反应	IgG、IgM、补体、吞噬细胞、NK细胞	①抗体与细胞表面抗原结合,或抗原-抗体复合物吸附在细胞表面 ②通过激活补体、吞噬细胞、NK 细胞 ADCC 作用三条途径溶解、破坏靶细胞	①输血反应 ②新生儿溶血症 ③自身免疫性溶血性贫血 ④药物过敏性血细胞减少症 ⑤肾小球肾炎和风湿性心肌炎 ⑥甲状腺功能亢进/重症肌无力 ⑦肺出血-肾炎综合征
Ⅲ型超敏反应	IgG、IgM、补体、中性粒细胞、血小板	①抗原抗体结合形成可溶性免疫复合物 ②沉积于毛细血管基底膜 ③激活补体系统 ④吸引中性粒细胞集聚,释放溶酶体酶等 ⑤引起血管炎及其周围组织炎	①Arthus 反应 ②血清病 ③链球菌感染后肾小球肾炎 ④类风湿性关节炎 ⑤系统性红斑狼疮
Ⅳ型超敏反应	Th1 细胞、CTL 细胞	①抗原刺激 T 细胞形成致敏 T 细胞 ②Th1 释放多种生物活性介质,引起炎症反应 ③Tc 释放多种生物毒性介质,杀伤靶细胞,造成组织损伤	①传染性迟发型超敏反应 ②接触性皮炎 ③移植排斥反应

目标检测

一、单项选择题

1. 下列物质中哪一种与Ⅰ型超敏反应的发生关系不大(　　　)

A. 备解素　　　　B. 白三烯　　　　　C. 前列腺素

D. 组胺　　　　　E. 血小板活化因子

2. 关于Ⅰ型超敏反应的叙述,下列哪项是正确的(　　　)

A. 由 IgG 抗体介导　B. 以释放大量细胞因子为特征

C. 只发生在人类　　D. 白三烯介导Ⅰ型超敏反应迟缓相　　　E. 24h 反应达高峰

3.Ⅰ型超敏反应不具有的特点是（　　）

A.有明显的个体差异和遗传背景　　　　B.发生迅速,消退也快

C.特异性 IgE 参与　　　　D.无补体参与

E.免疫病理作用以细胞破坏为主

4.哪些细胞表达高亲活力的 FcεRⅠ（　　）

A.单核细胞、巨噬细胞　　　　B.中性粒细胞、肥大细胞

C.中性粒细胞、嗜碱性粒细胞　　　　D.肥大细胞、嗜碱性粒细胞

E.嗜酸性粒细胞、嗜碱性粒细胞

5.介导Ⅰ型超敏反应早期反应的最主要介质是（　　）

A.组胺　　　　B.白三烯　　　　C.肝素

D.腺苷环化酶　　　　E.血小板活化因子

6.不参与Ⅰ型超敏反应的细胞是（　　）

A.肥大细胞　　　　B.嗜碱粒细胞　　　　C.浆细胞

D.树突状细胞　　　　E.嗜酸粒细胞

7.属于Ⅱ型超敏反应的疾病是（　　）

A.血小板减少性紫癜　　B.过敏性鼻炎　　　C.SLE

D.血清病　　　　E.溃疡性结肠炎

8.糖尿病患者由于反复注射胰岛素,在注射局部出现红肿、出血、坏死等炎症,应是（　　）

A.血清病　　　　B.类 Arthus 反应　　C.类风湿关节炎

D.免疫复合物型肾小球性肾炎　　　　E.以上都不是

9.指出下述哪项属于Ⅲ型超敏反应性疾病（　　）

A.花粉症　　　　B.SLE　　　　C.过敏性溶血性贫血

D.结核　　　　E.青霉素引起的过敏性休克

10.对于超敏反应正确的理解是（　　）

A.机体反应性处于低状态　　　　B.初次接触 Ag 不能发生

C.不是特异性　　　　D.属于正常免疫应答

E.属于异常免疫应答

11.下列哪项属Ⅳ型超敏反应的疾病（　　）

A.过敏性休克　　　　B.血清病　　　　C.类风湿性关节炎

D.结核菌素皮肤试验阳性　　　　E.系统性红斑狼疮

12.关于Ⅳ型超敏反应的叙述,下列哪项是正确的（　　）

A.以单个核细胞浸润为主的炎症　　　　B.能通过血清 Ig 被动转移

C.补体参与炎症的发生　　　　D.抗原注入后 4h 达到反应高峰

E.以中性粒细胞浸润为主的炎症

二、简答题

1.Ⅰ型超敏反应的发生机制、特点、临床常见病及其防治措施。

2.试比较Ⅰ～Ⅳ型超敏反应的主要特点。

（宫汝飞）

第八章　免疫学应用

学习目标

【掌握】人工主动免疫和人工被动免疫的概念和特点。

【熟悉】常用的免疫治疗制剂。

【了解】免疫学检测常用方法的种类和用途。

第一节　免疫学检测技术

免疫学检测技术,是指利用免疫学原理对抗原、免疫效应物质、激素等进行定性、定位、定量检测,以及对免疫细胞的功能进行检测的技术。

一、体外抗原抗体反应的特点

1. 特异性

特异性是指抗原与抗体结合反应的专一性。其物质基础是抗原的抗原决定簇与相应抗体的高变区在空间构型上的互补。

2. 可逆性

可逆性是指抗原与抗体为非共价键结合,抗原与抗体结合形成复合物后,在一定条件下可发生解离,恢复抗原、抗体的游离状态,而且保持原有的理化性质与活性。

3. 比例性

比例性是指抗原与抗体发生可见反应,要比例合适。若比例合适,二者反应完全,抗原抗体结合后形成较大的复合物,出现肉眼可见反应。

4. 阶段性

抗原抗体反应分为两个阶段。第一阶段是抗原抗体的特异性结合阶段,仅几秒至几分钟,一般不能为肉眼可见;第二阶段为可见反应阶段,指抗原抗体复合物在适当的电解质、pH、温度等影响下,进一步交联聚集,形成肉眼可见现象,需数分钟或数小时,甚至更长时间。

二、检测抗原或抗体的体外试验

(一)凝集反应

凝集反应(agglutination),是指颗粒性抗原与相应抗体结合,在一定条件下形成肉眼可见的凝集物。根据颗粒性抗原的来源不同分为直接凝集反应和间接凝集反应。

1. 直接凝集反应

直接凝集反应是指颗粒性抗原(如细菌或红细胞等)与相应的抗体反应,一定条件下出现的凝集现象,可分为玻片法和试管法。玻片法为定性试验,常用于细菌的鉴定和人 ABO 血型的测定等。试管法为半定量试验,以抗原抗体结合出现明显凝集反应的最大稀释度(＋＋)即效价来表示被检血清中相应抗体的含量,如诊断伤寒、副伤寒的肥达反应。

2.间接凝集反应

间接凝集反应是指将可溶性抗原或抗体结合于载体颗粒的表面,形成的包被颗粒再与相应抗体或抗原进行反应出现的凝集现象,称为间接凝集反应。

(二)沉淀反应

沉淀反应(precipitation)是指可溶性抗原与相应抗体结合,在一定的条件下,出现肉眼可见的沉淀物的反应。沉淀反应根据反应的介质不同分为:环状沉淀试验、絮状沉淀试验和琼脂扩散试验等。最常用的为琼脂扩散试验。

1.单向琼脂扩散

单向琼脂扩散是指将特异性抗体均匀混合于溶化的琼脂中,然后浇制成琼脂板,再按一定要求打孔并在孔中加入抗原,使抗原向孔周围自由扩散,与琼脂中的抗体结合形成免疫复合物并沉积下来,在比例合适处形成白色沉淀环,沉淀环的直径与抗原浓度成正相关。

2.双向琼脂扩散

双向琼脂扩散是指将抗原、抗体分别加入琼脂板的不同小孔中,两者在琼脂中扩散,当扩散至对应抗原抗体比例合适处,则形成白色沉淀线或弧。一对相应抗原和抗体只形成一条沉淀线,因此可根据沉淀线的数目推断待测抗原中有多少种抗原成分。根据沉淀线的吻合、相切或交叉形状,可鉴定两种抗原是完全相同、部分相同或完全不同。

3.火箭免疫电泳

火箭免疫电泳是将单向琼脂扩散与电泳相结合的一项定量检测技术。抗原在含有定量抗体的琼脂中泳动,两者比例合适处,在较短时间内生成锥形的沉淀峰。在一定浓度范围内,沉淀峰的高度与抗原含量成正比。

4.对流免疫电泳

对流免疫电泳是电场力作用下的双向琼脂扩散技术。其原理是大部分蛋白性抗原等电点为 pI 4～5,在 pH 8.6 的缓冲液中,带负电荷多,受电场力的作用向正极移动,而作为抗体的 IgG 等电点为 pI 6～7,在 pH 8.6 的缓冲液中带负电荷少且分子量较大,向正极移动慢,而由电渗引起的向负极移动的作用超过 IgG 向正极移动的作用,因此,IgG 向负极移动。实验时在凝胶中打孔距为 10mm 的两个孔,正极侧加抗体,负极侧加抗原,置电泳槽中电泳,抗原、抗体在电场力和电渗力作用下彼此相对而行,二者在比例合适处出现沉淀线。

5.免疫电泳

免疫电泳是先将待测血清标本作琼脂凝胶电泳,血清中各蛋白组分被分成不同的区带,然后与电泳方向平行挖一小槽,加入相应的抗血清,让分成区带的蛋白抗原成分与之进行双向免疫扩散,在各区带相应的位置形成沉淀弧。免疫电泳主要用于血清蛋白及抗体成分分析亦可用于抗原或抗体提取物纯化鉴定。

(三)免疫标记技术

免疫标记技术是将抗原抗体反应与标记技术相结合,以检测抗原或抗体的一类方法。为了提高单纯抗原抗体反应的灵敏性,用标志物标记已知抗体或抗原,通过检测标记物来反映抗原抗体的反应情况,从而间接地测定被测抗原或抗体的存在与否或含量的多少。若与显微技术相结合,能对组织或细胞内的待测物质做出精确定位。常用的标记物有荧光素、酶、放射性同位素、胶体金及化学发光物质等。以下介绍几种常用的免疫标记技术。

1. 免疫荧光技术

免疫荧光技术是以异硫氰酸、罗丹明等荧光素标记一抗或二抗,检测标本中相应的抗原或抗体。常用的方法有直接法和间接法。

(1)直接法　将荧光素标记抗体直接加到待测的细胞涂片或组织切片上进行染色,抗原抗体反应后,洗去未结合的荧光抗体,置于显微镜下观察,有荧光的部位即为相应抗原存在的部位。其缺点是每检测一种抗原,必须制备与其相应的荧光抗体,很不方便。

(2)间接法　先将未标记的抗体(第一抗体)与组织或细胞上的抗原结合,充分洗涤后,再加荧光素标记的抗球蛋白的抗体(第二抗体),观察方法与直接法相同,此为间接法。其敏感性较高,因为第二抗体是针对第一抗体的同种型,所以只需标记一种第二抗体就能适应多对抗原抗体反应体系的检测。

2. 免疫酶技术

免疫酶技术是将抗原抗体反应的特异性与酶催化作用的高效性相结合的一项技术,用酶标记抗体或抗原来检测相应的抗原或抗体,通过酶作用于底物后显色来判定结果。常用的方法有酶联免疫吸附试验(enzyme linked immunosorbent assay,ELISA)和酶免疫组化法,前者用于测定可溶性抗原或抗体,后者测定组织中或细胞表面的抗原。这里主要介绍 ELISA,根据其测定抗体或可溶性抗原的不同,其相应的方法称为间接法和双抗体夹心法。其反应结果可通过目测或借助酶标仪进行定性与定量分析。该法特异性强,敏感性高。

3. 放射免疫测定法

放射免疫测定法是将放射性同位素分析的灵敏性和抗原抗体反应的特异性相结合的测定技术。其特点是反应的灵敏度高、特异性强,且操作易规范及自动化等,但放射性同位素有一定的危害性,且试验需特殊仪器设备。

4. 免疫胶体金技术

免疫胶体金技术是以胶体金作为标记物来检测抗原抗体反应的一种新型的免疫标记技术。运用该技术中的胶体金免疫层析法制备的检测试纸条具有操作简便、快速的特点,广泛应用于液体标本中多种蛋白类物质的检测,如目前临床上用于妊娠早期诊断的人绒毛膜促性腺激素的测定。

三、免疫细胞功能检测

根据免疫细胞的特异性表面标志或其功能受体及其分泌多种细胞因子的特点,对参与免疫应答的 T、B 等免疫细胞进行数量和功能测定。

(一)淋巴细胞数目测定

1. E-花环试验

人的 T 细胞表面有绵羊红细胞受体(SRBCR),在一定条件下可与绵羊红细胞(SRBC)结合,形成以 T 细胞为中心,四周吸附有 SRBC 的玫瑰花样细胞团,即红细胞(erythrocyte,E)花环,简称 E-花环,此试验称为 E-花环试验。正常情况下,外周血淋巴细胞中能形成花环的细胞(即 T 细胞)70%～80%。

2.免疫荧光法

免疫荧光法,是指用荧光素标记的 CD3、CD4 和 CD8 分子的单克隆抗体来检测 T 细胞表面的抗原,了解外周血 T 细胞数量和亚群的变化;同理利用抗 IgM/IgD 抗体作直接免疫荧光染色以测定 B 细胞表面的 mIg,来检测成熟 B 细胞的数量。

(二)淋巴细胞功能测定

1.T 淋巴细胞增殖试验

T 淋巴细胞增殖试验又称淋巴细胞转化试验,T 细胞在体外受特异性抗原物质或非特异性丝裂原(如 PHA、ConA 等)刺激后,能转化为体积较大,代谢旺盛,且能进行分裂的淋巴母细胞。T 细胞功能检测以丝裂原 PHA 最常用。可以通过以下三种方法检测其增殖情况。

(1)形态计数法　试验时取外周血分离淋巴细胞,加入合适剂量的 PHA,在营养液中培养 3d,涂片染色,镜下形态观察并计算出转化细胞的百分率。正常人的转化率为 $60\%\sim80\%$,转化率在一定程度可反映机体的细胞免疫功能。

(2)^{3}H-TdR 掺入法　即在终止培养前 8~16h,加入 ^{3}H-胸腺嘧啶核苷(^{3}H-TdR),因细胞转化过程中 DNA 合成增加,^{3}H-TdR 被转化细胞摄入,培养结束后测定细胞内同位素掺入量,即反映细胞的转化程度,细胞增殖水平越高,掺入的放射性同位素越多。结果较为客观,重复性好,但需一定设备条件。

(3)MTT 比色法　MTT 为一种噻唑盐,化学名为 3-(4,5-二甲基噻唑-2-噻唑)-2,5-二苯基溴化四唑,为一种淡黄色可溶性物质。T 细胞增殖时,线粒体中的琥珀酸脱氢酶将 MTT 还原为紫褐色的甲臜颗粒,该颗粒溶于有机溶剂(如二甲基亚砜或盐酸异丙醇等),用酶标仪测定细胞培养上清液的 OD 值,即反映细胞的增殖程度。

2.细胞毒试验

细胞介导的细胞毒试验是检测 Tc、NK 等细胞杀伤靶细胞活性的一种细胞学技术。根据待检的效应细胞的杀伤原理不同,其检测方法有 ^{51}Cr(铬)释放法和凋亡细胞检测法。

(1)^{51}Cr(铬)释放法　将 $Na_2^{51}CrO_2$ 水溶液与靶细胞混合,于 37℃培养 1h 左右,^{51}Cr 即可进入靶细胞,与胞浆蛋白结合成为 ^{51}Cr 标记的靶细胞。将待检的细胞毒性细胞与标记的靶细胞混合孵育 4~16h,靶细胞被杀伤越多,释放到上清液中的 ^{51}Cr 就越多。用 γ 计数仪检测上清液中 ^{51}Cr 的含量,即可根据公式计算出待检效应细胞杀伤活性。

(2)凋亡细胞检测法　靶细胞被 Tc 杀伤后,可发生细胞凋亡。凋亡细胞可通过特征性的形态学改变和核酸改变来测定。

3.B 细胞功能的测定

(1)B 细胞增殖试验　原理同 T 细胞增殖试验,不同的是选用 B 细胞特异性的丝裂原刺激,如小鼠 B 细胞可用细菌 LPS 作为刺激物,而人 B 细胞可用 SPA 刺激。

(2)测定抗体　因抗体来源于浆细胞,所以测定血清中免疫球蛋白和特异性抗体种类和数量可反映 B 细胞的功能。

(3)空斑形成细胞试验　空斑形成细胞(plaque forming cell,PFC)试验是测定抗体形成细胞的数量和功能的一种方法。将经 SRBC 免疫的小鼠脾脏制成细胞悬液与高浓度的 SRBC、补体混合后加入琼脂凝胶中,37℃培养一定时间,脾细胞内的抗体形成细胞可释放抗 SRBC 的抗体(溶血素),与其周围的 SRBC 结合,在补体参与下导致 SRBC 溶血,形成肉眼可见的透明溶血区,即溶血空斑。一个空斑代表一个抗体形成细胞。空斑大小表示抗体生成细胞产生抗体的多少。

4.细胞因子测定

多种活化的免疫细胞都可分泌细胞因子,主要是执行免疫调节的功能。所以测定细胞因子的种类和含量,可以反映多种免疫细胞的功能。可用 ELISA、RIA、生物活性测定法等方法直接测定细胞因子的分泌量,或利用原位酶联免疫吸附试验从单个细胞水平测定细胞因子的分泌量,也可用 RT-PCR 从转录水平测定相应细胞因子 mRNA 转录量。

第二节 免疫学防治

免疫学防治包括免疫预防和免疫治疗,主要指应用各类生物或非生物制剂来建立、增强或抑制机体的免疫功能,以达到预防和治疗某些疾病的目的。

一、免疫预防

免疫预防是根据特异性免疫的原理,采用人工方法将抗原或免疫效应物质制成各种制剂,接种于人体,使其获得特异性免疫力,以达到预防某些疾病的目的。根据机体获得免疫力的机制不同分为人工主动免疫和人工被动免疫。

(一)人工主动免疫

人工主动免疫,是指给机体输入疫苗或类毒素等抗原物质,诱导机体产生特异性免疫力的方法。疫苗(vaccine),是指用于人工主动免疫的细菌性制剂、病毒性制剂及类毒素等的统称。疫苗根据其成分、性状及制备方式不同分为灭活疫苗、活疫苗、亚单位疫苗、重组疫苗等不同类型。

1.灭活疫苗

灭活疫苗又称死疫苗,是选用免疫原性强的病原体,经人工大量培养后,用理化方法灭活制成。

2.活疫苗

活疫苗又称减毒活疫苗,是指用人工定向变异或从自然界筛选获得的减毒或无毒的活病原微生物制成的制剂。多数活疫苗的免疫效果良好、持久,除诱导机体产生体液免疫外,还可产生细胞免疫,经自然感染途径接种还可形成黏膜局部免疫。其不足之处是疫苗在体内有回复突变的危险,但在实践中十分罕见。免疫缺陷者和孕妇一般不宜接种。死疫苗和活疫苗的区别见表 8-1。

表 8-1 死疫苗和活疫苗的比较

区别点	死疫苗	活疫苗
制剂特点	灭活、强毒株	活的、弱毒或无毒株
接种量及次数	量较大,2～3 次	量较小,1 次
接种途径	多皮下注射	多皮内注射、划痕或以自然感染途径接种
副作用	较大	较小
保存及有效期	易保存,1 年	不易保存,4℃保存数周
免疫效果	较差,维持数月至两年	较好,维持 3～5 年甚至更长

3. 类毒素

类毒素(toxiod)是用细菌的外毒素经 $0.3\% \sim 0.4\%$ 甲醛处理使其失去毒性，保留免疫原性而制成。接种后能诱导机体产生抗毒素。

4. 新型疫苗

新型疫苗主要有亚单位疫苗、结合疫苗、合成肽疫苗、基因工程疫苗等。其中基因工程疫苗根据其组成不同分为重组抗原疫苗、重组载体疫苗、DNA 疫苗及转基因植物口服疫苗等。

疫苗的应用起始于抗感染免疫，并取得了巨大成就，但仍面临着新病原体及新型抗原的挑战，其应用范围已扩展到许多非感染性病(如抗肿瘤、计划生育、防止免疫病理损伤等)领域，并且其功能不仅限于预防疾病，还可以通过调整机体的免疫功能，成为治疗性制剂。

(二)人工被动免疫

人工被动免疫，是直接给机体输入免疫效应物质(如抗体)，使机体立即获得特异性免疫力的方法。常用的人工被动免疫制剂如下。

1. 抗毒素

抗毒素(antitoxin)是将类毒素免疫动物(如马)取其血清分离纯化而制成的制剂，主要用于治疗和紧急预防外毒素所致疾病，如白喉、破伤风、气性坏疽及肉毒杆菌引起的食物中毒等疾病。

2. 正常人血浆丙种球蛋白和胎盘丙种球蛋白

正常人血浆丙种球蛋白是正常人血浆提取物，含 IgG 和 IgM；胎盘丙种球蛋白则是健康孕妇胎盘血液提取物，主要含 IgG。由于多数成人已隐性或显性感染过麻疹、脊髓灰质炎和甲型肝炎等传染病，血清中含有相应抗体。因此，这两种丙种球蛋白可用于上述疾病潜伏期治疗或紧急预防，以达到防止发病、减轻症状或缩短病程的目的。

3. 人特异性免疫球蛋白

人特异性免疫球蛋白来源于恢复期患者及含高效价特异性抗体供血者血浆，以及接受类毒素和疫苗免疫者血浆。与丙种球蛋白相比，人特异性免疫球蛋白含高效价特异性抗体；与动物免疫血清相比，人特异性免疫球蛋白在体内滞留时间长，超敏反应发生率低。

人工主动免疫和被动免疫都用于增强特异性免疫力，预防相应疾病。但二者在制剂组成、免疫效果及用途上有明显不同(表 8 - 2)。

表 8 - 2　人工主动免疫和被动免疫的区别

项目	人工主动免疫	人工被动免疫
输入物质	抗原(疫苗、类毒素)	抗体(抗毒素、丙种球蛋白)
产生免疫力时间	慢(1～4 周后生效)	快(注入后立即生效)
免疫力维持时间	长，数月至数年	2～3 周
主要用途	多用于预防	多用于治疗或紧急预防

(三)计划免疫

计划免疫是根据特定传染病的疫情监测和人群免疫状况分析，按照规定的免疫程序，有计划地进行人群预防接种，以提高人群的免疫水平，达到控制乃至最终消灭相应传染病的目的而采取的重要措施。免疫程序包括儿童基础免疫及成人和特殊职业、特殊地区人群的免疫程序。

其中儿童免疫接种是根据儿童的免疫特点和传染病发生的情况制订的免疫程序,有计划的使用生物制品进行预防接种,以提高儿童的免疫水平,达到控制和消灭危害儿童健康的传染病的目的。儿童基础免疫程序包括每一个儿童接种疫苗种类、次数、年龄及月龄、间隔时间、剂量等。我国从 2008 年起实施的儿童计划免疫程序在原有疫苗种类的基础上新增了以下八类:甲型肝炎疫苗、流脑多糖疫苗、流行性乙型脑炎疫苗、风疹疫苗、流行性腮腺炎疫苗、流行性出血热疫苗、炭疽疫苗和钩端螺旋体病疫苗。

二、免疫治疗

免疫治疗是指应用免疫学的原理,针对疾病的发生机制,人为地调整机体的免疫功能,以达到治疗疾病的目的所采取的措施。常见的免疫治疗制剂有:生物应答调节剂、免疫抑制剂、过继免疫疗法的淋巴细胞和不同来源的造血干细胞等。

(一)生物应答调节剂

生物应答调节剂(biological response modifier,BRM)主要是指具有促进或调节免疫功能的制剂,通常对免疫功能正常者无影响,而对免疫功能异常者,特别是免疫功能低下者有促进或调节作用。现已研制出多种新型生物和非生物制剂。

1. 生物制剂

(1)细胞因子 是最常用的一类,目前已有多种细胞因子被重组成功。干扰素可用于带状疱疹、乳头瘤病毒感染及各种疣等局部治疗;白细胞介素中研究较多的是 IL-2,IL-2 能促进活化 T、B 细胞的增殖和分化,诱导 Tc 细胞分化为效应细胞;集落刺激因子包括 GM-CSF、G-CSF、M-CSF、IL-3、EPO 等。临床应用最多的是 GM-CSF 和 G-CSF,近年来又将 CSFs 与细胞周期特异性药物联用,以促进幼稚白血病向终末细胞分化,促使白血病细胞逆转;适当剂量肿瘤坏死因子表现为抗感染和炎症反应作用。

(2)单克隆抗体交联物 是指将单克隆抗体与毒素、化疗药物或放射性同位素交联,制成针对肿瘤细胞的、具有高度特异性和高杀伤力的交联制剂,又称生物导向制剂或生物导弹。

(3)中草药制剂 常见的能提高机体免疫功能的是多糖类的中草药,如香菇、灵芝、黄芪、人参、枸杞子、刺五加等。

2. 化学合成制剂

AS-101 的化学名为三氯(二氧乙烯-O,O′)合碲酸铵,是新合成的 BRM,能刺激淋巴细胞增殖;胞壁酰二肽是分枝杆菌胞壁中最小的免疫活性单位,具有非特异性抗感染和抗肿瘤作用;异丙肌苷由 N-二甲基氨基-2-丙醇和肌苷组成的复合物,有类似胸腺素样活性,能诱导 T 细胞成熟,增强其对丝裂原 PHA 的敏感性,促进 T、B 细胞的活化、增殖和分化,激发体内巨噬细胞和 NK 细胞的生物活性。

3. 微生物制剂

OK-432 是用溶血性链球菌弱毒株制备的细菌制剂,具有多种复杂的免疫作用。在体外能激活中性粒细胞、巨噬细胞和 NK 细胞,发挥非特异性吞噬杀伤作用和抗肿瘤效应。在体内,可增强 NK 细胞活性;卡介苗(BCG)是免疫佐剂,具有良好的非特异性免疫增强作用。如能增强巨噬细胞的吞噬作用和溶菌酶活力,刺激巨噬细胞释放 IL-1,促进 T、B 细胞增殖和分化,增加 NK 细胞活性,促进造血干细胞成熟。

（二）免疫抑制剂

免疫抑制剂是一类抑制机体免疫功能的生物制剂或非生物制剂,主要用于抗移植排斥反应、超敏反应性疾病、自身免疫病等。免疫抑制剂的作用是非特异性的,大多有毒副作用,可引起骨髓抑制和肝、肾毒性,长期使用或使用不当也可导致机体免疫功能下降,引发严重感染,并可能增加肿瘤发生的机会。免疫抑制剂主要包括生物制剂中单克隆抗体、抗淋巴细胞丙种球蛋白、免疫脂质体;化学合成制剂的激素、环磷酰胺;微生物制剂的环孢霉素 A、FK－506 等。

（三）过继免疫疗法

过继免疫疗法,是指取自体淋巴细胞经体外激活、增殖后回输给患者,直接杀伤肿瘤细胞或激发机体抗肿瘤免疫效应。此法为肿瘤的生物治疗开创了新的领域,尤其在消除肿瘤转移病灶方面,有明显优势。目前已有多种免疫细胞被应用于这一疗法。如淋巴因子活化的杀伤细胞(lymphokin activated killer cells,LAK)即 LAK 细胞、肿瘤浸润性淋巴细胞(tumor infiltrating lymphocyte,TIL)、细胞因子基因重组免疫细胞。

（四）免疫重建

免疫重建,是将免疫功能正常个体的造血干细胞或淋巴细胞,移植给免疫缺陷个体,使后者免疫功能全部或部分得到恢复。因造血干细胞来自骨髓或胚胎肝脏,故免疫重建疗法包括骨髓移植和胚胎肝移植。

目标检测

一、填空题

1. 抗原抗体反应的特点主要有＿＿＿＿＿,＿＿＿＿＿,＿＿＿＿＿和＿＿＿＿＿。
2. T 细胞增殖试验方法有＿＿＿＿＿,＿＿＿＿＿和＿＿＿＿＿。
3. 人工免疫的方式有＿＿＿＿＿＿,＿＿＿＿＿＿。
4. 常用疫苗包括＿＿＿＿＿,＿＿＿＿＿,＿＿＿＿＿和＿＿＿＿＿。

二、单项选择题

1. 溶血空斑试验主要是用来检测何种细胞的功能（　　　）

A. T 细胞　　　　　B. B 细胞　　　　　C. 中性粒细胞

D. 吞噬细胞　　　　E. NK 细胞

2. 下列试验中不属于沉淀反应的是（　　　）

A. 单向琼脂扩散试验　　　　　　　　B. 对流免疫电泳

C. 火箭电泳　　　D. 溶血空斑试验　　　E. 免疫电泳

3. 有关凝集反应,错误的是（　　　）

A. 抗原可以是细菌　B. 抗原可是用可溶性抗原包被在红细胞表面

C. 可用于 ABO 血型鉴定　　　　　　　D. 抗原可以是可溶性的

E. 分直接凝集和间接凝集

4. 不属于人工主动免疫的是（　　　）

A. 白喉类毒素　　　B. 破伤风抗毒素　　　C. 卡介苗

D. 百日咳疫苗　　　E. 脊髓灰质炎疫苗

5. 不属于人工被动免疫的是（　　）

A. 白喉类毒素　　　B. 注射用免疫球蛋白　　C. 破伤风抗毒素

D. 胎盘免疫球蛋白　　E. 血浆免疫球蛋白

6. 与灭活疫苗相比，活疫苗的特点是（　　）

A. 接种次数较多　　　B. 接种剂量较小　　　C. 接种后副作用较大

D. 易保存　　　E. 产生的免疫力维持时间短

7. 将外毒素转变为类毒素（　　）

A. 可增强毒素的免疫原性　　　　　B. 可降低毒素的免疫原性

C. 可增强毒素的毒性　　　　　D. 可脱去毒素的毒性

E. 可改变毒素的特异性

8. 免疫抑制疗法可应用于除下列哪项之外的情况（　　）

A. 抗移植排斥　　　B. 变态反应性疾病　　　C. 自身免疫病

D. 感染性炎症　　　E. 传染病

9. 免疫增强疗法可用于除下列哪项之外的情况（　　）

A. 抗移植排斥　　　B. 恶性肿瘤　　　C. 免疫缺陷病

D. 病毒感染　　　E. 真菌感染

三、名词解释

人工自动免疫　　　人工被动免疫　　　凝集反应　　　沉淀反应

四、简答题

1. 抗原抗体反应的特点及基本类型。

2. 免疫标记技术的分类、原理及其主要应用。

3. 试述人工自动免疫和人工被动免疫的概念及区别。

（马新博）

中 篇

医学微生物学

第九章　微生物学绪论

学习目标

【掌握】病原生物、微生物、病原微生物的概念，微生物的特点和分类。

【熟悉】病原生物学、医学微生物学的概念，微生物与人类的关系。

【了解】微生物学发展简史。

第一节　病原生物与微生物

一、病原生物的概念与病原生物学

(一)病原生物

病原生物是指能引起人和动物疾病的生物，是致病的生物性因素，包括微生物和寄生虫。微生物占绝大多数，包括病毒、衣原体、立克次体、支原体、细菌、螺旋体和真菌；寄生虫主要有原虫和蠕虫。能感染人的微生物超过 400 种，它们广泛存在于人的口、鼻、咽、消化道、泌尿生殖道及皮肤中。每个人一生中可能受到 150 种以上的病原生物感染，在人体免疫功能正常的条件下并不引起疾病，有些甚至对人体有益，如肠道菌群（大肠杆菌等）可以合成多种维生素。这些菌群的存在还可抑制某些致病性较强的细菌的繁殖，因而这些微生物被称为正常微生物群（正常菌群）。但当机体免疫力降低，人与微生物之间的平衡关系被破坏时，正常菌群也可引起疾病，故称它们为条件致病微生物（条件致病病原体）。

(二)病原生物学

病原生物学是研究病原生物的形态、结构、生态学、与人体间相互作用的一门学科，是预防医学和临床医学的一门基础课程。包括医学微生物学和人体寄生虫学。医学微生物学（medical microbiology）是微生物学的一个分支，研究与医学有关病原微生物的生物学特性、致病和免疫机制、传播方式及特异性诊断、防治措施，以控制和消灭感染性疾病和与之有关的免疫损伤等疾病。主要包括细菌学、病毒学、真菌学。人体寄生虫学是研究寄生虫的形态、生活史、致病、诊断、流行和防治等，是研究与医学有关的寄生虫及与宿主、外界因素相互关系的科学。揭示寄生虫病发病机制及流行规律，以达到控制、消灭与预防寄生虫病的目的。

二、微生物的概念与特点

微生物（microorganism）是存在于自然界中的一群体积微小、结构简单、肉眼见不到，必须借助光学显微镜或电子显微镜方能看到的微小生物的总称。

微生物的特点包括：体积微小、结构简单、分布广泛、种类繁多、适应力强、容易变异、繁殖迅速、作用重要等。

微生物的种类很多。依据其结构和化学组成不同可分为三大类。

1. 非细胞型微生物

非细胞型微生物无细胞结构，个体最小能通过滤菌器，缺乏独立代谢的酶系统，必须寄生于活的易感细胞内才能增殖，如病毒、亚病毒等。

2. 原核细胞型微生物

原核细胞型微生物有细胞结构，细胞分化程度较低，无核膜和核仁，仅有核质或核区，缺乏高级细胞器。此类微生物有细菌和放线菌及衣原体、立克次体、支原体、螺旋体。

3. 真核细胞型微生物

真核细胞型微生物有细胞结构，细胞分化程度较高，有完整的细胞核和高级的细胞器，如真菌。

三、微生物与人类的关系

自然界（土壤、空气、水）和人体的体表及与外界相通的腔道中广泛存在着各种微生物。微生物对人类和动、植物的生存、自然界物质循环是有益和必需的，有许多微生物在工业、农业、医药生产、人类日常生活中发挥重要作用。仅少数可引起人类与动、植物的疾病，这些微生物称为病原微生物。对人类致病的称为人类病原微生物，对动物致病的称为动物病原微生物。能同时引起人类和动物疾病的病原微生物称为人兽共患病原微生物。

第二节　医学微生物学及其发展简史

医学微生物学的发展过程大致分为三个时期。

一、微生物学经验时期

古代人类虽然没观察到微生物，但很早就将微生物知识用于工农业生产和疾病防治中，如民间常用的盐腌、烟熏、风干等保存食物的方法，实际上是防止食物因微生物生长繁殖导致腐败变质的有效措施。李时珍在《本草纲目》中指出，对患者的衣服蒸过再穿就不会感染疾病，表明已有消毒的记载。

二、实验微生物学时期

1676 年荷兰人列文虎克（Antony Van Leeuwenhoek，1632—1723 年）。用自制的放大270 多倍的显微镜检查了雨水、污水、齿垢、粪便等，第一次观察到各种形态的微小生物，为微生物学的发展奠定了基础。微生物之父法国微生物学家巴斯德（Louis Pasteur，1822—1895年）1857 年首先证明有机物质发酵和腐败是由微生物引起的，巴斯德为防止酒类发酵创用的巴氏消毒法（Pasteurization）至今仍用于酒类、乳制品等食品消毒。巴斯德开创了微生物的生理学时代。德国学者科赫（Robert Koch，1843—1910 年）在传染病病原体的确立方面做了大量工作，他创用了固体培养基、染色技术，为病原菌的分离培养和鉴定奠定了基础，并先后确定了多种传染病的病原菌。1892 年俄国学者伊凡诺夫斯基（Ivanowsky，1864—1920 年）发现了第一个病毒——烟草花叶病毒,随后许多对人类、动、植物致病的病毒相继被发现。1929 年英国人弗莱明(Alexander Fleming,1881—1955 年)发现了青霉素,1940 年弗劳瑞(Flory)提纯了青霉素并证实了临床应用价值,为感染性疾病的治疗带来了一次革命。

三、现代微生物学时期

到了 20 世纪中期,随着电子显微镜技术、组织培养方法、超速离心技术、分子生物学技术的发展和各种免疫标记、基因探针新技术的建立和改进,医学微生物学研究得到了迅速的发展。类病毒(viroid)、拟病毒(virusoid)等逐渐被认识,并发现了许多新的病原微生物,如军团菌、幽门螺杆菌、人类免疫缺陷病毒、肝炎病毒、汉坦病毒等。目前,多种细菌、病毒的基因测序已完成;应用基因工程技术、人工构建乙型肝炎病毒表面抗原疫苗已应用于临床;分子生物学技术探讨微生物结构和功能的应用对微生物的生物学特性及其活动规律有了更深的认识。

科学技术的不断发展助推医学微生物学领域已取得巨大成绩,但距离控制和消灭传染病的目标还有很大差距。目前,由病原生物引起的多种传染病仍严重威胁人类的健康。近年不断出现新的病原体,原有的病原体因变异、耐药等重新流行,因此人类与病原生物的斗争还需长期不懈努力。21 世纪将是生命科学飞速发展的时期,科学技术的进步为医学微生物学发展提供了极为有利的条件,医学微生物学将在预防、控制乃至消灭传染病,保障人类健康方面做出应有的贡献。

目标检测

一、单项选择题

1. 下列属于真核细胞型微生物的是(　　　)

A. 真菌　　　　B. 衣原体　　　　C. 支原体　　　　D. 立克次体　　　　E. 细菌

2. 首先观察到微生物的是(　　　)

A. 琴纳　　　　B. 伊凡诺夫斯基　　C. 列文虎克　　　　D. 李斯特　　　　E. 巴斯德

3. 证明有机物发酵和腐败是由微生物引起的是(　　　)

A. 琴纳　　　　B. 伊凡诺夫斯基　　C. 列文虎克　　　　D. 李斯特　　　　E. 巴斯德

二、简答题

微生物可分为几种类型? 各有何特点?

(石学魁)

第十章 细菌的形态与结构

学习目标

【掌握】细菌的大小、基本形态和基本结构。

【熟悉】G^+菌与G^-菌细胞壁的主要区别及其医学意义,细菌的特殊结构。

【了解】细菌基本结构的组成、意义,革兰染色法及其意义。

细菌(bacterium)是一类单细胞原核细胞型微生物。它们形体微小,结构简单,具有细胞壁和原始核质,无核仁和核膜,除核糖体外无其他细胞器。在适宜的条件下有相对稳定的形态与结构。一般将细菌染色后用光学显微镜观察,可识别各种细菌的形态特点,而其内部的超微结构需用电子显微镜才能看到。

了解细菌的形态和结构对研究细菌的生理活动、致病性和免疫性,以及鉴别细菌、诊断疾病和防治细菌性感染等均有重要的理论和实际意义。

第一节 细菌的大小与形态

一、细菌的大小

观察细菌最常用的仪器是光学显微镜,其大小可以用测微尺在显微镜下进行测量,一般以微米(μm)为单位。不同种类的细菌大小不一,多数球菌的直径为 1μm 左右,中等大小杆菌的长约为 $2.0\sim5.0\mu$m,宽约为 $0.3\sim0.5\mu$m。同一种细菌也因菌龄和环境因素的影响而有差异。

二、细菌的形态

细菌按其外形,分为球菌、杆菌和螺形菌三大类(图 10-1)。

(一)球菌

球菌(coccus)外观呈圆球形或近似球形,多数直径在 1μm 左右。依据分裂平面不同和菌体之间的排列方式可分葡萄球菌、双球菌和链球菌等。

1. 双球菌

双球菌(diplococcus)在一个平面上分裂成两个菌体且成对排列,如脑膜炎奈瑟菌。

2. 链球菌

链球菌(streptococcus)在一个平面上分裂成多个菌体且粘连成链状,如乙型溶血性链

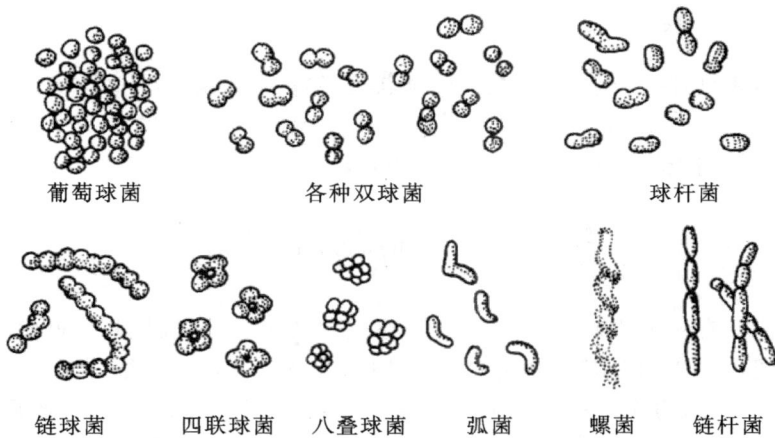

葡萄球菌　　　　各种双球菌　　　　球杆菌

链球菌　　四联球菌　　八叠球菌　　弧菌　　螺菌　　链杆菌

图 10-1　细菌的基本形态

球菌。

3. 葡萄球菌

葡萄球菌(staphylococcus)在多个平面上分裂,分裂后菌体无规则地粘连在一起似葡萄状,如金黄色葡萄球菌。

4. 四联球菌

四联球菌(tetrads)在两个互相垂直的平面上分裂,四个菌体黏附在一起呈正方形,如四联加夫基菌。

5. 八叠球菌

八叠球菌(sarcina)在三个互相垂直的平面上分裂,八个菌体黏附成包裹状立方体,如藤黄八叠球菌。

(二)杆菌

各种杆菌(bacillus)的大小、长短、粗细很不一致。大杆菌如炭疽芽胞杆菌长 $3\sim10\mu m$,宽 $1.0\sim1.5\mu m$;中杆菌如大肠埃希菌长 $2\sim3\mu m$,宽 $0.5\sim0.7\mu m$;小杆菌如布鲁菌长 $0.6\sim1.5\mu m$,宽 $0.5\sim0.7\mu m$。杆菌形态多数呈直杆状,散在分布,两端钝圆。

根据形态差异主要分为链杆菌、棒状杆菌、分枝杆菌、球杆菌。

1. 链杆菌

链杆菌呈链状排列,如炭疽芽胞杆菌。

2. 棒状杆菌

棒状杆菌末端膨大呈棒状,如白喉棒状杆菌。

3. 分枝杆菌

分枝杆菌常呈分枝生长趋势,如结核分枝杆菌。

4. 球杆菌

球杆菌菌体短小,近似椭圆形,如百日咳鲍特菌。

(三)螺形菌

螺形菌(spiral bacterium)菌体弯曲,有的菌体长 $2\sim3\mu m$,根据弯曲程度可分为弧菌和螺菌。

1. 弧菌

弧菌(vibrio)体只有一个弯曲,呈弧状或逗点状,如霍乱弧菌。

2. 螺菌

螺菌(spirillum)菌体有数个弯曲,如鼠咬热螺菌。

第二节 细菌的结构

细菌虽小,仍具有一定的细胞结构和功能,对细菌的生存、致病性和免疫性等均有一定作用。按其结构(图 10-2)分为基本结构和特殊结构,习惯上又把一个细菌生存不可缺少的,或一般细菌通常具有的结构称为基本结构,基本结构包括:细胞壁、细胞膜、细胞质和核质等;而把某些细菌在一定条件下所形成的特有结构称为特殊结构,特殊结构包括荚膜、鞭毛、菌毛、芽胞等。

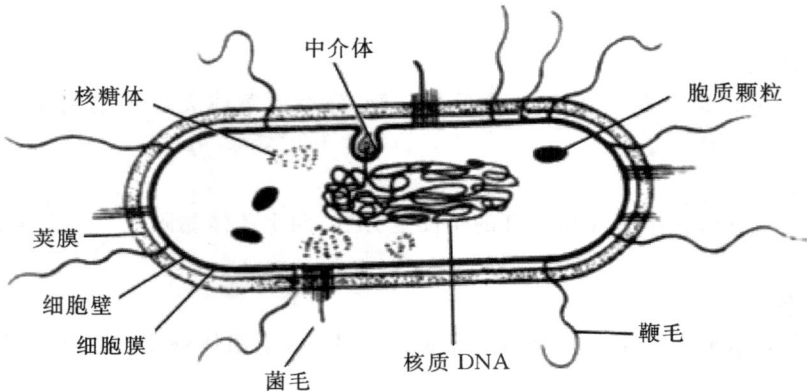

图 10-2 细菌的结构

一、细菌的基本结构

细菌的基本结构,从外到内依次为细胞壁、细胞膜、细胞质和核质等。

(一)细胞壁

细胞壁位于细菌细胞最外层,是一层较厚、无色透明、坚韧而富有弹性、质量均匀的网状结构,平均厚度为 12～30nm,组成较复杂,可承受细胞内强大的渗透压而不被破坏。

1. 组成

细胞壁的主要成分为肽聚糖(peptidoglycan),又称黏肽(mucopeptide)。细胞壁的机械强度有赖于肽聚糖的存在。肽聚糖是由 N-乙酰葡萄糖胺(G)和 N-乙酰胞壁酸(M)经 β-1,4-糖苷键连接形成的多糖骨架。在 N-乙酰胞壁酸分子上连接四肽侧链,肽链之间再由肽桥或肽链联系起来,组成一个机械性很强的网状结构。四肽侧链的组成及其连接方式随菌种而异。根据革兰染色将细菌分为两大类:革兰阳性(G^+)菌和革兰阴性(G^-)菌,不同细菌细胞壁的组成不同。

　　(1)革兰阳性菌　G$^+$菌细胞壁结构见图10-3。肽聚糖由聚糖骨架、四肽侧链、五肽交联桥构成(三维立体结构)。聚糖骨架是由 N-乙酰葡萄糖胺和 N-乙酰胞壁酸(M)经 β-1,4-糖苷键连接而成,在 N-乙酰胞壁酸分子上连接四肽侧链,四肽侧链再由五肽交联桥连接。革兰阳性菌细胞壁肽聚糖经这样的三级链接,构成了交叉的、机械强度相当大的空间框架结构,交联率为75%,坚固而致密。这种三维立体结构的肽聚糖在革兰阳性菌中高达50层,为其细胞壁主要成分。

　　磷壁酸为革兰阳性菌特有成分,按结合部位不同分为壁磷壁酸和膜磷壁酸,壁磷壁酸一端结合在细胞壁的肽聚糖层上,另一端游离于细胞外;膜磷壁酸一端结合在细胞膜上,另一端游离。磷壁酸抗原性很强,是革兰阳性菌的重要表面抗原;在调节离子通过黏肽层中起作用;也可能与某些酶的活性有关;某些细菌的磷壁酸能黏附在人类细胞表面,其作用类似菌毛,可能与致病性有关。

　　此外,某些革兰阳性菌细胞壁表面还有一些特殊的表面蛋白,如 A 蛋白等,都与致病性有关。

　　溶菌酶能切断 β-1,4-糖苷键,引起细菌裂解。青霉素能干扰四肽侧链和五肽交联桥的连接,使细菌不能合成完整的细胞壁,而导致细菌死亡。

G$^+$菌细胞壁结构:磷壁酸＋肽聚糖 $\left\{\begin{array}{l}\text{聚糖骨架:G＋M}\\\text{四肽侧链}\\\text{五肽交联桥}\end{array}\right.$

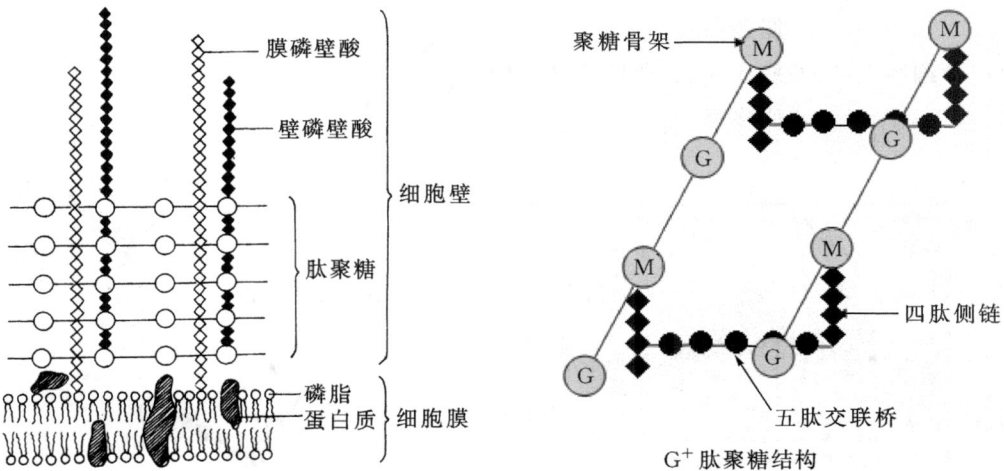

图10-3　G$^+$菌细胞壁结构

　　(2)革兰阴性菌　G$^-$菌细胞壁结构见图10-4。结构较复杂,由肽聚糖和外膜组成,外膜是革兰阴性菌特有成分。①肽聚糖:革兰阴性菌含有1～2层由聚糖骨架和四肽侧链构成的肽聚糖链,如大肠埃希菌的聚糖骨架组成同其他细菌,但四肽侧链中,第三位氨基酸是二氨基庚二酸(DAP),DAP 直接与相邻四肽侧链第四位的 D-丙氨酸相连,没有五肽交联桥连接,因而只形成二维单层平面较疏松的结构;②外膜是 G$^-$菌特有成分,位于肽聚糖外侧,由内向外由脂蛋白、脂质双层和脂多糖三部分组成。

脂蛋白(lipoprotein)一端以蛋白质部分共价键连接于肽聚糖的四肽侧链上,另一端以脂质部分经共价键连接于外膜的磷酸上。其功能是稳定外膜并将之固定于肽聚糖层。

脂质双层是革兰阴性菌细胞壁的主要结构,除了转运营养物质外,还有屏障作用,能阻止多种物质透过,抵抗许多化学药物的作用,所以革兰阴性菌对溶菌酶、青霉素等比革兰阳性菌具有较大的抵抗力。一些化学物质如乙二胺四乙酸(EDTA)与2‰十二烷基硫酸钠(SDS)或45%酚水溶液可以将外膜除去,而留下坚韧的肽聚糖层。此外,外膜蛋白质还可作为某些噬菌体和性菌毛的受体。

脂多糖(lipopolysaccharide,LPS)由脂质双层向细胞外伸出,包括类脂 A、核心多糖、特异性多糖三个组成部分,习惯上将脂多糖称为细菌内毒素。

◎类脂 A:为一种糖磷脂,是由焦磷酸键联结的氨基葡萄糖聚二糖链,其上结合有各种长链脂肪酸。它是脂多糖的毒性部分及主要成分,为革兰阴性菌的致病物质。无种属特异性,各种革兰阴性菌内毒素引起的毒性作用大致相同。

◎核心多糖:位于类脂 A 的外层,由己糖、庚糖、2-酮基-3-脱氧辛酸(KDO)、磷酸乙醇胺等组成。经 KDO 与类脂 A 共价联结。核心多糖具有属特异性,同一属细菌的核心多糖相同。

◎特异性多糖:在脂多糖的最外层,是由数个至数十个低聚糖(3~5 单糖)重复单位所构成的多糖链。革兰阴性菌的菌体抗原(O 抗原)就是特异多糖。各种不同的革兰阴性菌的特异性多糖种类及排列顺序各不相同,从而决定了细菌种或型的特异性。

$$
G^-菌细胞壁结构:
\begin{cases}
脂蛋白 \\
脂质双层 \\
脂多糖
\end{cases}
外膜+肽聚糖
\begin{cases}
聚糖骨架:G+M \\
四肽侧链
\end{cases}
$$

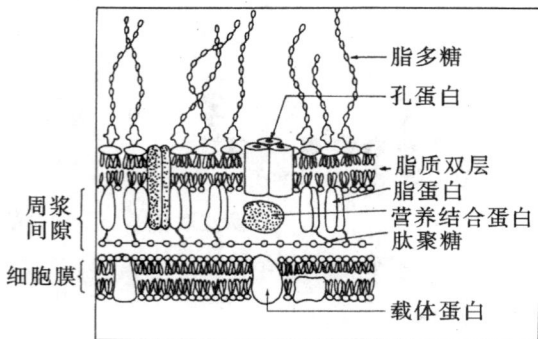
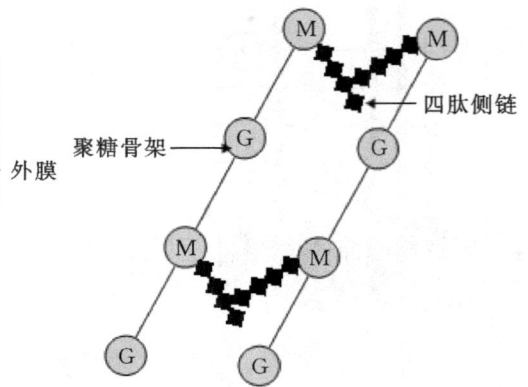

图 10-4 G⁻菌细胞壁结构

革兰阳性菌和革兰阴性菌的细胞壁结构显著不同(表 10-1),导致这两类细菌在染色性、抗原性、毒性、对某些药物的敏感性等方面具有很大差异。

表 10-1　革兰阳性菌与革兰阴性菌细胞壁结构比较

细胞壁	革兰阳性菌	革兰阴性菌
强度	较坚韧	较疏松
厚度	20～80nm	10～15nm
肽聚糖层数	可多达50层	1～2层
肽聚糖含量	多,占细胞壁干重50%～80%	少,占细胞壁干重5%～20%
磷壁酸	＋	－
脂质双层	－	＋
脂蛋白	－	＋
脂多糖	－	＋
结构	三维空间(立体结构)	二维空间(平面结构)

2. 细胞壁的功能

(1)维持菌体固有的形态。细菌一旦失去细胞壁,就变得多形。

(2)保护细菌抵抗低渗环境。

(3)参与菌体内外的物质交换。与细胞膜一起参与物质交换,细胞壁上有很多小孔,容许小分子物质通过。

(4)决定菌体的免疫原性。菌体表面带有多种抗原分子,可诱发机体的免疫应答。

(5)某些成分与细菌的致病性有关。

📖 **知识链接**

L型细菌(细胞壁缺陷型细菌)

在某种情况下细胞壁肽聚糖结构可遭破坏,或当其合成受到抑制时,革兰阳性菌细胞壁几乎完全缺失,原生质仅被一层胞膜包绕,一般呈球形,称原生质体。革兰阴性菌经溶菌酶处理后,因其细胞壁中肽聚糖含量较少,且可保留某些或全部的外膜保护,内部渗透压又比革兰阳性菌低,故形成一种对低渗环境具有一定抵抗力的圆球体,或称原生质球。

原生质体与原生质球都是细胞壁缺陷的细菌,通常将能有效生长和增殖的细胞壁缺陷型细菌称为细菌L型。因是在法国Lister研究院最早发现这种细胞壁缺陷细菌,故取Lister的第一字母L命名。

细胞壁的肽聚糖结构受到理化或生物因素的直接破坏或合成被抑制,受损后在高渗环境下仍可存活的细菌。某些L型仍有一定的致病力,通常引起慢性感染。细菌L型呈高度多形性,大小不一。着色不匀,无论其原为革兰阳性菌或阴性菌,形成L型大多染成革兰阴性菌颜色。细菌L型生长缓慢,营养要求高,对渗透压敏感,普通营养基上不能生长,培养时必须用高渗的含血清的培养基。

(二)细胞膜

细胞膜或称胞膜,位于细胞壁内侧,紧包细胞质的具有弹性的半渗透性脂质双层生物膜。

主要由磷脂和蛋白质构成,但与真核细胞膜的区别是不含胆固醇。细胞膜有选择性通透作用,与细胞壁共同完成菌体内外的物质交换。膜上有多种呼吸酶,参与细胞的呼吸过程。膜上还有多种合成酶,参与生物合成过程。细菌细胞膜可以形成特有的结构,如中介体等。

1. 中介体

用电子显微镜观察,可以看到细胞膜向胞浆凹陷折叠成囊状物,称为中介体。中介体与细胞的分裂、呼吸、胞壁合成和芽胞形成有关。中介体位置常在菌体的侧面或靠近中央横隔处。横隔中介体与核质相连,当细菌分裂时横隔中介体也一分为二,各自带一套核质进入子代细胞;中介体扩大了细胞膜的表面积,相应地增加呼吸酶的含量,可为细菌提供大量能量,有拟线粒体(chondroid)之称,中介体多见于革兰阳性菌。

2. 胞质间间隙

在革兰阴性菌的细胞膜与细胞壁之间有一空间,称为胞质间间隙(periplasmic space)。此处聚集了若干种胞外酶,主要是水解酶,与营养物质的分解、吸收和运转有关。能破坏某些抗生素的酶(如青霉素酶)亦集中在此间隙内。

(三)细胞质

细胞膜包裹的溶胶状物质,基本成分是水、蛋白质、脂类、核酸及少量无机盐。其中含有许多重要结构。

1. 核糖体

核糖体(ribosome)是细菌合成蛋白质的场所,游离存在于胞质中,是抗生素作用的部位。

2. 质粒

质粒(plasmid)是染色体外的遗传物质,存在于细胞质中。为闭合环状的双链 DNA,控制细菌某些特定的遗传特性,与细菌的遗传变异有关。

3. 胞浆颗粒

胞浆颗粒(cytoplasmic granules)大多数为营养贮藏物,较为常见的是贮藏高能磷酸盐的异染颗粒(metachromatic granule),嗜碱性较强,用特殊染色法可以看得更清晰。根据异染颗粒的形态及位置,可以鉴别细菌。常见于白喉棒状杆菌,位于菌体两端,故又称极体(polar body)。

(四)核质

核质又称拟核,是细菌的遗传物质,决定细菌的遗传特征。由单一密闭环状 DNA 分子反复回旋卷曲盘绕组成松散网状结构集中在细胞质的某一区域,多在菌体中部。它与真核细胞的细胞核不同点在于无核膜、核仁和有丝分裂期,故不成形,也无组蛋白包绕。一个菌体内一般含有 1～2 个核质。细菌的染色体是裸露的 DNA,功能与真核细胞的染色体相似——决定细菌各种遗传性状。

二、细菌的特殊结构

细菌的特殊结构不是所有细菌都有,故可作为鉴别细菌的依据之一。

(一)荚膜

细菌荚膜见图 10-5。

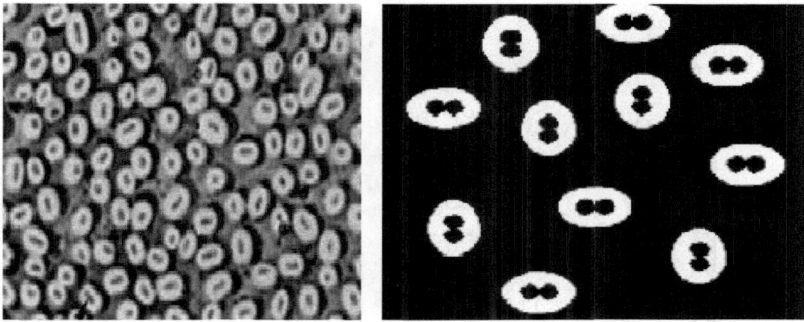

图 10-5　细菌的荚膜

1.特性

有些细菌在一定条件下分泌黏液或胶态物质,在细胞壁外面所形成的一层较厚的稳定的致密保护层。它通常是由多糖类、多肽类或多糖蛋白复合体组成。如果厚度≥$0.2\mu m$,边界明显,普通光学显微镜下可见者称为荚膜(capsule);如果厚度＜$0.2\mu m$,光镜下不能直接看到者称为微荚膜(microcapsule),其功能与荚膜相似,一般由多肽组成。若黏液性物质疏松地附着于细菌细胞表面,边界不明显且易被洗脱者称为黏液层(slime layer)。介于荚膜和黏液层之间的结构称为糖萼,由多糖或糖蛋白组成,是从菌体伸出的疏松纤维网状结构。

细菌一般在机体内和营养丰富的培养基中才能形成荚膜。有荚膜的细菌在固体培养基上形成光滑型(S)或黏液型(M)菌落,失去荚膜后菌落变为粗糙型(R)。荚膜并非细菌生存所必需,如荚膜丢失,细菌仍可存活。

2.荚膜的功能

(1)抗吞噬作用　荚膜具有抵抗宿主吞噬细胞的吞噬和消化作用,因而是细菌的重要毒力因子。如肺炎链球菌,数个有荚膜菌株就可使实验小鼠致死,无荚膜株则高达上亿个细菌才能使小鼠死亡。

(2)黏附作用　荚膜多糖可使细菌彼此之间粘连,也可黏附于组织细胞或无生命物体表面,是引起感染的重要因素。如变异链球菌依靠荚膜将其固定在牙齿表面,利用口腔中的蔗糖产生大量的乳酸,积聚在附着部位,导致牙齿珐琅质的破坏,形成龋齿。荚膜菌株在住院患者的各种导管内黏附定居,是医院内感染发生的重要因素。

(3)抵抗体液中杀菌物质　荚膜处于细菌细胞的最外层,有保护菌体,避免和减少溶菌酶、补体、抗菌抗体、抗菌药物等物质引起的损伤作用。

(二)鞭毛

1.特性

某些细菌在菌体上附有细长并呈波状弯曲的丝状物,少仅 1～2 根,多者达数百根。这些丝状物称为鞭毛(flagellum,图 10-6),是细菌的运动器官。鞭毛长 5～$20\mu m$,直径 12～30nm。鞭毛的长度常超过菌体若干倍。按鞭毛的数目、位置和排列方式不同,可分为四种:①单毛菌,如霍乱弧菌;②双毛菌,如空肠弯曲菌;③丛毛菌,如假单胞菌;④周毛菌,如伤寒沙门菌。

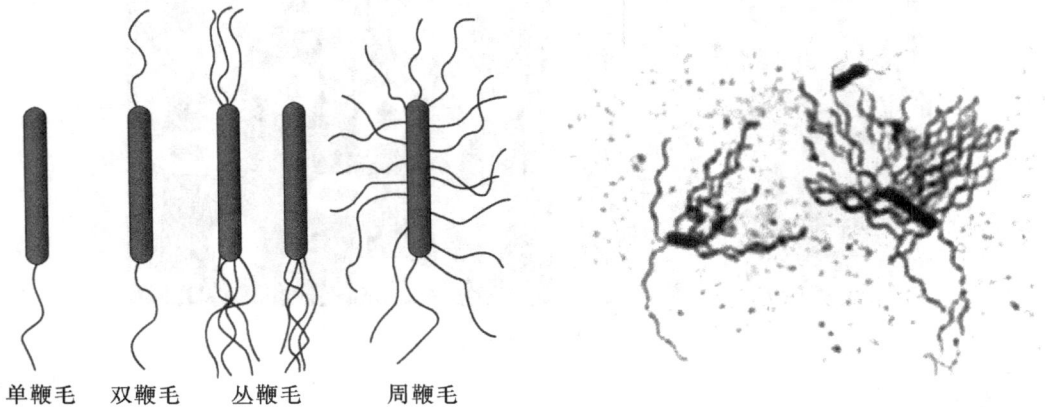

单鞭毛　双鞭毛　丛鞭毛　　周鞭毛

图 10-6　细菌的鞭毛

2. 鞭毛的功能

具有鞭毛的细菌在液体环境中能自由游动,运动迅速,如单鞭毛的霍乱弧菌每秒移动 $55\mu m$。细菌的运动有化学趋向性,常向营养物质处前进,并避开有害物质。鞭毛常存在于杆菌及弧菌中,根据其数量、分布可区别细菌。鞭毛抗原有很强的免疫原性,对某些细菌的鉴定、分型及分类具有重要意义。有些细菌的鞭毛与致病性有关,例如,霍乱弧菌、空肠弯曲菌等通过活泼的鞭毛运动穿透小肠黏膜表面覆盖的黏液层,使菌体黏附于肠黏膜上皮细胞,产生毒性物质导致病变的发生。

(三)菌毛

1. 特性

许多革兰阴性菌和少数革兰阳性菌菌体表面存在着一种比鞭毛更细、更短而直、硬的丝状物,与细菌的运动无关,称为菌毛(pilus,图 10-7)。其化学组成是菌毛蛋白,具有抗原性,其编码基因位于细菌的染色体或质粒上。菌毛与运动无关,在光镜下看不见,使用电镜才能观察到。根据功能不同,菌毛可分为普通菌毛和性菌毛两类。

2. 菌毛的功能

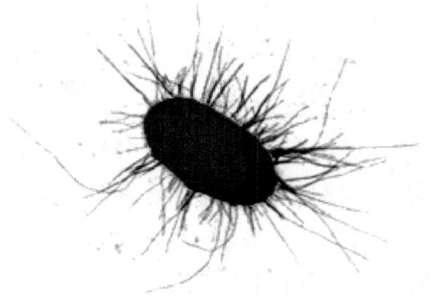

图 10-7　细菌的菌毛

(1)普通菌毛　长 $0.3\sim1.0\mu m$,直径 7nm。具有黏着细胞(红细胞、上皮细胞)和定居于各种细胞表面的能力,它与某些细菌的致病性有关。无菌毛的细菌则易被黏膜细胞的纤毛运动、肠蠕动或尿液冲洗而被排除。失去菌毛致病力亦随之丧失。

(2)性菌毛　有的细菌还有 1~4 根较长的性菌毛,比普通菌毛长而粗,中空呈管状。性菌毛由质粒携带的一种致育因子(fertility factor)的基因编码,故性菌毛又称 F 菌毛。带有性菌毛的细菌称为 F^+ 菌或雄性菌,无性菌毛的细菌称为 F^- 菌或雌性菌。性菌毛能在细菌之间通过接合方式传递质粒,细菌的毒性及耐药性即可通过这种方式传递,这是某些肠道杆菌容易产生耐药性的原因之一,与细菌的变异有关。

（四）芽胞

1. 特性

某些细菌在一定的环境条件下,能在菌体内部形成一个圆形或卵圆形小体,称为芽胞(spore,图 10 - 8),是细菌的休眠形式。芽胞形成后细菌即失去繁殖能力,不能再进行二分裂繁殖,但保持细菌完整的生命活性。产生芽胞的都是革兰阳性菌。芽胞折光性强、壁厚、不易着色,经特殊染色光镜下可见。

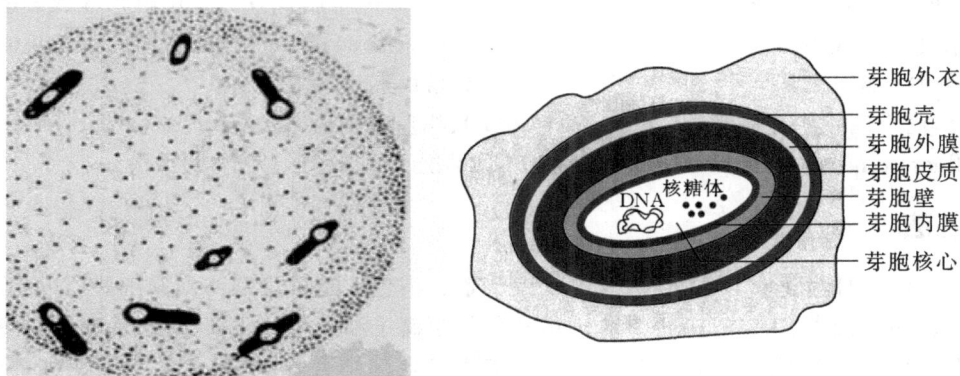

图 10 - 8　细菌的芽胞

2. 意义

芽胞的大小、形状、位置随菌种不同而异,有重要的鉴别价值。例如,炭疽芽胞杆菌的芽胞为卵圆形、比菌体小,位于菌体中央;破伤风梭菌芽胞呈圆形、比菌体大,位于顶端,呈鼓槌状;肉毒梭菌芽胞亦比菌体大,位于次极端。

细菌的芽胞对加热、干燥、辐射、化学消毒剂等理化因素均有强大的抵抗力。一般细菌繁殖体在 80℃水中迅速死亡,而有的芽胞可耐受 100℃煮沸数小时。被炭疽芽胞杆菌污染的牧场,传染性可保持 20～30 年。被芽胞污染的用具、敷料、手术器械等,用一般的方法不易将其杀死,杀灭芽胞最可靠的方法是高压蒸汽灭菌。进行消毒灭菌时,应以芽胞是否被杀死作为判断灭菌效果的指标。芽胞抵抗力强的原因,可能与下列因素有关:①芽胞含水量少(约 40%),蛋白质受热后不易变性;②芽胞具有多层致密的厚膜,理化因素不易渗入;③芽胞核心和皮质层中含有一种特有的化学组分吡啶二羧酸(DPA),与钙生成的盐能提高芽胞中各种酶的热稳定性。

第三节　细菌的形态学检查法

一、显微镜放大法

细菌形体微小,肉眼不能直接看到,必须借助显微镜放大后才能看到。

1. 普通光学显微镜

以可见光(日光或灯光)为光源,波长 0.4～0.7μm,平均约 0.5μm。其分辨率为光波波长的一半,即 0.25μm。0.25μm 的微粒经油镜放大 1000 倍后成 0.25mm 的像,肉眼便能看清。一般细菌都大于 0.25μm,故可用普通光学显微镜予以观察。

2.电子显微镜

电子显微镜是利用电子流代替可见光波,以电磁圈代替放大透镜。电子波长极短,约为0.005nm,其放大倍数可达数十万倍,能分辨1nm的微粒。不仅能看清细菌的外形,内部超微结构也可一览无遗。电子显微镜显示的像,可投射到荧光屏上,也可照相拍摄。当前使用的电子显微镜有两类,即透射电子显微镜(transmission electron microscope,TEM)和扫描电子显微镜(scanning electron microscope,SEM)。SEM的分辨率一般较TEM低,但可清楚地显露观察物体的三维立体图像。配合电子显微镜观察使用的标本制备方法有用磷钨酸或钼酸铵进行负染色、投影法(shadowing)、超薄切片(ultrathin section)、冰冻蚀刻法(freeze etching)等。电子显微镜标本须在真空干燥的状态下检查,故不能观察活的微生物。

此外,尚有暗视野显微镜(darkfield microscope)、相差显微镜(phase contrast microscope)、荧光显微镜(fluorescence microscope)等,适用于观察不同情况下的细菌形态和(或)结构。

二、染色法

细菌菌体小且半透明,经染色后才能观察清楚。染色法是染色剂与细菌细胞质的结合,最常用的染色剂是盐类。其中,碱性染色剂由有色的阳离子和无色的阴离子组成,酸性染色剂则相反。细菌细胞富含核酸,可以与带正电荷的碱性染色剂结合;酸性染色剂不能使细菌着色,而使背景着色形成反差,故称为负染(negative staining)。

染色法有多种,最常用的染色法是革兰染色法(Gram stain)。该法是丹麦细菌学家革兰(Hans Christian Gram)于1884年创建,至今仍在广泛应用。标本固定后,先用碱性染料结晶紫初染,再加碘液媒染,使之生成结晶紫-碘复合物。然后用95%乙醇处理,有些细菌被脱色,有些不能。最后用稀释番红或沙黄复染。此法可将细菌分为两大类:不被乙醇脱色仍保留紫色者为革兰阳性菌,被乙醇脱色后复染成红色者为革兰阴性菌。革兰染色法在鉴别细菌、选择抗菌药物、研究细菌致病性等方面都具有重要的意义。

革兰染色法的原理尚未完全阐明。但与细菌细胞壁结构密切相关,如果在结晶紫-碘复合物染色之后,乙醇脱色之前去除革兰阳性菌的细胞壁,革兰阳性菌细胞就能够被脱色。目前,对革兰阳性菌和革兰阴性菌细胞壁的化学组分已十分清楚,但对革兰阳性菌细胞壁阻止染料被溶出的原因尚不清楚。

细菌染色法中尚有单染色法、抗酸染色法及荚膜、芽胞、鞭毛、细胞壁、核质等特殊染色法。

目标检测

一、单项选择题

1.革兰阳性菌与革兰阴性菌细胞壁化学组成的共同成分是(　　　)

A.磷壁酸　　　　B.肽聚糖　　　　C.外膜　　　　D.脂多糖　　　　E.脂蛋白

2.内毒素的毒性部分是(　　　)

A.核心多糖　　　B.特异性多糖　　C.脂多糖　　　D.脂质A　　　　E.脂蛋白

3.类似线粒体功能的细菌结构是(　　　)

A.细胞膜　　　　B.核糖体　　　　C.中介体　　　D.胞质颗粒　　　E.核质

4.革兰阳性菌细胞壁特有成分是(　　)

A.磷壁酸　　　　B.肽聚糖　　　　C.四肽侧链　　　D.脂多糖　　　E.脂蛋白

5.普通菌毛是细菌的(　　)

A.黏附结构　　　B.接合结构　　　C.转导结构　　　D.融合结构　　E.运动器官

6.细菌特殊结构中,具有抗吞噬作用的是(　　)

A.鞭毛　　　　　B.荚膜　　　　　C.芽胞　　　　　D.菌毛　　　　E.中介体

二、简答题

1.细菌细胞壁的功能有哪些?

2.细菌芽胞具有强大抵抗力的因素有哪些?

（宫汝飞）

第十一章　细菌的生长繁殖与代谢

学习目标

【掌握】细菌生长繁殖的条件、方式、速度,细菌合成代谢产物的种类和意义。

【熟悉】细菌的生长曲线分期及各期特点、细菌分解代谢产物的种类和意义。

【了解】人工培养细菌的方法、常用培养基、生长现象和人工培养细菌的意义。

细菌具有独立的生命活动能力,其生理活动包括摄取和合成营养物质,进行新陈代谢及生长繁殖。细菌的表面积大,代谢旺盛且多样化,繁殖迅速,可产生各种代谢产物。研究细菌的生理活动,了解细菌的生长繁殖条件、生命活动规律及代谢产物,不仅有助于细菌性疾病的诊断、治疗及致病机制的探索,在疫苗的开发和微生物的控制中也起重要作用。

第一节　细菌的理化性状

一、细菌的化学组成

细菌和其他生物细胞的化学组成相似,由水、无机盐、蛋白质、糖类、脂类、核酸等组成。细菌体内还含有一些特有的化学物质,如肽聚糖、胞壁酸、磷壁酸、D 型氨基酸、二氨基庚二酸、吡啶二羧酸,2-酮基-3-脱氧辛酸、脂多糖等。

二、细菌的物理性状

(一)带电现象

细菌的蛋白质和其他生物细胞的蛋白质相似,具有两性电离的性质。革兰阳性菌的等电点为 2～3,革兰阴性菌的等电点为 4～5,在中性或弱碱性环境中,其 pH 高于细菌的等电点,细菌均带负电荷,而革兰阳性菌带负电荷更多。细菌的带电现象与细菌的染色反应、凝集反应、抑菌和杀菌作用有密切关系。

(二)表面积

细菌体积微小,相对表面积较大,有利于同外界进行物质交换,故细菌生长繁殖迅速。

(三)光学性质

细菌细胞为半透明体,当光线照射在菌体上,一部分光被吸收,另一部分光被折射,故细菌悬液呈混浊状态。菌数越多,浊度越大。

（四）半透性与渗透压

细菌的细胞壁和细胞膜都具有半透膜性质，允许水和部分小分子通过，而对其他物质则有选择性通过作用，利于细菌与外界进行物质交换。细菌吸取营养和排出代谢产物，均有赖于这种通透作用。革兰阳性菌体内渗透压高达 $20\sim25$ 个大气压，革兰阴性菌可达 $5\sim6$ 个大气压。细菌具有坚韧的细胞壁，能耐受菌体内的高渗透压，并能保护细菌在低渗透压环境中不致膨胀破裂。

第二节 细菌的营养与生长繁殖

一、细菌的营养

细菌的营养一般包括水、碳源、氮源、无机盐和生长因子等。对细菌进行人工培养，必须为其提供生长繁殖所需要的各种营养物质。

（一）水

细菌所需要的营养物质必须先溶于水，营养物质的吸收与代谢产物的排出都必须有水的参与。

（二）碳源

各种碳的无机物或者有机物都能被细菌吸收和利用，合成菌体成分或者作为能量的主要来源。

（三）氮源

氮源的主要作用是作为合成菌体成分的原料，细菌对氮源的需求仅次于碳源。病原菌主要从氨基酸、蛋白胨等有机氮化物中获得氮，少数病原菌如克雷伯菌亦可以利用硝酸盐甚至氮气，但利用率低。

（四）无机盐

细菌需要各种无机盐以提供生长所需的各种元素，分为常用元素和微量元素。需要浓度在 $10^{-4}\sim10^{-3}$ mol/L 的元素为常用元素，如磷、硫、钾、钠、镁、钙、铁等；需要浓度在 $10^{-8}\sim10^{-6}$ mol/L 的元素为微量元素，如钴、锌、锰、铜、钼等。一些微量元素并非所有细菌都需要，不同细菌只需其中的一种或几种。无机盐有以下功能：①构成有机化合物，成为菌体的成分；②作为酶的组成成分，维持酶活性；③参与能量的储存与转运；④调节菌体内外的渗透压；⑤某些元素与细菌的生长繁殖及致病作用密切相关，如结核分枝杆菌的有毒株和无毒株的一个重要区别就是前者含有一种称为分枝菌素的载铁蛋白。

（五）生长因子

许多细菌的生长还需要一些自身不能合成的生长因子，包括维生素、某些氨基酸、嘌呤、嘧啶等。少数细菌还需要特殊的生长因子，如流感嗜血杆菌生长需要 X、V 两种因子，X 因子是高铁血红素，V 因子是辅酶 I 或辅酶 II，两者为细菌呼吸所必需。

二、细菌的生长繁殖

(一)细菌生长繁殖的条件

1.充足的营养条件

充足的营养可以为细菌的新陈代谢及生长繁殖提供必要的原料和充足的能量。

2.合适的酸碱度

每种细菌都有一个可生长的 pH 范围和最适生长 pH。绝大多数病原菌和放线菌生长繁殖最适宜的 pH 为中性或弱碱性(pH 7.2～7.6)。个别细菌如霍乱弧菌在 pH 为 8.4～9.2 时生长最好,而结核分枝杆菌生长最适的 pH 为 6.5～6.8。

3.适宜的温度

各类细菌生长对温度的要求不一,可将细菌分为嗜冷菌、嗜热菌和嗜温菌。大多数病原菌为嗜温菌,最适宜生长的温度为人体体温,即 37℃。

4.必要的气体环境

与细菌生长有关的气体有 O_2 和 CO_2。因细菌酶系统的差异表现出对 O_2 的不同要求,据此可将细菌分为四类。

(1)专性需氧菌 具有完善的呼吸酶系统,需要分子氧作为受氢体来完成需氧呼吸,仅在有氧的环境下生长,如结核分枝杆菌、铜绿假单胞菌。

(2)微需氧菌 在低氧压(5%～6%)生长最好,氧浓度大于 10% 对其有抑制作用,如空肠弯曲菌、幽门螺杆菌。

(3)兼性厌氧菌 兼有需氧呼吸和无氧发酵两种功能,在无氧和有氧环境中均可生长,但有氧时生长较好,大多数病原菌属此类。

(4)专性厌氧菌 缺乏完善的呼吸酶系统,只能在低氧分压或无氧环境中进行发酵,如破伤风梭菌。

另外,CO_2 对细菌的生长也很重要。有些细菌如脑膜炎奈瑟菌和布鲁菌,在初次培养时需要供给 5%～10% 的 CO_2 才能生长良好。

(二)细菌生长繁殖的规律

1.细菌个体的生长繁殖

细菌一般以简单的二分裂方式进行无性繁殖。细菌在生长条件适宜的情况下繁殖迅速。细菌繁殖一代所需要的时间称代时,一般细菌繁殖的代时为 20～30min。但由于营养物质的消耗和代谢产物的积累,细菌在一定量培养基中生长,只能短时间保持很快的繁殖速度。少数细菌代时较长,如结核分枝杆菌的代时为 18～20h。

2.细菌群体的生长繁殖

细菌群体的繁殖过程遵循一定的规律。在适宜的生长条件下将一定量的细菌接种于液体培养基中,单位时间内检测细菌的数目并制图,可以发现其中的规律性。以细菌培养的时间为横坐标,培养物中活菌数的对数为纵坐标,所绘制出的曲线称细菌的生长曲线(图 11-1)。

根据生长曲线,细菌的群体生长繁殖可分为四个时期。

(1)迟缓期 细菌进入新环境后的适应阶段。该期菌体增大,代谢活跃,为细菌的分裂、繁殖及合成准备充足的酶、辅酶和中间代谢产物,但是分裂迟缓,繁殖极少。各细菌迟缓期长短

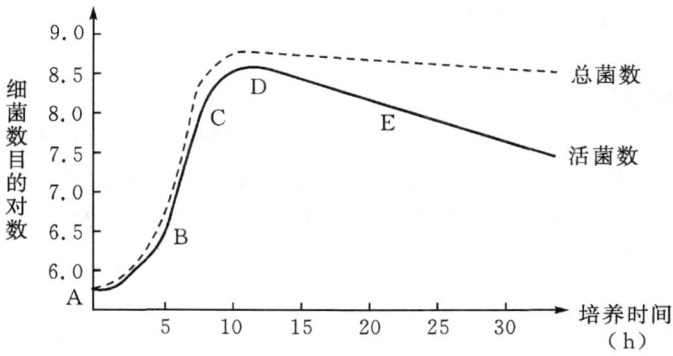

A～B迟缓期 B～C对数期 C～D稳定期 D～E衰亡期

图 11-1 大肠埃希菌的生长曲线

不一,一般为1～4h。

(2)对数期 又称指数期,一般细菌对数期在培养后的8～18h。细菌在该期生长繁殖迅速,活菌数以恒定的几何级数增长,生长曲线图上显示细菌数目的对数呈直线上升,达到顶峰状态。此期细菌的形态、染色性和各种生理活性都比较典型,对外界环境的作用因素也比较敏感。因此,研究细菌的生物学性状应该取此期的细菌。

(3)稳定期 由于培养基中营养物质的消耗和有害物质的积聚,该期细菌繁殖速度减慢,死亡细菌逐渐增加,这样,总的细菌数目减少,而活菌数保持平衡。此时细菌的形态、染色性及生理活性常有所改变。一般细菌的芽胞、外毒素、抗生素等代谢产物都在此期产生。

(4)衰亡期 稳定期后细菌繁殖越来越慢,死亡数越来越多,并超过活菌数。该期细菌形态显著改变,出现衰退型或者菌体自溶,难以辨认,代谢活动趋于停滞,因此,陈旧培养的细菌不能作为诊断参考。

细菌的生长曲线只有在体外人工培养的时候可以观察到。在自然界或人类、动物体内繁殖时,受多种环境因素和机体免疫因素的影响,不会出现在培养基中那样典型的生长曲线。掌握细菌的生长繁殖规律,可以人为地改变培养条件,调整细菌的生长繁殖阶段,获得所需要的细菌生长繁殖情况,更好地研究和利用各种细菌。

第三节 细菌的新陈代谢产物

细菌的新陈代谢是指细菌的分解代谢和合成代谢的总和。其显著特点是代谢旺盛和代谢类型的多样化。细菌的代谢过程以胞外酶水解外环境中的大分子营养物质开始,产生亚单位分子,然后经过主动或被动转运机制进入胞内,这些亚单位分子在一系列酶的催化作用下,经过一种或多种途径转变为共同通用的中间产物丙酮酸,再从丙酮酸进一步分解产生能量或合成新的碳水化合物、氨基酸、脂类和核酸。在上述过程中,底物分解转化为能量的过程称为分解代谢;所产生的能量用于细胞组分的合成称为合成代谢。伴随着代谢过程,还会产生许多在医学上有重要意义的代谢产物。

一、分解性代谢产物和细菌的生化反应

(一)糖代谢产物及其意义

细菌分解糖类,可产生各种酸、醇类、酮类及气体。不同细菌分解糖类的能力不同,产生的代谢产物也各不相同,依此可以鉴别细菌。如大肠埃希菌能分解乳糖产酸产气,而伤寒沙门菌、志贺菌则不分解乳糖;肖氏沙门菌能分解葡萄糖产酸产气,而志贺菌分解葡萄糖只产酸不产气。因此,检测糖代谢产物可以鉴别细菌,这种鉴别细菌的方法称为糖发酵试验。

(二)蛋白质代谢产物及其意义

不同细菌分解蛋白质和氨基酸的能力不同,借此也可以鉴别细菌。如大肠埃希菌能产生色氨酸酶,可以分解色氨酸产生靛基质(吲哚),为靛基质试验阳性;肖氏沙门菌能分解含硫氨基酸产生硫化氢,如胱氨酸、半胱氨酸,为硫化氢试验阳性。

上述通过检测细菌不同的分解代谢产物,以鉴别细菌的生物化学方法,统称为细菌的生化反应。

二、合成代谢产物及其在医学上的意义

(一)热原质

热原质(pyrogen)微量注入人或动物体即可引起机体发热反应的多糖类物质,其主要成分是细菌细胞壁上的脂多糖。热原质耐热,不被高压蒸汽灭菌(121℃ 20min)所破坏,需用250℃ 30min 高温处理才能被破坏。注射液、生物制品、抗生素等液体制剂需经吸附或过滤方法去除热原质,而配制这些制品的用水必须采用蒸馏水,玻璃器皿则要求干烤灭菌。因此,在制备和使用注射药品过程中,要严格进行无菌操作,防止细菌热原质污染。

(二)毒素和侵袭性酶

毒素是病原菌在代谢过程中合成的对宿主细胞具有损伤作用或干扰其生理功能的毒性成分,有内毒素和外毒素两种(详见第十四章)。侵袭性酶是病原菌合成分泌的能损伤机体组织、协助细菌侵袭和扩散的物质,也是细菌重要的致病物质。例如,金黄色葡萄球菌分泌的血浆凝固酶、A 群链球菌产生的透明质酸酶等。

(三)色素

某些细菌在营养丰富、氧气充足等条件下合成的有色物质,如金黄色葡萄球菌合成的脂溶性金黄色色素、铜绿假单胞菌产生的水溶性蓝绿色色素等。细菌色素不能进行光合作用,其功能尚不清楚。

(四)抗生素

某些微生物在代谢过程中产生的能抑制或杀灭某些其他微生物或肿瘤细胞的物质,称为抗生素,如真菌产生的链霉素、青霉素,细菌产生的多黏菌素、杆菌肽等。

(五)细菌素

某些菌株产生的一类只对近缘细菌有抗菌作用的蛋白质。因其作用范围狭窄,故主要用于有关细菌的分型和流行病学追踪调查。

（六）维生素

有些细菌如寄居于人体肠道中的大肠埃希菌能合成 B 族维生素和维生素 K，除供给菌体自身需要外，还能分泌到菌体外，供人体吸收利用。

第四节　细菌的人工培养

了解细菌的生理需要，掌握细菌的生长繁殖规律，可用人工方法提供其所需要的条件来进行体外培养。细菌的人工培养在科学研究、工农业、医药等领域都有重要的意义。

一、培养基及其分类

培养基（culture medium）是人工配制的专供微生物生长繁殖使用的混合营养物制品。培养基制成后必须经过灭菌处理。根据培养基用途不同将其分为五类。

（一）基础培养基

含有多种微生物生长繁殖所需要的基本营养成分，能满足一般微生物生长的营养需要，如牛肉膏蛋白胨培养基、营养肉汤、营养琼脂蛋白胨水等。

（二）营养培养基

在基础培养基中加入葡萄糖、血液、血清、酵母浸膏、某些生长因子等营养物质，供营养要求较高的微生物生长，如血平板等。

（三）选择培养基

在培养基中加入某种化学物质，可选择性地使目的菌生长，而抑制其他杂菌生长，如培养肠道致病菌的 SS 培养基。

（四）鉴别培养基

用于培养和区分不同细菌种类的培养基称为鉴别培养基。利用各种细菌分解糖类和蛋白质的能力及其代谢产物的不同，在培养基中加入特定作用的底物和指示剂，观察细菌的生长情况，从而鉴别不同细菌。如常用的糖发酵管、双糖铁培养基等。也有一些培养基将选择和鉴别功能结合在一起，在选择的同时，起一定的鉴别作用，如 SS 平板中所加的底物乳糖和指示剂中性红就起到鉴别作用。

（五）厌氧培养基

在培养基中加入含有不饱和脂肪酸的肉块或者硫乙醇酸盐、半胱氨酸等还原剂，或在厌氧环境中培养，专供培养专性厌氧菌用，如庖肉培养基等。

此外，培养基根据物理性状不同，分为液体、固体和半固体培养基三类。在液体培养基中加入 2‰～3‰和 0.3‰～0.5‰的琼脂即制成固体和半固体培养基。

二、细菌在培养基中的生长现象

（一）在液体培养基中的生长现象

在液体培养基中，细菌生长繁殖后可出现均匀混浊生长，多为兼性厌氧菌所形成，如葡萄球菌、大肠埃希菌等;少数链状排列的细菌呈沉淀生长,如链球菌、炭疽芽胞杆菌等;结核分枝杆菌、枯草芽胞杆菌等专性需氧菌在液体表面生长,常形成菌膜。

(二)在固体培养基上的生长现象

将标本或者培养物划线接种在固体培养基表面,因划线的分散作用,使原来混杂在一起的细菌在固体培养基表面分散开生长,称为细菌的分离培养。一般经过 $18\sim24h$ 后,单个细菌在固体培养基表面生长形成肉眼可见的细菌集团称菌落(colony)。一个菌落是由一个细菌繁殖的后代堆积而成,因而单个菌落是一种细菌的纯培养。多个菌落融合成片称为菌苔。不同细菌形成的单个菌落其大小、形状、颜色、边缘、湿润度、表面光滑度及在血琼脂平板上的溶血情况等各不相同,借此可以对细菌进行初步判断。细菌的菌落一般分为三型,即光滑型菌落、粗糙型菌落和黏液型菌落。

(三)在半固体培养基上的生长现象

在半固体培养基中,经培养可见有鞭毛菌沿穿刺线向周围扩散生长;无鞭毛菌只沿穿刺线生长,而培养基周围清澈透明。此试验也称为细菌动力试验,用来检查细菌是否有鞭毛。

三、人工培养细菌的意义

细菌的人工培养在工农业生产及基因工程中有着广泛的生物学意义,这里着重介绍在医学中的应用。

(一)传染性疾病的诊断
临床上培养细菌的目的主要是对患者做出准确的病原学诊断。

(二)指导临床用药
临床上通过细菌培养结合药敏试验来选择敏感的抗生素,以指导临床正确选药,预防耐药菌株的产生。

(三)制备生物制品
可以应用人工方法培养纯种细菌制备诊断菌液、制备各种菌苗、类毒素等,用于传染病的诊断和预防。

第五节　细菌的分类和命名

一、细菌的分类原则

细菌的分类原则上分为传统分类和种系分类两种。前者以细菌的生物学性状为依据,因对分类性状的选择与重视程度带有一定的主观性,故又称为人为分类;后者以细菌的发育进化关系为基础,故又称为自然分类。具体的分类方法包括以下几种。

(一)表型分类
以细菌的形态和生理特征为依据的分类方法,即选择一些较为稳定的生物学性状,如细菌的形态与结构、染色性、培养特性、生化反应、抗原性等作为分类的标记,它奠定了传统分类的基础。20 世纪 60 年代开始借助计算机将拟分类的细菌按照其性状的相似程度进行归类(一般种的相似程度＞80％),以此划分种和属,称为数值分类。

(二)化学分析分类

应用电泳、色谱、质谱等方法,对菌体组分、代谢产物组成与图谱等特征进行分析,例如,细胞壁脂肪酸分析、全细胞脂类和蛋白质分析、多点酶电泳等,为揭示细菌表型差异提供了有力的手段。

(三)基因型分类

分析细菌的遗传物质,揭示细菌的进化信息,是最精确的分类方法。包括 DNA 碱基组成(G＋C mol％)、核酸分子杂交(DNA－DNA 同源性、DNA－rRNA 同源性)和 16SrRNA 同源性分析,比较细菌大分子(核酸、蛋白质)结构的同源程度等,其中 16SrRNA 更为重要,因其在进化过程中保守、稳定、很少发生变异,是种系分类的重要依据。

细菌分类层次是界、门、纲、目、科、属、种。种(species)是细菌的基本分类单位,生物学性状基本相同的细菌群构成种;性状相同的若干种构成属(genus);同一种的细菌,性状基本相同,但某些方面有差异时,差异明显的称为亚种(subspecies)或变种(variety),差异微小的称为型(type),例如,根据抗原结构的差异分为各血清型,根据对噬菌体和细菌素敏感性的不同可分为噬菌体型和细菌素型等。将不同来源的同种细菌称为该菌的不同菌株(strain)。具有某种细菌典型特征的菌株称为该菌的标准菌株(standard strain)或模式菌株(type strain)。

二、细菌的命名法

细菌的命名采用拉丁文双名法,属名在前,首字母大写,种名在后,全部字母均小写,如 *Mycobacterium tuberculosis*(简写为 *M. tuberculosis*)。中文的命名次序与拉丁文相反,即种名在前,属名在后,如结核分枝杆菌。

目标检测

一、填空题

1. 细菌生长繁殖所需的营养物质包括 _____、_____、_____、_____ 和_____。

2. 色素分为_____和_____两大类。

3. 细菌的个体生长繁殖方式是_____。大多数细菌繁殖一代所需时间为_____。

4. 根据细菌代谢时对氧气的需要与否,可将细菌分为_____、_____、_____和_____。大多数病原菌属_____。

5. 细菌的合成性代谢产物包括 _____、_____、_____、_____、_____ 和_____。

6. 细菌生长繁殖的条件包括以下四个方面:_____、_____、_____和_____。

7. 绝大多数病原菌最适生长温度是_____,最适 pH 值是_____。

8. 抗生素大多数由_____和_____菌产生。

二、单项选择题

1. 下述与致病无关的物质是（　　）

A. 热原质　　　　B. 外毒素　　　　C. 内毒素　　　　D. 侵袭性酶　　　　E. 细菌素

2. 细菌对糖分解能力不同的主要原因是（　　）

A. 氧气存在与否　　B. 酸碱度不同　　C. 糖的种类不同　　D. 酶系统不同　　E. 营养型不同

三、简答题

1. 简述细菌生长繁殖的条件。

2. 细菌根据对氧气需要的不同分为哪几类？

3. 简述细菌在培养基中的生长现象及其意义。

4. 细菌的合成代谢产物及临床意义是什么？

三、名词解释

热原质　　　　菌落　　　　生长曲线

（马新博）

第十二章 消毒灭菌

学习目标

【掌握】消毒灭菌的基本的概念;物理消毒灭菌法;化学消毒剂的使用方法;消毒灭菌的实际应用。

【熟悉】影响消毒灭菌效果的因素;医院感染。

【了解】常用化学消毒剂的种类。

消毒与灭菌是防止病原微生物感染和控制传染病传播的重要措施之一,是切断传播途径的有力手段。消毒与灭菌在卫生防疫工作中也占有重要位置。在医院感染的控制中,医疗用品的有效消毒灭菌,有利于提高医疗质量,防止医院感染,减少患者和医护人员受感染的机会。

第一节 消毒灭菌常用术语

由于病原微生物细胞结构比较简单,其生长繁殖易受外界因素的影响。适宜的环境能促进其生长繁殖,若环境不适宜或剧烈变化,则病原微生物的生长被抑制甚至引起死亡。临床上常采用物理、化学或生物学方法,通过改变外界环境条件,来抑制或杀灭病原微生物,以达到消毒灭菌、控制感染的目的。以下术语常用来表示物理或化学方法对病原微生物的杀灭程度。

1. 消毒

消毒(disinfection)是指杀死物体表面病原微生物的方法。消毒并不一定能杀死含芽胞的细菌或非病原微生物。

2. 灭菌

灭菌(sterilization)是指杀灭物体上所有微生物的方法。灭菌比消毒要求高,包括杀灭细菌芽胞在内的全部病原微生物和非病原微生物。

3. 防腐

防腐(antisepsis)是防止或抑制体外细菌生长繁殖的方法。

4. 无菌

无菌(asepsis)是不存在活菌,多是灭菌的结果。

5. 无菌操作

无菌操作(antiseptic technique)是指防止微生物进入人体或物体的操作技术。

第二节 物理消毒灭菌法

物理消毒灭菌方法有热力灭菌法、紫外线杀菌法、滤过除菌法、低温干燥抑菌法等。

一、热力灭菌法

高温对细菌有明显的致死作用。热力灭菌主要是利用高温使菌体蛋白变性或凝固,酶失去活性,使细菌死亡。但是,更细微的变化已发生于细菌凝固之前。有人认为 DNA 单螺旋的断裂可能是主要的致死因素。细菌蛋白质、核酸等化学结构是由氢键连接的,而氢键是较弱的化学键,当菌体受热时,氢键遭到破坏,蛋白质、核酸、酶等结构也随之被破坏,失去其生物学活性,导致细菌死亡。此外,高温亦可导致细胞膜功能损伤而使小分子物质及降解的核糖体漏出。干热的致死作用与湿热不尽相同,一般属于蛋白变性、氧化作用受损和电解质水平增高的毒力效应。

热力灭菌法是最可靠而普遍应用的灭菌法,包括湿热灭菌和干热灭菌。

(一)干热灭菌法

干热灭菌比湿热灭菌需要更高的温度与较长的时间。

1. 焚烧

焚烧适用于废弃的污染物品、有传染性的人或动物尸体。

2. 烧灼

烧灼适用于接种环、试管口、急用刀剪等的灭菌。

3. 干烤

一般采用电热干烤箱,箱内空气温度达 160～170℃维持 2h,可达灭菌目的。干烤适用于高温下不变质、不损坏、不蒸发的物品,如玻璃器皿、瓷器、石蜡、凡士林等。

(二)湿热灭菌法

在同样的温度下,湿热的杀菌效果比干热好,其原因有:①蛋白质凝固所需的温度与其含水量有关,含水量愈大,发生凝固所需的温度愈低;②湿热灭菌过程中蒸汽放出大量潜热,能迅速提高灭菌物品的温度;③湿热的穿透力比干热大,使深部也能达到灭菌温度。

1. 巴氏消毒法

61.1～62.8℃ 30min 或 71.7℃ 15～30s 可杀死一般无芽胞病原菌,多用于牛奶、酒类的消毒。

2. 煮沸法

水煮沸 100℃ 5min 可杀死细菌繁殖体,杀灭芽胞需煮沸 1～2h。若在水中加入 2% 碳酸氢钠,沸点可达 105℃,有利于杀灭芽胞,且可防止金属器皿生锈,此法常用于消毒食具、刀剪、注射器等。

3. 流通蒸汽消毒法

流通蒸汽消毒法是利用 1 个大气压下 100℃水蒸气进行消毒。用蒸笼或蒸锅经 15～30min 可杀灭细菌繁殖体,常用于含糖、血清等不耐高温培养基等的消毒。若将消毒后的培养基进行细菌培养,然后再用流通蒸汽消毒,重复三次,则可杀灭芽胞达到灭菌目的,称间歇灭菌法。

4. 高压蒸汽灭菌法

高压蒸汽灭菌法是在密闭的高压蒸汽灭菌器内,当压力达到 103.4kPa (1.05kg/cm²),水蒸气的温度可以达到 121.3℃,维持 15～30min,可达灭菌目的。常用于一般培养基、生理盐水、手术器械、敷料、导管及手术衣等耐高温、耐高压物品的灭菌,是杀灭芽胞的最有效的方法。

📖 **知识链接**

预真空式压力蒸汽灭菌

利用机械抽真空的方法，使灭菌器内室形成较理想的负压后通入压力蒸汽再灭菌的过程。预真空式压力蒸汽灭菌技术是在下排汽式灭菌技术基础上发展而来的，灭菌时压力蒸汽渗透均匀，无死角和明显温差，灭菌彻底而且有效，但不宜用于液体和玻璃器皿的灭菌。预真空灭菌器多为卧式，自动化程度较高，同时具有下排汽式灭菌功能和真空干燥功能，在国内大、中型医疗机构使用较多，尤其是三级甲等医院将其作为必备灭菌设备。通常预真空灭菌技术条件为温度 132～136℃、压力 0.2～0.22MPa、作用时间 6～8min。近年来，预真空灭菌技术已由一次性抽真空灭菌发展成脉动真空（多次脉动抽真空）灭菌，有效提高了灭菌质量和缩短灭菌运行时间。

二、辐射杀菌法

（一）日光和紫外线

日光由于其热、干燥和紫外线的作用而具有一定的消毒和灭菌效果。日光杀菌作用的强弱受地区、季节、时间等因素影响，日光越强，照射时间越长，杀菌效果越好。日光中的紫外线通过大气层时因散热和吸收而减弱，而且不能全部透过玻璃，因此，必须直接在阳光下曝晒，才能取得杀菌效力。日光曝晒法常用于书籍、床垫、被褥、毛毯及衣服等的消毒。曝晒时应经常将被晒物翻动，使物品各面都能与日光直接接触，一般在日光下曝晒 4～6h 可达到消毒目的。紫外线在 265～266nm 时杀菌功能最佳。紫外线的杀菌机制是使一条 DNA 链上相邻两个胸腺嘧啶共价结合形成二聚体，干扰 DNA 转录复制，进而影响蛋白质合成，引起微生物的死亡。但紫外线穿透力弱，玻璃、纸张及尘埃均可阻挡紫外线，因此仅应用于物品表面及空气的消毒。另外，紫外线对人体皮肤和眼睛有损伤作用，禁忌在紫外线照射下进行操作。

（二）电离辐射

X 线、γ 射线、高速电子流等也具有杀菌作用。目前多用于一次性医用塑料制品的消毒灭菌。

（三）微波

波长 1～1000mm 的电磁波在有水分情况下依靠其热效应可致微生物死亡而达到消毒目的。常用 2450MHz 和 915MHz 两种频率。微波主要用于食品、非金属器械、食具、药杯等物品消毒。

三、滤过除菌法

滤过除菌法是指用物理阻留的方法除去液体或空气中的细菌。滤过除菌法适用于血清、抗毒素、药液等不耐热物质及空气的消毒。但它不能除去病毒、衣原体、支原体和缺乏细胞壁的 L 型细菌等。常用的滤菌器有蔡氏、玻璃、薄膜滤菌器和高效颗粒空气滤器 4 种。超净工作台及现代医院的手术室等均采用高效颗粒空气滤器，从而保持其内的无菌环境。

四、低温干燥抑菌法

除脑膜炎奈瑟菌和淋病奈瑟菌等少数细菌外,多数细菌耐低温。在低温状态下,这些细菌的代谢减慢,当温度回升到适宜范围又能恢复生长繁殖,故低温常用作保存菌种。低温保存细菌,必须迅速降温,否则可致细菌死亡。冷冻真空干燥法是目前保存菌种的最好方法,一般可保存微生物数年至数十年。多数细菌的繁殖体在空气中干燥时很快死亡,如脑膜炎奈瑟菌、淋病奈瑟菌、霍乱弧菌、梅毒螺旋体等。有些细菌抗干燥力较强,尤其有蛋白质等物质保护时,如溶血性链球菌在尘埃中存活 25d,结核分枝杆菌在干痰中数月不死。芽胞抵抗力更强,如炭疽芽胞杆菌耐干燥 20 余年。干燥法常用于保存食物。浓盐或糖渍食品,可使细菌体内水分逸出,造成生理性干燥,使细菌的生命活动停止。

第三节　化学消毒灭菌法

具有消毒作用的化学制剂称为化学消毒剂。消毒剂只能外用,不可口服,多用于体表、医疗器械、排泄物和环境的消毒。

一、化学消毒剂的作用机制

不同的化学消毒剂作用原理不完全相同,大致归纳为三个方面。

1. 改变细胞膜通透

表面活性剂、酚类及醇类可导致胞浆膜结构紊乱并干扰其正常功能,使小分子代谢物质溢出胞外,影响细胞传递活性和能量代谢,甚至引起细胞破裂。

2. 蛋白质变性或凝固

酸、碱和醇类等有机溶剂可改变蛋白质构型而扰乱多肽链的折叠方式,造成蛋白质变性,如乙醇、大多数重金属盐、氧化剂、醛类、染料和酸碱等。

3. 改变蛋白质与核酸功能

作用于细菌胞内酶的功能基(如—SH 基)而改变或抑制其活性,如某些氧化剂和重金属盐类能与细菌的—SH 基结合并使之失去活性。

二、化学消毒剂的种类、作用机制与用途

常用消毒剂的种类、作用机制和用途(表 12-1)。

表 12-1　常用消毒剂的种类、性质和用途

类别	作用机制	常用消毒剂及浓度	用途
醇类	蛋白质变性并能溶解细菌细胞膜中的脂类	70%～75%乙醇	皮肤、体温计消毒
酚类	破坏细菌细胞膜,菌体蛋白质凝固变性	3%～5%石炭酸	地面、器具表面消毒、皮肤消毒
表面活性剂	损伤细胞膜、灭活氧化酶、蛋白质沉淀	0.05%～0.1%新洁尔灭	手术洗手,皮肤黏膜消毒

类别	作用机制	常用消毒剂及浓度	用途
氧化剂	氧化作用、蛋白质沉淀	0.1%高锰酸钾	皮肤、尿道、水果消毒
		3%过氧化氢	创口、皮肤黏膜消毒
		0.2%～0.3%过氧乙酸	塑料、玻璃器材消毒
		2.0%～2.5%碘伏	皮肤消毒
		0.2～0.5ppm 氯气	饮水消毒
		10%～20%漂白粉	地面、厕所、排泄物消毒
烷化剂	菌体蛋白质、核酸的烷基化	10%甲醛	浸泡,物品表面消毒,空气消毒
		2%戊二醛	精密仪器、内窥镜消毒
重金属盐类	蛋白质变性、沉淀、灭活酶	2%红汞	皮肤黏膜、小创伤消毒
		0.1%硫柳汞	
		1%硝酸银	新生儿滴眼

第四节　影响消毒灭菌效果的因素

一、微生物的种类、数量

微生物的种类不同对消毒剂的抵抗力不同。例如,结核分枝杆菌较其他细菌繁殖体对消毒剂的抵抗力强。同一细菌,芽胞较其繁殖体抵抗力强。因此必须根据消毒对象选择使用不同的消毒剂。

二、消毒剂的性质、浓度和作用时间

理化性质不同的消毒剂,对微生物的作用大小也不同。例如,表面活性剂对革兰阳性菌的杀灭效果比对革兰阴性菌好;甲紫对葡萄球菌的作用较强。同一消毒剂浓度不同,其消毒效果也不同。绝大多数消毒剂在高浓度时杀菌作用大,浓度降低至一定程度时只有抑菌作用。但醇类例外,70%～75%的乙醇和 50%～80%的异丙醇消毒效果最好,其机制是高浓度乙醇,能使菌体表面的蛋白质迅速凝固,反而影响其继续渗入,杀菌效力降低。消毒剂在一定浓度下,对细菌的作用时间越长,消毒效果也越强。

三、温度

消毒剂的杀菌实质就是化学反应,故消毒速度一般随温度的升高而加快,所以温度越高消毒效果越好。但温度的变化对各种消毒剂影响不同。例如,甲醛、戊二醛和环氧乙烷在温度升高 1 倍时,杀菌效果可增加 10 倍,而酚类和酒精受温度影响小。

四、酸碱度

酸碱度的变化从两方面影响杀菌作用。一方面对消毒剂的作用:改变其溶解度和分子结构。另一方面对微生物的生长有影响:在酸性条件下,细菌表面负电荷减少,阴离子型消毒剂杀菌效果好;在碱性条件下,细菌表面负电荷增多,有利于阳离子型消毒剂发挥作用。例如,戊二醛在碱性环境中杀灭微生物效果较好;酚类和次氯酸盐药剂则在酸性条件下杀灭微生物的作用较强。

五、有机物

环境中血液、脓液、痰液、粪便及尿液中的有机物与微生物混在一起,对微生物不仅有保护作用,而且可与消毒剂活性基团结合,影响杀菌效果。因此,临床上用消毒剂消毒皮肤和器械时,必须清洁后再消毒。对痰液、粪便及呕吐物的消毒,应加大消毒剂浓度、用量、延长消毒时间,或选择受有机物影响小的含氯石灰、生石灰等。

第五节 医院感染的控制

医院感染(hospital infection)系指包括医院内各类人群所获得的感染。医院感染主要是指患者在住院期间出现的及出院后不久发生的感染,但不包括患者在入院前已开始的或入院时已处于潜伏期的感染。据 WHO 指出,全世界医院感染率为 3%~20%,平均 9%。

一、医院感染的特点

(一)感染源

1. 内源性医院感染

内源性医院感染是指患者在医院内由于治疗或其他原因使体内正常菌群转变为机会致病菌而出现的感染。

2. 外源性医院感染

外源性医院感染亦称交叉感染,是指患者在医院内受非自体内微生物侵袭而发生的感染。

(二)感染途径

1. 接触传播

接触性传播在医院感染中最为常见。例如,通过患者与患者之间、医护人员与患者之间,甚至母婴之间的直接接触传播;亦可通过被污染的或灭菌不彻底的医疗器械(注射器、插管、手术器械)及日常用品(餐具、便盆)等间接传播。医护人员的手在医院感染中是重要的媒介。

2. 经注射传播

经注射传播是注入被污染的血液及血制品;或输入被污染的静脉滴注液体等。

3. 经环境传播

经环境传播主要通过含有微生物的飞沫、尘埃等空气的传播。如暴露于空气污染的环境中的手术,手术后感染率高达 31%。空气调节器、雾化器、湿化器等形成的气溶胶,常带有细菌,使呼吸道感染率增加。

由上可见,医院感染途径与护理工作密切相关,所以护理人员在防止医院内感染中具有重要作用。护理人员应特别重视严格而规范的无菌操作。

(三)易感者

医院感染主要侵犯免疫力低下的宿主。住院患者由于患有各种不同的疾病(如恶性肿瘤、血液病、糖尿病及肝硬化等）或年龄因素（老人、小儿）的影响，免疫力相对低下或住院期间接受各种侵入性治疗（如外科手术、内窥镜及留置导尿管等）的影响，使机体的免疫系统进一步损伤，极易导致医院内感染的发生。

（四）医院感染中的病原体特征

1. 常易引起医院感染的微生物

常易引起医院感染的微生物主要为细菌，也有其他微生物。耐药株和弱毒株的感染是医院感染的主要病原体（表12－2）。

表12－2　医院感染常见的微生物

类别	常见的微生物
呼吸道感染	金黄色葡萄球菌、肠球菌、铜绿假单胞菌、肺炎克雷伯杆菌、大肠埃希菌、流感嗜血杆菌、肺炎链球菌及呼吸道病毒等
泌尿道感染	大肠埃希菌、肠球菌、铜绿假单胞菌、肺炎克雷伯杆菌、变形杆菌及白假丝酵母菌等
胃肠道感染	沙门菌、志贺菌及病毒等
切口感染	金黄色葡萄球菌、凝固酶阴性葡萄球菌、肠球菌、铜绿假单胞菌、肠杆菌属及无芽胞厌氧菌

2. 病原体特征

（1）正常菌群　医院感染的病原体多为正常菌群。宿主由于抵抗力下降，来自体内固有的正常菌群或在其他个体内如医护人员体表的正常菌群，经内源性或外源性感染途径传播而引起感染。

（2）多重耐药菌　细菌在正常情况下对于两种或两种以上不同种类药物产生耐药的现象称为多重耐药性。存在于患者或医护人员机体内的细菌，由于长期大量使用多种抗菌药物或长期与抗菌药物接触，极易产生多重耐药性，长期住院患者体内的正常菌群也可能被病房中的耐药菌所取代，成为医院感染的传染源。由于医院内广谱抗生素的广泛使用，耐药菌株在不断地增加和变化，同时医院感染的微生物也在不断地更替。过去认为无致病性的细菌，如今也成了医院感染的病原体。

二、医院感染的监测与控制

医院感染研究的最终目的是通过监测与控制，降低医院感染的发病率。主要方法有：建立专门的监控机构、坚持严格消毒灭菌、采取适当隔离措施、加强环境净化及合理使用抗生素等。

（一）建立监控机构

1. 构成与职责

目前医院感染已经成为医院管理的一个重要环节，因此必须建立医院感染的专门管理机构，由专职人员负责制定控制医院感染的内容、制度，定期监测、调查分析，指出存在的问题并提出改进措施，同时也必须加强对医护人员医院感染的业务培训。

2. 监测内容及范围

（1）医院空气质量　医院感染的发生和医院空气质量密切相关，医院空气中的微生物含量多少反映医院空气的污染或洁净程度。

（2）物品表面的清洁度　对与医护治疗有关的物品表面及医护人员的手进行定期检测,严格消毒制度。

（3）重点科室监测　如新生儿室、重症监护室(ICU)、血液透析室、供应室、手术室及血库等,需予以更多的重视,采取切实有效的措施,以预防医院感染的发生。

(二)严格消毒灭菌

消毒灭菌是阻断微生物传播的有效方法,也是预防医院感染发生的重要措施。在临床护理工作中必须严格进行消毒灭菌和无菌操作。

（1）医护人员手的消毒。医护人员的手可能直接或间接传播病原体,造成交叉感染。由医护人员的手传播细菌而造成的医院感染约占 30％。因此,必须严格规范手的清洗与消毒的方法。

（2）空气消毒是预防医院感染的重要措施。目前常用的紫外线照射、滤过除菌和静电吸附法等空气消毒法可取得较好的效果。某些科室可以采用化学消毒剂喷雾及药物熏蒸等方法。另外,湿式打扫、控制往来人员、自然通风等亦可以有效地降低室内空气污染的程度。

（3）各种物品及器械消毒。

（4）医院环境管理。通过建筑设计的合理布局、加强医院污水、污物的净化处理,对预防、控制医院内感染的发生均具有重要的作用。

(三)采取适当的隔离制度

隔离预防是防止病原体从患者或带病原者传给其他人群的一种保护性措施。在医院内要设置专门的隔离病区(分污染区、半污染区及清洁区),护理人员进入隔离病区必须严格遵守操作规程。我国 2003 年新颁布的 7 类隔离预防措施的实施,是预防医院感染发生的重要保证。

(四)合理使用抗生素

合理使用抗生素包括:①制定相关的制度规范抗生素的使用;②掌握合理使用抗生素的知识,根据药物适应证、药物代谢原理、药敏试验的结果指导临床选药;③护士应了解各种抗生素的药理作用和配制要求,准确执行医嘱,观察患者用药后的反应;④严格掌握联合使用抗生素的临床指征;⑤强调综合用药,提高机体免疫力,不过分依赖抗菌药物。

目标检测

一、名词解释

消毒　　　灭菌　　　无菌操作　　　防腐　　　抑菌

二、填空题

1.常用的干热灭菌法包括_____、_____、_____和_____等。

2.常用的湿热灭菌法包括_____、_____和_____等。

3.杀灭细菌芽胞最常用而有效的方法是_____。

4.湿热灭菌法中效果最好的是_____。

5.判断消毒灭菌是否彻底的主要依据是_____被完全消灭。

三、单项选择题

1. 杀灭细菌芽胞最常用和最有效的方法是（　　　）

A. 流通蒸汽消毒法 　　　B. 巴氏消毒法 　　　C. 高压蒸汽灭菌法

D. 间歇灭菌法 　　　E. 煮沸法

2. 玻璃器皿、瓷器干烤 2h 灭菌的最佳温度是（　　　）

A. 100～150℃ 　　　B. 160～170℃ 　　　C. 170～250℃

D. 250～300℃ 　　　E. 300～400℃

3. 保存菌种最好的方法是（　　　）

A. 4℃冰箱 　　　B. 半固体培养基 　　　C. 甘油盐水保存液

D. −20℃冰箱 　　　E. 冷冻真空干燥法

4. 超声波杀菌的机制是（　　　）

A. 干扰蛋白质合成 　　　B. 干扰 DNA 复制 　　　C. 灭活酶类

D. 空化作用 　　　E. 烷化作用

5. 70%～75%乙醇的消毒灭菌机制是（　　　）

A. 蛋白质变性和凝固 　　　B. 损伤细胞膜 　　　C. 灭活酶类

D. 氧化作用 　　　E. 烷化作用

6. 10%甲醛消毒灭菌的机制是（　　　）

A. 蛋白质变性和凝固 　　　B. 损伤细胞膜 　　　C. 灭活酶类

D. 氧化作用 　　　E. 烷化作用

7. 作为消毒灭菌是否彻底的指标是（　　　）

A. 荚膜 　　　B. 芽胞 　　　C. 鞭毛

D. 菌毛 　　　E. 异染颗粒

8. 动物免疫血清的除菌宜采用（　　　）

A. 高压蒸汽灭菌 　　　B. 干烤 　　　C. 滤过除菌

D. 紫外线 　　　E. 煮沸消毒

四、简答题

1. 湿热灭菌有哪些方法？各有何用途？

2. 在温度和时间相同情况下，为什么湿热灭菌法的效果优于干热法？

3. 简述紫外线杀菌的作用机制和注意事项。

（宫汝飞）

第十三章　细菌的遗传与变异

学习目标

【掌握】细菌常见的变异现象。

【熟悉】细菌遗传变异的物质基础及细菌遗传变异的医学意义。

【了解】细菌遗传变异的发生机制。

遗传（heredity）使微生物的性状保持相对稳定，子代与亲代生物学性状基本相同，且代代相传。变异（variation）在一定条件下，子代与亲代之间及子代与子代之间的生物学性状出现差异，有利于物种的进化。

细菌与其他微生物一样，具有遗传性和变异性。细菌的形态、结构、新陈代谢、抗原性、毒力及对药物的敏感性等，是由细菌的遗传物质所决定的。在一定的培养条件下这些性状在亲代与子代间表现相同，为遗传性。然而也可出现亲代与子代间的变异。如果细菌的变异是由于细菌所处外界环境条件的作用，引起细菌的基因表达调控变化而出现的差异，则称为表型变异。表型变异因为并未发生细菌基因型的改变，不能遗传，所以是非遗传性变异。遗传使细菌保持种属的相对稳定性，而基因型变异则使细菌产生变种与新种，有利于细菌的生存及进化。

第一节　细菌变异的实例

一、形态结构的变异

细菌的大小和形态在不同的生长时期可不同，生长过程中受外界环境条件的影响也可发生变异。如鼠疫耶尔森菌在陈旧的培养物或含 30g/L NaCl 的培养基上，形态可从典型的两极浓染的椭圆形小杆菌变为多形态性，如球形、酵母样形、哑铃形等。又如许多细菌在青霉素、免疫血清、补体和溶菌酶等因素影响下，细胞壁合成受阻，成为细胞壁缺陷型细菌（细菌 L 型变异），L 型的革兰染色多为阴性，呈球形、长丝状或多形态性，在含血清的高渗低琼脂培养基（含 20％血清、5％ NaCl、0.8％琼脂）上能缓慢生长，形成中央厚而四周薄的荷包蛋样小菌落。

细菌的一些特殊结构，如荚膜、芽胞、鞭毛等也可发生变异。肺炎链球菌在机体内或在含有血清的培养基中初分离时可形成荚膜，致病性强，经传代培养后荚膜逐渐消失，致病性也随之减弱。将有芽胞的炭疽芽胞杆菌在 42℃培养 10～20d 后，可失去形成芽胞的能力，同时毒力也会相应减弱。将有鞭毛的普通变形杆菌点种在琼脂平板上，由于鞭毛的动力使细菌在平板上弥散生长，称迁徙现象，菌落形似薄膜（德语 hauch 意为薄膜），故称 H 菌落；若将此菌点种在含 1％石炭酸的培养基上，细菌失去鞭毛，只能在点种处形成不向外扩展的单个菌落，称为 O 菌落(德语 Ohne hauch 意为无薄膜)。通常将失去鞭毛的变异称为 H－O 变异,此变异是可逆的。

二、毒力的变异

细菌的毒力变异可表现为毒力增强或减弱。卡介二氏(Calmette-Guérin)将有毒力的牛型结核杆菌在含有胆汁的甘油马铃薯培养基上连续传代,经 13 年 230 代获得了减毒但保持免疫原性的菌株,目前称为卡介苗,用于人工接种以预防结核病。

三、耐药性的变异

耐药性是指细菌对药物所具有的相对抵抗性。从遗传学角度,细菌耐药性可分为固有耐药性和获得耐药性。前者是指细菌对某些药物天然不敏感,后者是指由于细菌遗传物质的改变而获得的耐药性。细菌对某种药物由敏感变为耐药的变异称耐药性变异。目前,随着抗生素的广泛使用,耐药性菌株逐年增加,如金黄色葡萄球菌耐青霉素的菌株已在 90% 以上。有些细菌还表现为同时耐多种抗菌药物,称多重耐药,甚至还有细菌产生对药物的依赖性,如志贺菌依赖链霉素菌株。细菌耐药性变异给临床治疗带来很大的困难,已成为当今医学上的重要问题。

四、菌落的变异

细菌的菌落主要有光滑(smooth,S)型和粗糙(rough,R)型两种。S 型菌落表面光滑、湿润、边缘整齐。细菌经人工培养多次传代后菌落表面变为粗糙、干燥、边缘不整,即从光滑型变为粗糙型,称为 S－R 变异。S－R 变异常见于肠道杆菌,该型变异是由于失去 LPS 的特异性寡糖重复单位而引起的。变异时不仅菌落的特征发生改变,而且细菌的理化性状、抗原性、代谢酶活性及毒力等也发生改变。

第二节　细菌遗传和变异的物质基础

一、细菌染色体

细菌染色体是单一的环状双螺旋 DNA 长链,附着在横隔中介体上或细胞膜上。细菌染色体缺乏组蛋白,外无核膜包围。以大肠埃希菌 K12 为例,染色体长 $1300\sim2000\mu m$,在菌体内高度盘旋缠绕成丝团状。染色体 DNA 的分子量为 3×10^9 左右,约含 4700000bp,若以 600bp 构成一个基因,整个染色体含 4000～5000 个基因,现已知编码了 2000 多种酶类及其他结构蛋白。基因是具有一定生物学功能的核苷酸序列,如编码蛋白质结构基因的顺反子(cistron),编码核糖体 RNA(rRNA)的基因及识别和附着另一分子部位的启动基因(promoter)和操纵基因(operators)等。

细菌染色体 DNA 的复制在大肠埃希菌已证明是双向复制。即双链 DNA 解链后从复制起点开始,在一条模板上按顺时针方向复制连续的大片段,另一条模板上按逆时针方向复制若干断续的小片段,然后再连接成长链。复制到 180° 时汇合。完成复制全过程约需 20min。

二、质粒

细菌的 DNA 除大部分集中于核质（染色体）内，尚有少部分（1%～2%）存在于染色体外，称为质粒。质粒亦为双链环形 DNA，不过其分子量远比染色体小，仅为细菌染色体 DNA 的 0.5%～3%。质粒亦可携带遗传信息，可决定细菌的一些生物学特性。

1. 质粒并非细菌生存所必不可少的遗传物质

细菌如失去染色体，则不能生存；而失去质粒后仍能生存。这是由于染色体 DNA 携带的基因所编码的产物在细菌新陈代谢中是生存所必需的；而质粒携带的基因所编码的产物并非细菌的生存所必需。

2. 质粒的传递（转移）是细菌遗传物质转移的一个重要方式

有些质粒本身即具有转移装置，如耐药性质粒（R 质粒）；而有些质粒本身无转移装置，需要通过媒介（如噬菌体）转移或随有转移装置的质粒一起转移。获得质粒的细菌可随之获得一些生物学特性，如耐药性或产生细菌素的能力等。

3. 质粒可自行失去或经人工处理而消失

在细菌培养传代过程中，有些质粒可自行从宿主细菌中失去。这种丢失不像染色体突变发生率很低，而是较易发生。用紫外线、吖啶类染料及其他可以作用于 DNA 的物理、化学因子处理后，可以使一部分质粒消失，称为消除。目前学者们感兴趣的是如何通过人工处理消除耐药质粒或与致病性有关的质粒。

4. 质粒可以独立复制

质粒为 DNA，有复制的能力。质粒的复制可不依赖于染色体，而在细菌胞浆内进行。这一特性在基因工程中需扩增质粒时很有用处，因可使细菌停止繁殖而质粒仍可继续复制，从而可获得大量的质粒。

5. 几种质粒可同时共存在于一个细菌内

因质粒可独立复制，又能转移入细菌和自然失去，因此就有机会出现几种质粒的共存。但是并非任何质粒均可共存，因发现在有些情况下，两种以上的质粒能稳定地共存于一个菌体内，而有些质粒则不能共存。

目前已在很多种细菌中发现质粒。比较重要的有决定性菌毛的 F 因子，决定耐药性的 R 因子及决定产大肠杆菌素的 Col 因子等。革兰阴性菌一般都带有质粒。某些革兰阳性菌如葡萄球菌也有质粒。

三、转位因子和整合子

(一)转位因子

转位因子(transposable element)是一类在细菌染色体、质粒或噬菌体之间可自行移动的一段特异的具有转位特性的核苷酸序列片段，又称移动基因。转位因子有插入序列和转座子两类。

1. 插入序列

插入序列(insertion sequence, IS)最小，不超过 2kb，只携带与转座功能有关的基因。

2. 转座子

转座子(transposon, Tn)长度一般超过 2kb，除携带与转位有关的基因外，还携带其他基因(如耐药性、毒素基因等)。

(二)整合子

整合子(integron，In)是一种运动性的 DNA 分子，具有独特结构，可捕获和整合外源性基因，使之转变成为功能性基因的表达单位。它通过转座子和接合性质粒使多重耐药基因在细菌中进行水平传播。整合子存在于许多细菌中，定位于细菌染色体、质粒或转座子上，基本结构有：两端为保守末端、中间为可变区(orf 1)，含一个或多个基因盒。整合子含有三个功能元件：重组位点、整合酶基因、启动子。

第三节　噬菌体

噬菌体(phage)是感染细菌、真菌、放线菌或螺旋体等微生物的病毒。其主要特点有：个体微小，可以通过细菌滤器；无细胞结构，主要由衣壳(蛋白质)和核酸组成；只能在活的微生物细胞内复制增殖，是一种专性胞内寄生的微生物。噬菌体分布极广。

一、噬菌体的生物学性状

1. 形态与结构

噬菌体很小，在光镜下看不见，需用电镜观察。不同的噬菌体在电镜下有三种形态：蝌蚪形、微球形和丝形。大多数噬菌体呈蝌蚪形，由头部和尾部两部分组成(图 13 - 1)。

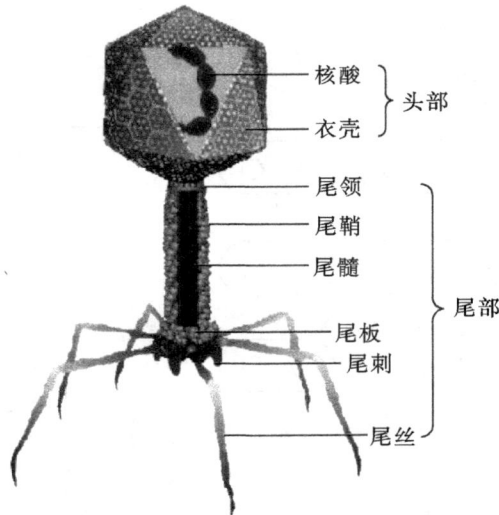

核酸
衣壳 } 头部

尾领
尾鞘
尾髓

尾板
尾刺 } 尾部

尾丝

图 13 - 1　噬菌体结构模式图

2. 化学组成

噬菌体的化学成分是核酸和蛋白质。核酸存在于头部，大部分噬菌体的核酸 DNA 是双链。蛋白质组成头部的外壳和尾部。

3. 抗原性

噬菌体具有抗原性，能刺激机体产生特异性抗体。

4. 抵抗力

噬菌体对理化因素及多数化学消毒剂的抵抗力比一般细菌的繁殖体强,75℃ 30min 灭活。噬菌体能耐受低温和冰冻,但对紫外线和 X 射线敏感。

二、噬菌体的种类

根据噬菌体感染细菌的不同结果可分为:毒性噬菌体(virulent phage)和温和噬菌体(temperate phage)。

1. 毒性噬菌体

毒性噬菌体能在宿主菌内复制增殖,产生许多子代噬菌体,并最终裂解细菌,建立溶菌周期。增殖过程包括:吸附、穿入、生物合成、成熟和释放。从吸附宿主菌到裂解释放子代噬菌体的过程,称为噬菌体的复制周期或溶菌周期。

2. 温和噬菌体

温和噬菌体的基因组能与宿主菌基因组整合,并随细菌分裂传至子代细菌的基因组中,不引起细菌裂解。整合在细菌基因组中的噬菌体基因组称为前噬菌体(prophage)。带有前噬菌体基因组的细菌称为溶原性细菌。溶原性转换(lysogenic conversion)指某些前噬菌体可导致细菌基因型和性状发生改变。例如,以 β 棒状杆菌噬菌体感染无毒的白喉杆菌后,可发生溶原性转换,形成产生外毒素的白喉杆菌。此外,溶血性链球菌产生红疹毒素的能力,以及沙门菌有特异性 O 抗原等,均通过溶原性转换获得。当细菌失去相应噬菌体后,则失去产生毒素或表达特异抗原的能力。温和噬菌体可有溶原性周期和溶菌性周期(图 13 - 2)。

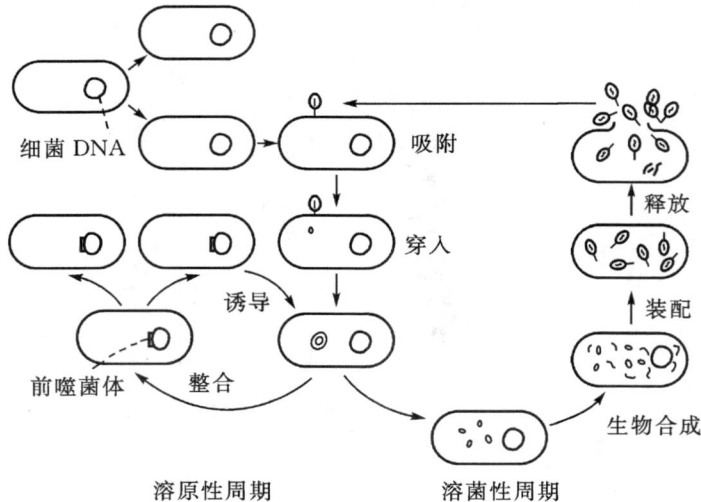

图 13 - 2　溶原性细菌的溶原性周期和溶菌性周期

第四节　细菌变异的机制

细菌的遗传变异是由于基因结构发生改变所致,基因结构的改变主要通过基因突变、基因损伤后的修复、基因的转移与重组等来实现。

一、基因的突变与损伤后修复

1. 突变

突变(mutation)是细菌遗传物质的结构发生突然而稳定的改变,导致细菌性状的遗传性变异。若细菌 DNA 上核苷酸序列的改变仅为一个或几个碱基的置换、插入或丢失,出现的突变只影响到一个或几个基因,引起较少的性状变异,称为小突变或点突变(point mutation);若涉及大段的 DNA 发生改变,称为大突变或染色体畸变(chromosome aberration)。

2. 基因突变规律

(1)突变率　在细菌生长繁殖过程中,突变经常自发发生,但自然突变率极低,细菌每分裂 $10^6 \sim 10^9$ 次可发生一次突变。如果用高温、紫外线、X 射线、烷化剂、亚硝酸盐等理化因素诱导细菌突变,可使突变率提高 10～1000 倍。

(2)突变与选择突变是随机的、不定向的　发生突变的细菌只是大量菌群中的个别菌,要从大量细菌中找出该突变菌,必须将菌群放在一个有利于突变菌而不利于其他菌生长的环境中,才能将其选择出来。

(3)回复突变　某种细菌在自然环境下具有的表现型称野生型(wild type),发生突变后的菌株称突变株(mutant)。细菌由野生型变为突变型是正向突变,有时突变株经过又一次突变可恢复野生型的性状,这一过程称回复突变(backward mutation)。回复突变并不一定恢复原来的基因型,再一次突变可以是一个抑制基因突变代偿了第一次突变在性状上的改变。

3. DNA 的损伤修复

当细菌 DNA 受到损伤时,细胞会用有效的 DNA 修复系统进行细致的修复,以使损伤降为最小,修复机制对细胞维持生命极其重要。但损伤修复本身也会出现错误,如对损伤 DNA 片段进行切除修复时可能附带将正常 DNA 序列切掉;或在 DNA 损伤之后,或在 DNA 复制的休止期,DNA 应急修复的 SOS 反应(SOS response)能产生许多(约 15 个)基因;或在细菌死亡之前,细菌的 DNA 模板对直接准确的修复已不能利用时,菌细胞只能利用差误倾向的修复(error-prone repair),在以上这些修复过程中都会发生错误而造成细菌的变异。

二、基因的转移与重组

遗传物质由供体菌转入受体菌细胞内的过程称为基因转移(gene transfer)。但仅有基因的转移尚不够,受体菌必须能容纳外源性基因。转移的基因与受体菌 DNA 整合在一起称为重组(recombination),使受体菌获得供体菌某些特性。外源性遗传物质包括供体菌染色体 DNA 片段,质粒 DNA 及噬菌体基因等。细菌的基因转移和重组可通过转化、接合、转导、溶原性转换等方式进行。

(一)转化

转化(transformation)是供体菌裂解游离的 DNA 片段被受体菌直接摄取,使受体菌获得新的性状。

转化现象在肺炎链球菌、葡萄球菌和流感嗜血杆菌等中被证实。Griffith 于 1928 年用肺炎链球菌进行试验,有荚膜的肺炎链球菌为Ⅲ型,属光滑(S)型菌落,ⅢS 型菌有毒力;无荚膜的肺炎链球菌为Ⅱ型,属粗糙(R)型菌落,ⅡR 菌无毒力。分别用ⅡR 型菌和ⅢS 型菌注射小鼠,前者存活,后者死亡,而且从死鼠心血中分离到ⅢS型菌。如将ⅢS型菌杀死后再注射小鼠,则小鼠存活。若将杀死的ⅢS型菌与活的ⅡR菌混合在一起给小鼠注射,则小鼠死亡,并从死鼠心血中分离出活的ⅢS型菌。这表明活的ⅡR型菌从死的ⅢS型菌中获得了产生ⅢS型菌荚膜的遗传物质,使活的ⅡR型菌转化为ⅢS型菌(图13-3)。后来Avery于1944年用活的ⅡR型菌加上提取的ⅢS型菌DNA片段注射小鼠,同样致小鼠死亡,且从死鼠中分离到ⅢS型菌,进一步证实引起转化的物质是DNA。

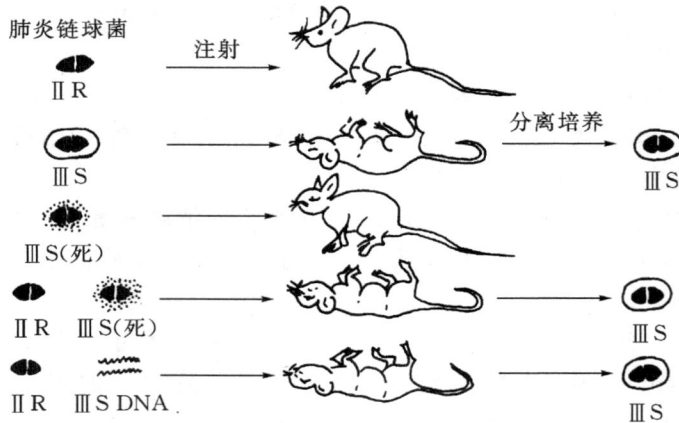

图13-3 小鼠体内肺炎链球菌的转化实验

(二)接合

接合(conjugation)是细菌通过性菌毛相互连接沟通,将遗传物质(主要是质粒DNA)从供体菌转移给受体菌。

能通过接合方式转移的质粒称为接合性质粒,主要包括F质粒、R质粒、Col质粒和毒力质粒等,不能通过性菌毛在细菌间转移的质粒为非接合性质粒。接合不是细菌的一种固有功能,而是由各种质粒决定的,F质粒就是主要的一种,因为只有带有F质粒的细菌才能生成性菌毛沟通供体菌与受体菌,当F质粒丢失后细菌间就不能进行接合。过去一直认为接合只是革兰阴性菌中质粒的特征,近年来发现革兰阳性菌也存在接合系统,主要是粪肠球菌(*E. fae-calis*)菌株。

(三)转导

转导(transduction)是以转导噬菌体(transduction phage)为载体,将供体菌的一段DNA转移到受体菌内,使受体菌获得新的性状。根据转导基因片段的范围可分为以下两种转导。

1. 普遍性转导

前噬菌体从溶原菌染色体上脱离,进行增殖,在裂解期的后期,噬菌体的DNA已大量复制,在噬菌体DNA装入外壳蛋白组成新的噬菌体时,在$10^5 \sim 10^7$次装配中会发生一次装配错误,误将细菌的DNA片段装入噬菌体的头部,成为一个转导噬菌体。转导噬菌体能以正常方式感染另一宿主菌,并将其头部的染色体注入受体菌内。因被包装的DNA可以是供体菌染色体上的任何部分,故称为普遍性转导(generalized transduction)。普遍性转导也能转导质粒,金黄色葡萄球菌中R质粒的转导在医学上具有重要意义。

2.局限性转导

局限性转导(restricted transduction)或称特异性转导(specialized transduction),所转导的只限于供体菌染色体上特定的基因。如 λ 噬菌体进入大肠埃希菌 K12,当处于溶原期时,噬菌体 DNA 整合在大肠埃希菌染色体的特定部位,即在半乳糖基因(gal)和生物素基因(bio)之间。当噬菌体 DNA 从细菌染色体上分离时发生偏差,即噬菌体将其本身 DNA 上的一段留在细菌染色体上,却带走了细菌 DNA 上两侧的 gal 或 bio 基因。这样的噬菌体基因转导并整合到受体菌中,使受体菌获得供体菌的某些遗传性状。因所转导的只限于供体菌 DNA 上个别的特定基因(如 gal 或 bio),故称局限性转导(图 13-4)。在局限性转导中的噬菌体由于缺少某些本身的基因,因而影响其相应功能,属于缺陷性噬菌体。

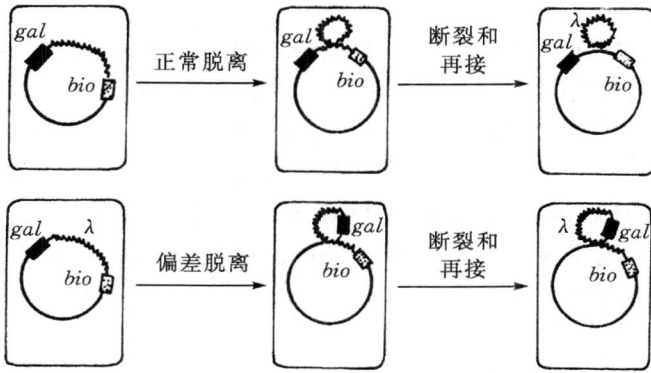

图 13-4　局限性转导模式图

(四)溶原性转换

某些温和噬菌体感染敏感菌后,其基因可整合于宿主菌染色体中,此状态下的细菌称为溶原性细菌。溶原性细菌因 DNA 结构改变获得噬菌体基因赋予的新性状称为溶原性转换。如无毒性的白喉棒状杆菌、产气荚膜梭菌、肉毒梭菌、A 族溶血性链球菌均可因噬菌体感染呈溶原状态时产生外毒素。

第五节　细菌遗传变异的实际意义

一、在疾病的诊断、治疗和预防中的应用

因细菌的遗传变异可发生在形态、结构、染色性、生化特性、抗原性及毒力等方面,故在临床细菌学检查中不仅要熟悉细菌的典型特性,还要了解细菌的变异规律,只有这样才能做出正确的诊断。例如,金黄色葡萄球菌随着耐药性菌株的增加,绝大多数菌株所产生的色素也由金黄色变为灰白色,许多血浆凝固酶阴性的葡萄球菌也成为致病菌,这不仅给诊断和治疗带来困难,而且对以往判断葡萄球菌致病性的指标也产生了怀疑;从伤寒患者分离到的伤寒沙门菌中10%的菌株不产生鞭毛,检查时无动力,患者也不产生抗鞭毛(H)抗体,故进行血清学(肥达)试验时,不出现 H 凝集或 O 凝集效价很低,影响正确的判断。

二、在检测致癌物质中的应用

肿瘤的发生一般认为是细胞内遗传物质发生了改变，使正常细胞变为转化细胞，因此凡能诱导细菌发生突变的物质都有可能是致癌物质。Ames 试验就是根据能导致细菌基因突变的物质均为可疑致癌物的原理设计的。选用几株组氨酸营养缺陷型（his⁻）的鼠伤寒沙门菌作为试验菌，以被检测的可疑化学物质作为诱变剂。因 his⁻ 菌在组氨酸缺乏的培养基上不能生长，若发生突变成为 his⁺ 菌则能生长。比较含有被检物的试验平板与无检物的对照平板，计数培养基上的菌落数，凡能提高突变率、诱导菌落生长较多者，证明被检物有致癌的可能。

三、在基因工程方面的应用

基因工程是根据遗传变异中细菌可因基因转移和重组而获得新性状的原理设计的。基因工程的主要步骤是：①从供体细胞（细菌或其他生物细胞）的 DNA 上切取一段需要表达的基因，即所谓目的基因；②将目的基因结合在合适的载体（质粒或噬菌体）上；③通过载体将目的基因转移到工程菌（受体菌）内，随着细菌的大量繁殖表达出大量的目的基因产物。目前通过基因工程已能使工程菌大量生产胰岛素、干扰素、各种生长激素、rIL-2 等细胞因子和乙肝疫苗等生物制品。并已探索用基因工程技术治疗基因缺陷性疾病等。今后，基因工程在医学领域和生命科学中必将得到更广泛的应用。

目标检测

一、单项选择题

1. S－R 变异属于（　　）

A. 形态变异　　　　B. 菌落变异　　　　C. 毒力变异　　　　D. 耐药性变异　　　　E. 鞭毛变异

2. H－O 变异属于（　　）

A. 形态变异　　　　B. 菌落变异　　　　C. 毒力变异　　　　D. 耐药性变异　　　　E. 鞭毛变异

3. BCG 的获得属于（　　）

A. 毒力变异　　　　B. 耐药性变异　　　　C. 形态变异　　　　D. 菌落变异　　　　E. 鞭毛变异

4. 编码性菌毛的质粒是（　　）

A. 耐药性质粒　　　　B. F 质粒　　　　C. Col 质粒　　　　D. Vi 质粒　　　　E. K 质粒

5. 编码耐药性质粒的是（　　）

A. R 质粒　　　　B. F 质粒　　　　C. Col 质粒　　　　D. Vi 质粒　　　　E. K 质粒

6. 介导转导的物质是（　　）

A. R 质粒　　　　B. F 质粒　　　　C. 噬菌体　　　　D. Vi 质粒　　　　E. 性菌毛

7. 普遍性转导转移的基因主要是（　　）

A. 染色体上任何一段基因　　　　　　B. 染色体上特定基因

C. F 质粒上的基因　　　　　　　　　D. R 质粒上的基因

E. 噬菌体的基因

8. 能产生溶原状态的噬菌体是（　　）

A. 温和噬菌体　　　　B. 毒性噬菌体　　　　C. 前噬菌体　　　　D. 溶原性细菌　　　　E. L 型细菌

9.能使相应细菌裂解的噬菌体称为（　　）

A.温和噬菌体　　　B.毒性噬菌体　　　C.前噬菌体　　　D.溶原性细菌　　　E.L型细菌

二、填空题

1.细菌遗传变异的物质基础有_____、_____、_____等。

2.细菌基因的转移与重组方式有_____、_____、_____、_____和_____。

3.根据噬菌体和宿主菌作用的相互关系,可将噬菌体分为_____和_____。

4.噬菌体介导的基因转移与重组的方式有_____和_____。

5.接合性耐药质粒由_____和_____组成。

三、名词解释

前噬菌体　　　噬菌体

（马新博）

第十四章　细菌的感染与抗菌免疫

学习目标

【掌握】人体常见的正常菌群;细菌的致病机制;感染的类型。

【熟悉】感染的来源;细菌的抗感染免疫。

细菌侵入宿主机体后,进行生长繁殖、释放毒性物质等引起不同程度的病理过程,称为细菌的感染(bacterial infection)或传染。能使宿主致病的为致病菌或病原菌(pathogenic bacterium, pathogen),不能造成宿主感染的为非致病菌或非病原菌(nonpathogenic bacterium, nonpathogen)。有些细菌在正常情况下并不致病,但当在某些条件改变的特殊情况下可以致病,这类菌称为机会致病菌(opportunistic pathogen)或条件致病菌(conditioned pathogen)。

致病菌入侵后,在建立感染的同时,能激发宿主免疫系统产生一系列免疫应答与之对抗。其结局根据致病菌和宿主两者力量强弱而定,可为:感染不形成;感染形成但逐渐消退,患者康复;或感染扩散,患者死亡。

第一节　正常菌群与机会致病菌

一、正常菌群及生理作用

(一)正常菌群

自然界中广泛存在着大量的、多种多样的微生物。人类与自然环境接触密切,因而正常人的体表和同外界相通的口腔、鼻咽腔、肠道、泌尿生殖道等腔道中都寄居着不同种类和数量的微生物。当人体免疫功能正常时,这些微生物对宿主无害,有些对人还有利,是为正常微生物群,通称正常菌群(normal flora,表 14-1)。

表 14-1　人体常见的正常菌群

部位	主要菌类
皮肤	葡萄球菌、类白喉棒状杆菌、铜绿假单胞菌、丙酸杆菌、白假丝酵母菌、非致病性分枝杆菌
口腔	葡萄球菌、甲型和丙型链球菌、肺炎链球菌、奈瑟菌、乳杆菌、类白喉棒状杆菌、放线菌、螺旋体、白假丝酵母菌、梭菌
鼻咽腔	葡萄球菌、甲型和丙型链球菌、肺炎链球菌、奈瑟菌、类杆菌
外耳道	葡萄球菌、类白喉棒状杆菌、铜绿假单胞菌、非致病性分枝杆菌

部位	主要菌类
眼结膜	葡萄球菌、干燥棒状杆菌、奈瑟菌
胃	一般无菌
肠道	大肠埃希菌、产气肠杆菌、变形杆菌、铜绿假单胞菌、葡萄球菌、肠球菌、类杆菌、产气荚膜梭菌、破伤风梭菌、双歧杆菌、真细菌、乳杆菌、白假丝酵母菌
尿道	葡萄球菌、类白喉棒状杆菌、非致病性分枝杆菌
阴道	乳杆菌、大肠埃希菌、类白喉棒状杆菌、白假丝酵母菌

(二)正常菌群的生理意义

1. 生物拮抗

致病菌侵犯宿主,首先需突破皮肤和黏膜的生理屏障作用。其中机制之一是寄居的正常菌群通过受体和营养竞争,以及产生有害代谢产物等方式抵抗致病菌,使之不能定植(colonization)或被杀死。实验发现,以鼠伤寒沙门菌攻击小鼠,需 10 万个活菌才能使其致死;若先给予口服链霉素杀抑正常菌群,则口饲 10 个活菌就能致死。

2. 营养作用

正常菌群参与宿主的物质代谢、营养转化和合成。例如,肠道中的大肠埃希菌能合成维生素 B、K 等,除供菌自需外,尚有多余为宿主吸收利用。因此,患者若选用的抗生素能杀伤大肠埃希菌,则患者将发生该类维生素的缺乏,应予以补充。

3. 免疫作用

正常菌群能促进宿主免疫器官的发育;亦可刺激其免疫系统发生免疫应答,产生的免疫物质对具有交叉抗原组分的致病菌有一定程度的抑制或杀灭作用。

4. 抗衰老作用

肠道正常菌群中的双歧杆菌有抗衰老作用。健康乳儿肠道中,双歧杆菌约占肠道菌群的 98%。成年后,这类菌数量大减,代之以其他菌群。进入老年后,产生 H_2S 和吲哚的芽胞杆菌菌类增多。这些有害物质吸收后,可加速机体的衰老过程。

此外,正常菌群可能有一定的抑瘤作用,其机制是转化某些致癌物质成非致癌物质,以及激活巨噬细胞等免疫功能。

二、机会致病菌

正常菌群与宿主间的生态平衡在某些情况下可被打破,形成生态失调而导致疾病。这样,原来在正常时不致病的正常菌群就成了机会致病菌。这种特定的条件主要有下列几种。

1. 寄居部位的改变

如大肠埃希菌从原寄居的肠道进入泌尿道,或手术时通过切口进入腹腔、血流等。

2. 免疫功能低下

应用大剂量皮质激素、抗肿瘤药物或放射治疗等,可造成全方位免疫功能降低。从而使一些正常菌群在寄居原位穿透黏膜等屏障,进入组织或血流,出现各种病态,严重的可导致败血症而死亡。

3. 菌群失调

菌群失调(dysbacteriosis)是宿主某部位正常菌群中各菌种间的比例发生较大幅度变化而超出正常范围的状态。由此产生的病证称为菌群失调症或菌群交替症(microbial selection and substitution)。菌群失调往往是在抗菌药物治疗原感染性疾病过程中,发生了另一种新致病菌引起的感染,所以又称二重感染或重叠感染(superinfection)。原因是长期或大量应用抗菌药物后,大多数正常菌群被杀死或抑制,而原处于少数劣势的菌群或外来耐药菌趁机大量繁殖而致病。引起二重感染的常见菌有金黄色葡萄球菌、白假丝酵母菌和一些革兰阴性杆菌。临床表现为假膜性肠炎、肺炎、鹅口疮、尿路感染或败血症等。若发生二重感染,除停用原来的抗菌药物外,对检材培养中优势菌类需进行药敏试验,以选用合适类型的药物。同时,亦可使用有关的微生态制剂,协助调整菌群类型和数量,加快恢复正常菌群的原来生态平衡。

第二节 细菌的致病性

细菌能引起感染的能力称为致病性(pathogenicity)或病原性。细菌的致病性是对特定宿主而言,有的只对人类有致病性,有的只对某些动物有致病性,有的则对人类和动物都有致病性。不同致病菌对宿主可引起不同的病理过程,例如,伤寒沙门菌对人类引起伤寒,而结核分枝杆菌引起结核病。因此,致病性是细菌的特征之一。

致病菌的致病性强弱程度称为毒力(virulence),即致病性的强度,是量的概念。各种致病菌的毒力常不一致,并可随不同宿主而异;即使同种细菌也常因菌型、菌株的不同而有一定的毒力差异。

毒力常用半数致死量(median lethal dose,LD_{50})或半数感染量(median infective dose,ID_{50})表示。即在规定时间内,通过指定的感染途径,能使一定体重或年龄的某种动物半数死亡或感染需要的最小细菌数或毒素量。但因是实验动物,且接种途径常非自然感染途径,故这类指标只能作为判断细菌毒力的参考。

致病菌的致病机制除与其毒力强弱有关外,还与侵入宿主机体的菌量,以及侵入部位是否合适等都有着密切的关系。

一、细菌的毒力

构成细菌毒力的物质是侵袭力和毒素,但有些致病菌的毒力物质迄今尚未探明。

(一)侵袭力

致病菌能突破宿主皮肤、黏膜生理屏障,进入机体并在体内定植、繁殖和扩散的能力,称为侵袭力(invasiveness)。侵袭力包括荚膜、黏附素和侵袭性物质等。

1. 荚膜

荚膜具有抗吞噬和阻挠杀菌物质的作用,使致病菌能在宿主体内大量繁殖,产生病变。例如,将无荚膜的肺炎链球菌注射至小鼠腹腔,细菌易被小鼠吞噬细胞吞噬、杀灭;但若接种有荚膜的菌株,则细菌大量繁殖,小鼠常于注射后 24h 内死亡。A 群链球菌的 M 蛋白、伤寒沙门菌的 Vi 抗原,以及大肠埃希菌的 K 抗原等都是位于这些细菌细胞壁外层的结构,通称为微荚膜,其功能与荚膜相同。

2. 黏附素

细菌引起感染一般需先黏附在宿主的呼吸道、消化道或泌尿生殖道等黏膜上皮细胞,以免被呼吸道的纤毛运动、肠蠕动、黏液分泌、尿液冲洗等活动所清除。然后,细菌在局部定植、繁殖,产生毒性物质或继续侵入细胞、组织,直至形成感染。

细菌黏附至宿主靶细胞由黏附素(adhesin)介导。黏附素是细菌细胞表面的蛋白质,一类由细菌菌毛分泌,另一类非菌毛产生,而是细菌的其他表面组分。大肠杆菌的 1 型菌毛、定植因子抗原 I(CFA/I)、淋病奈瑟菌菌毛产生的是菌毛黏附素。金黄色葡萄球菌的脂磷壁酸(LTA)、A 群链球菌的 LTA-M 蛋白复合物、苍白密螺旋体的 P1-3 蛋白、肺炎支原体的 P1蛋白等属非菌毛黏附素。不同的黏附素与相配的靶细胞受体才能结合,黏附素受体一般是靶细胞表面的糖类或糖蛋白。例如,大肠埃希菌 1 型菌毛黏附素与肠黏膜上皮细胞的 D-甘露糖受体结合;衣原体的表面血凝素与靶细胞 N-乙酰-氨基葡糖受体结合等。

细菌的黏附作用与其致病性密切相关。如从临床标本分离出的肠产毒素型大肠埃希菌菌株大多具有菌毛,泌尿道感染的奇异变形杆菌亦如此。志愿者口服肠产毒素型大肠埃希菌的无菌毛菌株,不引起腹泻。在大鼠实验性肾盂肾炎模型中,抗特异菌毛抗体有预防作用。肠产毒素型大肠埃希菌菌毛疫苗已用于兽医界,对预防新生小牛、小猪由该菌引起的腹泻作用明显。

3. 侵袭性物质

有些致病菌如志贺菌、肠侵袭型大肠埃希菌中 140MD 大质粒上的 inv 基因,能编码侵袭素(invasin),使这些细菌能入侵上皮细胞。假结核耶尔森菌和小肠结肠炎耶尔森菌,亦能产生侵袭素。福氏志贺菌的 $virG$ 基因所编码的 IPa、IPb、IPc 等侵袭性蛋白,能使该菌向邻近细胞扩散。致病性葡萄球菌凝固酶,能使血浆中的液态纤维蛋白原变成固态的纤维蛋白围绕在细菌表面,犹如荚膜可抵抗宿主吞噬细胞的吞噬作用。A 群链球菌产生的透明质酸酶、链激酶和链道酶,能降解细胞间质透明质酸、溶解纤维蛋白、液化脓液中高黏度的 DNA 等,利于细菌在组织中扩散。这些侵袭性物质,一般不具有毒性,但在感染过程中可以协助致病菌抗吞噬或向四周扩散。

(二)毒素

细菌毒素(toxin)按其来源、性质和作用等不同,可分为外毒素(exotoxin)和内毒素(endo-toxin)两种。

1. 外毒素

能产生外毒素主要是革兰阳性菌中的破伤风梭菌、肉毒梭菌、白喉杆菌、产气荚膜梭菌、A群链球菌、金黄色葡萄球菌等。某些革兰阴性菌中的痢疾志贺菌、鼠疫耶尔森菌、霍乱弧菌、肠产毒素型大肠埃希菌、铜绿假单胞菌等也能产生外毒素。大多数外毒素是在菌细胞内合成后分泌至细胞外;也有存在于菌体内,待菌溶溃后才释放出来的,痢疾志贺菌和肠产毒素型大肠埃希菌的外毒素属此。

外毒素的毒性强。1mg 肉毒毒素纯品能杀死 2 亿只小鼠,毒性比氰化钾(KCN)大 1 万倍。不同细菌产生的外毒素对机体的组织器官具有选择作用,各引起特殊的病变。例如,肉毒毒素能阻断胆碱能神经末梢释放乙酰胆碱,使眼和咽肌等麻痹,引起眼睑下垂、复视、斜视、吞咽困难等,严重者可因呼吸麻痹而死;白喉毒素对外周神经末梢、心肌等有亲和性,通过抑制靶细胞蛋白质的合成而导致外周神经麻痹和心肌炎等。

多数外毒素不耐热。如白喉外毒素在 58～60℃经 1～2h,破伤风外毒素在 60℃经 20min 可被破坏。但葡萄球菌肠毒素是例外,能耐 100℃ 30min。大多数外毒素是蛋白质,具有良好的抗原性。在 0.3%～0.4%甲醛溶液作用下,经一定时间,可以脱去毒性,但仍保有免疫原性,是为类毒素(toxoid)。类毒素注入机体后,可刺激机体产生具有中和外毒素作用的抗毒素抗体。类毒素和抗毒素在防治一些传染病中有实际意义,前者主要用于人工主动免疫,后者常用于治疗和紧急预防。

根据外毒素对宿主细胞的亲和性及作用方式等,可分成神经毒素、细胞毒素和肠毒素三大类(表 14 - 2)。

表 14 - 2　外毒素的种类和作用

类型	细菌	外毒素	疾病	作用机制	症状和体征
神经毒素	破伤风梭菌	痉挛毒素	破伤风	阻断上下神经元间正常抑制性神经冲动传递	骨骼肌强直性痉挛
	肉毒梭菌	肉毒毒素	肉毒中毒	抑制胆碱能运动神经末梢释放乙酰胆碱	肌肉松弛性麻痹
细胞毒素	白喉棒状杆菌	白喉毒素	白喉	抑制细胞蛋白质合成	肾上腺出血、心肌损伤、外周神经麻痹
	葡萄球菌	毒性休克综合征毒素 1	毒性休克综合征	增强对内毒素作用的敏感性	发热、皮疹、休克
		表皮剥脱毒素	烫伤样皮肤综合征	表皮与真皮脱离	表皮剥脱性病变
	A 群链球菌	致热外毒素	猩红热	破坏毛细血管内皮细胞	猩红热皮疹
肠毒素	霍乱弧菌	肠毒素	霍乱	激活肠黏膜腺苷环化酶,增高细胞内 cAMP 水平	小肠上皮细胞内水分和钠离子大量丢失、腹泻、呕吐
	产毒素型大肠埃希菌	肠毒素	腹泻	不耐热肠毒素作用同霍乱肠毒素,耐热肠毒素使细胞内 cGMP 增高	同霍乱肠毒素
	产气荚膜梭菌	肠毒素	食物中毒	同霍乱肠毒素	呕吐、腹泻
	葡萄球菌	肠毒素	食物中毒	作用于呕吐中枢	呕吐为主、腹泻

2. 内毒素

内毒素是革兰阴性菌细胞壁中的脂多糖(lipopolysaccharide,LPS)组分,只有当细菌死亡裂解或用人工方法破坏菌体后才释放出来。螺旋体、衣原体、支原体、立克次体亦有类似的 LPS,有内毒素活性。

内毒素的分子结构由 O 特异性多糖、非特异核心多糖和脂质 A 三部分组成。

内毒素耐热,加热 100℃ 1h 不被破坏;需加热至 160℃ 2～4h,或用强碱、强酸或强氧化剂加温煮沸 30min 才灭活。不能用甲醛液脱毒成类毒素。内毒素注入机体可产生相应抗体,但中和作用较弱。

内毒素 LPS 能刺激巨噬细胞、血管内皮细胞等产生 IL-1、IL-6、TNF-α 及趋化因子等。小量内毒素诱生的这些细胞因子,可导致适度发热、微血管扩张、炎症反应等对宿主有益的免疫保护应答。但当革兰阴性菌进入血循环发生败血症时,内毒素大量释出,诱生的细胞因子过量,常致患者休克甚至死亡。高浓度的内毒素也可激活补体替代途径,引发高热、低血压,以及活化凝血系统,最后导致弥散性血管内凝血(disseminated intravascular coagulation,DIC)。

脂质 A 是内毒素的主要毒性组分。不同革兰阴性菌的脂质 A 结构虽有差异,但基本相似。因此,不同革兰阴性菌感染时,由内毒素引起的毒性作用大致类同。

(1)发热反应 极微量(1~5ng/kg)内毒素就能引起人体体温上升,维持约 4h 后恢复。其机制是内毒素作用于巨噬细胞等使之产生 IL-1、IL-6 和 TNF-α 这些具有内源性致热原(endogenous pyrogen)的细胞因子。它们再作用于宿主体下丘脑体温调节中枢,促使体温升高发热。

(2)白细胞反应 注射内毒素后,血循环中的中性粒细胞数骤减,与其移动并黏附至组织毛细血管有关。1~2h 后,LPS 诱生的中性粒细胞释放因子(neutrophil releasing factor)刺激骨髓释放中性粒细胞进入血流,使数量显著增加,且有左移现象。但伤寒沙门菌内毒素是例外,始终使血循环中的白细胞总数减少,机制尚不清楚。

(3)内毒素血症与内毒素休克 当血液中细菌或病灶内细菌释放大量内毒素入血时,可导致内毒素血症(endotoxemia)。内毒素作用于巨噬细胞、中性粒细胞、内皮细胞、血小板、补体系统、凝血系统等并诱生 TNF-α、IL-1、IL-6、IL-8、组胺、5-羟色胺、前列腺素、激肽等生物活性物质,使小血管功能紊乱而造成微循环障碍,表现为微循环衰竭和低血压、组织器官毛细血管灌注不足、缺氧、酸中毒等。严重时则导致以微循环衰竭和低血压为特征的内毒素休克。

(4)Shwartzman 现象与 DIC 将革兰阴性菌培养物上清或杀死的菌体注入家兔皮内,8~24h 后再以同样或另一种革兰阴性菌行静脉注射。约 10h 后,在第一次注射处局部皮肤可出现出血和坏死,是为局部 Shwartzman 现象。若两次注射均为静脉途径,则动物两侧肾上腺皮质坏死,最终死亡,此为全身性 Shwartzman 现象。该现象不是抗原与抗体结合的免疫应答反应,因两次注射仅间隔短时间,且两次注射的革兰阴性菌可为无抗原交叉者。在人类的严重革兰阴性菌感染中常出现的 DIC,其病理变化和形成机制酷似动物的全身性 Shwartzman 现象。

细菌外毒素与内毒素的主要区别见表 14-3。

表 14-3 外毒素与内毒素的主要区别

区别要点	外毒素	内毒素
来源	革兰阳性菌与部分革兰阴性菌	革兰阴性菌
存在部分	从活菌分泌出,少数菌崩解后释放	细胞壁组分,菌裂解后释出
化学成分	蛋白质	脂多糖
稳定性	60~80℃,30min 被破坏	160℃,2~4h 才被破坏
毒性作用	强,对组织器官有选择性毒害效应,引起特殊临床表现	较弱,各菌的毒性效应大致相同,引起发热、白细胞增多、微循环障碍、休克、DIC 等
抗原性	强,刺激机体产生抗毒素;甲醛溶液处理脱毒形成类毒素	弱,刺激机体产生的中和抗体作用弱;甲醛溶液处理不形成类毒素

二、细菌侵入的数量

感染的发生,除致病菌必须具有一定的毒力物质外,还需有足够的数量。菌量的多少,一方面与致病菌毒力强弱有关,另一方面取决于宿主免疫力的高低。因机体绝不是装有培养基的器皿,可以允许致病菌任意繁殖。一般是细菌毒力愈强,引起感染所需的菌量愈小;反之则菌量愈大。例如,毒力强大的鼠疫耶尔森菌,在无特异性免疫力的机体中,有数个菌侵入就可发生感染;而毒力弱的某些引起食物中毒的沙门菌,常需摄入数亿个菌才引起急性胃肠炎。

三、细菌侵入的途径

有了一定的毒力物质和足够数量的致病菌,若侵入易感机体的部位不适宜,仍是不能引起感染。例如,伤寒沙门菌必须经口进入;脑膜炎奈瑟菌应通过呼吸道吸入;破伤风梭菌的芽胞进入深部创伤,在厌氧环境中才能发芽等。也有一些致病菌的合适侵入部位不止一个,如结核分枝杆菌,呼吸道、消化道、皮肤创伤等部位都可以造成感染。各种致病菌都有其特定的侵入部位,这与致病菌需要特定的生长繁殖的微环境有关。

第三节 感染的发生与发展

一、感染的来源

感染来源于宿主体外的称外源性感染(exogenous infection);若来自患者自身体内或体表的称为内源性感染(endogenous infection)。

(一)外源性感染

1. 患者

大多数人类感染是通过人与人之间的传播。患者在疾病潜伏期一直到病后一段恢复期内,都有可能将致病菌传播给周围他人。对患者及早做出诊断并采取防治措施,是控制和消灭传染病的根本措施之一。

2. 带菌者

有些健康人携带有某种致病菌但不产生临床症状,也有些传染病患者恢复后在一段时间内仍继续排菌。这些健康带菌者和恢复期带菌者是很重要的传染源,因其不出现临床症状,不易被人们察觉,故危害性甚于患者。脑膜炎奈瑟菌、白喉棒状杆菌常有健康带菌者,伤寒沙门菌、志贺菌等可有恢复期带菌者。

3. 病畜和带菌动物

有些细菌是人兽共患病的致病菌,因而病畜或带菌动物的致病菌也可传播给人类。如鼠疫耶尔森菌、炭疽芽胞杆菌、布鲁菌、牛分枝杆菌,以及引起食物中毒的沙门菌等。

(二)内源性感染

这类感染的致病菌大多是体内的正常菌群,少数是以隐伏状态存在于体内的致病菌。正常菌群在特定条件下成为条件性致病菌后再致病。

二、感染的类型

感染的发生、发展和结局是宿主机体和致病菌相互作用的复杂过程。根据两者力量对比，感染类型可以出现隐性感染（inapparent infection）、潜伏感染（latent infection）、带菌状态（carrier state）和显性感染（apparent infection）等不同表现。这几种类型并非一成不变，随着两方力量的增减，可以移行、转化或交替出现。

（一）隐性感染

当宿主体的抗感染免疫力较强，或侵入的病菌数量不多、毒力较弱，感染后对机体损害较轻，不出现或出现不明显的临床症状，是为隐性感染，或称亚临床感染（subclinical infection）。隐性感染后，机体常可获得足够的特异免疫力，能抗御相同致病菌的再次感染。在每次传染病流行中，隐性感染者一般约占人群的 90% 或更多。结核、白喉、伤寒等常有隐性感染。

（二）潜伏感染

当宿主体与致病菌在相互作用过程中暂时处于平衡状态时，病菌潜伏在病灶内或某些特殊组织中，一般不出现在血液、分泌物或排泄物中。一旦机体免疫力下降，则潜伏的致病菌大量繁殖，使病复发。例如，结核分枝杆菌有潜伏感染。最典型的潜伏感染病原体是单纯疱疹病毒和水痘-带状疱疹病毒。

（三）带菌状态

有时致病菌在显性或隐性感染后并未立即消失，而是在体内继续留存一定时间，与机体免疫力处于相对平衡状态，是为带菌状态，该宿主称为带菌者（carrier）。例如，伤寒、白喉等病后常可出现带菌状态。带菌者经常会间歇排出病菌，成为重要的传染源之一。

（四）显性感染

当宿主体抗感染的免疫力较弱，或侵入的致病菌数量较多、毒力较强，以致机体的组织细胞受到不同程度的损害，生理功能也发生改变，并出现一系列的临床症状和体征，称为显性感染。每一病例的宿主体抗病能力和病菌毒力等存在着差异，因此，显性感染又有轻、重、缓、急等不同模式。

1. 显性感染根据临床上病情缓急程度分类

临床上按病情缓急不同，分为急性感染和慢性感染。

（1）急性感染　急性感染（acute infection）发作突然，病程较短，一般是数日至数周。病愈后，致病菌从宿主体内消失。急性感染的致病菌有脑膜炎奈瑟菌、霍乱弧菌、肠产毒素型大肠埃希菌等。

（2）慢性感染　慢性感染（chronic infection）病程缓慢，常持续数月至数年。胞内菌往往引起慢性感染，如结核分枝杆菌、麻风分枝杆菌。

2. 显性感染根据临床上感染部位不同分类

临床上按感染的部位不同，分为局部感染和全身感染。

（1）局部感染　局部感染（local infection）是致病菌侵入宿主体后，局限在一定部位生长繁殖引起病变的一种感染类型。如化脓性球菌所致的疖、痈等。

（2）全身感染　全身感染（generalized infection, systemic infection）是感染发生后，致病菌

或其毒性代谢产物随血流向全身播散引起全身性症状的一种感染类型。临床上常见的有下列几种情况。

毒血症（toxemia） 致病菌侵入宿主体后，只在机体局部生长繁殖，病菌不进入血循环，但其产生的外毒素入血。外毒素经血到达易感的组织和细胞，引起特殊的毒性症状。如白喉、破伤风等。

菌血症（bacteremia） 致病菌由局部侵入血流，但未在血流中生长繁殖，只是一过性通过血循环到达体内适宜部位后再进行繁殖而致病。如伤寒早期有菌血症期。

败血症（septicemia） 致病菌侵入血流后，在其中大量繁殖并产生毒性产物，引起全身性中毒症状，如高热、皮肤和黏膜瘀斑、肝脾肿大等。鼠疫耶尔森菌、炭疽芽胞杆菌等可引起败血症。

脓毒血症（pyemia） 指化脓性病菌侵入血流后，在其中大量繁殖，并通过血流扩散至宿主体的其他组织或器官，产生新的化脓性病灶。如金黄色葡萄球菌的脓毒血症常导致多发性肝脓肿、皮下脓肿和肾脓肿等。

第四节　机体的抗菌免疫

抗菌免疫是指机体抵御细菌感染的能力。致病菌侵入人体后，首先遇到的是固有性免疫功能的抵御。一般经 7～10d 后，产生适应性免疫，然后两者配合，共同杀灭致病菌。

一、固有性免疫的抗菌作用

固有性免疫（innate immunity）是人类在长期的种系发育和进化过程中，逐渐建立起来的一系列防御致病菌等抗原的功能。其特点是：①作用范围比较广泛，不是针对某一特定致病菌，故也称非特异性免疫（nonspecific immunity）；②同种系不同个体都有，代代遗传，较为稳定；③个体出生时就具备、应答迅速，担负"第一道防线"作用；④再次接触相同致病菌，其功能不会增减。

天然免疫主要由屏障结构、吞噬细胞和体液因素三方面组成。

（一）屏障结构

1. 皮肤与黏膜

（1）机械性阻挡与排除作用　人体与外界环境接触的表面覆盖着一层完整的皮肤和黏膜结构。皮肤由多层扁平细胞组成，能阻挡致病菌的穿透，只有当皮肤损伤时细菌才能侵入。

（2）分泌杀菌物质　皮肤和黏膜分泌多种杀菌物质。例如，皮肤的汗腺分泌乳酸使汗液呈酸性（pH 5.2～5.8），不利于细菌的生长。

（3）正常菌群的拮抗作用　例如，口腔中唾液链球菌产生的 H_2O_2 能杀死脑膜炎奈瑟菌和白喉棒状杆菌；肠道中大肠埃希菌的大肠菌素（colicin）和酸性产物能抑制志贺菌、金黄色葡萄球菌、白假丝酵母菌等；咽喉部甲型溶血性链球菌能抑制肺炎链球菌的生长等。

2. 血-脑屏障

一般认为血-脑屏障由软脑膜、脉络丛、脑血管和星状胶质细胞等组成。其主要借脑毛细血管内皮细胞层的紧密连接和微弱的吞饮作用来阻挡细菌、病毒等微生物及其毒性产物从血流进入脑组织或脑脊液,以此保护中枢神经系统。婴幼儿的血-脑屏障发育尚未完善,故易发生脑膜炎、脑炎等病证。

3.血-胎屏障

由母体子宫内膜的基蜕膜和胎儿绒毛膜组成。正常情况下,母体感染时的病原体及其有害产物不能通过胎盘屏障进入胎儿。但若在妊娠 3 个月内,因血-胎屏障尚不完善,母体中的病原体有可能经胎盘侵犯胎儿,干扰其正常发育,造成畸形甚至死亡。药物影响亦然。因此,在怀孕期间尤其是早期,应尽量防止发生感染并尽可能不用或少用副作用大的药物。

(二)吞噬细胞

人类吞噬细胞分大、小两类。小吞噬细胞是外周血中的中性粒细胞,大吞噬细胞是血中的单核细胞和各种组织中的巨噬细胞。中性粒细胞在血流中仅存留 10h 左右后即进入组织,其活动期不长,一般寿命仅 1~3d。单核细胞在血流中存留 2~3d 后进入组织,在组织中进一步分化发育成为游离或固定的巨噬细胞。在不同组织器官中的巨噬细胞常有不同名称,例如,在肝内称库普弗细胞,肺内称尘细胞,结缔组织内称组织细胞等。血液的单核细胞和组织中的各种巨噬细胞构成单核-巨噬细胞系统(mononuclear phagocyte system)。

当致病菌侵入皮肤或黏膜到达体内组织后,中性粒细胞首先从毛细血管中逸出,聚集到致病菌所在部位,多数情况下,致病菌被吞噬消灭。若不被杀死则经淋巴管到附近淋巴结,在淋巴结内的吞噬细胞进一步将之吞噬杀死。淋巴结的这种过滤作用在机体免疫防御功能上占重要地位,一般只有毒力强、数量多的致病菌才有可能不被完全阻挡而侵入血流或其他器官,然后再由血液、肝、脾或骨髓等处的吞噬细胞继续进行吞噬杀灭。

1.吞噬和杀菌过程

一般分为接触、吞入、杀灭三个阶段(图 14-1)。

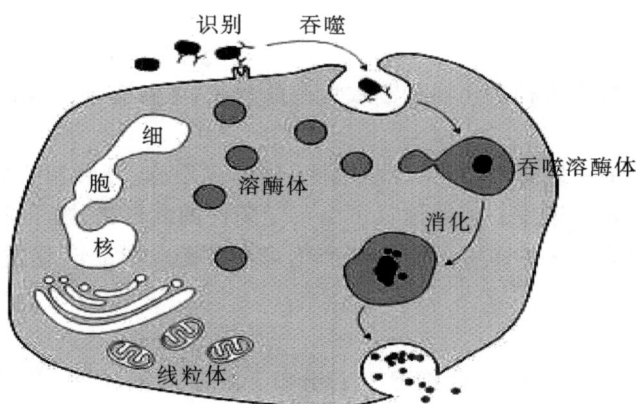

图 14-1　吞噬细胞吞噬和杀菌过程示意图

(1)接触　吞噬细胞与致病菌的接触可为偶然相遇,亦可通过一些称为趋化因子的吸引。中性粒细胞可与致病菌的细胞壁组分直接结合;或间接地由革兰阴性菌 LPS 先与血清中的脂多糖结合蛋白(lipopolysaccharide binding protein,LBP)结合,这 LPS-LBP 复合物再与中性粒细胞上的 CD14 分子结合。中性粒细胞也能与由补体替代途径衍生的 C3b 及其 iC3b 沉积的致病菌结合。巨噬细胞尚有甘露糖受体、"清道夫"受体(scavenger receptor)等与多种致病菌接触结合。侵入的致病菌,可刺激吞噬细胞、内皮细胞、皮肤角质细胞、成纤维细胞等产生 IL-8、NAP-2(neutrophil activating protein-2)、RANTES(regulated upon activation normal T-cell expressed and secreted)、MIP(macrophage inflammatory protein)等趋化因子(chemokine),吸引中性粒细胞和单核-巨噬细胞至炎症部位。

(2)吞入　吞噬细胞接触致病菌部位的细胞膜内陷,伸出伪足将菌包围并摄入细胞质内,形成由部分胞膜包绕成的吞噬体(phagosome),此为吞噬(phagocytosis)。对于病毒等较小物体,只在其附着处的细胞膜向细胞质内陷形成吞饮体(pinosome),将病毒等包裹在内,是为吞饮(pinocytosis)。

(3)杀灭　当吞噬体形成后,溶酶体(lysosome)与之靠近、接触,两者融合成吞噬溶酶体(phagolysosome)。溶酶体内的溶菌酶、髓过氧化物酶、乳铁蛋白、防御素(defensins)、活性氧中介物(reactive oxygen intermediate,ROI)和活性氮中介物(reactive nitrogen intermediate,RNI)可杀死致病菌,而蛋白酶、多糖酶、核酸酶、脂酶等能将它们降解,最后不能消化的残渣排至吞噬细胞外。

2. 吞噬作用的后果

致病菌被吞噬细胞吞噬后,其后果随细菌种类、毒力和人体免疫力不同而异。化脓性球菌被吞噬后,一般在 5~10min 死亡,30~60min 被破坏,此为完全吞噬。结核分枝杆菌、布鲁菌、伤寒沙门菌、军团菌等胞内寄生菌,在免疫力缺乏或低下的机体中,虽被吞噬却未被杀死,是为不完全吞噬。不完全吞噬可使这些致病菌在吞噬细胞内得到保护,免受机体体液中非特异抗菌物质、特异抗体或抗菌药物等的作用。有的致病菌甚至能在吞噬细胞内生长繁殖,导致吞噬细胞死亡,或随游走的带菌吞噬细胞经淋巴液或血液扩散到人体其他部位,造成广泛病变。此外,吞噬细胞在吞噬过程中,溶酶体释放出的多种水解酶也能破坏邻近的正常组织细胞,造成组织的免疫病理性损伤。

(三)体液因素

正常体液和组织中含有多种杀伤或抑制致病菌的物质,主要有补体、溶菌酶和防御素。

1. 补体

补体是正常血清中的一组蛋白质,由巨噬细胞、肠上皮细胞、肝和脾细胞等产生。补体的经典途径由抗原抗体复合物激发。旁路途径可由革兰阴性菌内毒素、酵母多糖、聚合 IgG、IgA 等活化。补体系统激活后产生的多种生物活性产物可导致趋化、粘连、促进吞噬、引发炎症等反应,有增强抗感染作用。

2. 溶菌酶

溶菌酶(lysozyme)主要来源于吞噬细胞,广泛分布于血清、唾液、泪液、鼻涕等中。溶菌酶作用于革兰阳性菌的胞壁肽聚糖,使之裂解而溶菌。因革兰阴性菌的肽聚糖外尚有脂蛋白等层包围,若同时存在有相应抗体等,则溶菌酶也可破坏革兰阴性菌。否则,单独溶菌酶对革兰阴性菌无效。

3. 防御素

防御素主要存在于中性粒细胞的嗜天青颗粒中,人的肠细胞中亦有。它是一类富含精氨酸的小分子多肽,目前已发现人防御素有 4 种(HNP1~4)。防御素主要杀胞外菌,但 HNP1~3 对偶发分枝杆菌和鸟-胞内分枝杆菌等胞内菌亦有一定杀伤作用。

二、适应性免疫的抗菌作用

适应性免疫(adaptive immunity)是个体出生后，在生活过程中与致病菌及其毒性代谢产物等抗原分子接触后产生的一系列免疫防御功能。其特点是：①针对性强，只对引发免疫力的相同抗原有作用，对它种抗原无效，故也称特异性免疫(specific immunity)；②不能遗传给后代，需个体自身接触抗原后形成，因此产生获得性免疫需一定时间，一般是 10～14d；③再次接触相同抗原，其免疫强度可增加。适应性免疫包括体液免疫和细胞免疫两大类。

(一)体液免疫

体液免疫是指由特异抗体起主要作用的免疫应答。当机体 B 细胞受某些致病菌和(或)其毒性产物刺激后，一般在巨噬细胞、CD4 Th2 细胞辅助下，分化、增殖为浆细胞。随抗原性质、进入途径、应答过程等不同，浆细胞可合成和分泌 IgG、IgM、IgA、IgD 和 IgE 五类免疫球蛋白抗体。根据它们在抗菌免疫中的作用，可分为抗菌抗体(调理素)和抗外毒素抗体(抗毒素)。

(二)细胞免疫

细胞免疫是以 T 细胞为主的免疫应答。当 T 细胞与某些致病菌接触后，分化增殖为致敏或免疫 T 细胞。其中主要是 CD4 Th1 细胞和细胞毒性 T 细胞(cytotoxic T cell，CTL，Tc)。CD4 Th1 细胞产生系列细胞因子，能活化巨噬细胞、引发速发型超敏反应和激活 CTL 等。

(三)抗感染免疫的特点

根据致病菌与宿主细胞的关系，可分为胞外菌(extracellular bacteria)和胞内菌(intracellular bacteria)。胞外菌寄居在宿主细胞外的组织间隙和血液、淋巴液、组织液等体液中。胞内菌又分兼性(facultative)和专性(obligate)两类，兼性胞内菌在宿主体内，主要寄居在细胞内生长繁殖；在体外，亦可在无活细胞的适宜环境中生存和繁殖。专性胞内菌则不论在宿主体内或体外，都只能在活细胞内生长繁殖。

1.胞外菌感染的免疫

人类的多数致病菌属胞外菌，主要有葡萄球菌、链球菌、脑膜炎奈瑟菌、淋病奈瑟菌、志贺菌、霍乱弧菌、白喉棒状杆菌、破伤风梭菌等。入侵的胞外菌主要由中性粒细胞吞噬、消灭。特异性体液免疫是抗胞外菌感染的主要适应性免疫机制。

2.胞内菌感染的免疫

对医学重要的兼性胞内菌有结核分枝杆菌、麻风分枝杆菌、伤寒沙门菌、布鲁菌、肺炎军团菌、李斯特菌等。立克次体、柯克斯体、衣原体等属于专性胞内菌。因特异性抗体不能进入胞内菌寄居的宿主细胞内与之作用，胞内菌感染的适应性免疫机制主要是以 T 细胞为主的细胞免疫。

目标检测

一、名词解释

菌群失调	毒血症	败血症	脓毒血症	正常菌群
条件致病菌	菌群失调症			

二、填空题

1. 构成细菌毒力的物质基础是_____和_____。

2. 根据外毒素的种类和作用机制不同,将外毒素分为_____、_____和_____三类。

3. 胞内菌感染的免疫主要依靠_____,胞外菌感染的免疫主要依靠_____。

4. 抗毒素可由_____或_____刺激机体产生。

三、单项选择题

1. 关于病原菌致病性的构成因素,叙述最全面的是(　　)

A. 毒力＋侵入部位＋细菌数量　　　　　B. 毒素＋侵袭力＋侵入部位

C. 侵袭力＋侵入部位＋细菌数量　　　　　D. 侵袭酶类＋毒素＋细菌数量

E. 侵入部位＋毒素＋细菌表面结构

2. 与细菌侵袭力无关的物质是(　　)

A. 荚膜　　　　B. 菌毛　　　　C. 芽胞　　　　D. 血浆凝固酶　　　　E. 透明质酸酶

3. 细菌的黏附性结构可包括(　　)

A. 普通菌毛　　　　B. 性菌毛　　　　C. 芽胞　　　　D. 中介体　　　　E. 异染颗粒

4. 存在于人体的微生物量最多的部位是(　　)

A. 口腔　　　　B. 肠道　　　　C. 皮肤　　　　D. 阴道　　　　E. 呼吸道

5. 肠道正常菌群中主要是(　　)

A. 需氧菌　　　　B. 微需氧菌　　　　C. 兼性厌氧菌　　　　D. 厌氧菌　　　　E. 真菌

6. 长期口服广谱抗生素引起的腹泻多属于(　　)

A. 外源性感染　　　　B. 内源性感染　　　　C. 交叉感染　　　　D. 环境感染　　　　E. 潜伏感染

7. 下列哪项不属于机体正常组织和体液中的抗菌物质(　　)

A. 补体　　　　B. 溶菌酶　　　　C. 防御素　　　　D. 抗毒素　　　　E. 乙型溶素

8. 抗细胞内寄生菌感染的主要免疫因素是(　　)

A. 补体　　　　B. 抗体　　　　C. NK 细胞　　　　D. T 细胞　　　　E. 巨噬细胞

9. 抗细胞外寄生菌感染的主要免疫因素是(　　)

A. 补体　　　　B. 抗体　　　　C. NK 细胞　　　　D. T 细胞　　　　E. 巨噬细胞

四、简答题

1. 简述正常菌群的生理学作用。

2. 简述细菌外毒素和内毒素的主要区别。

3. 简述细菌内毒素的主要生物学作用。

4. 简述条件致病菌产生的主要条件。

(周盛、段斯亮)

第十五章　细菌感染的微生物学检查和防治原则

学习目标

【掌握】发生细菌感染性疾病时,标本采集应遵循的原则和注意事项。

【熟悉】细菌感染常用的微生物学检查方法。

【了解】细菌感染的防治原则。

诊断细菌感染不仅需要对患者进行临床症状、体征和一般常规检验,还需进行微生物学检查。微生物学检查是指针对病原菌所进行的各种检测技术与方法,通过对病原菌的分离、鉴定及免疫相关检查,从而对感染性疾病做出病原学诊断,为临床进行合理预防与治疗提供科学依据。目前对细菌感染性疾病的预防主要是采取人工主动免疫,即接种疫苗等生物制剂;治疗主要采用抗生素等抗菌药物。

第一节　细菌感染的微生物学检查

细菌感染性疾病应根据患者临床症状,采集相应标本和选择特异性的检查方法进行微生物学检查,从而为临床防护和治疗提供可靠依据。细菌感染的微生物学检查主要包括标本的采集与检测。

一、标本的采集

标本采集的质量是影响病原菌检出成败的最重要因素之一,因此采集标本应严格遵循下列原则。

1.标本须及时采集并送检

标本应保证新鲜,对生长条件有特殊需求的病原菌应采取特定的处理方法,如含厌氧菌的标本采集后应迅速排除空气,转移至厌氧标本瓶中立即送检。

2.根据实际情况采集相应部位标本

针对不同疾病及疾病所处的不同阶段根据实际情况采集相应部位标本。例如,肠热症患者在病程第 1 周内采集血液标本,第 2 周起采集粪便和尿液标本,全程可采集骨髓液。

3.标本采集应在患者使用抗菌药物前进行

采集标本应尽量在患者使用抗菌药物之前进行,否则在病原体分离培养时,需在标本中加相应药物拮抗剂。如使用过青霉素的需在标本中加 β-内酰胺酶(青霉素水解酶)。

4.采集标本时应严格执行无菌操作

标本采集时应严格执行无菌操作,尽可能避免标本被其他杂菌污染。

5.血清学检测应采集双份血清标本

对进行血清学检测的标本,须在发病初期及恢复期采集双份血清检测。当患者恢复期血清抗体效价比发病初期提高4倍或以上时才有诊断意义。

6.标本送检过程中需冷藏处理

大多数病原菌标本送检过程中需冷藏处理,但对低温敏感的病原菌例外,如脑膜炎奈瑟菌等。

在标本采集、送检过程中,针对艾滋病等疑似高危传染性疾病,还应考虑生物安全因素,做好操作人员生物安全防护工作。

二、检查方法

细菌感染的微生物学检查方法主要包括:标本直接检查、细菌分离培养和鉴定及血清学检测三方面。

(一)直接检查

细菌感染性疾病的早期诊断须重视标本的直接检查,主要包括细菌形态学检查和细菌成分检测。

1.细菌形态学检查

(1)普通光学显微镜检查 普通光学显微镜涂片直接观察分染色和不染色检查法。不染色标本检查法可观察到细菌的动力、大小、轮廓、排列及增殖等。染色标本检查法可较清晰的观察到细菌的形态与某些特殊结构。形态学检查法快速、简便,往往适用于具有特征性形态的病原菌。如在泌尿生殖道分泌物中观察到成双排列的 G^- 球菌,则可结合临床症状等初步诊断为淋球菌感染。

(2)荧光显微镜或电子显微镜等检查 用荧光染料金胺O(盐酸氨基四甲基二氨基苯甲烷)对结核分枝杆菌染色,荧光显微镜下可观察到呈橘黄色荧光的菌体,这可显著提高病原菌的检出率。用电子显微镜对细菌进行形态学检查,不仅能清晰地观察到菌体的形态及特殊结构,并能观测到细胞超微结构,对研究细菌的生理生化、遗传变异等特性具有重要作用。

2.细菌成分检测

细菌成分,尤其是菌体的特征性成分,如菌体的特异性抗原、某段特异性核酸序列或细菌合成的特定毒素等,都可作为鉴定细菌和判断其致病性的实验依据。

(1)特异性抗原检测 主要采用血清学检测法。常用方法有凝集试验、沉淀试验等,但实验室最常用的还是免疫标记技术(免疫荧光技术、免疫酶技术等),这些试验特异性强、敏感度高且快速简便。

(2)核酸检测 不同种属的细菌具有不同的基因或碱基序列,所以可通过检测标本中细菌的特异性核酸序列来鉴定细菌和判断其致病性。常用方法有核酸分子杂交技术、PCR(聚合酶链反应)技术、基因芯片(又称生物芯片)技术等,此类方法比常规检测技术更具特异性和敏感性。

(3)细菌毒素检测 细菌毒素检测包括内毒素和外毒素的检测。内毒素的检测常用的有鲎试验,鲎是海洋中的节肢动物,鲎血液中有一种可凝性蛋白,此蛋白遇到微量内毒素即可形成凝胶,可借此对细菌的内毒素进行判定。外毒素的检测常用的是血清学检测实验,实验室中尤以免疫酶标技术为主。有些情况下细菌毒素的检测还可用到动物实验,但该实验往往用于细菌毒力或致病性的测定,而不作为细菌检测的常规试验。

(二)分离培养和鉴定

细菌性感染最可靠的检测方法是分离培养和鉴定,目前尚无其他方法可替代。分离培养是根据不同疾病采集相应标本,采用分区划线法将其接种在平面固体培养基上培养,从而将标本中的微生物分离成单个菌落,选取可疑菌落进行纯培养,以便进行下一步鉴定。细菌鉴定的主要内容包括:细菌培养特性鉴定、细菌形态学鉴定、细菌生化试验及药敏试验等其他检测法。

(三)血清学检测

病原体侵入机体后能刺激免疫系统中的 B 细胞产生特异性抗体,抗体主要存在于血清中。用细菌或其特征性成分作已知抗原来检测患者血清中未知抗体,可作为某些致病菌感染的辅助诊断,称为细菌的血清学检测。

血清学诊断一般需在患者感染早期和恢复期采集双份血清,如恢复期后的血清抗体效价比感染早期提高 4 倍或以上,即可确定诊断。常用的血清学检测方法包括凝集试验、沉淀试验及酶联免疫吸附试验等。血清学检测往往适用于菌体抗原性较强且病程较长的感染性疾病的诊断。

第二节　细菌感染的防治原则

细菌感染的防控原则主要包括:①控制传染源,包括及时发现带菌者,治疗传染病患者,必要时对感染者进行隔离,以及消灭带菌动物等;②切断感染传播途径,包括加强个人防护,医护人员严格执行无菌操作,以及加强卫生监督等;③提高人群机体基础免疫力。

一、细菌感染的特异性预防

目前细菌感染的特异性预防主要是通过人工免疫方式获得。根据具体执行方式又分为人工主动免疫和人工被动免疫。人工主动免疫通常用于预防感染性疾病;人工被动免疫则主要用于紧急预防或治疗疾病。

(一)人工主动免疫

人工主动免疫是将疫苗等抗原性物质接种于机体,使机体主动产生特异性免疫从而预防感染性疾病。常用疫苗有:灭活疫苗(如伤寒疫苗)、减毒活疫苗(如卡介苗)、类毒素(如破伤风类毒素)、亚单位疫苗(如脑膜炎奈瑟菌荚膜多糖疫苗)、基因工程疫苗(如 DNA 重组乙型肝炎疫苗)等。

(二)人工被动免疫

人工被动免疫是将含有特异性抗体或细胞因子等的制剂注入机体,使机体被动获得特异性免疫从而治疗疾病或紧急预防。常用制剂有:抗毒素血清(如破伤风抗毒素血清)、免疫球蛋白(如胎盘丙种球蛋白、人血清丙种球蛋白)、细胞免疫制剂(白细胞介素)等。

二、细菌感染的治疗

目前针对细菌感染的治疗仍是采用以抗生素等抗菌药物为主对症治疗。抗菌药是指对病原菌具有抑制或杀伤作用的药物,包括抗生素和人工合成的抗菌药。目前临床常用的抗菌药已超过 200 余种。在治疗感染性疾病的过程中,应合理使用抗菌药,尽量避免细菌耐药性及二重感染的发生。

知识链接

临床使用抗菌药物的原则

(1)正确选择药物　以临床和细菌学诊断及药敏试验等为依据选择药物,尽量避免使用广谱抗菌药,防止二重感染发生。

(2)合理控制药物剂量及用药时间　以患者实际病情需要为依据,合理控制药物剂量,同时治疗要彻底,防止疾病复发或转为慢性。

(3)适当交替或联合用药　在治疗某些慢性感染性疾病过程中,为避免病原菌产生耐药性及提高药物治疗效果,应适当选择不同的抗菌药交替使用或联合应用。

目标检测

一、多项选择题

1.细菌感染的防控原则包括(　　)

A.控制传染源　　　　　B.切断传播途径　　　　C.提高机体免疫力

D.合理使用抗生素　　　E.康复治疗

2.细菌感染的微生物学检查方法包括(　　)

A.细菌形态学检查　　　B.细菌成分检测　　　　C.分离培养和鉴定

D.血清学检测　　　　　E.变应原检测

3.机体可获得自然被动免疫方式是(　　)

A.患病后　　　　　　　B.隐性感染　　　　　　C.母乳(初乳)喂养

D.注射细胞因子　　　　E.注射类毒素

二、简答题

1.简述细菌感染标本采集和送检原则。

2.比较人工主动免疫和人工被动免疫的区别。

(马新博)

第十六章　常见病原性细菌

学习目标

【掌握】葡萄球菌、A群链球菌、肺炎链球菌、脑膜炎奈瑟菌的致病性和免疫性；肠杆菌科细菌的共同特性，主要致病菌属及其致病性；霍乱弧菌、副溶血性弧菌的致病性和免疫性；破伤风梭菌致病所需的条件、致病物质和所致疾病；白喉杆菌的致病物质和引起的主要疾病；结核分枝杆菌的致病物质和引起的主要疾病。

【熟悉】淋病奈瑟菌的致病性和免疫性；肠杆菌科致病菌防治原则、肥达反应的原理及结果分析；霍乱弧菌的生物学性状；产气荚膜梭菌和肉毒梭菌的致病性，破伤风梭菌的防治原则；白喉的防治原则；结核分枝杆菌的免疫性与超敏反应和防治原则；其他致病菌的致病因素和引起的主要疾病。

【了解】各种化脓性球菌的微生物学检查和防治原则；肠杆菌科细菌的分离鉴定方法；霍乱弧菌、副溶血性弧菌的微生物学检查和防治原则；无芽胞厌氧菌的种类和致病性；白喉杆菌的生物学性状；结核分枝杆菌的生物学性状和麻风分枝杆菌的主要特点；其他致病菌的免疫性与超敏反应和防治原则。

第一节　球　菌

球菌是细菌的一大类，对人类有致病作用的称病原性球菌，主要引起化脓性炎症，又称化脓性球菌。根据革兰染色性的不同，分为革兰阳性菌和革兰阴性菌。前者包括葡萄球菌、链球菌、肺炎链球菌等，后者包括脑膜炎奈瑟菌、淋病奈瑟菌等。

一、葡萄球菌属

葡萄球菌属(*Staphylococcus*)广泛分布于自然界、动物和人，因排列成不规则的葡萄串状而得名。多数不致病，为腐生菌和寄生菌，少数可引起各种类型的化脓性感染，甚至严重的败血症。正常人体也可携带致病菌株，一般人鼻咽部带菌率为20%～50%，医务人员可高达70%，是医院内感染的重要来源。其代表菌种为金黄色葡萄球菌。

(一)生物学性状

1.形态染色

球形，平均直径1μm，呈葡萄串状排列(图16-1)，在脓汁或液体培养基中可成双或短链状排列。葡萄球

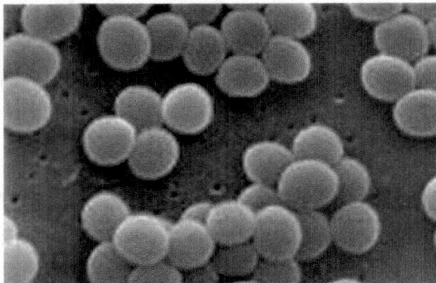

图 16-1　葡萄球菌

菌无鞭毛和芽胞,体外培养时一般不形成荚膜,但少数菌株细胞壁外可见荚膜样黏液物质。革兰染色阳性。

2.培养特性与生化反应

营养要求不高,需氧或兼性厌氧。在肉汤培养基中呈均匀混浊生长,普通琼脂平板上形成中等大小的光滑型菌落,可产生金黄色、白色或柠檬色色素,色素为脂溶性,不溶于水。致病菌株在血平板上可形成透明溶血环。金黄色葡萄球菌耐盐性强,在 10%~15% NaCl 培养基上可生长。触酶阳性,多数菌株能分解葡萄糖、麦芽糖、蔗糖,产酸不产气,致病菌能分解甘露醇。

3.抗原构造

(1)葡萄球菌 A 蛋白(staphylococcal protein A,SPA) 为金黄色葡萄球菌的一种表面抗原。①SPA 具有载体特性:特异性抗体 IgG 的 Fc 段吸附 SPA 或 SPA-菌体,其 Fab 段仍能与相应抗原发生特异性结合,利用此原理建立的协同凝集试验可用于多种微生物抗原的检测。②SPA 具有抗吞噬作用:SPA 与 IgG 的 Fc 段非特异性结合,具有抗吞噬、促细胞分裂、引起超敏反应等多种生物学作用。

(2)多糖抗原 存在于细胞壁上,具有群特异性。

4.抵抗力

在无芽胞细菌中葡萄球菌抵抗力最强。在干燥的脓汁和痰液中能生存数月,湿热 80℃ 60min 被杀死,在 5% 石炭酸、0.1% 升汞中 10min 死亡,对甲紫、青霉素、磺胺、红霉素、庆大霉素等敏感。该菌易产生耐药性,90% 以上金黄色葡萄球菌菌株对青霉素 G 产生耐药,特别是耐甲氧西林金黄色葡萄球菌(methicillin-resistant *S. aureus*,MRSA),已成为医院内感染的最常见的致病菌。

📖 **知识链接**

MRSA 的特性

耐甲氧西林金黄色葡萄球菌(MRSA)生长缓慢,在 30℃,pH 7.0 及高渗条件下生长较快。其耐药性具有两个特点:一是不均一耐药,即一株 MRSA 中只有一小部分细菌对甲氧西林高度耐药;二是广谱耐药性,即 MRSA 除对甲氧西林耐药外,对其他所有与甲氧西林相同结构的 β-内酰胺类和头孢类抗生素均耐药,对氨基糖苷类、大环内酯类、四环素类、氟喹诺酮类、磺胺类、利福平均产生不同程度的耐药。因其耐药性,MRSA 感染的治疗是临床十分棘手的难题之一,目前最常用抗生素为万古霉素、去甲万古霉素、替考拉宁等。

5.分类

根据生化反应和色素不同,将葡萄球菌分为金黄色葡萄球菌、表皮葡萄球菌和腐生葡萄球菌三种;根据是否产生凝固酶,将葡萄球菌分为凝固酶阳性菌株和凝固酶阴性菌株。金黄色葡萄球菌为凝固酶阳性菌,发酵甘露醇,产生金黄色色素,是主要的致病性葡萄球菌。表皮、腐生葡萄球菌为凝固酶阴性菌,不发酵甘露醇,产生白色或柠檬色色素,一般不致病。近年来发现少数凝固酶阴性葡萄球菌也可致病。

（二）致病性与免疫性

1. 致病物质

金黄色葡萄球菌致病性最强,可产生血浆凝固酶和多种外毒素。

（1）血浆凝固酶 可使含有肝素或枸橼酸钠抗凝剂的人或兔血浆凝固的酶类物质,是鉴别葡萄球菌有无致病性的重要指标。此酶有两种,一种为游离凝固酶,细菌产生后分泌至菌体外,被人或兔血浆中协同因子激活后,使纤维蛋白原变成纤维蛋白,导致血液凝固;另一种为结合凝固酶,产生后结合于菌体表面,是其表面纤维蛋白原受体,能抵抗吞噬细胞的吞噬作用。

（2）葡萄球菌溶素 致病性葡萄球菌可产生多种溶素,分为 α、β、γ、δ、ε 等型,其中对人类有致病的主要是 α 溶素。α 溶素为蛋白质,免疫原性强,经甲醛处理可制成类毒素。对多种哺乳动物红细胞有溶解作用,对白细胞、血小板、肝细胞、成纤维细胞、血管平滑肌细胞等均有损伤作用。

（3）杀白细胞素 主要破坏中性粒细胞和巨噬细胞,可抵抗吞噬细胞吞噬作用,增强细菌的侵袭力。

（4）肠毒素 约半数临床分离的金黄色葡萄球菌菌株能产生肠毒素。其肠毒素为热稳定可溶性蛋白质,耐热 $100\,℃$ $30min$,可抵抗胃蛋白酶的水解作用。按抗原性不同,至少分为 9 个血清型。产毒菌株污染食物后,约经 $10h$ 后便产生大量肠毒素,肠毒素的作用机制可能是与肠道神经细胞受体作用,刺激呕吐中枢导致以呕吐为主要症状的急性胃肠炎,称为食物中毒。此外,肠毒素还具有超抗原作用。

（5）表皮剥脱毒素 又称表皮溶解毒素,主要由噬菌体 II 群金黄色葡萄球菌产生,其作用是使表皮组织的棘状颗粒层裂解,导致表皮与真皮脱离,引起剥脱性皮炎,或称烫伤样皮肤综合征。

（6）毒性休克综合征毒素-1 从临床分离的金黄色葡萄球菌菌株,仅 20% 左右能产生此外毒素,可引起机体发热、休克及脱屑性皮疹,并能增加机体对内毒素的敏感性。感染产毒菌株后,能引起多器官系统功能紊乱或毒性休克综合征。

2. 所致疾病

金黄色葡萄球菌可引起侵袭性疾病和毒素性疾病。

（1）侵袭性疾病 引起皮肤、器官及全身的化脓性感染。①皮肤软组织感染:如疖、痈、毛囊炎、脓疱疮、甲沟炎、蜂窝织炎、伤口化脓等,其特点是病灶界限清楚局限、脓汁黄而黏稠。②内脏器官感染:如气管炎、肺炎、脓胸、中耳炎、脑膜炎、骨髓炎、心包炎等。③全身感染:如败血症与脓毒血症等。

（2）毒素性疾病 ①食物中毒:进食含肠毒素的食物引起,一般发病较急,经 $2\sim6h$ 的潜伏期后,出现恶心、呕吐、腹痛、腹泻等急性胃肠炎症状,无发热,多病后 $1\sim2d$ 自愈。②烫伤样皮肤综合征:由表皮溶解毒素引起,多见于新生儿、幼儿和免疫功能低下的成年人。开始皮肤有红斑,$1\sim2d$ 后皮肤起皱,继而出现内含无菌清亮液体的大泡,最后表皮上层大量脱落,病死率可高达 20%。③毒性休克综合征:起病急,主要表现高热、呕吐、腹泻、弥散性红斑,严重者可出现心、肾衰竭,甚至发生休克。

3. 免疫性

人类对葡萄球菌有一定的天然免疫力。只有当皮肤黏膜受创伤后,或患有慢性消耗性疾病及其他病原体感染导致宿主免疫力降低时,才易导致金黄色葡萄球菌感染。感染后虽可获得一定免疫力,但难以防止再次感染。

(三)微生物学检查

根据不同疾病采取不同标本,如化脓性炎症取脓汁,败血症取血液,食物中毒取剩余食物、呕吐物、粪便等。

1. 直接涂片镜检

根据形态、排列和染色性等特征可做出初步诊断。

2. 分离培养鉴定

脓汁标本可直接接种血琼脂平板做分离培养,血液标本需先增菌后转种在血琼脂平板上,37℃孵育 18~24h 后挑取可疑菌落行革兰染色镜检。致病性葡萄球菌诊断依据:①符合葡萄球菌的形态特征;②产生金黄色色素;③有透明溶血环;④分解甘露醇产酸;⑤血浆凝固酶试验阳性;⑥产生耐热核酸酶。

3. 葡萄球菌肠毒素检查

采用 ELISA 方法可检测纳克水平的肠毒素,快速敏感。

(四)防治原则

注意个人卫生,对皮肤创伤及时消毒处理,加强医院管理,严格无菌操作,防止医源性感染。皮肤有化脓感染者,未治愈前不宜从事食品制作或饮食服务行业,防止食物中毒。根据药物敏感试验结果选用敏感药物,严防滥用抗生素,避免耐药菌株的产生与传播。

二、链球菌属

链球菌属(*Streptococcus*)是化脓性球菌的另一大类,广泛分布于自然界、人、动物体内,大多为正常菌群,一般不致病,对人类有致病作用的主要是 A 群链球菌和肺炎链球菌。链球菌常用分类方法有以下三种。

1. 根据链球菌在血琼脂平板上的溶血现象分类

(1)甲型溶血性链球菌(α - hemolytic streptococcus) 菌落周围有 1~2mm 宽的草绿色溶血环,称为甲型溶血或 α 溶血。α 溶血环的红细胞发生部分溶血,此类细菌又称为草绿色链球菌,多为条件致病菌。

(2)乙型溶血性链球菌(β - hemolytic streptococcus) 菌落周围形成 2~4mm 宽、界限分明、完全透明的无色溶血环,称为乙型溶血或 β 溶血。β 溶血环的红细胞完全溶解,此类细菌又称为溶血性链球菌,致病力强,是链球菌属的主要致病菌,常引起人和动物多种疾病。

(3)丙型链球菌(γ - streptococcus) 不产生溶血环,又称不溶血性链球菌,一般无致病性。

2. 根据抗原结构分类

按链球菌细胞壁中多糖抗原性不同将链球菌分为 A~H 及 K~V 等 20 个群,同一群的链球菌又可分为若干型。对人有致病作用的链球菌约 90% 左右属于 A 群,在血琼脂平板上形成 β 溶血环。

3. 根据对氧的需求分类

分为需氧、兼性厌氧和厌氧性链球菌三类。对人类致病的主要为前两类,厌氧性链球菌是口腔、消化道、泌尿生殖道的正常菌群,为条件致病菌。

(一)A群链球菌

1. 生物学性状

(1)形态染色　球形或卵圆形,菌体直径 0.6～1μm(图 16-2)。链状排列,链的长短与细菌种型和生长环境有关,在液体培养基中呈长链,固体培养基中常呈短链,从临床标本中分离的链球菌可成对或短链排列。无芽胞,无鞭毛,有菌毛样结构,幼龄菌可形成透明质酸荚膜。革兰染色阳性。

(2)培养特性与生化反应　多数菌株兼性厌氧。营养要求较高,在含血清、血液、葡萄糖、腹水的培养基中才能生长。在血琼脂平板上经

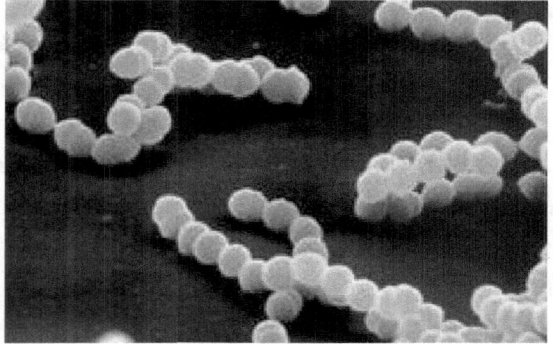

图 16-2　链球菌

18～24h 培养,可形成灰白色,圆形、凸起、光滑、透明或半透明的小菌落,菌落周围呈现 β 溶血。在血清肉汤中沉淀生长。能分解葡萄糖产酸不产气,但不分解菊糖,不被胆汁溶解,故菊糖发酵和胆汁溶菌试验常用于鉴别甲型溶血链球菌和肺炎链球菌。不产生触酶。

(3)抵抗力　抵抗力不强。在干燥的痰中可生存数月,60℃ 30min 可被杀死,对一般消毒剂敏感。乙型溶血性链球菌对青霉素、红霉素、四环素和磺胺药均敏感。

2. 致病性与免疫性

(1)致病物质　A群链球菌有较强的侵袭力,可产生多种外毒素。

侵袭力包括:①脂磷壁酸(lipoteichoic acid,LTA),围绕在 M 蛋白外层,与 M 蛋白共同构成 A 群链球菌的菌毛结构,人类多种细胞膜上均有 LTA 受体,LTA 与细胞表面受体结合,增强细菌对宿主细胞的黏附性;②M 蛋白(M protein),是 A 群链球菌主要的毒力因子,其毒性作用表现为抵抗吞噬细胞的吞噬杀菌作用;M 蛋白与心肌、肾小球基底膜有共同抗原成分,可发生交叉反应,与某些超敏反应性疾病有关;③侵袭性酶类(invasive enzyme),透明质酸酶能分解疏松结缔组织基质中的透明质酸,使细菌易在组织中扩散,又称扩散因子;链激酶又称链球菌溶纤维蛋白酶,能使血块中纤维蛋白溶解,可溶解血块或阻止血液凝固,有利于细菌扩散;链道酶又称链球菌 DNA 酶,能分解脓液中黏稠的 DNA,使脓汁稀薄,促进细菌扩散。

外毒素包括:①致热外毒素(pyrogenic exotoxin),亦称红疹毒素或猩红热毒素,化学成分为蛋白质,有 A、B、C 三个血清型;致热外毒素能改变血-脑屏障通透性,直接作用于下丘脑引起发热、皮肤红疹,此毒素也与毒性休克综合征有密切关系;②链球菌溶素(hemolysins),A 群链球菌产生两种溶素:一是链球菌溶素 O(streptolysin O,SLO),SLO 对白细胞、血小板及心肌组织有毒性作用,免疫原性强,链球菌感染后 2～3 周,85%～90% 的患者血液中可出现 SLO 的抗体;二是链球菌溶素 S(streptolysin S,SLS),SLS 为小分子糖肽,对氧稳定,无免疫原性,对红细胞、白细胞和多种组织细胞有损伤作用,链球菌的 β 溶血现象即由 SLS 所致。

(2)所致疾病　A 群链球菌引起的疾病占人类链球菌感染性疾病的 90%。其传染源为患者和带菌者,引起的人类疾病大致可分为化脓性、中毒性和超敏反应性疾病三类。①急性化脓性炎症:经皮肤伤口感染,可引起丹毒、脓疱疮、蜂窝组织炎、痈等,化脓病灶与周围组织界限不

清,脓汁稀薄、带血色,如沿淋巴管扩散,可引起淋巴管炎及淋巴结炎,经呼吸道感染引起咽喉炎、扁桃体炎、鼻窦炎等;②猩红热:常见于儿童的急性呼吸道传染病,临床特征为发热、咽喉炎、全身弥散性鲜红色皮疹,疹退后明显脱屑,少数患者出现心肾损害;③超敏反应性疾病:链球菌感染后出现的急性肾小球肾炎和风湿热等。

(3)免疫性 A群链球菌感染后,血清中出现多种抗体,机体可获得对同型链球菌的免疫力。但链球菌型别多,各型间无交叉免疫现象,故可反复感染。

3. 微生物学检查

根据不同疾病采取不同标本。如创伤感染的脓汁,咽喉、鼻腔等病灶的鼻咽拭子,败血症的血液等。风湿热患者可采血行链球菌溶血素O的抗体测定。

(1)直接涂片镜检 脓汁可直接涂片后革兰染色镜检,发现有典型的链状排列球菌,可做出初步诊断。

(2)分离培养鉴定 脓汁或棉拭子直接接种在血琼脂平板,37℃孵育24h后,如菌落出现β溶血,应与葡萄球菌区别;α溶血者,应与肺炎链球菌鉴别。血液标本应先增菌后接种血琼脂平板。遇有心内膜炎病例,因甲型溶血性链球菌生长缓慢,至少将培养时间延长至3周才能判断结果。

(3)抗链球菌溶素O试验(antistreptolysin O test,ASO test) 简称抗O试验,常用于风湿热的辅助诊断。风湿热患者血清中溶素O的抗体比正常人显著增高,正常值为250U,活动性风湿热患者一般超过400U。

4. 防治原则

链球菌感染主要以呼吸道传播为主,应对患者和带菌者及时治疗,以减少传染源。此外,还应对空气、器械和敷料等消毒。对急性咽喉炎和扁桃体炎患者,尤其是儿童,须彻底治疗,以防发生急性肾小球肾炎、风湿热和亚急性细菌性心内膜炎。A群链球菌感染的治疗,青霉素G为首选药物。

(二)肺炎链球菌

肺炎链球菌(*S. pneumococcus*)属于链球菌属。常寄居于人体的鼻咽部,多数不致病,仅少数有致病力,可引起大叶性肺炎、脑膜炎、支气管炎等疾病。

1. 生物学性状

(1)形态染色 菌体呈矛头状,直径约0.5～1.5μm,常成双排列,钝端相对,尖端相背(图16-3)。在痰、脓汁中亦有单个、或短链状排列。无鞭毛,无芽胞,有毒菌株在机体内形成荚膜。革兰染色阳性。

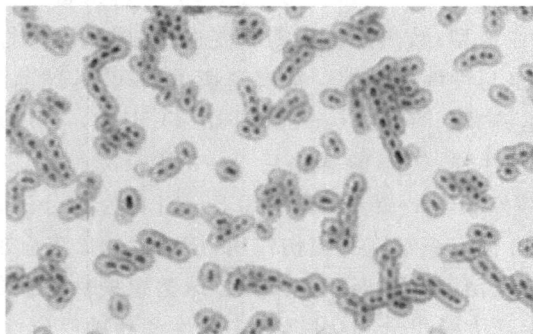

图16-3 肺炎链球菌

（2）培养特性与生化反应　需氧或兼性厌氧，营养要求较高，在血琼脂培养基上菌落细小、圆形、光滑、扁平、透明或半透明，菌落周围有狭窄的草绿色溶血环，与甲型溶血性链球菌相似。培养48h后，细菌产生自溶酶，菌体溶解，导致菌落中央凹陷、边缘隆起成"脐状"。肺炎链球菌能分解葡萄糖、麦芽糖、乳糖、蔗糖，产酸不产气，可靠的鉴别方法是胆汁溶菌实验。

（3）抗原构造与分型　按荚膜多糖抗原的不同，可分为84个血清型。肺炎链球菌细胞壁中有一种特异性C多糖，可与血清中C反应蛋白结合，C反应蛋白在急性炎症时含量剧增，故用肺炎链球菌C多糖测定C反应蛋白，对活动性风湿热及急性炎症辅助诊断有一定意义。

（4）抵抗力　抵抗力较弱，56℃ 15～30min即被杀死。对一般消毒剂敏感。有荚膜株抗干燥力较强，在干燥痰液中可存活1～2个月。

2. 致病性与免疫性

肺炎链球菌的致病力主要依靠其荚膜的抗吞噬作用。一旦失去荚膜，其毒力减弱或消失。本菌还可产生脂磷壁酸、肺炎链球菌溶素O、神经氨酸酶等，与肺炎链球菌在鼻咽部、支气管黏膜上的定居、增殖和扩散有关。

正常情况下，肺炎链球菌寄居在人的口腔和鼻咽部，形成带菌状态而无临床表现。当机体免疫功能下降时，特别是婴幼儿、老年体弱者伴有病毒感染时，肺炎链球菌由上呼吸道侵入，经支气管到达肺组织，在肺泡内大量繁殖，引起中性粒细胞浸润、红细胞和纤维素渗出而导致大叶性肺炎。可继发胸膜炎、脓胸、急性或慢性支气管炎、鼻窦炎、中耳炎、乳突炎、脑膜炎和败血症等。

肺炎链球菌感染后机体可产生荚膜多糖抗体，具有调理作用，建立较牢固的型特异性免疫。

3. 微生物学检查

根据病变部位取材，如痰、脓液、血液、脑脊液等。可直接涂片镜检，若观察到革兰阳性、有荚膜的双球菌存在，可做出初步诊断。痰液标本可直接接种血琼脂平板行分离培养，血液和脑脊液标本须先经血清肉汤增菌，然后再在血琼脂平板上行分离培养并鉴定。在血平板上，肺炎链球菌可产生草绿色溶血环，应与甲型溶血性链球菌鉴别。

4. 防治原则

该菌对抗生素敏感，治疗时首选青霉素等敏感的抗生素。

（三）其他链球菌

1. B群链球菌

B群链球菌学名无乳链球菌，可引起牛乳房炎，危害畜牧业。后发现该菌也可感染人类，引起新生儿败血症、脑膜炎、肺炎等，病死率高，被医学界重视。

2. D群链球菌

正常寄居于皮肤、上呼吸道、消化道和泌尿生殖道，免疫功能低下者可发生尿路感染、化脓性腹部感染、败血症及心内膜炎，多为老年人、中青年女性、衰弱或肿瘤患者。

3. 甲型溶血性链球菌

甲型溶血性链球菌称草绿色链球菌，常寄居在人体口腔、上呼吸道、消化道、女性泌尿生殖道等部位，是人体的正常菌群。当拔牙或摘除扁桃体时，此菌改变寄居部位侵入血流引起菌血症，心瓣膜有病损或人工瓣膜者，细菌可停留繁殖，引起亚急性细菌性心内膜炎。甲型溶血性链球菌是感染性心内膜炎最常见的致病菌。

三、奈瑟菌属

奈瑟菌属(*Neisseria*)是一群革兰阴性球菌,常成双排列。对人致病的主要有脑膜炎奈瑟菌(*N. meningitidis*)和淋病奈瑟菌(*N. gonorrhoeae*)两种。

(一)脑膜炎奈瑟菌

脑膜炎奈瑟菌俗称脑膜炎双球菌(meningococcus),是流行性脑脊髓膜炎(简称流脑)的病原菌。

1. 生物学性状

(1)形态染色 单个菌体呈肾形或豆形,直径约 $0.6\sim0.8\mu m$,成双排列时,两个凹面相对,有菌毛,新分离菌株有荚膜,无鞭毛和芽胞。革兰染色阴性。在患者脑脊液中,多位于中性粒细胞内,形态典型(图16-4)。

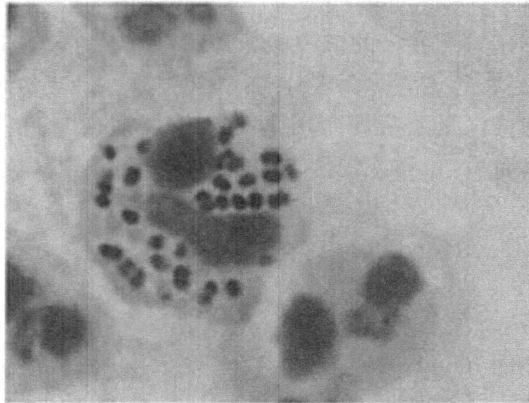

图16-4 脑膜炎奈瑟菌

(2)培养特性与生化反应 专性需氧,营养要求高,最常用的培养基是巧克力色血平板,即将血液加热80℃后制成的血琼脂培养基。初次分离培养时,还需提供 $5\%\sim10\%$ 的 CO_2。培养24h后,在培养基上形成圆形隆起、表面有光泽、透明或半透明、直径 $1\sim5mm$ 的露滴样黏液型菌落,无溶血现象;可产生自溶酶。大多数脑膜炎奈瑟菌可分解葡萄糖或麦芽糖,产酸不产气。

(3)分类 荚膜多糖抗原具有群特异性。根据其抗原性不同,可将脑膜炎奈瑟菌分13个血清群。与人类疾病关系密切的主要是 A、B、C、Y 及 W-135 群,其中 C 群致病力最强。我国 95% 以上为 A 群,近年发现 B 群和 C 群的感染。

(4)抵抗力 对理化因素抵抗力很弱。对干燥、热、寒冷、紫外线、消毒剂等均高度敏感,对青霉素、磺胺、红霉素等敏感。

2. 致病性和免疫性

脑膜炎奈瑟菌的致病物质有菌毛、荚膜和内毒素,引起流行性脑脊髓膜炎。人类是脑膜炎奈瑟菌唯一的易感宿主,好发季节为冬春季。细菌主要通过飞沫经呼吸道传播,由鼻咽部侵入机体。多数人感染后表现为带菌状态或隐性感染,只有少数人发展成脑膜炎。

流脑发病过程可分为三个阶段:①上呼吸道感染期,病原菌首先由鼻咽部侵入,依靠菌毛吸附在鼻咽部黏膜上皮细胞表面,引起局部感染;②菌血症期,随后细菌侵入血流,引起菌血症,可出现恶寒、发热、呕吐、皮肤出血性瘀斑等症状;③脑膜炎期,侵入血流的细菌大量繁殖,经血-脑屏障到达脑脊髓膜,引起脑脊髓膜化脓性炎症,患者出现高热、头痛、喷射性呕吐、颈项强直等脑膜刺激症状,严重者可导致 DIC,循环系统功能衰竭,于发病后数小时内进入昏迷。

机体对脑膜炎奈瑟菌的免疫以体液免疫为主。其中的群特异性抗体(主要是 IgG 和 IgM)可促进吞噬细胞吞噬和激活补体引起溶菌作用。此外,母体的 IgG 可通过胎盘进入胎儿体内,故 6 个月内的婴儿极少患流脑。但儿童血-脑屏障发育不完善,且免疫力低下,故流脑发病率比成人高。

3. 微生物学检查

取患者的脑脊液、血液,也可刺破血瘀斑取其渗出液,带菌者检查可取鼻咽拭子。脑膜炎奈瑟菌抵抗力弱,对标本要注意保暖,平板要预温迅速送检,最好行床旁涂片和接种,以提高检出率。标本可直接涂片镜检,也可将标本在血清肉汤培养基中增菌后接种到巧克力色血琼脂平板上,置于含 $5\%\sim10\%$ CO_2 的环境中孵育,挑取可疑菌落涂片镜检,如发现中性粒细胞内外有革兰染色阴性的双球菌,可做出初步诊断。脑膜炎奈瑟菌可自溶,可用对流免疫电泳、SPA 协同凝集试验和 ELISA 法做出快速诊断。

4. 防治原则

对患者和带菌者要早发现、早隔离、早治疗。对易感儿童可接种流脑荚膜多糖疫苗。治疗使用大剂量青霉素、磺胺等药物。

(二)淋病奈瑟菌

淋病奈瑟菌俗称淋球菌(gonococcus),引起淋病,是我国目前发病人数最多的性传播疾病。

1. 生物学性状

形态与脑膜炎奈瑟菌相似,成双排列,无芽胞和鞭毛,有菌毛和荚膜。革兰染色阴性。脓汁涂片中淋病奈瑟菌常位于中性粒细胞内,慢性淋病时多位于细胞外。需氧,营养要求高,初次分离时需供给 $5\%\sim10\%$ CO_2。只分解葡萄糖,产酸不产气,不分解其他糖类,氧化酶和过氧化氢酶试验阳性。淋病奈瑟菌抵抗力弱,不耐干燥、寒冷和热。

2. 致病性与免疫性

淋病奈瑟菌的致病物质主要有菌毛、内毒素和 IgA1 蛋白酶等,引起淋病。人类是淋病的唯一宿主,主要通过性接触感染。细菌侵入泌尿生殖道后,潜伏期 $2\sim5d$,出现急性化脓性炎症。男性感染引起尿道炎,表现为尿道脓性分泌物,排尿时疼痛感;女性感染引起尿道炎和子宫颈炎,表现为尿频、尿急、尿痛、尿道口和宫颈有脓性分泌物等。如进一步扩散到生殖系统,引起慢性感染如附睾炎、前列腺炎、盆腔炎等,是导致不孕不育的原因之一。人类对淋病无天然抵抗力。

3. 微生物学检查

用无菌棉拭蘸取泌尿生殖道脓性分泌物或子宫颈分泌物,直接涂片镜检,如在中性粒细胞内发现有革兰阴性双球菌时,结合临床症状可做出初步诊断。也可将标本接种在预温的巧克力色血琼脂平板,在 $5\%\sim10\%$ CO_2 环境中孵育 $24\sim48h$,挑选可疑菌落涂片染色镜检,同时行生化反应等鉴定。

4. 防治原则

杜绝不健康两性关系。对淋病患者要及时彻底治疗。治疗可选用大观霉素或头孢曲松，但耐药菌株不断增加，故应做药物敏感试验，以指导合理用药。目前尚无有效疫苗。

第二节　肠杆菌科

肠杆菌科(Enteric bacilli)细菌是一大群寄居在人和动物肠道中、生物学性状相似的革兰阴性无芽胞杆菌，常随人与动物粪便排出体外，污染环境，广泛分布于水和土壤当中。其有 30 个菌属，分为两大类：一类为肠道正常菌群，只有当宿主抵抗力下降或寄居部位发生改变时，才引起疾病，成为条件致病菌，如大肠杆菌、变形杆菌等；另一类为肠道致病菌，能引起肠道传染病，如致病性大肠杆菌、志贺菌、沙门菌等。

肠杆菌科细菌具有下述共同特性。

1. 形态染色

肠道杆菌均为中等大小、两端钝圆的革兰阴性杆菌，无芽胞，多数有鞭毛、菌毛，少数有荚膜或包膜。

2. 培养特性

肠道杆菌均为兼性厌氧菌或需氧菌，营养要求不高，在普通平板培养基上生长良好，形成湿润、光滑、中等大小的菌落，在液体培养基中呈均匀混浊生长。

3. 生化反应

活泼，可分解多种糖和蛋白质。乳糖发酵试验在初步鉴别肠道致病菌和非致病菌时有重要意义，致病菌一般不分解乳糖，非致病菌多数能分解乳糖。

4. 抗原构造

主要用于肠道杆菌的血清学鉴定和分型，主要有 O 抗原、H 抗原和表面抗原三种。

(1)O 抗原(菌体抗原)　化学本质为革兰阴性菌细胞壁上的 LPS，耐热，100℃不易被破坏，也不易被乙醇、石炭酸破坏。具有完整 O 抗原的细菌菌落呈光滑(S)型；人工长时间培养后 LPS 末端的特异多糖消失的细菌菌落呈粗糙(R)型，此种现象称为 S-R 变异，细菌的致病性随之降低。

(2)H 抗原(鞭毛抗原)　化学本质为鞭毛蛋白，不耐热，60℃ 30min 即被破坏，也易被乙醇、石炭酸所破坏。细菌鞭毛脱落后，H 抗原消失，O 抗原外露，即 H-O 变异，细菌动力随之消失。

(3)表面抗原　化学本质为多糖，但不耐热，60℃ 30min 可破坏，位于 O 抗原之外，能阻止 O 抗原与相应抗体结合。重要的有伤寒沙门菌 Vi 抗原，大肠杆菌 K 抗原。

5. 抵抗力

因无芽胞，抵抗力不强，加热 60℃ 30min 即死亡。易被一般化学消毒剂杀死，如用氯进行饮用水消毒。胆盐、煌绿对肠道非致病菌如大肠杆菌等有选择性抑制作用，因此可用于制备选择性培养基以分离肠道致病菌。

6. 变异现象

易出现变异菌株。最常见的是耐药性变异、毒力变异和生化反应改变。在细菌致病性、细菌学诊断,治疗与预防中均有重要意义。

7.致病物质

内毒素是肠道杆菌的主要致病物质,部分肠道杆菌产生外毒素致病。

8.传播途径

以患者和带菌者为传染源,以污染的水源和食物为媒介,经消化道传播,腹泻为共显症状。

一、埃希菌属

埃希菌属(*Escherichia*)的代表菌是大肠杆菌(*E. coli*),是人和动物肠道中的常居菌,多不致病,可为宿主提供一些有营养作用的合成代谢产物,但在一定条件下可引起肠道外感染。少数大肠杆菌的血清型可致病,引起腹泻,统称致病性大肠杆菌。此外,大肠杆菌常被用作环境和食品卫生学检测的指标。

(一)生物学性状

1.形态与染色

大小为$(0.4\sim0.7)\mu m \times (1\sim3)\mu m$的革兰阴性杆菌,无芽胞,大多数菌株有周鞭毛,有普通菌毛与性菌毛,有些菌株有多糖类包膜。

2.培养与生化反应

营养要求不高,有些菌株在血琼脂平板上产生β溶血。在肠道选择培养基上形成有颜色、光滑型菌落。大部分菌株发酵乳糖产酸产气,并发酵葡萄糖、麦芽糖、甘露醇等产酸产气,H_2S实验阴性,动力阳性,可同沙门菌、志贺菌等区别。吲哚、甲基红、VP、枸橼酸盐(IMViC)试验为"++--"。

3.抗原构造与分型

抗原构造与分型较复杂,有O、K、H三种抗原,是血清学分型的基础。O抗原有170多种,H抗原有60多种,K抗原有100多种,大肠杆菌血清型的表示方式是按O:K:H的序号排列,如O111:K58:H2。从患者新分离的大肠杆菌多有K抗原,具有抗吞噬和补体杀菌作用。

4.抵抗力

该菌对热的抵抗力较其他肠道杆菌强,55℃ 60min或60℃ 15min仍有部分细菌存活。在水中可存活数周至数月,在温度较低的粪便中存活更久。胆盐、煌绿对大肠杆菌有抑制作用,对磺胺类、链霉素、氯霉素等药物敏感,但易发生耐药性变异。

(二)致病性与免疫性

1.致病物质

(1)侵袭力 大肠杆菌含有定植因子(colonization factor,CF),是大肠杆菌的菌毛,也称黏附素。致病性大肠杆菌通过其菌毛先黏附在宿主的肠壁上,可防止被肠蠕动和肠分泌液清除。定植因子具有较强的免疫原性,能刺激机体产生特异性抗体。

(2)肠毒素 肠产毒性大肠杆菌在生长繁殖过程中释放的外毒素,分为耐热和不耐热两种。

不耐热肠毒素(heat labile enterotoxin,LT):对热不稳定,65℃ 30min即失活,为蛋白质,分子量大,有免疫原性。

耐热肠毒素(heat stable enterotoxin,ST):对热稳定,100℃ 20min 仍不被破坏,分子量小,免疫原性弱。

2. 所致疾病

(1)肠道外感染　　大肠杆菌在肠道内一般不致病,但作为条件致病菌可引起泌尿系统感染,如尿道炎、膀胱炎、肾盂肾炎等。进入腹腔也可引起腹膜炎、胆囊炎、阑尾炎等。婴儿、年老体弱、慢性消耗性疾病、大面积烧伤的患者,大肠杆菌可侵入血流,引起败血症。早产儿,尤其是生后 30d 内的新生儿,易患大肠杆菌性脑膜炎。

(2)肠道感染　　主要是急性腹泻,由某些血清型大肠杆菌引起。根据其致病机制不同分为五种类型(表 16-1)。

表 16-1　致病性大肠杆菌致病特点

菌株	疾病与症状	发病年龄	致病机制
肠产毒性大肠杆菌 ETEC	旅行者及婴幼儿腹泻;轻度水样便,也可呈严重的霍乱样症状,常为自限性;同时伴有恶心,呕吐,腹痛,低热	成人,儿童	定植因子,LT 和 ST 肠毒素,非入侵性感染
肠侵袭性大肠杆菌 EIEC	水样便,继以少量血便,腹痛,发热	成人	定植因子,肠毒素,入侵性感染
肠致病性大肠杆菌 EPEC	婴儿腹泻,严重者可致死;水样便,恶心,呕吐,发热	<1 岁婴儿,成人少见	定植因子,肠毒素,很少入侵性感染
肠出血性大肠杆菌 EHEC	水样便,继以大量出血,剧烈腹痛,低热或无,可并发 HUS、血小板减少性紫癜	儿童,老年人	定植因子,肠毒素,入侵性感染
肠凝聚性大肠杆菌 EAggEC	婴儿腹泻;持续性水样便,呕吐,脱水,低热	所有年龄	定植因子,肠毒素,细胞毒素,很少入侵性感染

(三)微生物学检查

1. 标本采集

不同疾病取不同部位的标本,肠道外感染者取中段尿、血液、脓液、脑脊液等,肠道感染者取粪便。

2. 分离培养与鉴定

粪便标本直接接种肠道杆菌选择性培养基。血液需先经肉汤增菌,再转种血琼脂平板。其他标本可同时接种血琼脂平板和肠道杆菌选择性培养基。37℃孵育 18～24h 后,观察菌落特征并涂片染色镜检,采用一系列生化反应进行鉴定。致病性大肠杆菌还要做血清学定型实验,必要时检测肠毒素。泌尿系统除确定大肠杆菌外,还应计数,每毫升尿含菌量≥100000 时才有诊断价值。

3. 卫生学检查

大肠杆菌随粪便排出体外,易污染周围环境、水源和食品。故饮水、食品等的卫生学检查常以细菌总数和大肠菌群数作为检测指标。取样检查时,样品中大肠菌群数越多,表示样品被粪便污染越严重,也表明样品中存在肠道致病菌的可能性越大。

（1）细菌总数　检测每毫升或每克样品中所含细菌数,采用倾注培养计算。我国规定的卫生标准是每毫升饮用水、每克食品中细菌总数不得超过 100 个。

（2）大肠菌群数　指每升水中大肠菌群数,采用乳糖发酵法检测。我国的卫生标准是每 1000mL 饮水中不得超过 3 个大肠菌群;每 100mL 瓶装汽水、果汁等不得超过 5 个大肠菌群。

（四）防治原则

1.特异性预防

在肠产毒性大肠杆菌的免疫预防研究中,发现其菌毛抗原在自然感染和人工自动免疫中是一种关键性抗原。

2.治疗

治疗可选用庆大霉素、阿米卡星(丁胺卡那霉素)等。

二、志贺菌属

志贺菌属(*Shigella*),是人类细菌性痢疾最为常见的病原菌,通称痢疾杆菌。

（一）生物学性状

1.形态与染色

大小为(0.5～0.7)μm×(2～3)μm 的革兰阴性杆菌,无芽胞,无荚膜,无鞭毛,多数有菌毛。

2.培养与生化反应

兼性厌氧菌,在普通培养基上生长良好,形成中等大小、半透明的 S 型菌落。在肠道杆菌选择性培养基上形成无色菌落。分解葡萄糖、产酸不产气,VP 试验阴性,不分解尿素,不分解含硫氨基酸产生 H_2S,不能利用枸橼酸盐作为碳源。宋内志贺菌能迟缓发酵乳糖(37℃培养 3～4d)。

3.抗原构造与分型

主要有 K 抗原和 O 抗原,O 抗原有群、型特异性。根据志贺菌 O 抗原构造的不同,可分为 4 群,48 个血清型(包括亚型,表 16－2)。

表 16－2　志贺菌属的分类

群型	常用名称	亚型	甘露醇发酵
A 群	痢疾志贺菌	有 12 个血清型,其中 8 型又分为三个亚型(8a、8b、8c)	－
B 群	福氏志贺菌	有 15 个血清型(含亚型及变种)	＋
C 群	鲍氏志贺菌	有 18 个血清型	＋
D 群	宋内志贺菌	只有 1 个血清型,但其有两个变异相,即Ⅰ相和Ⅱ相, Ⅰ相为 S 型菌落,Ⅱ相为 R 型菌落	＋

4.抵抗力

志贺菌对理化因素的抵抗力较其他肠道杆菌弱,对酸敏感;在外界环境中的抵抗力以宋内志贺菌最强,福氏志贺菌次之,痢疾志贺菌最弱;一般 56～60℃ 10min 即被杀死,在 37℃水中存活 20d,在冰块中存活 96d,蝇肠内可存活 9～10d。对化学消毒剂敏感,1‰石炭酸 15～30min 死亡。

（二）致病性与免疫性

1. 致病物质

致病物质主要是侵袭力和内毒素，有些菌株可以产生外毒素。

（1）侵袭力 志贺菌的菌毛能黏附于回肠末端和结肠黏膜的上皮细胞表面，继而在侵袭蛋白作用下穿入上皮细胞内，一般在黏膜固有层繁殖形成感染灶。此外，凡具有 K 抗原的痢疾杆菌，一般致病力较强。

（2）内毒素 各型志贺菌都具有强烈的内毒素。内毒素作用于肠壁，使其通透性增高，有利于内毒素吸收，引起发热，神志障碍，甚至中毒性休克等。内毒素能破坏黏膜，形成炎症、溃疡，出现典型的脓血黏液便。内毒素还作用于肠壁自主神经系统，导致肠功能紊乱、肠蠕动失调和痉挛，尤以直肠括约肌痉挛最为明显，出现腹痛、里急后重（频繁便意）等症状。

（3）肠毒素 志贺菌 A 群 I 型及部分 II 型菌株还可产生外毒素，称志贺毒素，为蛋白质，不耐热，75～80℃ 1h 被破坏。该毒素具有三种生物活性：①神经毒性，将毒素注射家兔或小鼠，作用于中枢神经系统，引起四肢麻痹、死亡；②细胞毒性，对人肝细胞、猴肾细胞和 HeLa 细胞均有毒性；③肠毒性，具有类似大肠杆菌、霍乱弧菌肠毒素的活性，可以解释疾病早期出现的水样腹泻。

2. 所致疾病

细菌性痢疾是最常见的肠道传染病，夏秋两季发病最多。传染源主要为患者和带菌者，通过污染的水源、食物等经口感染。人类对志贺菌普遍易感，10～200 个细菌可使 10%～50% 志愿者致病。一般说来，志贺菌所致菌痢的病情较重；宋内志贺菌引起的症状较轻；福氏志贺菌介于二者之间，但排菌时间长，易转为慢性。

（1）急性细菌性痢疾 分为典型菌痢、非典型菌痢和中毒性菌痢三型。中毒性菌痢多见于小儿，各型志贺菌都可引起。发病急，常在腹痛、腹泻后出现严重的全身中毒症状。

（2）慢性细菌性痢疾 急性菌痢治疗不彻底，或机体抵抗力低、营养不良或伴有其他慢性病时，易转为慢性。病程多在两个月以上，迁延不愈或时愈时发。

部分患者可成为带菌者，带菌者不能从事饮食业、制药业及保育工作。

3. 免疫性

病后免疫力不牢固，不能防止再感染。但同一流行期中再感染者较少，即具有型特异性免疫。志贺菌菌型多，各型间无交叉免疫。机体对细菌性痢疾的免疫主要依靠肠道的局部免疫，即肠道黏膜细胞吞噬能力的增强和 sIgA 的作用。sIgA 可阻止志贺菌黏附到肠黏膜上皮细胞表面，病后 3d 左右即出现，但维持时间短，因志贺菌不侵入血液，故血清型抗体（IgM、IgG）不能发挥作用。

（三）微生物学检查

1. 标本采集

取粪便的脓血或黏液部分，标本不能混有尿液。如不能及时送检，应将标本保存于 30% 甘油缓冲盐水或增菌培养液中。中毒性菌痢可取肛门拭子检查。

2. 分离培养与鉴定

接种肠道杆菌选择性培养基，37℃ 孵育 18～24h，挑取无色半透明的可疑菌落，行生化反应和血清学凝集试验，确定菌群和菌型。如遇非典型菌株，须行系统生化试验。

3. 毒力试验

测定志贺菌的侵袭力可用 Sereny 试验。方法是将受试菌在固体培养基中培养 18～24h，然后用生理盐水制成 $9×10^9$ 个/毫升菌悬液，接种于豚鼠眼结膜囊内。若发生角膜结膜炎，则表示 Sereny 试验阳性，该受试菌有侵袭力。

4. 血清学方法

（1）荧光菌球法 适于检查急性菌痢的粪便标本。将标本接种于含有荧光素标记的志贺菌免疫血清液体培养基中，37℃培养 4～8h。如标本中有相应型别的志贺菌，繁殖后与荧光素抗体凝集成小菌球，在低倍或高倍荧光显微镜下易于检出。方法简便、快速，有一定的特异性。

（2）协同凝集试验 用志贺菌的 IgG 抗体与富含 A 蛋白的葡萄球菌结合，以此为试剂，测定患者粪便滤液中志贺菌的可溶性抗原。

（四）防治原则

1. 特异性预防

特异性预防主要采用口服减毒活菌苗，有链霉素依赖株（streptomycin dependent strain，Sd 株）、福氏 2a 变异株等。这些活菌苗虽有一定预防作用，但免疫力弱，维持时间短，服用量大，型间无保护性交叉免疫，故大规模应用还受一定限制。

2. 治疗

治疗可用磺胺类药、氨苄西林（氨苄青霉素）、氯霉素、小檗碱（黄连素）等。中药黄连、黄柏、白头翁、马齿苋等均有疗效。

三、沙门菌属

沙门菌属（*Salmonella*），1880 年由 Eberth 首先发现，目前至少发现有 58 种 O 抗原和 2500 多种血清型。仅少数沙门菌引起人类疾病，如伤寒沙门菌及甲、乙、丙副伤寒沙门菌。

（一）生物学性状

1. 形态与染色

革兰阴性杆菌，无芽胞及荚膜，大多数有周身鞭毛和菌毛。

2. 培养与生化反应

在肠道杆菌选择性培养基上形成无色菌落。不发酵乳糖，大多数沙门菌分解含硫氨基酸产生 H_2S。发酵葡萄糖、麦芽糖和甘露醇，除伤寒杆菌产酸不产气外，其他沙门菌均产酸产气。

3. 抗原构造与分型

沙门菌属细菌的抗原主要有 O 和 H 两种，少数沙门菌有表面抗原。

（1）O 抗原 至少有 58 种，以阿拉伯数字顺序排列，现已排至 67（其中有 9 种被删除）。根据 O 抗原将沙门菌分成 42 个群（或组）A～Z、O51～O63、O65～O67。

（2）H 抗原 是沙门菌定型的依据。通常沙门菌 H 抗原有两相，第一相为特异性抗原，用 a、b、c……表示；第二相为共同抗原，用 1、2、3……表示。

（3）表面抗原 一般认为与毒力（virulence）有关，故称 Vi 抗原。Vi 抗原的抗原性弱，当体内有沙门菌存在时可产生一定量抗体；细菌被清除后，抗体也随之消失。故测定 Vi 抗体有助于对伤寒带菌者的检出。

4. 抵抗力

对热抵抗力不强,60℃ 1h 或 65℃ 15～20min 可被杀死。但在水中能存活 2～3 周,粪便中可存活 1～2 个月,可在冰冻土壤中过冬。

(二)致病性与免疫性

1. 致病物质

沙门菌有较强的内毒素和侵袭力,有些菌株能产生肠毒素。

(1)侵袭力 侵袭素是由沙门菌编码产生的蛋白质,介导细菌对肠上皮细胞的黏附与侵入;耐酸应答基因使沙门菌具有在酸性条件下生存的能力;O 抗原和 Vi 抗原使沙门菌具有抗吞噬和抗胞内消化的能力;过氧化氢酶和超氧化物歧化酶可以保护细菌免受胞内氧化杀菌,使沙门菌形成胞内菌。

(2)内毒素 引起发热、白细胞减少,大剂量时可发生中毒性休克。内毒素可激活补体系统释放趋化因子,吸引粒细胞,导致肠道局部炎症反应。

(3)肠毒素 有些沙门菌,如鼠伤寒沙门菌可产生肠毒素,性质类似肠产毒性大肠杆菌的肠毒素。

2. 所致疾病

(1)肠热症(伤寒与副伤寒) 主要由伤寒沙门菌和甲型副伤寒沙门菌等引起。

细菌由消化道进入,到达小肠后,穿过肠黏膜上皮细胞侵入肠壁淋巴组织,经淋巴管至肠系膜淋巴结及其他淋巴组织并在其中繁殖,经胸导管进入血流,引起第一次菌血症,此时相当于病程的第 1 周。患者有发热、全身不适、乏力等,症状较轻。细菌随血流至骨髓、肝、脾、肾、胆囊、皮肤等处并在其中繁殖,被内脏中吞噬细胞吞噬,吞噬细胞中细菌再次进入血流,引起第二次菌血症,相当于病程的第 2～3 周。患者持续高热,相对缓脉,肝脾肿大及全身中毒症状,部分患者皮肤出现玫瑰疹,还可发生骨髓炎、膀胱炎、胆囊炎等。胆囊中的细菌随胆汁排至肠道,一部分随粪便排出体外,一部分可再次侵入肠壁淋巴组织,出现超敏反应,引起局部坏死和溃疡,严重者发生肠出血和肠穿孔。肾脏中的细菌可随尿排出。若无并发症,患者逐渐康复。

典型伤寒的病程 3～4 周。病愈后部分患者可自粪便或尿液继续排菌 3 周至 3 个月,称恢复期带菌者。约有 3% 的伤寒患者成为慢性带菌者。副伤寒病与伤寒病症状相似,但一般较轻,病程较短,1～3 周即愈。

(2)胃肠炎(食物中毒) 是最常见的沙门菌感染,多由鼠伤寒沙门菌、猪霍乱沙门菌、肠炎沙门菌等引起。系因食入未煮熟的病畜的肉类、蛋类而发病。多见于婴儿、老年人和身体衰弱者。潜伏期短,一般 6～24h,主要症状为发热、恶心、呕吐、腹痛、水样腹泻等。严重者伴快速脱水,导致休克、肾衰竭而死亡。细菌通常不侵入血流,病程较短,一般 2～4d 内可完全恢复。

(3)败血症 常由猪霍乱沙门菌、丙型副伤寒沙门菌、鼠伤寒沙门菌、肠炎沙门菌等引起。发热期,血培养阳性率高。

3. 免疫性

肠热症病后可建立牢固免疫力,主要以特异性细胞免疫为主,很少再感染。体液免疫方面,局部抗体较重要,尤其是 sIgA 具有特异性防止伤寒沙门菌黏附于肠黏膜表面的能力。

（三）微生物学检查

1. 标本采集

根据伤寒病程采取不同标本,通常第 1～2 周取血液,第 2～3 周取粪便或尿液。急性胃肠炎取患者吐泻物和剩余食物。败血症取血液。

2. 分离培养与鉴定

血液应先接种于胆汁肉汤内增菌,粪便和经离心的尿沉渣可直接接种肠道杆菌选择性培养基。37℃经 18～24h 培养后,挑选无色半透明的不发酵乳糖的菌落涂片、染色、镜检,并接种双糖含铁或三糖含铁培养基。疑为沙门菌时,行生化反应和玻片凝集试验鉴定。

3. 血清学方法

可用葡萄球菌 A 蛋白协同凝集试验、酶联免疫吸附试验、乳胶凝集试验等检测患者粪便、血清或尿液中伤寒沙门菌、副伤寒沙门菌的可溶性抗原。或使用 DNA 杂交和 PCR 技术检测待检标本中病原菌特定 DNA。

进行肥达（Widal）反应。用已知的伤寒沙门菌 O、H 抗原和甲型副伤寒沙门菌 H 抗原与待检血清行定量凝集试验。根据待检血清中抗体含量多少及其增长情况,辅助肠热症的临床诊断。①正常抗体水平:正常人因隐性感染或预防接种,血清中含有一定量抗体,其血清凝集效价随各地区情况而不同。一般说来,伤寒沙门菌 O 抗体凝集效价≥1∶80,H 抗体凝集效价≥1∶160,引起副伤寒的沙门菌 H 抗体凝集效价≥1∶80 时才有诊断价值。②动态观察:判断肥达反应的结果应结合临床症状、病程等。单次凝集效价增高,有时不能定论。若间隔数日重复测定,效价随病程延长而逐渐上升或恢复期效价比初次≥4 倍,则有诊断意义。③O 抗体与 H 抗体在临床诊断上的意义:O 抗体为 IgM 类抗体,出现较早,持续时间仅半年左右,消失后不易受伤寒、副伤寒沙门菌以外细菌的非特异性抗原刺激而重新出现。H 抗体为 IgG 类抗体,出现较晚,维持时间可长达数年,消失后易受非特异性抗原刺激而短暂地重新出现。因此,O 抗体与 H 抗体的消长情况就可以判断肠热症的病情:如果 H、O 凝集效价均超过正常值,则感染伤寒、副伤寒的可能性大;若 H 与 O 效价均低,则患肠热症的可能性小;若 H 效价高而 O 不高,可能曾预防接种或非特异性回忆反应;若 O 效价高而 H 不高,可能是感染早期或其他沙门菌感染引起的交叉反应。

（四）防治原则

1. 肠热症的预防

以往采用皮下多次接种伤寒、副伤寒死菌苗特异性预防肠热症,虽有一定的保护作用,但常引起局部和全身反应。Ty‐21a 减毒株活疫苗,主要诱导机体产生细胞免疫,无发热反应,无返祖现象,服用安全。

2. 肠热症的治疗

其治疗可采用氯霉素、氨苄西林、阿莫西林（羟氨苄青霉素）等,中药白花蛇舌草、穿心莲等有效。

四、其他菌属

（一）变形杆菌属

变形杆菌属（*Proteus*）在自然界分布广泛,主要存在于土壤、污水和垃圾中,人和动物的肠道也经常存在,但一般不致病。变形杆菌有 4 个菌种,100 多个血清型。其中普通变形杆菌和奇异变形杆菌两个菌种与医学关系比较密切。

革兰染色阴性，大小为(0.4~1)μm×(0.6~3)μm，形态呈多形性。无荚膜，有周身鞭毛，运动活泼，有菌毛。营养要求不高，在固体培养基上呈扩散性生长，形成以接种部位为中心的、厚薄交替的、同心圆形的层层波状菌苔，称为迁徙生长现象(swarming growth phenomenon)。若在培养基中加入0.1%石炭酸抑制鞭毛生长，则迁徙现象消失。

变形杆菌有尿素酶，能迅速分解尿素，是变形杆菌的一个重要特征。不发酵乳糖。普通变形杆菌中 OX$_{19}$、OX$_2$和 OX$_k$菌株的菌体 O 抗原与斑疹伤寒立克次体和恙虫病立克次体有共同抗原，故可用 OX$_{19}$、OX$_2$和 OX$_k$的抗原代替立克次体与相应患者血清进行交叉凝集反应，此为外-斐反应(Weil-Felix test)，用于辅助诊断立克次体病。

变形杆菌是仅次于大肠杆菌的泌尿系统感染的病原菌。其尿素酶分解尿素产氨，使尿液 pH 增高，以利于变形杆菌的生长。碱性环境亦可促进肾结石和膀胱结石的形成。同时高碱性尿液对尿道上皮也有毒性作用。奇异变形杆菌的菌毛能促进吞噬细胞对细菌的吞噬作用，从而降低致病性。此外，有些变形杆菌菌株还可引起脑膜炎、腹膜炎、败血症和食物中毒等疾病。

(二)克雷伯菌属

克雷伯菌属(Klebsiella)有五个种：肺炎克氏菌、催娩克氏菌、解鸟氨酸克氏菌、植生克氏菌和土生克氏菌。其中肺炎克氏菌又可分三个亚种：肺炎亚种、鼻炎亚种和鼻硬结亚种。

肺炎克氏菌肺炎亚种，俗称肺炎杆菌。革兰阴性，球杆形，无鞭毛，有较厚的荚膜，多数菌株有菌毛。营养要求不高，在普通培养基上生长形成大菌落，呈黏液状，用接种环挑之易拉成丝，此特征有助于鉴别肺炎杆菌。

肺炎杆菌主要存在于人肠道、呼吸道，水和谷物中。当机体免疫力降低或长期大量使用抗生素致菌群失调时可引起感染。常见的疾病有肺炎、支气管炎、泌尿道和创伤感染，目前是除大肠杆菌外的医源性感染中最重要的机会致病菌。

第三节　弧菌属

弧菌属(Vibrio)细菌是一类菌体短小、弯曲成弧形、运动活泼的革兰阴性菌。有56种，至少12种与人类感染有关。常见致病菌有霍乱弧菌和副溶血性弧菌。

一、霍乱弧菌

霍乱弧菌(V. cholerae)引起烈性肠道传染病——霍乱，俗称"2号病"。具有发病急、传播快、波及面广等特点，是我国《传染病防治法》规定的两种甲类传染病之一，也是《国际卫生检疫条例》规定的国际检疫的三种传染病之一。自1817年以来，已发生过7次世界性霍乱大流行，前6次由古典生物型引起，1961年开始的第7次霍乱流行由 El Tor 生物型引起。1992年一个新的流行株 O139(Bengal)在印度及孟加拉一些城市出现，并迅速传遍亚洲，这是首次由非O1群霍乱弧菌引起的流行。

(一)生物学性状

1.形态与染色

霍乱弧菌大小约(1.5~3)μm×(0.5~0.8)μm。从患者体内新分离的细菌形态典型，弧形或逗点状,呈鱼群样排列,但经人工培养后,细菌常呈杆状而不易与肠道杆菌区别。特殊结构有菌毛,有些菌株(包括 O139)有荚膜,菌体一端有一根鞭毛(图 16-5),运动活泼,无芽胞。革兰染色阴性。若取患者米泔水样粪便或培养物做悬滴观察,细菌呈穿梭样或流星状运动。

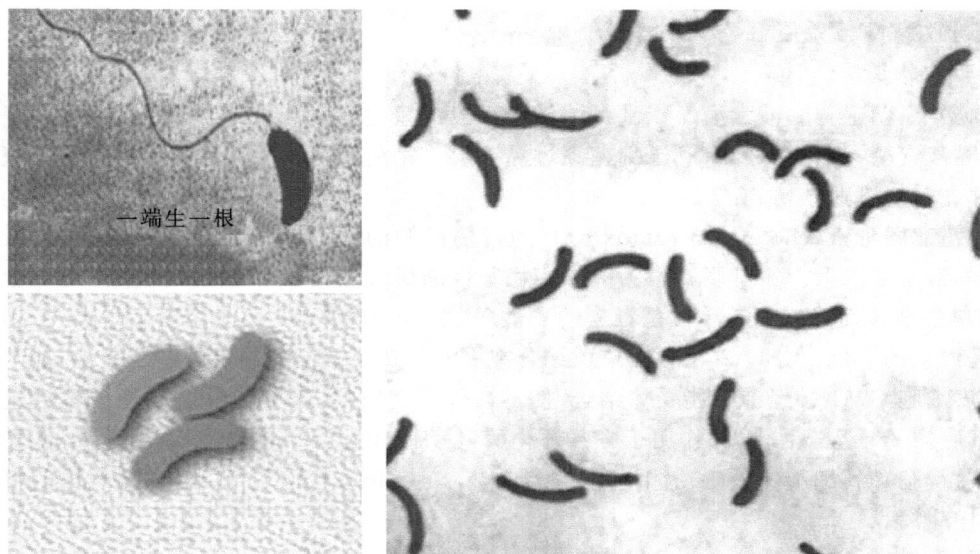

一端生一根

图 16-5　霍乱弧菌

2.培养与生化反应

兼性厌氧,在氧气充足条件下生长更好,营养要求不高,可在普通培养基上形成凸起、光滑、圆形的菌落。18～37℃均可生长。耐碱不耐酸,在 pH 8.8～9.0 的碱性蛋白胨水或碱性琼脂平板上生长良好。霍乱弧菌为过氧化氢酶阳性,氧化酶阳性,能发酵多种单糖、双糖和醇糖,如葡萄糖、蔗糖和甘露醇,产酸不产气,不分解阿拉伯胶糖,能还原硝酸盐,吲哚反应阳性。霍乱弧菌在 TCBS(thiosulfate-citrate-bile-sucrose,硫化硫酸钠-枸橼酸钠-胆盐-蔗糖)培养基上生长良好,菌落呈黄色,培养基呈暗绿色。

3.抗原构造与分型

霍乱弧菌有耐热的 O 抗原和不耐热的 H 抗原。根据 O 抗原不同,现已有 155 个血清群,其中 O1 群、O139 群引起霍乱;其余血清群分布于地面水中,可引起人类胃肠炎等疾病,从未引起霍乱流行。H 抗原无特异性。

O1 群霍乱弧菌抗原由 3 种抗原因子 A、B、C 组成,据此可分为三个血清型:小川型、稻叶型和彦岛型。根据生物学性状的差异,O1 群霍乱弧菌的每一个血清型还可分为两个生物型,即古典生物型和 El Tor 生物型。古典生物型不溶解羊红细胞,不凝集鸡红细胞,对 50IU 的多黏菌素敏感,可被第Ⅳ群噬菌体裂解,而 El Tor 弧菌则完全相反。

O139 群在抗原性方面与 O1 群之间无交叉,序列分析发现 O139 群失去了 O1 群的 O 抗原基因,出现了一个约 36kb 的新基因,编码与 O1 群不同的脂多糖抗原和荚膜多糖抗原,但与 O2 和 O155 等群可产生抗原性交叉。

4.抵抗力

霍乱弧菌不耐酸,在正常胃酸中仅能存活 4min,对热、干燥、直射日光、化学消毒剂均很敏感。湿热 55℃ 15min，100℃ 1～2min 即死亡，用漂白粉和水按 1∶4 的比例处理患者排泄物、呕吐物 1h，用 0.1％高锰酸钾浸泡蔬菜、水果 30min 可达到消毒目的。加 0.5ppm 氯，15min 可杀死自来水、深井水里的霍乱弧菌。

（二）致病性与免疫性

1. 致病物质

（1）鞭毛、菌毛与黏液素酶　霍乱弧菌借助活泼的鞭毛运动可穿过肠黏膜黏液层，有毒株能产生黏液素酶，液化黏液，有利于细菌穿过黏液层。霍乱弧菌依靠普通菌毛黏附于肠壁上皮细胞，并在其上迅速繁殖。

（2）霍乱肠毒素（cholera enterotoxin）　为目前已知的致泻能力最强的外毒素，是霍乱弧菌致病的最主要因素。霍乱肠毒素为一热不稳定性的聚合蛋白，由 1 个 A 亚单位与 5 个相同的 B 亚单位结合而成。A 亚单位是毒素的毒性单位，分 A1 和 A2 两个组分，其中 A1 具有酶活性，是毒素的毒性部分，A2 与 B 亚单位结合在一起。B 亚单位为毒素的结合单位，能与小肠黏膜上皮细胞 GM1 神经节苷脂受体结合，使毒素分子变构，A 亚单位脱离 B 亚单位后进入细胞，在细胞内 A1 组分活化，并作用于腺苷环化酶，使细胞内 ATP 转化为 cAMP。cAMP 浓度的升高使得肠黏膜细胞的分泌功能增强，主动分泌 Na^+、K^+、HCO_3^- 和水，导致严重的呕吐和米泔水样腹泻。

2. 所致疾病

引起烈性肠道传染病——霍乱。人类是霍乱弧菌的唯一易感者。患者和无症状带菌者是重要的传染源，主要通过污染的水源或食物经口进入，很少发生人与人的直接传播。在胃酸中，霍乱弧菌很快死亡。故在正常胃酸条件下，需摄入 10^8 个细菌方能引起感染，但当胃酸稀释时，感染量可减少到 $10^3 \sim 10^5$ 个。病菌进入小肠后，黏附于小肠黏膜上皮细胞表面并迅速繁殖，不进入黏膜或血液，由其产生的霍乱肠毒素作用于肠黏膜细胞而致病。古典生物型致病性比 El Tor 生物型强，细菌进入体内 2～3d，患者突然出现剧烈腹泻和呕吐，导致严重失水，出现米泔水样便。最严重时，失水量可达 1L/h。大量电解质和水丢失导致患者出现脱水、代谢性酸中毒、低碱血症、低血容量性休克、心律不齐和肾衰竭，如不及时治疗，死亡率可达 60％以上。O139 群霍乱弧菌引起的霍乱比 O1 群更严重，表现为严重脱水和高死亡率，且以成人发病为主。

3. 免疫性

病愈后可获得牢固免疫力，其血液和肠腔中出现保护性的抗肠毒素抗体及抗菌抗体。抗肠毒素抗体主要针对霍乱肠毒素 B 亚单位，抗菌抗体主要针对 O 抗原。肠腔中的 sIgA 可凝集黏膜表面的病菌，使其失去动力；可与菌毛等黏附因子结合，阻止霍乱弧菌黏附至肠黏膜上皮细胞；可与霍乱肠毒素 B 亚单位结合，阻断肠毒素与小肠上皮细胞受体作用。霍乱弧菌引起的肠道局部黏膜免疫是霍乱保护性免疫的基础。

（三）微生物学检查

霍乱属于我国重点防治的烈性传染病，对首例患者的诊断应快速、准确，并及时做出疫情报告。

1. 标本采集

取患者米泔水样粪便和呕吐物，流行病学调查还需采集水样。标本应立即送到生物安全三级(P3)以上实验室分离培养,不能培养的应放入 Cary - Blair 保存液中由专人专用器具送检。

2. 直接镜检

悬滴法观察镜下标本中是否有穿梭状运动的细菌,加入霍乱弧菌抗血清后,如运动消失,为制动试验阳性。涂片革兰染色镜检,发现革兰阴性呈鱼群状排列的弧菌时,可做出初步诊断。

3. 分离培养与鉴定

将标本接种于碱性蛋白胨水中,37℃增菌 6～8h 后直接镜检并做分离培养。目前常用的选择培养基为 TCBS 培养基。在此培养基上,霍乱弧菌发酵蔗糖形成黄色菌落。挑选可疑菌落进行生化反应及与 O1 群多价和单价血清进行玻片凝集反应。目前还需与 O139 群抗血清做凝集反应。其他分离培养基还有碱性平板、血平板等。

4. 快速诊断

用 O1 群和 O139 群霍乱弧菌的荧光抗体进行荧光菌球检测,或进行 SPA 协同凝集试验检测可溶性抗原,对霍乱弧菌的快速检查有一定意义。

知识链接

我国法定传染病的种类

《中华人民共和国传染病防治法》规定的传染病分为甲、乙、丙 3 类 39 种。甲类 2 种:鼠疫、霍乱。乙类传染病 26 种:传染性非典型肺炎、艾滋病、病毒性肝炎、脊髓灰质炎、人感染高致病性禽流感、甲型 H1N1 流感、麻疹、流行性出血热、狂犬病、流行性乙型脑炎、登革热、炭疽、细菌性和阿米巴性痢疾、肺结核、伤寒和副伤寒、流行性脑脊髓膜炎、百日咳、白喉、新生儿破伤风、猩红热、布鲁氏菌病、淋病、梅毒、钩端螺旋体病、血吸虫病、疟疾。丙类传染病 11 种:流行性感冒(简称流感)、流行性腮腺炎、风疹、急性出血性结膜炎、麻风病、斑疹伤寒、黑热病、包虫病、丝虫病、其他感染性腹泻病、手足口病。

(四)防治原则

改善社区卫生条件,加强水源和粪便管理,培养良好的个人卫生习惯,不生食海产品,是预防霍乱弧菌感染和流行的重要措施。

首例患者的发现是控制本病流行的关键。早发现、早隔离、早治疗霍乱患者和带菌者,同时封锁疫区,防止疫情蔓延;接种霍乱死疫苗,可增强人群对霍乱的特异性免疫力,但血清抗体只能持续 3～6 个月。目前霍乱疫苗预防的重点已转至研制口服疫苗的方向上,包括 B 亚单位-全菌灭活口服疫苗、基因工程减毒活疫苗等。O139 尚无预防性疫苗。

霍乱治疗的关键在于补充水和电解质,防止由于大量失水的低血容量性休克,代谢性酸中毒和肾衰竭。抗生素治疗可及时清除体内细菌,减少外毒素的产生,常用的有氯霉素、复方新诺明、四环素、多西环素、呋喃唑酮等。多重耐药菌株在增加。

二、副溶血性弧菌

副溶血性弧菌(*V. parahaemolyticus*)又称致病性嗜盐弧菌,1950 年从日本一次暴发性食物中毒中分离发现。该菌存在于近海的海水、海底沉积物、鱼类、贝壳等海产品中。根据 O 抗原的不同,现已有 13 个血清群。副溶血性弧菌主要引起食物中毒,尤以日本、东南亚、美国及我国台北地区多见,也是我国大陆沿海地区食物中毒最常见的一种病原菌。

(一)生物学性状

该菌最大的特点是具有嗜盐性,在培养基中以含有 3.5% NaCl 最为适宜,无盐则不能生长,但当盐浓度高于 8% 时也不能生长。在盐浓度不适宜的培养基上,细菌呈长杆形或球杆形等多形态。在 TCBS 琼脂培养基上,该菌不发酵蔗糖形成绿色菌落,可与霍乱弧菌鉴别。副溶血性弧菌在血琼脂平板(含羊、马或兔等血液)上不溶血或只产生 α 溶血。但在特定条件下,某些菌株在含高盐(7%)、人 O 型血或兔血液及以 D -甘露醇作为碳源的 Wagatsuma 琼脂平板上可产生 β 溶血,称为神奈川现象(Kanagawa phenomenon,KP)。

该菌不耐热,90℃ 1min 即被杀死;不耐酸,在 1% 醋酸或 50% 食醋中 1min 死亡。

(二)致病性与免疫性

目前,KP⁺菌株为致病性菌株已基本确定,但其引起食物中毒的确切机制仍有待阐明。现已从 KP⁺菌株分离出两种致病因子:一为耐热直接溶血素(thermostable direct hemolysin,TDH),动物实验表明具有细胞毒和心脏毒两种作用;二为耐热相关溶血素(thermostable related hemolysin,TRH),生物学性状与 TDH 相似。

该菌通过烹饪不当的海产品或盐腌食品传播,常见的有海蜇、海鱼、海虾及各种贝类,因食物容器或砧板生熟不分污染本菌后,也可引起食物中毒。该病常年均可发生,潜伏期 5～72h,表现为自限性腹泻或轻、中度霍乱样腹泻、腹痛、呕吐和低热,粪便多为水样,少数为血水样,恢复较快。病后免疫力不强,可重复感染。

(三)微生物学检查

标本采取患者粪便、肛拭或剩余食物,直接分离于 SS 琼脂平板或嗜盐菌选择平板。如出现可疑菌落,行进一步做嗜盐性试验与生化反应,最后用诊断血清进行鉴定。

(四)防治原则

治疗可用抗菌药物,如庆大霉素、复方 SMZ - TMP,严重病例需输液和补充电解质。

第四节 厌氧性细菌

厌氧性细菌(anaerobic bacteria)是一大类必须在无氧条件下利用发酵获取能量生长繁殖的细菌。根据能否产生芽胞将其分为厌氧芽胞梭菌属和无芽胞厌氧菌两大类。

一、厌氧芽胞梭菌属

厌氧芽胞梭菌属(*Clostridium*)的细菌为革兰阳性大杆菌,可形成芽胞,芽胞直径多宽于菌体,使菌体膨大呈梭形,故得名。常存在于土壤、人及动物肠道中。多为腐生菌,少数致病,在适宜条件下,芽胞发芽形成繁殖体,产生毒性强大的外毒素,导致疾病的发生。该属中主要的病原菌有破伤风梭菌、产气荚膜梭菌、肉毒梭菌及艰难梭菌,分别引起破伤风、气性坏疽、肉毒中毒和假膜性结肠炎等疾病。

(一)破伤风梭菌

破伤风梭菌(*C. tetani*)是破伤风的病原菌,广泛存在于土壤及动物的粪便中。当创口被污染,或分娩接生时使用不洁器械断脐时,破伤风梭菌或芽胞可侵入伤口并生长繁殖,释放外毒素,引起破伤风(tetani)。

1. 生物学性状

(1)形态染色　破伤风梭菌为菌体细长的大杆菌,周鞭毛,无荚膜。芽胞正圆形,位于菌体一端,直径大于菌体宽度,似鼓槌,为该菌典型特征(图 16-6)。革兰染色阳性。

(2)培养特性与生化反应　破伤风梭菌严格厌氧,常用庖肉培养基培养,生长后肉汤均匀混浊,肉渣微变黑,因分解蛋白质产生甲基硫醇故有腐败恶臭气味。在血琼脂平板上形成薄膜状爬行生长物,边缘不整齐,伴 β 溶血。一般不分解糖类。

(3)抵抗力　芽胞抵抗力强,土壤中可存活数十年,煮沸 1h 可被破坏。繁殖体抵抗力与其他细菌相似,对青霉素敏感。

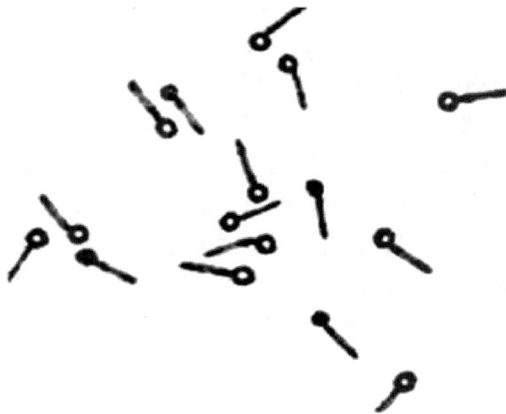

图 16-6　破伤风梭菌

2. 致病性与免疫性

(1)感染条件　破伤风梭菌经创伤侵入机体,其感染的重要条件是伤口需形成厌氧微环境。主要有:①伤口深而窄,混有泥土、异物污染;②大面积创伤,坏死组织较多,局部组织缺血;③同时伴有需氧菌混合感染;④使用不洁器具清创或断脐等。

(2)致病物质　破伤风梭菌主要致病物质为破伤风痉挛毒素,是一种神经毒素,毒性极强,仅次于肉毒毒素,不耐热,易被蛋白酶分解。免疫原性强,经 0.3％甲醛脱毒处理后成为类毒素,可刺激机体产生抗毒素。另一种外毒素为破伤风溶血素,与血琼脂平板上的溶血现象相关,但在致破伤风中的意义不清。

(3)所致疾病　破伤风梭菌侵入伤口后在局部生长繁殖,不侵入血流,但其在伤口中产生的破伤风痉挛毒素对脑干神经和脊髓前角细胞有高度亲和力。毒素可被局部神经细胞吸收或经淋巴、血液到达中枢神经系统而致病。毒素与脊髓及脑干组织细胞表面的神经节苷脂结合,封闭抑制性突触,阻止抑制性介质释放。在正常情况下,当一侧肢体屈肌的神经元被刺激而兴奋时,同时有冲动传递给抑制性中间神经元,使其释放抑制性介质以抑制同侧伸肌的运动神经元,故屈肌收缩时伸肌松弛而配合协调。此外,屈肌运动神经元也受到抑制性神经元的反馈调节,使屈肌运动神经元不致过度兴奋。破伤风痉挛毒素能选择性地阻碍抑制性介质的释放及抑制性神经元的协调作用,以致伸肌、屈肌同时强烈收缩,骨骼肌强直痉挛。破伤风痉挛毒素最初引起伤口附近肌肉、咀嚼肌痉挛,表现为牙关紧闭、吞咽困难、苦笑面容,随后躯干及四肢肌肉强直,呈特有的角弓反张体征,甚至膈肌痉挛、呼吸困难窒息而死。

(4)免疫性　破伤风免疫属体液免疫,主要是抗毒素发挥中和作用。因破伤风外毒素毒性强,微量即可致病,且毒素分泌后能迅速与神经组织结合,不能有效地刺激机体产生抗毒素,病后不易获得牢固免疫。

3. 微生物学检查

破伤风临床症状典型,因此典型的症状和病史即可做出诊断,一般不需行微生物学检查。

4. 防治原则

(1)非特异性防治措施　正确处理伤口,清创扩创,防止厌氧微环境的形成。

(2)特异性防治措施　目前我国对3～6个月儿童采用白百破(DPT)三联疫苗进行免疫,免疫程序为婴儿出生后第3、4、5个月连续免疫3次,以后于2岁、7岁时各加强一次,可同时获得白喉、百日咳、破伤风3种常见病的免疫力。对部队战士、建筑工人及其他易受外伤的人群,一般第一年内注射2次破伤风类毒素作基础免疫,一年后加强免疫1次,以后每隔5～10年加强免疫1次。当伤口较深可能混有泥土杂物时,应肌肉注射1500～3000U精制破伤风抗毒素(tetanus antitoxin,TAT)以预防破伤风的发生。注射前应做皮肤过敏试验。

(3)特异性治疗　对破伤风患者应早期、足量使用TAT治疗,剂量为10万～20万U。因毒素一旦与神经组织结合,抗毒素即不能中和其毒性作用。此外,大剂量使用青霉素等抗生素不但能抑制破伤风梭菌在伤口中繁殖,也可抑制其他细菌的混合感染,同时可使用镇静解痉药物对症治疗。

(二)产气荚膜梭菌

产气荚膜梭菌(*C. perfringens*)广泛存在于土壤、人和动物肠道中,主要引起气性坏疽和食物中毒。

1. 生物学性状

产气荚膜梭菌为两端几乎平切的革兰阳性粗大杆菌,大小为$(0.6\sim2.4)\mu m\times(3.0\sim19.0)\mu m$。芽胞呈椭圆形,位于菌体次极端,直径小于菌体。无鞭毛,在机体可形成明显的荚膜(图16-7)。本菌厌氧,但不十分严格。在血琼脂平板上,多数菌株有双层溶血环又叫靶型溶血,内环是θ毒素引起的完全溶血,外环是α毒素引起的不完全溶血。在蛋黄琼脂平板上,菌落周围出现乳白色混浊圈,此为细菌产生的卵磷脂酶分解蛋黄中卵磷脂所致,这一现象可用于细菌的鉴定并测定其是否产生α毒素。该菌可分解多种常见的糖类,产酸产气。在牛奶培养基中,因分解乳糖产酸而使其中的酪蛋白凝固,同时产生大量气体将凝固的酪蛋白冲成蜂窝状,气势凶猛,称"汹涌发酵"。根据产生毒素

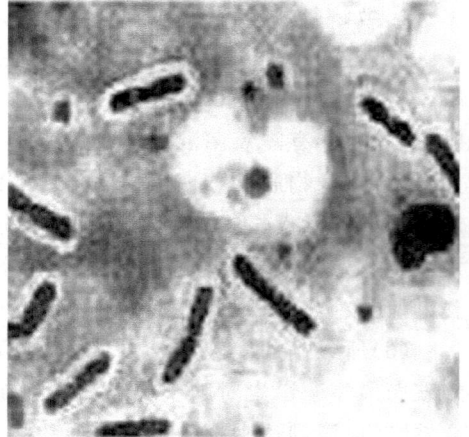

图16-7　产气荚膜梭菌

种类的不同,将产气荚膜梭菌分成A、B、C、D和E共5个型,对人致病的主要是A型。

2. 致病性

(1)致病物质　产气荚膜梭菌能产生10余种外毒素,其中以α毒素的毒性最强,各菌型均能产生,A型产量最高。能分解人和动物细胞膜上的磷脂和蛋白形成的复合物,造成红细胞、白细胞、血小板和内皮细胞溶解,引起血管通透性增加伴溶血、组织坏死和肝脏、心脏功能受损,在气性坏疽的形成中起主要作用。此外,很多A型菌株和少数C、D型菌株还可产生肠毒素,主要作用于回肠和空肠,引起腹泻。

（2）所致疾病　①气性坏疽：多由 A 型产气荚膜梭菌引起，致病条件与破伤风梭菌相同，多见于有创口污染的战伤和各种严重的外伤。该菌侵袭力强且繁殖迅速，故潜伏期短。因为细菌产生多种毒素和侵袭性酶，对组织具有较强分解破坏作用，所以细菌极易穿过肌肉结缔组织间隙，侵入外周正常组织，发酵组织中的糖类并产生大量气体，造成气肿；同时因血管通透性增加，血浆渗出，局部水肿，进而挤压软组织和血管，影响血液供应，造成组织坏死，出现气性坏疽。患者表现为组织胀痛剧烈，水气夹杂，触摸有捻发音感。细菌产生的毒素和组织坏死的毒性产物吸收入血后，引起毒血症和休克，如不及时治疗，可导致患者死亡。②食物中毒：食入被大量细菌污染的食物后，可引起食物中毒，致病物质主要是 A 型产气荚膜梭菌产生的肠毒素，患者主要表现为腹痛、腹胀、水样腹泻，多于 1～2d 内自愈。

3. 微生物学检查

（1）直接涂片镜检　从伤口深部取材镜检，发现有革兰阳性大杆菌、少量形态不规则的白细胞并伴有其他杂菌三个特点，可做出初步诊断。

（2）分离培养与动物试验　将标本接种于血平板或庖肉培养基进行厌氧培养，取可疑菌落镜检，并进一步通过生化反应等进行鉴定。动物试验取培养液 0.5～1.0mL 静脉注射家兔或小鼠，10min 后处死动物，37℃培养 5～8h，如动物躯体膨胀即行解剖，可见肌肉和脏器内有大量气泡，尤以肝最明显，称"泡沫肝"，取内脏组织镜检可见大量产气荚膜梭菌。

4. 防治原则

预防主要是对伤口早期彻底清创扩创，切除感染和坏死组织，局部用 H_2O_2 冲洗。使用多价抗毒素血清并大剂量青霉素等抗菌药物进行治疗。有条件可使用高压氧舱法。

（三）肉毒梭菌

肉毒梭菌（*C. botulinum*）主要存在于土壤中。该菌在厌氧环境中能产生强烈的肉毒毒素（botulin）。若误食此毒素污染的食物，可发生肉毒中毒，病死率高。

1. 生物学性状

革兰阳性粗大杆菌。芽胞椭圆形，位于菌体次极端，宽于菌体，使菌体呈网球拍状（图 16-8）。有周鞭毛，无荚膜。严格厌氧，在血平板上有 β 溶血。在庖肉培养基中可消化肉渣，使之变黑并产生腐败恶臭气味。分解多种糖类，产酸产气。芽胞抵抗力强，耐煮沸数小时而不被杀死，高压蒸汽灭菌（120℃ 30min）才能杀灭。根据产生毒素的抗原性不同，本菌分为 A、B、Cα、Cβ、D、E、F、G 八个型别。对人致病的主要是 A、B、E 三型。

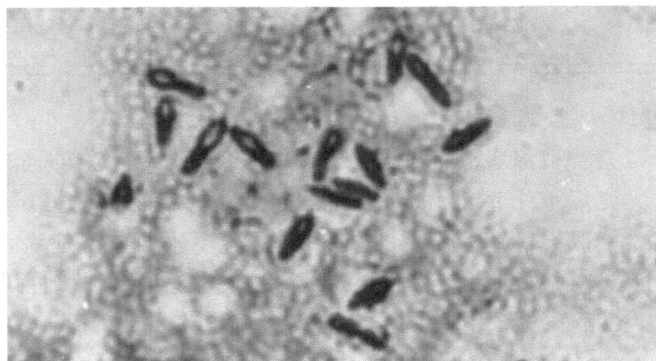

图 16-8　肉毒梭菌

2.致病性

肉毒梭菌产生的肉毒毒素是其主要致病物质。肉毒毒素是目前毒性最强的外毒素,毒性比氰化钾强1万倍,1mg肉毒毒素纯品能杀死2亿只小白鼠,对人致死量约为0.1μg。肉毒毒素属于神经毒素,进入机体后作用于脑及周围神经末梢的神经肌肉接头处,阻止乙酰胆碱的释放,导致肌肉麻痹。肉毒毒素煮沸1min即可失去毒性。该毒素在酸性条件下较稳定,胃液中24h内不被破坏,故可被胃肠道吸收而致病。

肉毒梭菌以毒素致病,引起肉毒中毒。目前,已发现肉毒中毒有三种:食物肉毒中毒、婴儿肉毒中毒和创伤肉毒中毒,以食物肉毒中毒多见,后两种类型在临床上少见。

(1)食物肉毒中毒 主要是食品制作加工过程中污染该菌芽胞,制成后未彻底灭菌,在厌氧条件下芽胞发芽形成繁殖体,产生毒素,食前又未经加热,食入毒素后引起疾病。该病是单纯性毒素中毒,胃肠道症状少见,主要表现为神经末梢麻痹。首先是眼部肌肉麻痹,出现复视、斜视、眼睑下垂、瞳孔散大,进而咽部肌肉麻痹,出现吞咽困难、言语不清和呼吸困难,若继续发展终因呼吸肌、心肌麻痹而死亡。如及时给予支持疗法、控制呼吸道感染,病死率可从70%降低到10%。引起肉毒中毒的食品在我国多为发酵豆制品和面制品,如豆瓣酱、豆豉、臭豆腐、甜面酱等,国外以肉罐头、火腿、腊肠等制品为主。

(2)婴儿肉毒中毒 近年来发现婴儿因喂食有该菌芽胞污染的蜂蜜或其他食物而感染致病,早期症状是便闭,吮吸、哭闹无力。

(3)创伤肉毒中毒 肉毒梭菌芽胞污染创口后,如果局部具备厌氧条件,芽胞发芽形成繁殖体而产生毒素,毒素被吸收后致病。

知识链接

A型肉毒毒素

早在1960年,美国科学家就成功地制备了A型肉毒毒素。1989年,A型肉毒毒素正式注册为商品,商标为"BOTOX",并用于肌肉张力性疾病的治疗。近几年又被用于美容整形,主要治疗面部皱纹。肉毒杆菌毒素注射除皱术也称生物素除皱,是一项全新概念的除皱方法,利用肉毒杆菌毒素对面部表情肌肉的麻痹作用达到减少皱纹的目的。适用于35岁以下的女性,特别适用面上半部的额头纹、眉间纹和眼眶周围的鱼尾纹,也可用于面部以下的下颌和前颈部皱纹。

3.微生物学检查

重点是检出肉毒毒素。取患者粪便或剩余食物,行细菌分离培养的同时,将可疑食物或呕吐物制成悬液,离心沉淀后取上清液做动物试验。共分3组:第1组小鼠腹腔注入上清液0.5mL,如有毒素存在,一般于1~2d出现四肢麻痹、眼睑下垂等中毒症状,最后死于心力衰竭和呼吸困难;第2组小鼠注射煮沸的上清液,一般不发病;第3组小鼠注射不加热上清液并注入多价肉毒抗血清,以观察保护作用。

4.防治原则

预防肉毒中毒主要是加强食品卫生管理与监督。食品进食前加热煮沸即可破坏毒素。对患者应早诊断、早治疗,尽早注射 A、B、E 三型多价抗血清,同时加强护理及对症治疗,维持呼吸功能,降低死亡率。

(四)艰难梭菌

艰难梭菌($C.difficile$)是革兰阳性粗大杆菌,芽胞呈卵圆形,位于菌体次极端。有鞭毛,近来证实该菌有荚膜。专性厌氧。艰难梭菌能产生毒素 A、毒素 B。毒素 A 为肠毒素,能使肠壁出血坏死,液体大量分泌;毒素 B 则为细胞毒素,能够引起细胞肌动蛋白的排列紊乱,且干扰细胞骨架的形成,从而损伤肠壁细胞。

艰难梭菌是人类肠道中的正常菌群,当长期使用氨苄西林、头孢菌素、红霉素、克林霉素(氯林可霉素)及抗肿瘤化学制剂时,部分正常菌群(如双歧杆菌、乳杆菌等)被抑制,耐药的艰难梭菌大量繁殖产生毒素,导致菌群失调引起内源性感染。艰难梭菌可引发抗生素相关性腹泻(antibiotic-associated diarrhea)和假膜性结肠炎(pseudomembranous colitis),临床表现为严重腹泻、腹痛、伴有全身中毒症状。治疗应停止使用相关抗生素,改用该菌敏感的万古霉素或甲硝唑,并口服调整正常菌群的制剂。

二、无芽胞厌氧菌

无芽胞厌氧菌是一大群专性厌氧、不产生芽胞的细菌,寄生在人和动物体内,是人体的正常菌群,一般不致病,某些特定情况下可成为机会致病菌导致内源性感染。

无芽胞厌氧菌共 23 个属,与人类相关的主要有 10 个属,包括革兰阴性杆菌的类杆菌属、普雷沃菌属、卟啉单胞菌属、梭杆菌属,革兰阴性球菌的韦荣菌属,革兰阳性杆菌的丙酸杆菌属、双歧杆菌属、真杆菌属、放线菌属,革兰阳性球菌的消化链球菌属。在所有临床厌氧菌感染中,无芽胞厌氧菌的感染率占 90%,最重要的是类杆菌属($Bacteroides$)。

(一)类杆菌属

1. 生物学性状

革兰阴性杆菌,长短不一,呈多形性。菌体常有不规则的膨胀,能形成荚膜。无芽胞,无鞭毛。专性厌氧,在牛心脑浸液血琼脂平板上厌氧培养 48~72h,菌落呈圆形,中心稍凸,灰白色半透明。大多数菌株不溶血,在含 20% 胆汁培养基中生长良好,氯化血红素有促进生长作用。能分解葡萄糖、乳糖和蔗糖。代表菌株为脆弱类杆菌($B.fragilis$)。

2. 致病性

(1)致病物质　有内毒素、荚膜、菌毛及肝素酶和胶原酶等。类杆菌的内毒素活性比其他革兰阴性菌弱,原因是脂多糖结构不完整。荚膜多糖能引起腹腔及各器官的脓肿。肝素酶可降解肝素,促进凝血,有利于血栓性静脉炎和迁徙性脓肿的形成。胶原酶则有利于细菌的扩散。类杆菌主要引起颅内、腹腔和盆腔的感染。

(2)致病条件　主要包括:①屏障结构受损伤,因手术、拔牙、肠穿孔等损伤皮肤黏膜屏障,细菌侵入非正常寄生组织器官;②菌群失调,长期应用抗生素,使厌氧菌拮抗菌群消失,而对抗生素不敏感的无芽胞厌氧菌大量繁殖;③机体免疫力下降,见于某些消耗性疾病、恶性肿瘤、糖尿病、烧伤、手术、化疗、放疗、使用激素或免疫抑制剂的患者及老年人、婴幼儿等;④局部形成厌氧环境,由于组织坏死、缺血或有异物及需氧菌混合感染,使组织氧化还原电势下降,促使厌氧菌生长。

(3)感染特征　类杆菌等无芽胞厌氧菌引起的感染特征可作为临床诊断厌氧菌感染的参考。感染特征有：①感染部位接近黏膜表面，如发生在口腔、鼻窦、鼻咽部、胸腔、腹腔和肛门会阴附近的炎症、脓肿；②分泌物为血性或黑色，并有恶臭；③分泌物直接涂片镜检可见到细菌，一般培养则无细菌生长；④长期使用氨基糖苷类抗生素如链霉素、卡那霉素、新霉素、庆大霉素等治疗无效。

3.微生物学检查

(1)标本采集　采集标本时，要尽量避免污染，防止正常存在的厌氧菌干扰培养结果。应选择确定的病变部位或正常情况下无菌部位以严格的无菌技术采集血液和穿刺液，直接涂片染色镜检。

(2)分离培养与鉴定　标本接种于牛心脑浸液血琼脂、硫乙醇酸钠培养基等，置于37℃厌氧环境培养2～3d，挑选生长的菌落接种两个血平板，分别置于有氧和无氧环境中培养48h。只有在无氧环境中生长而有氧环境中不生长者才是专性厌氧菌。类杆菌的鉴定主要依靠细菌形态、染色性和生化反应。气相色谱法(gas chromatography)检测细菌代谢终末产物中的脂肪酸和醇类，可迅速正确地鉴定类杆菌或其他厌氧菌。

4.防治原则

外科清创引流，去除坏死组织和异物，维持良好血液循环，是预防局部出现厌氧微环境的重要措施。要通过药敏实验正确选择使用抗生素，可使用甲硝唑、替硝唑或其他广谱抗生素。过去认为无芽胞厌氧菌对甲硝唑敏感，不易产生耐药性。但是，近年来关于类杆菌的耐药株也屡有报告。

(二)普雷沃菌属

普雷沃菌属(*Prevotella*，Shan and Collins，1990)，革兰阴性，专性厌氧，无芽胞、无动力的多形性杆菌，有荚膜与菌毛。血平板上的菌落呈透明、混浊、灰或黑色，可产生溶血。20%胆汁能抑制其生长。重要的有产黑色素普雷沃菌(*P. melaninogenice*)和二路普雷沃菌(*P. bivia*)。它们是口腔正常菌群成员，可引起牙周疾病、上呼吸道感染、肺部和脑脓肿，亦可同其他厌氧菌一起引发混合性感染。

(三)梭杆菌属

梭杆菌属(*Fusobacterium*)，革兰阴性细长杆菌，两端尖细呈梭形。专性厌氧，正常寄居在人和动物口腔、呼吸道、肠道、泌尿道的正常菌群，以口腔居多。常与螺旋体混合感染，引起急性溃疡性龈炎、急性坏死龈炎等。

(四)丙酸杆菌属

丙酸杆菌属(*Propionibacterium*)，革兰阳性的多形性杆菌，无鞭毛、无芽胞。30～37℃生长迅速。丙酸杆菌是皮肤正常菌群。临床常见的是痤疮丙酸杆菌(*P. acnes*)，可因外伤、手术引起皮肤软组织感染。

(五)消化链球菌属

消化链球菌属(*Peptostreptococcus*)，多为人体口腔、肠道、女性生殖道、皮肤等处的正常菌群，革兰阳性，厌氧无芽胞球菌。微小消化链球菌寄生于口腔牙缝，常由于拔牙进入血液引起亚急性细菌性心内膜炎，也可在头颈部、口咽、上呼吸道感染中出现。

(六)韦荣球菌属

韦荣球菌属(*Veillonella*),革兰阴性,厌氧微小球菌,直径 0.3～0.5μm,成双排列或短链排列,无芽胞、鞭毛和荚膜。最适生长温度 30～37℃,对氧敏感,氧化酶阴性,触酶阴性。营养要求较高,根据胞壁脂多糖分为 8 个血清型。韦荣球菌主要寄生在人及动物的口腔、消化道及呼吸道。常见小韦荣球菌(*V. parvula*),产生内毒素,在各种混合感染中起作用,临床上常自软组织脓肿、血液和上呼吸道感染的标本中分离出来。

第五节 棒状杆菌属

一、概述

棒状杆菌属(*Corynebacterium*)是一群革兰染色阳性杆菌,其菌体一端或两端膨大呈棒状。棒状杆菌属种类繁多,主要有白喉棒状杆菌(*C. diphtheriae*)、假白喉棒状杆菌(*C. pseudodiphtheriticum*)、结膜干燥棒状杆菌(*C. xerosis*)、溃疡棒状杆菌(*C. ulcerans*)、微小棒状杆菌(*C. minutissimum*)等,大多数无致病性,为机会致病菌。能引起人类疾病且具有较强传染性的主要为白喉棒状杆菌。

二、白喉棒状杆菌

白喉棒状杆菌简称白喉杆菌,是白喉的病原体。白喉是一种急性呼吸道传染病,其特征是患者咽喉部出现灰白色假膜。

(一)生物学性状

1. 形态染色

菌体细长略弯,一端或两端膨大呈棒状,故名棒状杆菌。细菌排列不规则,呈"L""V""Y"形或栅栏状。革兰染色阳性。奈瑟(Neisser)染色或阿尔伯特(Albert)染色,菌体一端或两端可见与菌体着色不同的颗粒,称为异染颗粒(metachromatic granules),是该菌主要特征,有鉴别意义(图 16-9)。

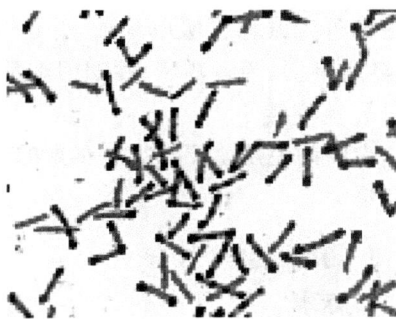

图 16-9 白喉杆菌异染颗粒(Albert 染色)

2. 培养特性

需氧或兼性厌氧。在含凝固血清的吕氏培养基上生长迅速,培养 12～18h 即形成细小、灰白色、光滑型菌落,菌体形态典型,异染颗粒明显。在含 0.03%～0.04%亚碲酸钾血琼脂平板上,因其能吸收碲盐并在菌体内还原为金属碲,故菌落呈黑色。根据白喉棒状杆菌培养特性及生化反应可将其分为重、中、轻三型,此种分型与疾病严重程度无明显关系,我国的流行以轻型为主。型别的鉴定有助于流行病学的调查。

3. 变异性

白喉杆菌形态、菌落和毒力均可发生变异。当无毒株白喉棒状杆菌携带 β 棒状杆菌噬菌体时,便可产生白喉毒素而成为有毒株。

4. 抵抗力

白喉棒状杆菌对湿热较敏感,煮沸 1min 即可杀死。对一般化学消毒剂敏感,但对干燥、寒冷和日光的抵抗力较其他无芽胞菌强,在污染的衣物、儿童玩具等物品上可存活 1~3 个月。对青霉素及红霉素敏感。

(二)致病性与免疫性

1. 致病物质

(1)白喉毒素(diphtherotoxin) 是白喉杆菌的主要致病物质,由携带 β 棒状杆菌噬菌体的白喉棒状杆菌产生。白喉毒素是一种毒性强,抗原性强的蛋白质,由 A、B 两个亚单位构成。B 亚单位本身无毒性,但能与心肌细胞、神经细胞等易感细胞膜表面受体结合,通过易位作用使 A 亚单位进入细胞。A 亚单位是毒素活性中心,可使辅酶 I(NAD)上的腺苷二磷酸核糖(ADPR)与延伸因子 II(EF-2)结合,使 EF-2 失活,从而抑制细胞蛋白质的合成,引起组织病变和坏死。

(2)索状因子(cord factor) 是菌体表面的一种毒性糖脂,能破坏哺乳动物细胞中的线粒体,影响细胞呼吸与磷酸化。

(3)K 抗原 是细胞壁外的一种不耐热糖蛋白,具有抗吞噬作用,并有利于细菌在黏膜表面的定植。

2. 所致疾病

白喉的传染源是白喉患者或带菌者,人对白喉杆菌普遍易感。细菌存在于患者和带菌者的鼻咽部,主要经呼吸道飞沫传播。细菌在鼻咽部黏膜表面生长繁殖并产生外毒素,引起局部和全身中毒症状。由血管渗出的纤维蛋白将炎性细胞、黏膜坏死组织和细菌聚集在一起形成灰白色膜状物称为假膜(pseudomembrane)。此假膜与黏膜下组织紧密粘连,如假膜脱落可引起呼吸道阻塞,严重者可因窒息死亡,是白喉患者早期死亡原因。白喉杆菌本身不入血,但其产生的外毒素易被吸收入血,并迅速与心肌细胞、外周神经、肾上腺组织细胞结合,引起心肌炎、软腭麻痹、声音嘶哑、吞咽困难及肾上腺功能障碍等全身中毒症状。

3. 免疫性

白喉的免疫主要依靠抗毒素的中和作用。隐性感染、预防接种或病后均可使机体获得持久免疫力。

(三)微生物学检查

1. 标本

用无菌棉拭子从患者病变部位假膜边缘取材。

2. 涂片镜检

将棉拭子标本直接涂片,分别用亚甲蓝染色(或奈瑟染色法)和革兰染色后镜检。镜下如观察到典型的革兰阳性棒状杆菌并有明显的异染颗粒,结合临床症状可做出初步诊断。

3. 分离培养

将标本接种于吕氏血清斜面上分离培养,18h 后可见灰白色小菌落;在亚碲酸钾血琼脂平板上培养,48h 后可见 1~3mm 大小的黑色菌落。必要时可行生化反应和毒力试验进一步鉴定。

4.毒力试验

毒力试验是鉴定产毒白喉杆菌与其他白喉杆菌的重要试验,常采用琼脂 Elek 平板毒力试验和动物试验两种方法。

(四)防治原则

注射白喉类毒素是预防白喉的重要措施。我国主要采用白喉类毒素、百日咳菌苗、破伤风类毒素(白、百、破三联疫苗)进行人工主动免疫,效果良好。对密切接触白喉患者的易感人群可用白喉抗毒素进行紧急预防。对白喉患者的治疗要早期、足量使用白喉抗毒素和抗生素。抗毒素注射前要做皮肤试验,阳性者应采用脱敏疗法。

第六节　分枝杆菌属

分枝杆菌属(*Mycobacterium*)是一类细长略弯曲的杆菌。因繁殖时有分枝生长趋势而得名。本属细菌无芽胞、无鞭毛,不产生内、外毒素。细菌细胞壁中含有大量脂质,染色时菌体不易着色,但经加温、延长染色时间着色后又能抵抗盐酸酒精的脱色,故又称为抗酸杆菌(acid-fast bacilli)。本属细菌的致病性与菌体成分有关,引起的疾病一般呈慢性,并伴有肉芽肿。引起人类疾病的主要有结核分枝杆菌、非结核分枝杆菌和麻风分枝杆菌。

一、结核分枝杆菌

结核分枝杆菌(*M. tuberculosis*),俗称结核杆菌,是结核病的病原菌,这一结论是由德国细菌学家科赫(Robert Koch)于 1882 年加以证实的,并因此获得 1905 年诺贝尔医学和生理学奖。结核杆菌主要包括人型结核分枝杆菌和牛型结核分枝杆菌,可侵犯全身各组织器官,但以肺部感染最多见。

随着抗结核药物的不断发展,卫生状况和生活水平的不断改善,世界各国结核病的发病率和死亡率曾大幅下降。但 20 世纪 80 年代后,由于艾滋病及结核分枝杆菌耐药菌株出现等原因,全球结核病的发病率又有升高的趋势。目前世界约有三分之一的人感染过结核杆菌,现有结核病患者约 2000 万,每年新发患者 800 万~1000 万,全球每日有 8000 余人死于结核病,每年死亡 300 万人,达到历史最高水平,成为传染病的头号杀手。其中 95% 的结核病患者和 98% 的结核病死亡发生在发展中国家,75% 的结核病发生在青壮年。如果不立即采取措施,预计在 10 年内将有 9000 万病例发生,3000 万病例死亡,3 亿健康人受结核杆菌感染。我国的结核病流行一直十分严重,全国至少有 5 亿以上人口受到结核菌感染;全国活动性肺结核患者约有 600 余万,有传染性肺结核病患者 200 余万(涂片阳性),每年至少有 113 万新发结核病病例发生。结核病死亡率为 21/10 万,肺结核死亡率为 19/10 万,每年因结核病死亡的人数达 25 万,是单一病菌引起死亡最多的传染病。

(一)生物学性状

1.形态染色

结核分枝杆菌细长稍弯曲,大小(1~4)μm×(0.3~0.6)μm(图 16-10)。近来发现结核杆菌有荚膜,一般因制片时受到破坏而不易看到。该菌无鞭毛,无芽胞,不产生内、外毒素。在陈旧培养物中或在体内抗结核药物作用下可呈现多形态,如球状、丝状或串珠状等。结核分枝杆菌经抗酸染色被染成红色,其他非抗酸菌及细胞杂质等均被染成蓝色。有时在痰、结核性溃疡等标本中可见到非抗酸性革兰阳性颗粒,称为 Much 颗粒,此颗粒在培养后或在体内可转变成典型的结核分枝杆菌。

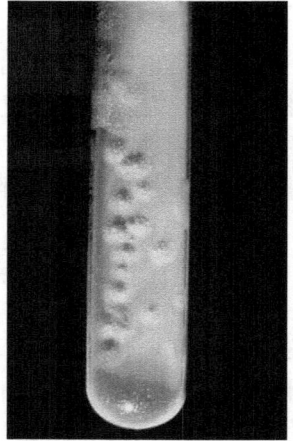

图 16-10　结核分枝杆菌(齐-尼氏抗酸染色法)

图 16-11　结核分枝杆菌菌落

2. 培养特性

结核杆菌为专性需氧菌,营养要求高。最适生长温度为 37℃,最适 pH 为 6.5～6.8。常用含蛋黄、甘油、马铃薯、无机盐和孔雀绿的罗氏(Lowenstein-Jensen)培养基培养,生长缓慢,繁殖一代所需的时间约 20h,接种 3～4 周才长出肉眼可见的菌落。菌落粗糙、干燥、不透明,乳白色或米黄色,呈颗粒状、结节状或菜花状(图 16-11)。在液体培养基中,因本菌细胞壁含大量脂质,疏水性强,加之专性需氧,细菌聚集在一起,故可形成菌膜浮于液面。若加 Tween-80,可降低细菌表面的疏水性,使细菌均匀分散生长,有利于做药物敏感试验。

3. 抵抗力

结核杆菌细胞壁中含大量脂类,对某些理化因素的抵抗力较强。在干燥痰中可存活 6～8 个月,黏附在尘埃上可保持传染性 8～10d。该菌耐酸碱,在 6％硫酸、3％盐酸或 4％氢氧化钠中 0.5h 仍有活力,因此常用酸碱处理标本以杀死杂菌和消化标本中的黏稠物质。对 1：13000 孔雀绿或结晶紫等染料均有抵抗力,故在培养基中加入上述染料可抑制杂菌污染。但结核分枝杆菌对湿热、紫外线及酒精抵抗力弱,如在液体中加热 62～63℃ 15min,用 75％酒精作用 2min,或直接日光照射 2～3h 即可杀死该菌。

4. 变异性

结核分枝杆菌的形态、菌落、毒力及耐药性均可发生变异。卡介苗(Bacilli Calmette-Guérin,BCG)是卡密特(Calmette)与介伦(Guérin)将科赫首先分离出的有毒牛型结核分枝杆菌培养于含有甘油、胆汁及马铃薯的培养基中,经 13 年 230 次传代获得的减毒活疫苗。结核分枝杆菌对链霉素、异烟肼、利福平等药物较易产生耐药性,耐药菌株多伴有毒力的减弱。

(二)致病性

1. 致病物质

结核分枝杆菌不产生毒素和侵袭性酶类,其致病作用与菌体成分、代谢产物的毒性及其诱导机体产生的迟发型超敏反应有关。

（1）类脂（lipid） 约占细胞壁干重的 60%，其含量与细菌毒力密切相关。与致病性有关的是：①磷脂（phosphatide），能刺激单核细胞增生，并可抑制蛋白酶对组织的分解作用，使病灶组织溶解不完全，形成结核结节和干酪样坏死；②分枝菌酸（mycolic acid），是长链脂肪酸，可与游离多糖或蛋白质结合，与结核杆菌的抗酸性有关；③索状因子（cord factor），化学名为6,6-双分枝菌酸海藻糖，因能使有毒结核杆菌在液体培养基中呈索状蜿蜒生长而得名。能破坏线粒体膜，抑制中性粒细胞游走和吞噬，与慢性肉芽肿形成有关；④蜡质 D（wax-D），是糖肽脂与分枝菌酸的复合物，有佐剂作用，能引起迟发型超敏反应；⑤硫酸脑苷脂（sulfatides），有毒菌株细胞壁上的一种成分，可抑制吞噬细胞中吞噬体与溶酶体的融合，有利于细菌在细胞内长时间生存。

（2）蛋白质 结核分枝杆菌菌体内含有多种蛋白质，其中有的可与蜡质 D 结合致机体发生迟发型超敏反应。

（3）多糖 多糖常与类脂结合存在于胞壁中。多糖的致病作用尚不十分明确，有研究表明与结核杆菌在巨噬细胞内的长期生存有关。

（4）荚膜 荚膜的主要成分是多糖，对结核分枝杆菌有一定的保护作用，主要包括：①荚膜能与吞噬细胞表面的补体受体结合，利于结核杆菌在宿主细胞上的黏附与入侵；②荚膜能阻止宿主的有害物质如药物及化学物质等进入结核分枝杆菌；③荚膜还具有抗吞噬作用。

2. 所致疾病

结核分枝杆菌的致病作用可能与细菌在组织细胞内大量繁殖引起的炎症反应、菌体成分及代谢产物的毒性作用和机体对菌体成分产生的迟发型超敏反应有关。结核分枝杆菌可经呼吸道、消化道或破损的皮肤黏膜侵入机体，引起多种组织器官的结核病，以肺结核最多见。

（1）肺部感染 结核分枝杆菌通过含菌的飞沫微粒和尘埃经呼吸道引起肺内感染，可分为原发感染和继发感染两大类。①原发感染：是结核分枝杆菌首次进入机体引起的感染，多见于儿童。结核分枝杆菌经呼吸道进入肺泡，被巨噬细胞吞噬后，由于菌体成分的作用，使细菌能抵抗吞噬细胞的吞噬而在其中大量生长增殖，最终导致巨噬细胞裂解死亡。释出的结核分枝杆菌，再被吞噬细胞吞噬，重复上述过程，引起渗出性炎症反应，称为原发灶。由于机体缺乏对结核分枝杆菌的特异性免疫力，病灶局部反应轻微。原发灶内细菌可经淋巴管扩散至肺门淋巴结，引起淋巴管炎和肺门淋巴结肿大。原发灶、淋巴管炎、肿大的肺门淋巴结称为原发综合征，X 线检查可见典型的哑铃状阴影。随着特异性细胞免疫功能的建立，原发感染大多经纤维化或钙化而自愈。只有极少数免疫力低下者，病菌可经淋巴管或血流扩散至全身，引起全身粟粒性结核或结核性脑膜炎。原发灶内常有一定量的结核分枝杆菌长期潜伏，使机体处于带菌状态，当机体的免疫力下降，潜伏的结核分枝杆菌大量繁殖，成为内源性感染的来源。②继发感染：多见于成年人，大多为内源性感染。此时机体已建立了对结核分枝杆菌的特异性免疫，故病灶较局限，一般不累及邻近淋巴结，主要表现为慢性淋巴肉芽肿性炎症，形成结核结节、干酪样坏死、纤维化和形成空洞，患者痰中带有大量的结核分枝杆菌，称为开放性肺结核。

（2）肺外感染 免疫力低下的肺结核患者，体内的结核分枝杆菌可经血液、淋巴液扩散，侵犯全身各个器官，引起相应脏器的结核病，如脑、肾、骨、关节、生殖系统等。对于免疫力低下及长期使用免疫抑制剂的患者,严重时可引起全身粟粒性结核或播散性结核。结核分枝杆菌经消化道及破损的皮肤侵入机体可引起肠结核、结核性腹膜炎及皮肤结核。

(三)免疫性与超敏反应

1. 免疫性

人类对结核分枝杆菌的感染率很高,但发病率较低,这表明人体对该菌有较强的抵抗力。机体抗结核免疫力的维持依赖于结核分枝杆菌在体内的存在,这种免疫称为传染性免疫或有菌免疫(infection immunity),主要是细胞免疫,当体内的结核分枝杆菌全部消失,免疫力也随之消失。

2. 免疫与超敏反应

在结核分枝杆菌感染时,细胞免疫与迟发型超敏反应同时存在,两者的关系可用科赫现象(Koch's phenomenon)说明。将一定量的结核分枝杆菌初次注入健康豚鼠皮下,10~14d后,注射部位发生坏死、溃疡,溃疡深而不易愈合,附近淋巴结肿大,细菌可扩散至全身,表现为原发感染的特点,此时结核菌素测试为阴性。若将相同剂量结核分枝杆菌注入曾感染过并已康复的豚鼠皮下,1~2d内局部迅速发生溃疡,但浅而易于愈合,附近淋巴结不肿大,病菌很少扩散,表现为继发感染的特点,结核菌素测试为阳性。这一现象说明,原发感染因机体尚未形成抗结核免疫和超敏反应,故病变发生缓慢,病菌易扩散。而继发感染时机体已建立特异性细胞免疫,所以病灶局限,溃疡浅且容易愈合,而炎症反应的迅速发生和局部溃疡的快速形成,说明机体在产生抗感染免疫的同时有超敏反应发生。

近年来有实验研究表明,结核分枝杆菌诱导机体产生细胞免疫和迟发型超敏反应的成分有所不同。如将结核分枝杆菌核糖体核糖核酸(rRNA)注入动物,只诱导机体产生细胞免疫而不诱发迟发型超敏反应;而将结核分枝杆菌蛋白质与蜡质D混合注入则使机体产生迟发型超敏反应不产生有效免疫力。在自然感染过程中,因是完整的结核分枝杆菌侵入机体,故可同时诱导细胞免疫和迟发型超敏反应。因此,通过测定机体对结核分枝杆菌有无超敏反应即可判断机体对结核分枝杆菌有无免疫力,结核菌素试验就是基于此机制建立的。

3. 结核菌素试验

本试验是用结核菌素来测定机体对结核杆菌是否发生迟发型超敏反应的一种皮肤试验,以判断机体对结核杆菌有无免疫力。也可用于检测接种卡介苗后是否阳转及机体的细胞免疫功能。

(1)结核菌素试剂 ①旧结核菌素(old tuberculin,OT):是结核分枝杆菌的甘油肉汤培养物经加热、浓缩、过滤而成的,主要成分是结核蛋白。②纯蛋白衍生物(purified protein derivative,PPD):是OT经三氯醋酸沉淀后的纯化物,是目前常用的结核菌素试剂。PPD有两种:人结核分枝杆菌制成的PPD-C和卡介苗制成的BCG-PPD。

(2)试验方法 取PPD 5个单位(0.00002mg为1单位)注入前臂掌侧皮内,48~72h后观察结果。若注射部位红肿硬结直径大于5mm为阳性,大于15mm为强阳性,小于5mm为阴性反应。

(3)结果分析 阳性结果表明机体感染过结核杆菌或卡介苗接种成功,对结核分枝杆菌有迟发型超敏反应,并有一定的特异性免疫力。强阳性反应表明可能有活动性结核病。阴性结果表明机体未感染过结核分枝杆菌或未接种过卡介苗,机体无免疫力,但应注意以下几种情况:①受试者处于感染早期,T细胞尚未致敏;②老年人;③患严重结核病或其他传染病、恶性肿瘤、获得性免疫功能低下者或使用免疫抑制剂者,均可出现假阴性反应。

(4)应用 结核菌素试验可用于:①选择卡介苗接种对象及测定免疫效果;②作为婴幼儿结核病诊断的参考;③测定肿瘤患者等细胞免疫功能状态;④在未接种卡介苗的人群中作结核杆菌感染的流行病学调查。

(四)微生物学检查

1. 标本采集

根据不同的感染部位采取不同的标本,如痰、尿、粪、脑脊液、腹水等。无菌采取的脑脊液、胸、腹水等标本可直接离心沉淀集菌。痰液、尿液或粪便标本因含杂菌多,需先经 4% NaOH 或 3% HCl 或 6% H_2SO_4 处理 15min 后再离心集菌。

2. 涂片染色镜检

标本直接涂片或集菌后涂片,经抗酸染色后镜检,若发现抗酸阳性杆菌,结合临床症状即可做出初步诊断。为提高阳性率,可重复 3 次涂片检查。

3. 分离培养

将集菌后的标本接种于固体罗氏培养基,37℃培养,每周观察一次,一般 3～4 周形成菌落。根据菌落特点及涂片染色等进行鉴定。因抗结核药物的使用,从临床标本中常分离出结核分枝杆菌 L 型,故多次检出结核分枝杆菌 L 型也可作为结核病活动的判断标准之一。

4. 动物实验

将集菌后的材料注入易感动物豚鼠或地鼠腹股沟皮下,3～4 周后若出现局部淋巴结肿大、消瘦、结核菌素试验阳性即可进行解剖。若观察 6～8 周不见发病,也应解剖观察,观察肝、脾、淋巴结、肾、肺等有无结核病变,并可涂片镜检或分离培养进行鉴定。

5. 快速诊断

聚合酶链反应(PCR)技术具有高度的敏感性和特异性,无需培养即可获得结果。PCR 检测结核分枝杆菌 DNA 可用于结核病的早期和快速诊断。对于含菌量少或细菌发生 L 型变异不易分离培养成功的标本意义更为重要。但应注意 PCR 过程中的污染问题,防止实验结果的假阳性和假阴性。

(五)防治原则

1. 预防接种

预防结核病主要是接种卡介苗(BCG)。接种对象为结核菌素试验阴性的儿童及新生儿。接种后 6～8 周结核菌素试验阳性,说明接种者已经产生免疫力。如为阴性需再次接种。

2. 药物治疗

常用于治疗结核病的药物有异烟肼、利福平、吡嗪酰胺、乙胺丁醇、链霉素或对氨基水杨酸等。单独用药易产生耐药,一般采用联合用药,既有协同作用又可减少耐药性的产生和药物的毒性作用。因结核分枝杆菌的耐药菌株逐年增多,故在治疗过程中应定期做结核分枝杆菌药物敏感试验,以便指导临床用药。

📖 **知识链接**

直接面视下的督导化疗(DOTS)

DOTS 是一种策略,包括给患者提供最有效的药物,医生"送药到手,看服到口,服下再走",患者坚持"定期随访,定期取药,定期查痰",确保按规定服药,直至痊愈。DOTS 联合使用一组特效抗结核药物,包括异烟肼、利福平、吡嗪酰胺、乙胺丁醇或链霉素,这种标准化的方案称之为短程化疗。

在 DOTS 策略下,患者在医务人员或经过培训的家属直接观察下服药,不需住院和隔离。

二、麻风分枝杆菌

麻风分枝杆菌(*M. leprae*)简称麻风杆菌,是麻风的病原菌。麻风是一种慢性传染病,病菌常侵犯皮肤、黏膜和外周神经组织,晚期还可侵犯深部组织和脏器,部分患者可伴有严重的畸形和残疾。麻风在世界各地均有流行,来自世界卫生组织 6 个区域 138 个国家的官方数据显示,2015 年底全球麻风病登记流行率为 176176 例,同年报告出现的新发病例为 211973 例。我国许多地区也有本病的发生。2014 年,23 个地区的 484 个县(市)共报告新发麻风病例 885例,较 2013 年下降 4.3%;全国患病率大于 1/100000 的县(市)由 2010 年的 278 个降至 216个;患病率大于 1/10000 的县(市)降到 9 个,较 2013 年减少 4 个。目前每年新发现患者最多的地区是云南、贵州、四川、湖南、西藏等地,主要分布在北纬 38°以南的东南沿海和长江流域地区。

(一)生物学性状

麻风分枝杆菌形态、染色与结核分枝杆菌相似。无荚膜,无鞭毛,不形成芽胞。此菌是典型的胞内寄生菌,其胞浆呈泡沫状称为泡沫细胞(foam cells)或麻风细胞,这是区别于结核分枝杆菌的一个重要特点。麻风分枝杆菌体外人工培养尚未成功。常将麻风分枝杆菌接种于小鼠足垫或犰狳以引起动物的麻风感染,是研究麻风病的主要动物模型。

(二)致病性

麻风患者是麻风病的唯一传染源。患者鼻腔分泌物、皮疹渗出液、痰、汗、泪、乳汁、阴道分泌物及精液中均有麻风分枝杆菌排出,通过呼吸道、破损的皮肤黏膜和直接接触等方式进入机体。人对麻风杆菌有较强的抵抗力,流行地区人群多为隐性感染。

本病潜伏期长,平均 2～5 年,长者可达数十年,幼年最为敏感。根据病理变化和临床表现可将大部分患者分为结核样型和瘤型麻风,介于两型之间的患者又可分为界线类和未定类,两类可向两型转化。在我国以结核样型、未定类多见。瘤型麻风病情严重,传染性强,病菌主要侵犯皮肤、黏膜,严重时可累及神经、眼及内脏。镜检可见大量麻风细胞和肉芽肿。结核样型麻风常为自限型疾病,传染性小,病变主要在皮肤与外周神经,很少侵犯内脏。

麻风病的诊断主要靠微生物学检查。刮取患者鼻黏膜或皮损处检材作为涂片,经抗酸染色镜检,根据麻风细胞、麻风分枝杆菌特点进行诊断。

（三）防治原则

目前无有效的疫苗进行特异性预防,主要依靠早发现、早隔离、早治疗。因麻风分枝杆菌与结核分枝杆菌有共同抗原,在某些麻风病高发国家和地区用 BCG 来预防麻风,有一定效果。

治疗麻风的药物主要是砜类、利福平、氯法齐明(氯苯吩嗪)等。WHO 建议对麻风病的治疗宜采用联合用药,防止耐药性的产生。

第七节　其他致病菌

一、动物源性细菌

动物源性细菌是人兽共患病的病原菌。由同一种致病菌引起动物和人类的某些传染病,称为人兽(畜)共患病。

常见动物源性细菌主要有布鲁菌属、耶尔森菌属和芽胞杆菌属等细菌。人类主要通过直接接触病畜、带菌动物及其分泌物或通过昆虫叮咬等不同途径而受感染。

（一）布鲁菌属

布鲁菌属(Brucella)的细菌简称布氏菌,可引起动物和人产生布氏杆菌病。共有六个生物种,我国流行的是羊、牛、猪布氏杆菌三种,以羊布氏杆菌常见。

布氏菌为革兰阴性小杆菌,无鞭毛,不形成芽胞,光滑型菌株有荚膜。含 M、A 两种抗原,不同菌株两种抗原含量不同。专性需氧,初次分离时需提供 $5\%\sim10\%$ CO_2 环境。生长缓慢。常用肝浸液培养基培养。在自然界中抵抗力较强,对热、化学消毒剂敏感。

致病因子主要是内毒素、荚膜及透明质酸酶,它们与布氏菌的侵入、扩散有密切关系。该菌侵袭力强,最易感染牛、羊、猪等动物,可致母畜流产。人类主要通过接触病畜及其分泌物或接触污染的畜产品,经皮肤、消化道、眼结膜等途径感染。布氏菌侵入机体由吞噬细胞吞噬,然后被带到淋巴结等部位生长繁殖形成感染灶,继之侵入血流引起菌血症。临床表现为发热、乏力、关节痛等症状。此后,布氏菌进入肝、脾、骨髓、淋巴结等组织形成新的感染灶,而血流中布氏菌则逐渐消失,体温也趋于正常。当布氏菌在新的感染灶中繁殖到一定程度时,再次进入血流又出现菌血症,体温再次升高。如此反复发热呈波浪式,故名波浪热。布氏杆菌为胞内寄生菌,一般认为细胞免疫起主要作用。布氏杆菌病的实验室诊断依靠病原体分离鉴定、血清学试验及皮肤试验(布氏菌素试验)等。

预防主要是加强病畜管理、切断传播途径和预防接种减毒活疫苗,接种对象主要以畜群为主。对疫区人群、相关职业人群可采用减毒活疫苗皮上划痕法接种,有效期一年。

急性期治疗以抗生素为主,敏感药物有四环素、青霉素等。对慢性患者,抗生素治疗仍然有效,同时加用特异性菌苗脱敏治疗,并配合综合治疗措施,以提高机体免疫力。

（二）耶尔森菌属

耶尔森菌属(Yersinia)属于肠杆菌科,是一类革兰阴性小杆菌,包括 11 个菌种,与人类关系密切的有鼠疫耶尔森菌和小肠结肠炎耶尔森菌等。

1. 鼠疫耶尔森菌

鼠疫耶尔森菌(Y. pestis)俗称鼠疫杆菌,是鼠疫的病原菌。鼠疫是一种自然疫源性的烈性传染病,是我国法定的甲类传染病。在历史上曾发生过多次大流行,死亡率高达 10%～30%。

革兰阴性杆菌,两端钝圆浓染,有荚膜,无鞭毛,不形成芽胞。镜下可见着色极为浅淡的菌影(ghost)。在陈旧的培养物内或 3% NaCl 培养基上呈现明显的多形态。

鼠疫耶尔森菌毒力很强,少数几个细菌即可使人致病。致病物质主要有:①内毒素、荚膜;②V/W 抗原,存在于菌体表面,可抑制吞噬细胞的吞噬;③鼠毒素(murine toxin),是一种外毒素,菌体裂解后释放,可引起局部坏死和毒血症,经甲醛处理制成类毒素。

鼠疫耶尔森菌寄居于啮齿动物体内,在人类鼠疫发生前,一般先在鼠类流行。随着大量病鼠死亡,失去宿主的鼠蚤转向人群,引起人类鼠疫。临床常见的病型有腺鼠疫、败血性鼠疫和肺鼠疫,肺鼠疫是人类传播的类型。主要因鼠毒素作用于全身周围血管及淋巴管,致微循环障碍,患者临死前,皮肤高度发绀,故有"黑死病"之称。

预防的根本措施是灭鼠、灭蚤,流行区可接种鼠疫疫苗。鼠疫耶尔森菌感染应早期足量使用抗菌药物治疗,氨基糖苷类抗生素及磺胺类药物均有效。

2. 小肠结肠炎耶尔森菌

小肠结肠炎耶尔森菌(*Y. enterocolitica*)是人类严重小肠结肠炎的病原菌,为革兰阴性多形态的小杆菌,有毒株多呈球杆状,无毒株以杆状多见。25℃培养时有周鞭毛,呈翻滚旋转运动,但 37℃培养时则很少或无鞭毛。耐低温,在 4℃能生长,但最适温度为 20～28℃,最适 pH 为 7.6,在 SS 琼脂平板上生长缓慢,培养 24h 形成无色(或灰白色)、透明(或半透明)光滑型小菌落。有 O、H 和 K 三种抗原。此菌主要通过侵袭力和肠毒素引起肠道感染。该菌可从狗、猫、猪等动物中分离到,主要通过污染食物经口感染。人类感染后临床表现多样,其中以急性胃肠炎(或小肠结肠炎)最为常见。本型多发生于 3 岁以下婴幼儿。以腹泻、腹痛和发热为主要症状。鉴定此菌的依据为 25℃培养时动力阳性,嗜冷性、脲酶阳性、H_2S 阳性,血清学试验也有鉴定作用。可用卡那霉素、庆大霉素和磺胺类药物治疗。

(三)芽胞杆菌属

芽胞杆菌属(*Bacillus*)是一大群需氧或兼性厌氧、革兰阳性大杆菌。因在有氧条件下可形成芽胞,故本属细菌常以芽胞形式广泛存在于土壤、水、空气尘埃中。芽胞杆菌属的细菌种类繁多,其中炭疽芽胞杆菌为主要致病菌。

炭疽芽胞杆菌(*B. anthracis*)俗称炭疽杆菌,是引起动物和人类炭疽病的病原体。

1. 生物学性状

(1)形态染色　革兰阳性大杆菌,(4～8)μm×(1～2)μm,菌体两端平切,在培养基中培养后呈长链状排列,形如竹节。在氧气充足、温度适宜(25～30℃)的外界环境或人工培养基中易形成芽胞(呈椭圆形,小于菌体宽度,位于菌体中央)。在机体内或含血清的培养基中可形成荚膜。无鞭毛,无动力。

(2)培养特性　需氧,在普通培养基上生长良好,形成灰白色、表面粗糙、无光泽、不透明、边缘不整齐的菌落,低倍显微镜下呈卷发样边缘,血平板上可形成轻微溶血环。有毒株在含 $NaHCO_3$ 血琼脂平板上,于 5% CO_2 环境中培养 48h 可产生荚膜,菌落由粗糙型变为黏液型。无毒株不形成荚膜。

(3)抵抗力　繁殖体抵抗力与一般细菌相似,但芽胞抵抗力极强,在室温干燥环境条件下可存活 20 年,在皮毛中能存活数年。牧场一般维持 20～30 年。121.3℃高压蒸汽灭菌

15min,140℃干热 3h,1：2500 碘液 10min 可杀死芽胞。

2. 致病性与免疫性

（1）致病因素　主要为荚膜和炭疽毒素。荚膜具有抗吞噬作用,有利于炭疽芽胞杆菌在体内生存、繁殖和扩散。炭疽毒素是由保护性抗原、致死因子和水肿因子三种蛋白形成的复合物。水肿因子、致死因子均必须与保护性抗原结合后才能致实验动物的水肿和坏死。三种成分混合能损伤微血管内皮细胞,使血管通透性增强,致微循环障碍,最后引起弥散性血管内凝血,休克、死亡。

（2）所致疾病　炭疽主要是草食动物的传染病。人类对炭疽芽胞杆菌也易感,根据感染途径不同,人类炭疽有三种临床类型。①皮肤炭疽:最常见,病菌经皮肤小伤口侵入,起初在局部形成小疖,继之变为水疱、脓疱,最后中心出现黑色坏死,形成焦痂,故名炭疽。患者常伴有高热、寒战,如不及时治疗,可发展成败血症。②肺炭疽:由于吸入病菌芽胞所致,此型为人类传播的主要类型,症状初起时似感冒,继之呈现严重的支气管肺炎症状。2～3d 内可死于中毒性休克。③肠炭疽:由于食入未煮熟的病畜肉制品所致。以全身中毒症状为主,有连续性呕吐及中毒性肠麻痹。2～3d 内死于毒血症。

上述三种临床类型均可并发败血症,引起急性脑膜炎,死亡率很高。

炭疽病后可获得持久免疫力,再次感染少见。一般认为与特异性抗体的产生和吞噬作用增强有关。

3. 微生物学检查

根据临床病型的不同,可采取渗出液、血液、痰、粪便等标本。畜尸一般不进行解剖。必要时在严格无菌条件下割耳或舌尖组织检查,要在三级以上生物安全实验室检查。先行涂片,用1：1000升汞溶液固定 5min 以杀死芽胞,然后染色镜检。也可分离培养鉴定。炭疽芽胞杆菌在含青霉素(0.05～0.5U/mL)培养基中可发生形态变异,菌体呈球状、似串珠,称串珠试验。

此外,还可做动物试验,将标本或培养物皮下注射小鼠或豚鼠体内,如为炭疽,动物多在2～3d 内死亡,可在有特殊防护设备的实验室中剖检查菌。

4. 防治原则

其预防的关键在于加强病畜管理,一经发现,病畜应立即隔离、处死,焚烧或深埋于地下2m。对相关职业人员可进行炭疽减毒活疫苗接种。治疗可选用青霉素等抗生素。

二、嗜血杆菌属

嗜血杆菌属(*Haemophilus*)是一群革兰阴性短小杆菌,常呈多形态性。无鞭毛,不形成芽胞。人工培养时,必须为其提供新鲜血液成分才能生长,故名嗜血杆菌属。嗜血杆菌属有 17种,最常见的致病菌是流感嗜血杆菌。

流感嗜血杆菌(*H. influenzae*)简称流感杆菌,曾被误认为流行性感染的病原体,现已明确该菌为流感继发感染常见的细菌,也可引起原发性化脓性感染。

流感杆菌大小为(1.0～1.5)μm×(0.3～0.4)μm,在新鲜的感染病灶标本中,形态呈短小杆状。在恢复期病灶或长期人工培养物中呈明显多形态性。革兰染色阴性。多数菌株有菌毛。有毒菌株有明显荚膜,呼吸道正常菌群中的流感杆菌无荚膜。

流感杆菌营养要求高,培养时需要 X 和 V 因子。X 因子是一种高铁血红素,为过氧化氢酶、过氧化物酶和细胞色素氧化酶的辅基,耐热,120℃ 30min 不被破坏。V 因子是辅酶Ⅰ或辅酶Ⅱ，血液中此因子通常处于抑制状态，经 80～90℃加热 10min 破坏红细胞膜上不耐热抑制物，可使 V 因子释放，故常用巧克力色培养基培养流感杆菌。当流感杆菌与金黄色葡萄球菌一起培养时，因后者可产生 V 因子，故在葡萄球菌菌落周围的流感杆菌菌落较大，远则渐小，称为"卫星现象"。

根据荚膜多糖抗原的不同将有荚膜流感杆菌分为 a～f 六个型，其中 b 型致病力强，f 型次之。

致病因素有：①菌毛，使细菌黏附于口咽部细胞，起定植作用；②荚膜，具有抗吞噬作用，是此菌的主要毒力因子；③IgA 蛋白酶，水解 sIgA，降低黏膜局部抗感染能力。

流感嗜血杆菌所致疾病包括原发感染和继发感染：①原发性感染，多由 b 型菌株引起，表现为急性化脓性感染，如化脓性脑膜炎、鼻咽炎、咽喉会厌炎、化脓性关节炎、心包炎等，以小儿多见，其中急性咽喉会厌炎是一种进行性咽喉和会厌的蜂窝织炎，常因气道阻塞而有生命危险；②继发性感染（内源性感染），常继发于流感、麻疹、百日咳、结核病等，多由呼吸道寄居无荚膜菌株引起，表现有慢性支气管炎、鼻窦炎、中耳炎等，以成人多见。

三、鲍特菌属

鲍特菌属（*Bordetella*）是一类革兰阴性小球杆菌，常寄居于人和动物的上呼吸道。主要包括百日咳鲍特菌、副百日咳鲍特菌、支气管败血鲍特菌和鸟鲍特菌。对人有致病性的代表菌种为百日咳鲍特菌（*B. pertussis*），简称百日咳杆菌，是人类百日咳的病原菌。

百日咳鲍特菌为革兰阴性小杆菌，两端浓染。无鞭毛，不形成芽胞。光滑型菌株有荚膜和菌毛。专性需氧菌。常用含甘油、马铃薯、血液的鲍金（Borde-Gengou）培养基培养，2～3d 后形成细小、光滑、银灰色、不透明的珍珠状菌落，周围有不透明的溶血环。

百日咳鲍特菌的致病物质有荚膜、内毒素、百日咳毒素、菌毛等。传染源为带菌者和患者，尤其是轻症非典型患者。通过飞沫传播。此菌首先附着于纤毛上皮细胞，在局部繁殖，产生毒素，引起局部炎症、坏死，上皮细胞纤毛运动受抑制或破坏，黏稠分泌物增多而不能及时排出，导致剧烈咳嗽。潜伏期 7～14d。临床分为：①卡他期，类似普通感冒，有低热、打喷嚏、轻度咳嗽，呼吸道分泌物传染性很强，持续 1～2 周；②痉咳期，出现阵发性痉挛性咳嗽，伴有呕吐、呼吸困难、发绀等，由于气管痉挛，咳时常伴吸气吼声（鸡鸣样吼声），持续 1～6 周；③恢复期，阵咳减轻，完全恢复需数周至数月不等，病程较长，故称百日咳。5 岁以下儿童易感。1%～10%患者发生肺炎链球菌、金黄色葡萄球菌、溶血性链球菌继发感染及中枢神经系统症状。

百日咳病后可获持久免疫力，主要为体液免疫。预防主要用百日咳死疫苗（或白百破三联疫苗）进行人工自动免疫。治疗首选红霉素、氨苄西林等。

四、假单胞菌属

假单胞菌属（*Pseudomonas*）是一群革兰阴性菌，形态直杆状或稍有弯曲。绝大多数有单端单鞭毛或单端丛鞭毛，运动活泼，不形成芽胞。专性需氧。该属细菌种类繁多，至今发现200 余种，分布十分广泛。某些菌种对人和动物致病，其中与人类关系密切的是铜绿假单胞菌。

铜绿假单胞菌（*P. aeruginosa*）俗称绿脓杆菌，广泛分布于医院内的潮湿环境，如厕所、水槽、透析装置、各种导管和内窥镜等处。可引起免疫力低下者及住院患者多种感染。因产生水溶性色素,感染时脓汁呈绿色,故名。

1. 生物学性状

铜绿假单胞菌为直或稍弯、两端钝圆的杆菌,有 1～3 根单端鞭毛,运动活泼。临床分离的菌株常有菌毛和微荚膜,不形成芽胞。革兰染色阴性。在普通培养基上生长良好。血平板上产生透明溶血环。为需氧菌。从自然界分离出的菌株常产生水溶性色素,主要有绿脓素和荧光素。此菌对外界因素的抵抗力较强;对青霉素等多种抗生素有天然的耐药性;对庆大霉素等抗生素敏感,但易产生耐药性变异。

2. 致病性

铜绿假单胞菌为机会致病菌,是医院感染的主要细菌之一。当机体局部或全身免疫功能下降时,以及在医院接受某些诊疗措施中可引起感染。感染部位可波及任何组织。常见的有烧伤感染、创伤感染;气管切开和插管、人工机械辅助通气、留置导尿、内窥镜检查等引发的下呼吸道感染、尿路感染,以及长期接受化疗、免疫抑制剂治疗、继发性免疫缺陷病患者的组织器官或全身感染。此菌易污染眼药水等眼用药物,还可引起婴儿严重的流行性腹泻。

3. 微生物学检查

可采取脓汁、创面渗出液、痰、尿、血液等标本,或在可疑物品器械上取材,接种于血琼脂培养基上分离培养细菌。根据菌落特点、色素、生化反应等进行鉴定,或用血清学试验,噬菌体分型进行医院感染的追踪调查。

4. 防治原则

在提高机体免疫力的同时,预防医院感染是十分重要的。应加强一些特殊病房及检查室、诊疗器械的消毒管理,同时要避免医务人员与患者之间的交叉感染。因该菌对一些抗生素有抵抗,治疗过程中,应合理选择有效抗生素,如第四代头孢菌素、磺苄西林(磺苄青霉素)、多黏菌素 B 等效果较好。

五、弯曲菌属

弯曲菌属(*Campylobacter*)是一类形态弯曲呈 S 型或逗点状的革兰阴性菌。已知有 21 个菌种,广泛分布于动物界,引起动物的多种疾病。对人致病的主要有空肠弯曲菌等。

空肠弯曲菌(*C. jejuni*)形态细长弯曲,呈 S 形、逗点状、海鸥状或螺旋形,大小为 $(1.5～2.0)\mu m \times (0.2～0.5)\mu m$。一端或两端有单鞭毛,运动活泼。在陈旧培养物中,形态变为球形,并失去动力。无荚膜,不形成芽胞。革兰染色阴性。微需氧 $(5\% \ O_2,10\% \ CO_2$ 和 $85\% \ N_2)$,42℃培养生长良好。营养要求高,在血琼脂平板上培养 48h,出现两类菌落,一类为圆形、凸起、不溶血、发亮、边缘整齐的单个小菌落;另一类为溶血、灰色湿润有光泽、边缘不整齐、有扩散倾向的菌落。此菌抵抗力弱,易被直射阳光、干燥、一般消毒剂所杀灭。56℃经 5min 即被杀死。

空肠弯曲菌是禽类肠道正常寄生菌,人类通过接触家禽和患者粪便,或通过污染食物和水源感染。空肠弯曲菌能产生霍乱样肠毒素。主要引起婴儿急性肠炎。此菌可通过肠黏膜进入血液引起败血症或其他器官感染。

预防本菌感染,应加强人畜粪便的卫生管理,注意食品及饮水卫生。治疗可用红霉素、庆大霉素等抗生素。

六、螺杆菌属

螺杆菌属($Helicobacter$)是 20 世纪末从弯曲菌属中划分出来的新菌属。形态呈螺旋形，生长要求微需氧环境。目前本属细菌已发现 23 种。与人类疾病关系密切的有幽门螺杆菌等。

幽门螺杆菌菌体弯曲，革兰阴性，呈螺旋状、U 形、S 形及 W 形。长短不一，可长达 $6\mu m$。镜下常呈鱼群样排列或聚集成团状。新鲜培养物菌体细长，弯曲度小，呈多形性。经多次传代后，菌体变为球形，着色不均匀。单端 2～6 根鞭毛，运动活泼。为微需氧菌。营养要求高，需在含血或血清的培养基上生长。最适生长温度为 37℃，pH 为 6～8。本菌生长缓慢，培养 3～4d 后才见针尖状、圆形、光滑、透明无色菌落。在血琼脂平板上轻度溶血，因本菌对多种抗生素不敏感，为抑制其他细菌生长有必要在培养基中加入万古霉素、多黏菌素等。此菌具有快速尿素酶反应，是区别于其他弯曲菌的重要依据之一。测定尿素酶活性已作为本菌的快速诊断方法之一。

目前认为幽门螺杆菌是慢性胃炎、消化性溃疡的主要病因，与胃腺癌、黏膜相关淋巴组织（mucosa-associated lymphoid tissue，MALT）淋巴瘤的发生也有一定关系。但其传播过程和致病物质，以及确切的致病机制还不十分清楚。人类是此菌感染的主要传染源，自然人群总感染率约 50%，有些地区高达 90%。此菌在上消化道寄居，可能传播途径是粪-口途径，但从患者粪便中尚未查到活的幽门螺杆菌。

微生物学检查时可用纤维胃镜采集胃、十二指肠处黏膜组织标本，直接涂片并进行革兰染色镜检。如查到形态典型的弯曲菌即可初步诊断。将活检标本接种于选择培养基，置微需氧环境 37℃培养 72h 长出菌落，并依据菌落特点结合尿素酶试验进行鉴定。

基因重组脲酶幽门螺杆菌疫苗正在试用阶段，此疫苗同时具备预防与治疗作用。药物治疗一般采用胶态铋制剂加两种抗生素，疗程为 2 周。敏感抗菌药物有阿莫西林、甲硝唑、替硝唑、克拉霉素、四环素、多西环素（强力霉素）、呋喃唑酮等。

知识链接

幽门螺杆菌与致癌有关

（1）幽门螺杆菌的代谢产物（亚硝胺、亚硝基化合物）及 NO 的合成导致 DNA 亚硝基化脱氨作用，使黏膜细胞发生转化。

（2）细菌 DNA 片段整合于宿主细胞引起转化。

（3）细菌感染累及胃壁 MALT，与胃淋巴瘤发生有关。

七、军团菌属

军团菌属($Legionella$)是自然界普遍存在的一群细菌。各种天然水源及人工冷、热水管道系统是其主要贮存场所。这群细菌引起人们的关注，主要起因于 1976 年美国费城的一次退伍军人大会期间，暴发流行一种原因不明的肺炎，当时称为军团病。与会者 149 人中，有 34 人死亡。随后从 4 例死亡者肺组织中分离出一种新的革兰阴性杆菌。在 1978 年的一次军团病国际会议上将其命名为嗜肺军团菌,是本属细菌中的主要致病菌。

嗜肺军团菌($L.\ pneumophila$)为革兰阴性粗短杆菌,有显著的多形性,大小(2～5)μm ×(0.3～0.9)μm,无荚膜,有鞭毛。专性需氧。营养要求高,生长缓慢。在血琼脂平板上不生长,只有在含盐酸半胱氨酸和铁离子的培养基上才能生长。在合适的培养基上,培养3d可见针类大小的菌落,5～7d可形成3～4mm的菌落,凡在普通琼脂、血琼脂平板上48h形成菌落的细菌,一般不属于军团菌。此菌在自然界中抵抗力较强,在自来水中可存活1年,对一般消毒剂敏感,但耐酸。

嗜肺军团菌产生多种与致病有关的酶,外毒素和内毒素样物质。此菌通过呼吸道侵入机体,黏附于肺泡和支气管黏膜,继在吞噬细胞内生长繁殖,导致吞噬细胞大量死亡。军团菌病有流感样型、肺炎型和肺外感染三种临床类型。流感样型为轻症感染,表现为发热、寒战、头痛、肌肉酸痛等症状,延续3～5d,预后良好,X线未见肺炎征象;肺炎型起病急骤,以肺炎症状为主,伴有多器官损害,患者出现高热寒战、头痛肌痛剧烈,咳嗽由干咳转为有脓痰、咯血,还可伴有中枢神经系统和消化道症状,治疗不当,死亡率可达15%;肺外感染型,为继发性感染,患者出现脑、肠、肾、肝、脾等多脏器感染症状。本菌为胞内寄生菌,感染后可产生细胞免疫,同时也可获得保护性抗体。

临床标本主要采集痰、气管分泌物、血液及病理组织标本。将标本接种于血平板和鲍金培养基上,24h内有菌生长,则为非军团菌。鲍金培养基48h有菌生长,而血平板无菌生长者为军团菌,再依据形态、生理、生化等其他检测指标进一步鉴定。目前尚无特异性疫苗。治疗可用红霉素、庆大霉素、利福平等。

目标检测

一、单项选择题

1. 金黄色葡萄球菌产生的哪种物质可致皮肤化脓性感染浓汁黏稠、病灶局限(　　　)

A. 溶血毒素　　　　　　B. 杀白细胞素　　　　　C. 血浆凝固酶

D. DNA 酶　　　　　　E. 耐热核酸酶

2. 引起亚急性细菌性心内膜炎的常见细菌是(　　　)

A. 甲型溶血性链球菌　B. 粪链球菌　　　　　　C. 肺炎链球菌

D. B 群链球菌　　　　E. A 群链球菌

3. 肺炎链球菌主要的致病物质是(　　　)

A. 荚膜　　　　　　　　B. 菌毛　　　　　　　　C. 自溶酶

D. 内毒素　　　　　　　E. 外毒素

4. 引起成人大叶性肺炎最常见的细菌是(　　　)

A. 嗜肺军团菌　　　　　B. 肺炎链球菌　　　　　C. 肺炎支原体

D. 肺炎杆菌　　　　　　E. 非典型分枝杆菌

5. 淋病奈瑟菌的主要传播途径是(　　　)

A. 呼吸道传播　　　　　B. 消化道传播　　　　　C. 创伤伤口感染

D. 性接触传播　　　　　E. 节肢动物叮咬

6.初步鉴定肠道致病菌与非致病菌常用试验是（　　　）

A.IMViC 试验　　　　　B.甘露醇分解试验　　C.乳糖发酵试验

D.胆汁溶菌试验　　　　E.葡萄糖发酵试验

7.大肠埃希菌在食品卫生细菌学方面的重要性在于（　　　）

A.大肠埃希菌能产生肠毒素　　　　　　　　B.大肠埃希菌可引起各种腹泻

C.大肠埃希菌是人体肠道中的正常菌群

D.大肠埃希菌常作为被粪便污染的检测指标　　　　　　　E.以上都不是

8.对痢疾患者进行微生物学检查,下列哪项是错误的（　　　）

A.分离培养细菌,进行生化鉴定　　　　　　B.取粪便标本分离培养

C.取黏液性或脓血性粪便涂片,革兰染色镜检

D.取标本接种于肠道选择培养基培养　　　　E.最后进行血清学鉴定

9.某患者因发热而入院,疑患伤寒。肥达反应结果是 TO 1∶160,TH 1∶320,PA 1∶40,PB 1∶40,试问此患者可能是（　　　）

A.伤寒潜伏期　　　　　B.伤寒感染期　　　　　C.伤寒恢复期

D.曾注射伤寒三联疫菌　　　　　E.来自疫区健康者

10.目前筛查伤寒带菌者的方法是检测血清的（　　　）

A.O 抗体　　　　　　　B.H 抗体　　　　　　　C.K 抗体

D.Vi 抗体　　　　　　　E.O 加 Vi 抗体

11.与立克次体有交叉抗原的肠道杆菌是（　　　）

A.沙门菌的某些菌株　　　　　　　　　B.志贺菌的某些菌株

C.埃希菌的某些菌株　　　　　　　　　D.变形杆菌的某些菌株

E.克雷伯菌的某些菌株

12.霍乱患者排泄物的特点（　　　）

A.脓血便　　　　　　　B.水样便　　　　　　　C.米泔水样便

D.果酱样便　　　　　　E.柏油样便

13.霍乱弧菌致病的原因是（　　　）

A.细菌通过菌毛黏附于肠壁,造成炎症　　　B.细菌侵入血液引起败血症

C.肠毒素作用于小肠黏膜,引起肠液过度分泌

D.内毒素使肠壁痉挛,引起上吐下泻　　　　E.以上都不是

14.对可疑患者的"米泔水"样大便行细菌培养,应接种于（　　　）

A.SS 琼脂平板　　　　B.巧克力色琼脂平板　　　　C.血清肉汤培养基

D.血琼脂平板　　　　　E.碱性蛋白胨水培养基

15.鉴定破伤风梭菌有无致病性最可靠依据是（　　　）

A.G⁺杆菌　　　　　　　B.菌体顶端有圆形芽胞　　　C.产生痉挛毒素

D.专性厌氧　　　　　　E.有周身鞭毛

16.属于内源性感染的是（　　　）

A.厌氧芽胞梭菌感染　　　　　　　　　　B.无芽胞厌氧菌感染

C.淋病奈瑟菌感染　　　　　　　　　　　D.霍乱弧菌感染

E.伤寒沙门菌感染

17. 破伤风梭菌的致病机制是（　　）

A. 破伤风梭菌通过血流侵入中枢神经系统大量增殖致病

B. 破伤风梭菌产生内毒素引起休克

C. 破伤风溶血毒素侵入中枢神经系统致病

D. 破伤风痉挛毒素侵入中枢神经系统致病

E. 破伤风梭菌引起败血症

18. 血平皿上能产生双层溶血环的细菌是（　　）

A. 产气荚膜梭菌　　　　　B. 肉毒梭菌　　　　　C. 炭疽芽胞杆菌

D. 白喉棒状杆菌　　　　　E. 鼠疫耶尔森菌

19. 对气性坏疽早期诊断较有价值的微生物学检查方法是（　　）

A. 取坏死组织分离培养　　　　　　　　B. 取坏死组织做"汹涌发酵"试验

C. 取坏死组织做动物试验　　　　　　　D. 从伤口深部取材直接涂片染色镜检

E. 以上都不是

20. 肉毒毒素的作用部位是（　　）

A. 脊髓前角　　　　　B. 脊髓后角　　　　　C. 运动神经末梢

D. 呕吐中枢　　　　　E. 血管内皮

21. 肉毒毒素的致病机制是（　　）

A. 抑制细胞蛋白质合成　　　　　　　　B. 阻碍乙酰胆碱释放

C. 激活腺苷酸环化酶　　　　　　　　　D. 使自主神经麻痹

E. 封闭抑制性突触释放介质

22. 机体抗结核免疫主要是（　　）

A. 干扰素　　　　　B. 屏障结构　　　　　C. 体液免疫

D. 细胞免疫　　　　　E. 体液免疫和细胞免疫

23. 下列细菌中繁殖速度最慢的是（　　）

A. 大肠埃希菌　　　　　B. 丙型链球菌　　　　　C. 脑膜炎奈瑟菌

D. 结核分枝杆菌　　　　　E. 肺炎链球菌

24. 与结核分枝杆菌抗酸性有关的成分是（　　）

A. 索状因子　　　　　B. 磷脂　　　　　C. 分枝菌酸

D. 蜡质 D　　　　　E. 硫酸脑苷脂

25. 与结核分枝杆菌抗干燥有关的是（　　）

A. 胞壁致密　　　　　B. 胞壁中脂质多　　　　　C. 有芽胞

D. 含耐热酶　　　　　E. 以上都不是

26. 从痰中检出具有临床诊断意义的细菌是（　　）

A. 表皮葡萄球菌　　　　　B. 金黄色葡萄球菌　　　C. 结核分枝杆菌

D. 脑膜炎奈瑟菌　　　　　E. 甲型溶血性链球菌

27. 卡介苗的接种对象主要是（　　）

A. 结核菌素试验阳性者　　　　　　　　B. HIV 感染者

C. 年老体弱者　　　　　　　　　　　　D. 新生儿和结核菌素试验阴性者

E. 免疫功能低下者

28.结核分枝杆菌常用的培养基是（　　　）

A.血培养基 B.罗氏（Lowenstein）培养基

C.沙保弱（Sabouraud）培养基 D.巧克力色培养基

E.亚碲酸钾培养基

29.关于麻风分枝杆菌的致病性和免疫性不正确的叙述是（　　　）

A.主要经破损皮肤或黏膜进入机体 B.抗麻风免疫主要是细胞免疫

C.抗酸阳性,细长略带弯曲的细菌 D.可在体外用人工培养基培养

E.根据临床表现多分为瘤型和结核样型

30.白喉病后获得的免疫主要是（　　　）

A.细胞免疫 B.抗毒素体液免疫 C.有菌免疫

D.局部免疫 E.细胞免疫及体液免疫

31.白喉毒素的致病作用,主要表现在（　　　）

A.抑制细胞内的蛋白质合成 B.具有很强侵袭力

C.引起宿主体温升高,白细胞数下降

D.使细胞内 cAMP 含量增加 E.引起超敏反应

32.与慢性胃炎和消化性溃疡有密切关系的病原菌为（　　　）

A.空肠弯曲菌 B.幽门螺杆菌 C.胎儿弯曲菌

D.鼠伤寒沙门菌 E.副溶血性弧菌

33.鉴别幽门螺杆菌的主要依据之一是（　　　）

A.耐热核酸酶 B.尿素酶 C.凝固酶

D.色素 E.外毒素

34.嗜肺军团菌最重要的传播途径是（　　　）

A.经与患者接触受染 B.经消化道途径感染

C.经呼吸道吸入染菌的气溶胶感染

D.经烧伤创面感染 E.医源性交叉感染

35.与金黄色葡萄球菌在血平板上共同培养时出现"卫星现象"的细菌是（　　　）

A.表皮葡萄球菌 B.大肠埃希菌 C.流感嗜血杆菌

D.百日咳鲍特菌 E.铜绿假单胞菌

36.炭疽病微生物学检查采集标本,下列哪种不正确（　　　）

A.无菌割取兽尸耳朵或舌尖组织 B.人皮肤炭疽无菌取病灶渗出液

C.人肺炭疽无菌取痰及血液 D.人肠炭疽无菌取粪便及血液

E.兽尸剖检并取血液

37.感染动物后引起母畜流产的病原体是（　　　）

A.布鲁菌 B.炭疽芽胞杆菌 C.鼠疫耶尔森菌

D.钩端螺旋体 E.空肠弯曲菌

38.鼠疫的主要型别有（　　　）

A.腺型 B.败血症型 C.肺型

D.以上全有 E.以上全无

二、简答题

1. 简述金黄色葡萄球菌的致病物质及所致疾病。

2. 简述乙型溶血性链球菌的致病物质及所致疾病。

3. 金黄色葡萄球菌和乙型溶血性链球菌引起的化脓感染有何不同,其原因是什么?

4. 简述大肠杆菌所致疾病。

5. 简述志贺菌内毒素的致病作用。

6. 试述肥达反应的结果判定及意义。

7. 简述霍乱肠毒素的组成及致病机制。

8. 临床常见的致病性厌氧芽胞梭菌有哪些? 其致病条件是什么?

9. 简述肉毒梭菌的致病机制。

10. 简述结核菌素试验的实际应用。

11. 结核分枝杆菌的致病物质有何特点? 与毒力有关的主要物质包括哪些?

12. 主要的动物源性细菌有哪些? 各引起哪些人兽共患病?

13. 炭疽芽胞杆菌可通过哪些途径感染人体? 各引起何种临床类型的炭疽?

14. 试述幽门螺杆菌与胃炎和胃癌的关系。

（宫汝飞）

第十七章　其他原核细胞型微生物

学习目标

【掌握】支原体、衣原体、立克次体、螺旋体、放线菌引起的主要疾病。

【熟悉】支原体、衣原体、立克次体、螺旋体、放线菌的概念及特点。

【了解】其他原核细胞型微生物的生物学性状。

其他原核细胞型微生物包括衣原体、立克次体、支原体、螺旋体和放线菌。本章主要介绍其他原核细胞型微生物的概念、特点及引起的主要疾病。

第一节　衣原体

一、概述

衣原体（chlamydia）是一类严格真核细胞内寄生，有独特发育周期，能通过细菌滤器的原核细胞型微生物。衣原体的共同特征是：①具有独特的发育周期，类似细菌的二分裂方式繁殖；②有 DNA 和 RNA 两种类型的核酸；③有细胞壁，革兰阴性，圆形或椭圆形；④含有核糖体；⑤具有独立的酶系统，能进行多种代谢，但缺乏产生代谢能量的作用，必须依靠宿主细胞的代谢中间产物作为能量来源，因而具有严格的细胞内寄生性；⑥对多种抗生素敏感。

衣原体在宿主细胞内生长繁殖，有特殊的发育周期。可观察到两种大小、形态结构不同的衣原体颗粒。较小而致密的称原体（elementary body，EB），卵圆形，直径 $0.2\sim0.4\mu m$，在光学显微镜下勉强可见。原体有高度传染性，但无繁殖能力。另一种大而疏松的称为始体，也称为网状体（initial body，IB），呈圆形或不规则形，直径 $0.5\sim1.2\mu m$，是衣原体的繁殖型，无感染性。原体感染宿主细胞后被细胞膜包围形成空泡，在空泡内原体增大，发育成为始体。始体以二分裂形式繁殖，在空泡内形成许多子代原体，成熟的子代原体从细胞中释出，再感染新的易感细胞，开始新的发育周期（图 17-1）。

衣原体为专性细胞内寄生。可于鸡胚卵黄囊中繁殖。沙眼衣原体是我国学者汤飞凡1956 年用鸡胚卵黄囊接种法首次在世界上分离成功的，从而促进了有关衣原体的研究。

衣原体分布广泛，常寄生于人类、哺乳动物及禽类，仅少数致病。能引起人类疾病的衣原体有沙眼衣原体（*C. trachomatis*）、肺炎衣原体（*C. pneumoniae*）、鹦鹉热衣原体（*C. psittaci*）等，前两者与人类疾病关系密切。

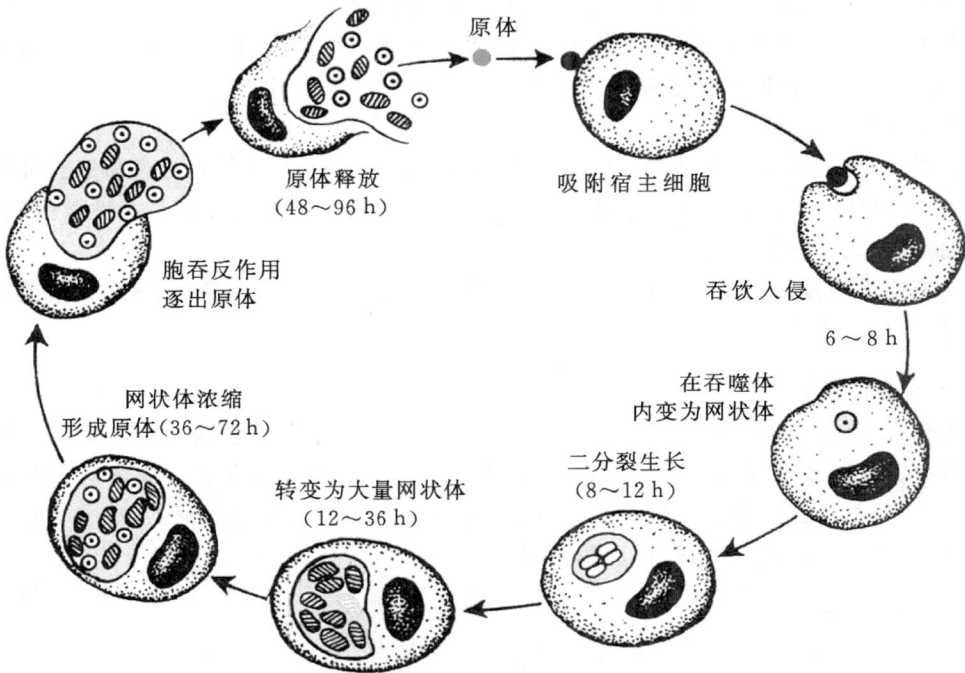

图 17-1 衣原体发育周期

二、主要致病性衣原体

(一)沙眼衣原体

沙眼衣原体主要寄生于人类黏膜上皮细胞,无动物宿主,主要引起以下疾病。

1. 沙眼

由沙眼生物变种 A、B、Ba、C 血清型引起。主要经眼-眼或眼-手-眼传播。当沙眼衣原体感染眼结膜上皮细胞后,在其中增殖并在胞浆内形成包涵体,引起局部炎症。早期出现眼睑结膜急性或亚急性炎症,症状是流泪、有黏性或脓性分泌物、结膜充血、滤泡增生等。晚期可出现结膜瘢痕、眼睑内翻、倒睫、角膜血管翳等引起的角膜损害,影响视力或致盲。据统计沙眼是目前世界上致盲的第一病因。

2. 包涵体结膜炎

由沙眼生物变种 B、Ba、D、Da、E、F、G、H、I、Ia、J、K 血清型引起,包括婴儿结膜炎和成人结膜炎。前者系婴儿通过产道时感染,引起急性化脓性结膜炎(包涵体脓漏眼),其分泌物内含大量衣原体。成人感染可因两性接触,经手-眼的途径或污染的游泳池水感染,引起滤泡性结膜炎,又称游泳池结膜炎。病变类似沙眼,但不出现角膜血管翳,无结膜瘢痕,一般经数周或数月痊愈,无后遗症。

3. 泌尿生殖道感染

由沙眼生物变种 D~K 血清型引起,经性接触传播。男性多表现为非淋菌性尿道炎,伴有排尿困难和稀薄的脓性尿道分泌物。不经治疗可缓解,但多数转变成慢性,周期性加重,并可合并副睾炎、直肠炎等。女性能引起尿道炎、宫颈炎、输卵管炎、盆腔炎等,可导致不孕症和宫外孕。衣原体性泌尿生殖道炎症是目前世界严重的性传播疾病(sexually transmitted diseases,STD)之一,在我国有逐年上升的趋势。

4.性病淋巴肉芽肿

由沙眼衣原体 LGV 生物变种 L1、L2、L2a 及 L3 引起。LGV 主要通过性接触传播。男性侵犯腹股沟淋巴结,引起化脓性淋巴结炎和慢性淋巴肉芽肿,常形成瘘管。女性可侵犯会阴、肛门、直肠,引起会阴-肛门-直肠组织狭窄。

沙眼无特异的预防方法,注意个人卫生,不使用公共毛巾、浴巾和脸盆,避免直接或间接接触传染,是预防沙眼的重要措施。

(二)鹦鹉热衣原体

鹦鹉热衣原体首先从鹦鹉体内分离出来,主要在鸟类及家禽中传播,引起鸟、禽类的腹泻或隐性感染。人因接触受染的动物而感染,临床表现多为非典型性肺炎。患者有发热、头痛、干咳等症状,可并发心肌炎。人类的鹦鹉热已公认为一种养禽业的职业病,从事禽类加工和运输的人员应注意加强防护。治疗首选四环素。

(三)肺炎衣原体

肺炎衣原体寄生于人类,是呼吸道疾病的重要病原体,常引起肺炎、支气管炎、咽炎、鼻窦炎等急性呼吸道感染。近年研究发现肺炎衣原体与冠状动脉硬化和心脏病的发生有关,但其具体机制尚有待深入研究。

📖 **知识链接**

沙眼衣原体的发现者——汤飞凡

汤飞凡是最早研究介于病毒和细菌之间的微生物学家之一。1956 年他首次分离出沙眼衣原体,无可争辩地结束了半个多世纪关于沙眼病原体的争论。他所创建的方法被广泛采用,后来许多类似的病原被分离出来,一类介于细菌与病毒之间的特殊微生物——衣原体陆续被发现。汤飞凡是迄今为止发现重要病原体,并开辟了一个研究领域的唯一的中国微生物学家。由于沙眼病原的确认,使沙眼病在全世界大为减少。1982 年在巴黎召开的国际眼科学大会上,国际沙眼防治组织为表彰他的卓越贡献,追授给他金质沙眼奖章。随后,他和他的共同工作者因成功地分离了沙眼衣原体而获得我国科学发明奖。

第二节 立克次体

一、概述

立克次体(rickettsia)是一类以节肢动物为传播媒介,严格细胞内寄生的原核细胞型微生物。立克次体的共同特点:①专性细胞内寄生;②具有细胞壁,以二分裂方式繁殖;③含有

RNA 和 DNA 两种核酸;④以节肢动物作为传播媒介或储存宿主;⑤多数引起自然疫源性疾病;⑥对多种抗生素敏感。

对人类致病的立克次体有三个属,包括立克次体属(*Rickettsia*)、东方体属(*Orientia*)、埃立克体属(*Ehrlichia*)等。立克次体属又分成两个生物群:斑疹伤寒群和斑点热群。

立克次体的大小介于细菌和病毒之间,(0.8~2.0)μm×(0.3~0.6)μm,光镜下可见。形态以球杆状或杆状多见。革兰阴性,但着色不明显,常用 Gimenez 或 Giemsa 法染色,Gimenez 法染色立克次体被染成红色,Giemsa 法染色立克次体被染成蓝紫色。在感染细胞内,不同立克次体分布的位置不同,具有鉴别作用。如普氏立克次体常散在于胞质中,恙虫病立克次体靠近核旁成堆排列,而斑点热群立克次体则在胞质和核内均可发现。

立克次体有两种主要抗原,一种为群特异性抗原,耐热,与细胞壁表面的脂多糖成分有关;另一种为种特异性抗原,不耐热,与细胞壁成分有关。斑疹伤寒等立克次体与变形杆菌某些菌株(如 OX$_{19}$、OX$_2$、OX$_k$ 等)的菌体抗原(O)有共同的抗原成分,故可用这些菌株代替相应的立克次体抗原进行非特异性凝集反应,检测患者血清中相应抗体。这种交叉凝集试验称为外-斐反应,可用于辅助诊断立克次体病。

立克次体的致病物质主要有内毒素和磷脂酶 A。内毒素的主要成分是脂多糖,具有与肠道杆菌内毒素相似的多种生物学活性。磷脂酶 A 可溶解细胞膜或细胞内吞噬体膜,增强对易感细胞的侵袭力。

立克次体引起人兽共患性疾病,其流行有明显的地区性。预防立克次体病的重点是控制和消灭中间宿主及储存宿主,讲究卫生,加强个人自身防护。消灭体虱、灭鼠、杀灭媒介节肢动物等可有效地预防流行性斑疹伤寒、恙虫热、斑点热等。

特异性预防可接种灭活疫苗。活疫苗正处于实验阶段。治疗可用氯霉素、四环素类抗生素,对各种立克次体均有效,能明显缩短病程,降低病死率。但病原体的最终清除仍有赖于机体免疫机能,因立克次体为细胞内感染,故细胞免疫更为重要。禁用磺胺类药物,因其不能抑制立克次体,反而有促进其繁殖的作用。

二、主要致病性立克次体

(一)普氏立克次体

普氏立克次体(*R. prowazekii*)是流行性斑疹伤寒的病原体。患者是唯一传染源,人体虱为媒介,传播方式是虱-人-虱。虱叮咬患者后,普氏立克次体进入虱肠管上皮细胞内繁殖。当感染的人虱再去叮咬健康人时,普氏立克次体随粪便排泄在人的皮肤上,由于瘙痒而抓伤,经搔抓的皮肤破损处侵入人体。普氏立克次体在干燥虱粪中能保持感染性两个月左右,也有通过呼吸道或眼结膜发生感染。

普氏立克次体侵入皮肤后,先在局部淋巴组织或小血管内皮细胞中大量增殖,导致细胞破裂,引起第一次立克次体血症。普氏立克次体随血流扩散至全身组织器官的小血管内皮细胞,大量繁殖后再一次释放入血,引起第二次立克次体血症。其主要病理改变为血管内皮细胞增生,血栓形成及血管壁坏死,并伴有神经系统、心血管系统或其他实质脏器损害。人感染普氏立克次体的潜伏期为 10~14d,发病急,主要表现为高热、剧烈头痛、皮疹等。

病后患者可获得牢固免疫力,而且与斑疹伤寒立克次体的感染有交叉免疫。

（二）莫氏立克次体

莫氏立克次体（*R. mooseri*）是地方性斑疹伤寒的病原体。地方性斑疹伤寒的临床症状与流行性斑疹伤寒相似，只是症状较轻，病程较短，很少累及中枢神经系统及其他实质脏器。

（三）恙虫病立克次体

恙虫病立克次体（*R. tsutsugamushi*）又称恙虫病东方体，是恙虫病的病原体。恙虫病是一种自然疫源性疾病，恙虫病立克次体通过恙螨的叮咬在鼠间传播。人被恙螨叮咬后，叮咬处会出现红色丘疹，形成水疱后破裂，溃疡中央呈黑色焦痂。患者还会出现发热、全身淋巴结肿大及内脏器官的病变。

恙虫病因病原体抗原型别多、抗原性弱，目前仍无安全有效的疫苗。预防主要依靠个人防护、灭恙螨、灭鼠及药物治疗等综合措施。

第三节　支原体

一、概述

支原体（mycoplasma）是一类无细胞壁、可通过除菌滤器、能在无生命培养基中生长繁殖的最小原核细胞型微生物。因其在生长中能形成有分支的长丝（图 17-2），故称为支原体。支原体在自然界中分布广泛，种类较多，与人类感染有关的是支原体属（*Mycoplasma*）和脲原体属（*Ureaplasma*）。

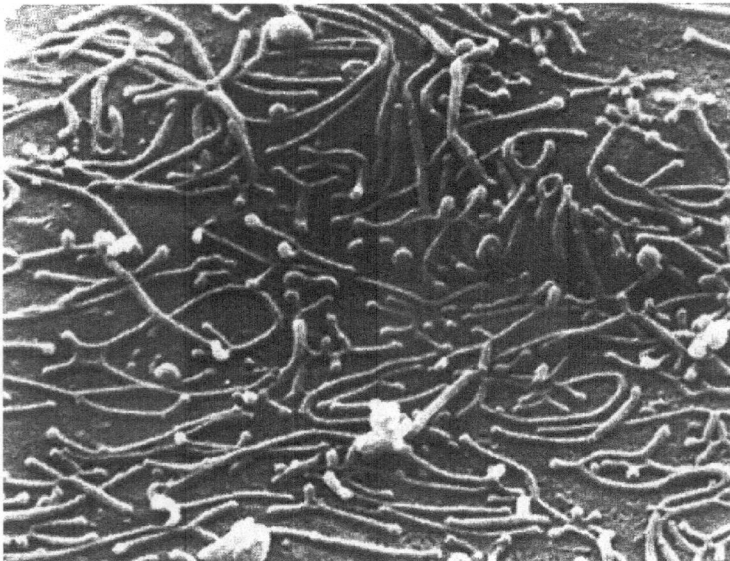

图 17-2　支原体形态

支原体大小 $0.2\sim0.3\mu m$，因其无细胞壁，故形态呈多形性，有球状、杆状、丝状等。常用 Giemsa 法染色，呈淡紫色。支原体细胞膜厚 $7.5\sim10mm$，电镜下分内、中、外三层。内、外层含蛋白质及糖类；中间层含脂质，其中胆固醇含量较多，约占 36%。故凡能作用于胆固醇的物质如两性霉素 B、皂素、洋地黄苷等均可引起支原体细胞膜破裂而死亡。支原体基因组是一环状 DNA,分子量比细菌小。

　　支原体营养要求较高,在牛心浸液中添加 10％～20％动物血清及 10％新鲜酵母浸液的低琼脂培养基中培养。支原体生长较慢,主要以二分裂繁殖,2～3d 后形成"油煎蛋"样小菌落(图 17 - 3)。菌落中心较厚,向下长入培养基,周边由较薄的颗粒层包绕。

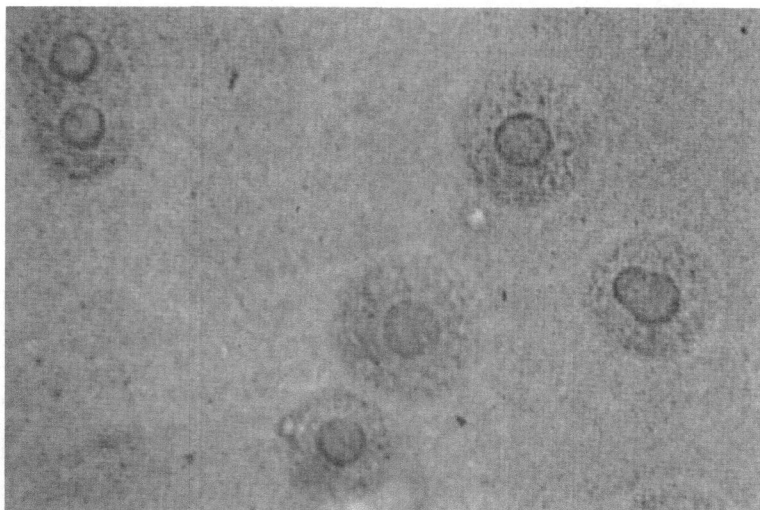

图 17 - 3　支原体菌落

　　支原体因无细胞壁,对理化因素的抵抗力比较弱。支原体对热、干燥及对石炭酸、来苏儿等化学消毒剂敏感;低温或冷冻干燥可将其长期保存。作用于细胞壁的抗生素对支原体无效,红霉素、四环素、卡那霉素等抑制或影响蛋白质合成的抗生素对支原体有杀伤作用。

二、主要致病性支原体

(一)肺炎支原体

　　肺炎支原体(*M. pneumoniae*)是引起支原体肺炎(亦称原发性非典型性肺炎)的病原体,其病理改变以间质性肺炎为主,也可引起上呼吸道感染和慢性支气管炎等。肺炎支原体主要经飞沫通过呼吸道传播,潜伏期 2～3 周,常发生于夏秋季,青少年多见(1～15 岁)。支原体肺炎约占非细菌性肺炎的 1/2,感染后一般症状较轻,可表现为头痛、发热、咳嗽等一般症状,严重者可出现高热,剧烈而持久的咳嗽,病程长,可引起肺外器官或组织病变,如心肌炎、心包炎、脑膜炎等。使用红霉素、阿奇霉素等抗生素可缩短病程,减少并发症。

(二)解脲脲原体

　　解脲脲原体(*U. urealyticum*)是泌尿生殖道感染的常见病原体之一,主要经性接触传播,引起非淋球菌性尿道炎、前列腺炎、附睾炎、盆腔炎、阴道炎、输卵管炎等。大约 80％孕妇的生殖道内带有解脲脲原体,所以也可经胎盘传给胎儿,引起早产、死胎;或分娩时感染新生儿。此外,解脲脲原体可以阻碍精子运动,干扰精子与卵子的结合,在一定条件下可引起不孕症。

加强卫生宣传教育，注意公共卫生和个人卫生，控制传染源，切断性传播途径。感染者可用红霉素、四环素、喹诺酮类药物治疗。

第四节　螺旋体

螺旋体（spirochete）是一类细长、柔软、弯曲呈螺旋状、运动活泼的原核细胞型微生物。具有与细菌相似的细胞壁和原始核质，以二分裂方式繁殖，对抗生素敏感。其胞壁与胞膜之间有与原虫相似的弹性轴丝，借助它的屈曲和收缩能自由活泼运动。

螺旋体广泛分布在自然界和动物体内，种类很多，对人有致病性的有三个属：密螺旋体属（Treponema）、疏螺旋体属（Borrelia）和钩端螺旋体属（Leptospira）。

一、密螺旋体属

密螺旋体属有 8～14 个细密而规则的螺旋，对人致病的有苍白密螺旋体和品他密螺旋体。常见致病的主要是梅毒螺旋体，它是苍白密螺旋体的苍白亚种，是梅毒的病原体。

（一）生物学性状

梅毒螺旋体细长，$(6～20)\mu m \times (0.1～0.2)\mu m$，螺旋致密而规则，两端尖直。常用 Fontana 镀银染色法，菌体被染成深棕色（图 17-4）。

梅毒螺旋体抵抗力极弱，对温度和干燥特别敏感。离体后干燥 1～2h 或 50℃ 5min 死亡。在血液中 4℃放置 3d 可死亡，故血库冷藏 3d 以上的血液已无传染梅毒的危险。对化学消毒剂敏感，在 10～20g/L 石炭酸内数分钟死亡。对青霉素、四环素、红霉素敏感。

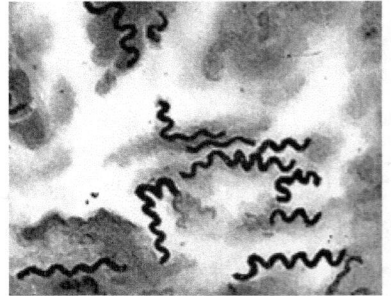

图 17-4　梅毒螺旋体（Fontana 镀银染色）

（二）致病性与免疫性

人是梅毒螺旋体唯一的宿主。因感染方式不同，可分为先天性梅毒和后天性梅毒。

先天性梅毒又称胎传梅毒。梅毒螺旋体经胎盘进入胎儿血循环，造成流产或死胎，或引起先天畸形，如间质性肺炎、锯齿形牙、神经性耳聋等症状，称为梅毒儿。

后天梅毒是出生后感染的，又称获得性梅毒，95% 是由性接触感染的，分为三期，具有反复隐伏和再发的特点。①第一期梅毒：梅毒螺旋体侵入皮肤黏膜约 3 周后，在侵入局部出现无痛性硬结及溃疡，称硬性下疳。硬结及溃疡直径约 1cm，多见于外生殖器，溃疡渗出液中含大量梅毒螺旋体，有极强的传染性。1～2 个月，下疳常自然愈合。进入血液中的螺旋体则潜伏在体内，经 2～3 个月无症状的潜伏期后进入第二期。②第二期梅毒：全身皮肤黏膜出现梅毒疹，周身淋巴结肿大，也可累及骨、关节、眼及其他器官。在梅毒疹及淋巴结中有大量螺旋体，具有极强的传染性。不经治疗症状在 1～3 个月后自然消退而痊愈，但常发生复发性二期梅毒。少数患者经 2～4 年的潜伏期又可被激活而进入第三期。③第三期梅毒：又称晚期梅毒。发生于感染后 2 年，亦可长达 10～15 年后。其主要表现为皮肤黏膜的溃疡性损害和内脏器官的肉芽肿样病变，重症患者可引起心血管及中枢神经系统损害，出现梅毒瘤、动脉瘤、脊髓痨及全身麻痹等。肝、脾、骨骼常被累及。此期病灶中不易查到螺旋体,传染性小,但由于侵害多种脏器,破坏性大,可危及生命。

梅毒螺旋体为传染性免疫,以细胞免疫为主。

(三)防治原则

梅毒是一种性传播性疾病,预防的主要措施是加强卫生宣传教育和严格社会管理。对患者应早期诊断、早期治疗。治疗多采用青霉素,治疗期间要监测患者血清中抗体的动态变化,治疗三个月至一年后,以血清中抗体阴转为治愈指标,否则要继续治疗。

二、疏螺旋体属

疏螺旋体属亦称包柔螺旋体属,对人致病的主要有回归热螺旋体、奋森氏螺旋体和伯氏疏螺旋体。

(一)回归热螺旋体

回归热螺旋体(*Borrelia recurrentis*)是回归热的病原体,以节肢动物为传播媒介。回归热是一种以周期性反复发作为特征的急性传染病。按回归热传播媒介不同分为两类:一类以人虱为传播媒介,引起流行性回归热;另一类以蜱为传播媒介,引起地方性回归热,在我国已少见。

(二)奋森氏螺旋体

奋森氏螺旋体(*Borrelia vincenti*)寄居在人类口腔中,一般不致病。当机体抵抗力降低时,常与寄居在口腔的梭形梭杆菌协同引起奋森氏咽峡炎、齿龈炎、口腔坏疽等。

(三)伯氏疏螺旋体

伯氏疏螺旋体(*Borrelia burgdorferi*)是 1982 年美国科学家 Burgdorfer 自硬蜱体内分离出,并由 Barbour 从患者体内分离培养证实为莱姆病(Lyme disease,1977 年在美国康涅狄格州 Lyme 镇发现本病,故名)的病原体。世界上许多国家有莱姆病流行,我国已有 27 个地区有该病发生。

莱姆病是以蜱为传播媒介,以野生动物为储存宿主的自然疫源性疾病。在蜱叮咬处引起以红斑性丘疹为主的皮肤病变,严重者可引起关节、心脏、神经系统等多脏器损害。

三、钩端螺旋体属

钩端螺旋体简称钩体,种类很多。致病性钩端螺旋体能引起人兽共患的钩端螺旋体病,简称钩体病,我国绝大多数地区都有不同程度的流行,对人民健康危害很大,是我国重点防治的传染病之一。

(一)生物学性状

菌体纤细,呈圆柱形,长短不一,大小为 $(6\sim12)\mu m\times(0.1\sim0.2)\mu m$,具有细密而规则的螺旋。菌体一端或两端弯曲呈钩状,常为"C""S"等形状(图 17-5)。在暗视野显微镜下

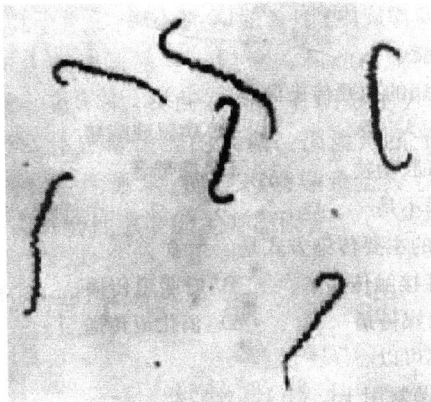

图 17-5　钩端螺旋体的形态(Fontana 镀银染色)

可见钩体像一串发亮的微细珠粒,运动活泼。革兰阴性,但着色较难。常用 Fontana 镀银染色法,菌体染成棕褐色。钩端螺旋体是唯一可用人工培养基培养的螺旋体。

钩端螺旋体的抵抗力较其他致病螺旋体强。夏季在中性的湿土或水中能活 20d 以上,甚至数月之久,这对此菌的传播有重要意义。但对干燥、热、直射日光的抵抗力均较弱,56℃ 10min 死亡;对多种消毒剂如 0.2% 来苏儿、1% 石炭酸等较敏感;对青霉素、金霉素等抗生素敏感。

(二)致病性

钩端螺旋体的致病物质主要有溶血毒素、细胞毒因子和内毒素样物质。溶血毒素不耐热,对氧稳定,能破坏红细胞而溶血。细胞毒性因子能引起小鼠肌肉痉挛、呼吸困难而死亡。内毒素样物质不同于一般细菌的内毒素,但也能使动物发热,引起炎症和坏死。此外,钩端螺旋体在宿主体内的代谢产物,如有毒脂类和某些酶类,可损害毛细血管壁,使其通透性升高,引起广泛出血。损害肾脏,引起血尿、蛋白尿等。

钩端螺旋体病为自然疫源性疾病,在野生动物和家畜中广泛流行,其中以鼠类和猪为主要传染源和储存宿主,人群对钩端螺旋体普遍易感。动物感染后大多呈无症状的"带菌"状态,但钩体不断从尿中排出,人由于接触疫水或进食被污染的食物或饮水而感染。孕妇感染钩体后,可经胎盘感染胎儿引起流产,也可经吸血昆虫传播。

钩端螺旋体通过皮肤黏膜侵入机体,即在局部繁殖,经 7~10d 潜伏期后,进入血流引起钩体血症,随后钩端螺旋体随血流侵入肝、脾、肾、肺、心、淋巴结和中枢神经系统等组织器官,患者出现发热、恶寒、全身酸痛、头痛、结膜充血、腓肠肌痛、淋巴结肿大、主要脏器受损等典型钩体病的表现。由于钩端螺旋体的菌型、毒力、数量不同及机体免疫力强弱不同,其疾病类型、病程长短和症状轻重差异很大,临床上常见有流感伤寒型、黄疸出血型、肺出血型、脑膜脑炎型、肾衰竭型等。

(三)防治原则

钩端螺旋体病主要在多雨、鼠类等动物活动频繁的夏、秋季节流行。因此,防鼠灭鼠,加强病畜管理;保护水源,避免或减少与疫水接触是主要的预防措施。对流行区的居民及易感人群可接种钩端螺旋体外膜疫苗。治疗钩体病首选青霉素,对青霉素过敏者可用庆大霉素或金霉素。

第五节 放线菌

一、概述

放线菌(actinomycetes)是一类丝状、呈分枝生长的原核细胞型微生物。因在感染组织中或培养中,菌丝缠绕成团呈放线状排列,故称为放线菌。放线菌种类较多,大多为人体的正常菌群,引起内源性感染。对人致病的主要有放线菌属和诺卡菌属中的某些放线菌。

二、常见的放线菌

(一)放线菌属

放线菌属(*Actinomyces*)正常寄居在人和动物口腔、上呼吸道、胃肠道和泌尿生殖道。致病的有衣氏放线菌(*A. israelii*)、牛放线菌(*A. bovis*)、内氏放线菌(*A. naeslundii*)、黏液放线菌(*A. viscous*)和龋齿放线菌(*A. odontolyticus*)等。衣氏放线菌是引起人类放线菌病的主要病原。

放线菌主要引起软组织的化脓性炎症,炎症中心部位形成坏死脓肿,并常伴有多发性瘘管形成。在患者病灶组织和瘘管流出的脓样物质中,可见硫磺样颗粒(sulfur granule,图 17 - 6),是放线菌在组织中形成的菌落。将硫磺样颗粒制成压片,显微镜下可见颗粒呈菊花状。硫磺样颗粒的检测有助于放线菌感染的诊断。

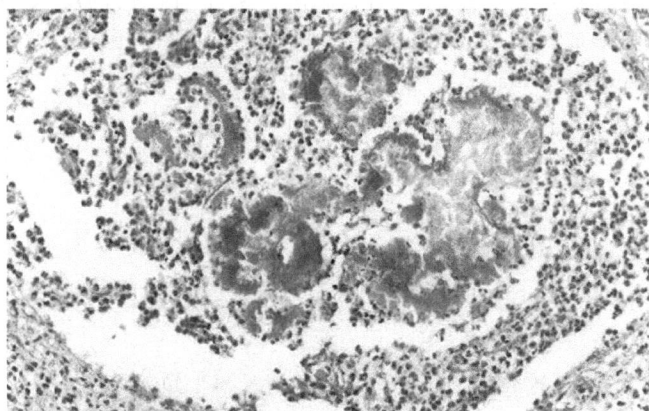

图 17 - 6 放线菌硫磺样颗粒

放线菌大多存在于正常人口腔等与外界相通的腔道,属正常菌群。在机体抵抗力减弱、口腔卫生不良、拔牙或外伤时引起内源性感染。根据感染途径和涉及的器官,临床分为面部、颈部、胸部、腹部、盆腔和中枢神经系统等不同部位放线菌病。最常见的为面、颈部感染,约占患者的 60%。

面颈部放线菌病大多有近期口腔炎、拔牙史或下颌骨骨折史,患者表现为后颈面肿胀,不断产生新结节、多发性脓肿和瘘管形成。病原体可沿导管进入唾液腺和泪腺,或直接蔓延至眼眶和其他部位,若累及颅骨可引起脑膜炎和脑脓肿,也可引起吸入性肺部感染,肺部病灶、症状和体征似肺结核。病变还可扩展到心包、心肌,并能穿破胸膜和胸壁,在体表形成多发性瘘管,排出脓液。腹部感染常形成大包块与腹壁粘连,有便血与排便困难,疑为结肠癌,术后切面见多个散在的硫磺样颗粒。盆腔感染大多继发于腹部感染。原发性皮肤放线菌病常由外伤或昆虫叮咬引起,先出现皮下结节,然后结节软化破溃形成瘘管。中枢神经系统感染常继发于其他病灶。

放线菌与龋齿和牙周炎有关,内氏和黏液放线菌能产生一种黏性很强的多糖物质 6 -去氧肽洛糖,使口腔中其他细菌也黏附在牙釉质上,形成菌斑。细菌分解食物中糖类产生的酸可腐蚀釉质,形成龋齿。细菌并能进一步引起齿龈炎和牙周炎。患者血清中检测到的抗体无诊断意义,机体对放线菌的免疫主要靠细胞免疫。

注意口腔卫生、及时治疗牙病和牙周炎是预防放线菌病的主要方法。患者的脓肿和瘘管应及时进行外科清创处理,同时长期应用大剂量青霉素进行治疗,也可用甲氧苄啶-磺胺甲基异噁唑(TMP - SMZ)、克林达霉素、红霉素或林可霉素等治疗。

(二)诺卡菌属

诺卡菌属(*Nocardia*)广泛分布于土壤,不属于人体正常菌群。对人致病的主要有星形诺卡菌(*N. asteroides*)、巴西诺卡菌(*N. brasiliensis*)和豚鼠诺卡菌(*N. caviae*)。我国以星形诺卡菌感染多见。

星形诺卡菌可由呼吸道或侵入创口引起化脓性感染,特别是免疫力低下的感染者,如白血病或艾滋病患者及肿瘤患者、器官移植使用免疫抑制剂治疗的患者。此菌可引起与结核相似的肺部病变;通过血行播散,可引起脑膜炎与脑脓肿。对于有创伤的皮肤,可引起化脓和坏死,并伴有脓肿和慢性瘘管形成。巴西诺卡菌可侵入皮下组织引起慢性化脓性肉芽肿,好发于脚部和腿部,称为足菌肿(mycetoma)。

目标检测

一、单项选择题

1. 普氏立克次体主要引起哪种疾病(　　　)
   A. 肠伤寒　　　　B. 流行性斑疹伤寒　　　　C. Q 热　　　　D. 地方性斑疹伤寒　　　　E. 恙虫病

2. 有独特发育周期的微生物是(　　　)
   A. 衣原体　　　　B. 立克次体　　　　C. 支原体　　　D. 螺旋体　　　　E. 病毒

3. 衣原体发育周期中具有感染性的是(　　　)
   A. 网状体　　　　B. 原体　　　　C. 始体　　　D. 包涵体　　　　E. 六邻体

4. 引起人类原发性非典型肺炎(PAP)的病原体是(　　　)
   A. 肺炎链球菌　　B. 肺炎支原体　　　　C. 嗜肺军团菌
   D. 流感病毒　　　E. 解脲脲原体

5. 能在无生命培养基上生长繁殖的最小的原核细胞型微生物是(　　　)
   A. 细菌　　　　B. 衣原体　　　　C. 支原体
   D. 立克次体　　　E. 病毒

6. 常用于检查血液和组织中的梅毒螺旋体的染色方法是(　　　)
   A. 革兰染色法　　B. 抗酸染色法　　　　C. 墨汁染色法
   D. 镀银染色法　　E. 鞭毛染色法

7. 钩端螺旋体最主要的感染途径是(　　　)
   A. 接触患者或病兽　　　　B. 接触疫水或疫土　　　　C. 经呼吸道感染
   D. 经消化道感染　　　　E. 经节肢动物叮咬

8. 伯氏疏螺旋体主要引起哪种疾病(　　　)
   A. 回归热　　　　B. 狂犬病　　　　C. 莱姆病　　　D. 波浪热　　　　E. 钩体病

9. 在放线菌感染的病灶组织及脓样物质中,肉眼可见硫磺样颗粒,其实质是(　　　)
   A. 异染颗粒　　　B. 在组织中形成的菌落　　C. 包涵体
   D. 质粒　　　　E. 孢子

10. 衣氏放线菌感染最常见部位是(　　　)
    A. 肠道　　　　B. 中枢神经系统　　　　C. 骨和关节
    D. 面颈部软组织　　　　E. 肺部

11.诺卡菌属引起的感染多为（　　）

A.内源性感染　　B.蚊虫叮咬感染　　　　C.动物的咬伤

D.外源性感染　　E.接触感染

二、简答题

1.试述衣原体的发育周期。

2.简述梅毒螺旋体的致病性与免疫性特点。

3.简述钩端螺旋体主要动物宿主、感染途径和实验室主要检查方法。

（程聪）

第十八章 病毒学基础

学习目标

【掌握】病毒的结构及化学组成、病毒的增殖过程、病毒的致病性。

【熟悉】病毒的大小和形态、理化因素对病毒的影响。

【了解】病毒的分类、病毒感染的诊断及防治。

1892年,俄国学者伊凡诺夫斯基发现烟草花叶病的病原体能通过除菌滤器。1898年荷兰学者贝耶林克重复实验证明了这项发现,并将引起烟草花叶病的病原体命名为病毒。

病毒(virus)是指一群体积微小、结构简单、只含有一种类型核酸(DNA或RNA)、只能在易感的活细胞内以复制方式增殖的非细胞型微生物。其基本特征是:①体积微小,大小的测量单位以纳米(nm)计算;②结构简单,缺乏细胞结构,只含一种类型核酸(DNA或RNA);③严格活细胞内寄生、以复制方式繁殖。

第一节 病毒的基本性状

一、病毒的大小与形态

(一)病毒的大小

病毒大小的测量单位为纳米(nm)。病毒大小差异较大,可分为:①较大病毒:约300nm,如痘病毒;②中等病毒:介于50~250nm,绝大多数病毒在100nm左右,如流感病毒;③微小病毒:约20nm,如口蹄疫病毒。

(二)病毒的形态

病毒的形态多样(图18-1):①球形,感染人类的病毒绝大多数是球形;②丝形,植物病毒多为丝状,如烟草花叶病毒;③蝌蚪形,细菌病毒如噬菌体;④弹形,动物病毒如狂犬病病毒;⑤砖形,大型病毒如痘病毒。

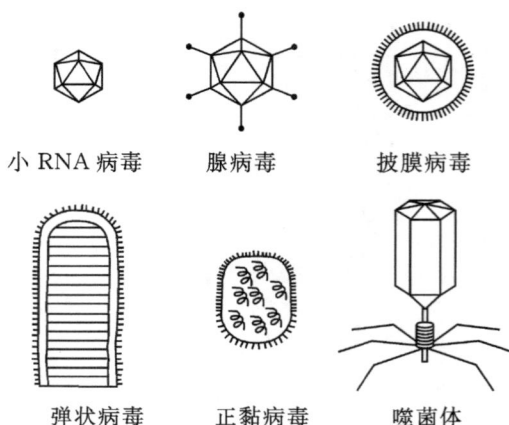

小RNA病毒　　腺病毒　　披膜病毒

弹状病毒　　正黏病毒　　噬菌体

图18-1　病毒形态模式图

二、病毒的结构与化学组成

病毒体是完整的、具有感染性的病毒颗粒,其基本结构主要由核心(核酸)和外面包绕的衣壳(蛋白质)组成,通常称为核衣壳。某些核衣壳外面还有一层包膜的病毒,称包膜病毒(图18-2)。

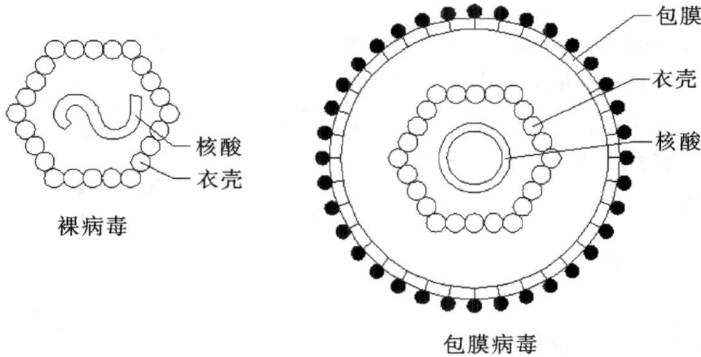

图18-2　病毒结构模式图

(一)核衣壳

1. 核心

核心(core)主要为核酸,DNA或者RNA,还有少量的功能性蛋白质,如核酸聚合酶、转录酶或反转录酶。DNA病毒大多是双链;RNA病毒大都是单链,单链RNA有正链(＋ssRNA)与负链(－ssRNA)之分,正链可直接作为mRNA,负链则需要合成具有mRNA功能的互补链。核心的功能是携带病毒的全部遗传信息,决定病毒的遗传特性,具有感染性。

2. 衣壳

衣壳(capsid)主要成分是蛋白质,由蛋白质亚单位、又称壳微粒组成。不同病毒壳微粒数目不同,可作为鉴别和分类的依据之一。根据壳微粒数目和排列不同,病毒衣壳结构有下列几种对称类型。

(1)螺旋对称型　病毒核酸呈螺旋形,壳微粒沿着螺旋形的病毒核酸链对称排列,大多数杆状病毒、弹状病毒、正黏病毒和副黏病毒属于此类。

(2)20面体立体对称型　病毒核酸聚集成团,壳微粒呈立体对称排列,构成20个呈等边三角形的面、12个顶角、30个棱边的立体结构。大多数病毒顶角的壳微粒是由5个相同的壳微粒包围称为五邻体;在三角形面上的壳微粒,周围都有6个相同的壳微粒,称为六邻体。如脊髓灰质炎病毒、腺病毒等。

(3)复合对称型　衣壳结构中既有螺旋对称型又有立体对称型,如痘病毒、噬菌体。

衣壳的功能:维持病毒的基本形态,保护病毒核酸免受核酸酶或其他因素的破坏;有黏附作用,与易感细胞受体结合,介导病毒进入易感细胞;衣壳蛋白具有免疫原性,可诱导机体产生免疫应答。

(二)包膜

包膜(envelope)是包绕在核衣壳外的双层膜,来自宿主细胞的细胞膜或核膜,同时含有病毒基因编码的蛋白质。某些病毒包膜表面具有呈放射状排列的突起,称刺突(spike),或包膜子粒,如流感病毒的血凝素、神经氨酸酶。有包膜的病毒对脂溶剂敏感。

包膜的功能:保护衣壳;包膜蛋白可与易感细胞上的受体结合,吸附或融合易感细胞;包膜蛋白具有免疫原性,可诱导机体产生免疫应答。

三、病毒的增殖

病毒缺乏完整的酶系统,只能在易感的活细胞内,利用其提供的原料、能量和场所以自我复制的方式进行增殖。病毒增殖过程包括吸附、穿入、脱壳、生物合成、装配与释放五个步骤,大约10h完成一个复制周期(图18-3)。

(一)病毒的增殖周期

1. 吸附

吸附是决定感染成功与否的关键环节。需要病毒衣壳或包膜上特异性的吸附蛋白(virus attachment protein,VAP)与细胞表面受体相互作用。病毒的细胞受体具有种属和组织特异性,决定了病毒感染的宿主谱。

2. 穿入

不同病毒进入细胞内的方式不同。无包膜的病毒多以吞饮的形式进入易感细胞内,即病毒

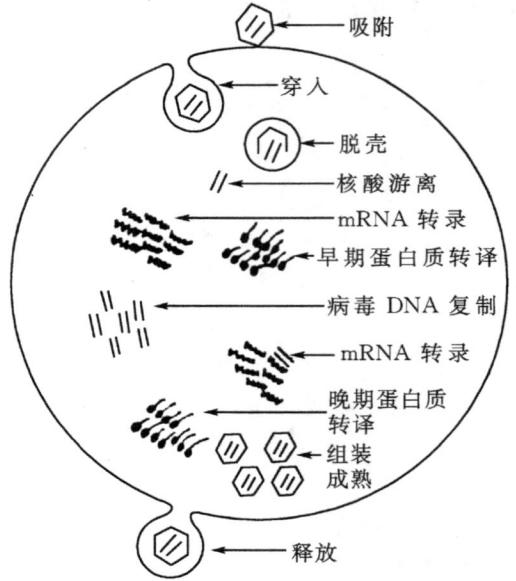

图18-3 病毒增殖周期模式图

与细胞表面受体结合后,细胞膜内陷形成吞噬泡,病毒原封不动地进入细胞质内;有包膜病毒以融合的形式进入细胞,即病毒包膜与细胞膜密切接触,在融合蛋白的作用下,病毒包膜与细胞膜融合,直接将病毒的核衣壳释放至细胞质内。

3. 脱壳

脱壳指病毒脱去蛋白质外壳,将病毒核酸释放出来的过程。有包膜病毒脱壳包括脱包膜和脱衣壳两个步骤,无包膜病毒只需脱衣壳,方式因不同病毒而异。

4. 生物合成

病毒核酸在细胞内依赖宿主细胞提供的原料,开始一系列生物合成反应,合成病毒蛋白质,复制出子代病毒核酸的过程。

病毒的生物合成过程基本可归纳为三大类,即DNA病毒、RNA病毒和反转录病毒的生物合成。

(1)DNA病毒的合成 人和动物DNA病毒多是双链DNA(dsDNA),其首先利用宿主细胞核内的依赖DNA的RNA聚合酶,转录早期mRNA,翻译出早期蛋白,主要包括依赖DNA的DNA聚合酶及脱氧胸腺嘧啶激酶,然后以子代DNA分子为模板,大量转录晚期mRNA,继而在胞质核糖体上翻译出病毒结构蛋白,主要为衣壳蛋白。基本步骤归纳为:DNA→早期mRNA→早期蛋白质→复制子代DNA→晚期mRNA→晚期蛋白。

(2)RNA病毒的合成 根据病毒RNA链的不同,RNA病毒生物合成的步骤亦有差异。①双链RNA病毒合成:双链RNA病毒的复制与双链DNA病毒不同,双链RNA病毒仅由负

链 RNA 为模板复制出子代正链 RNA,再由子代正链 RNA 为模板复制出子代负链 RNA。基本步骤归纳为:双链 RNA 中负链 RNA→子代正链 RNA→子代负链 RNA。②单正链 RNA 病毒合成:此类病毒不含 RNA 聚合酶,其本身即具有 mRNA 的功能。RNA 可直接附着于宿主细胞的核糖体上翻译早期蛋白,即依赖 RNA 的 RNA 聚合酶。在该酶的作用下,转录出与亲代正链 RNA 互补的负链 RNA。负链 RNA 起模板作用,转录出子代病毒的正链 RNA;正链 RNA 起 mRNA 作用翻译晚期蛋白,主要为病毒衣壳蛋白及其他结构蛋白。基本步骤归纳为:正链 RNA→早期蛋白质→负链 RNA→子代正链 RNA→晚期蛋白质。③单负链 RNA 病毒合成:大多数有包膜的 RNA 病毒都属于单负链 RNA 病毒。这种病毒含有依赖 RNA 的 RNA 聚合酶。病毒 RNA 在此酶的作用下,首先合成互补正链 RNA,再以其正链 RNA 为模板合成出与其互补的子代负链 RNA,同时翻译出病毒结构蛋白和酶。基本步骤归纳为:负链 RNA→正链 RNA→子代负链 RNA、晚期蛋白质。

（3）反转录病毒的合成　病毒在反转录酶的作用下,以病毒 RNA 为模板,合成互补的负链 DNA 后,形成病毒 RNA:DNA 中间体。中间体中的 RNA 由 RNA 酶水解,在细胞内 DNA 聚合酶作用下,由 DNA 复制成双链 DNA。该双链 DNA 整合至宿主细胞的 DNA 上,成为前病毒(provirus),再由其转录出子代 RNA 和 mRNA。mRNA 在胞质核糖体上翻译出子代病毒的蛋白质。基本步骤归纳为:RNA→互补 DNA→RNA:DNA 中间体→DNA:DNA→前病毒→子代 RNA。

5. 组装与释放

DNA 病毒(痘病毒除外)在细胞核内组装;RNA 病毒和痘病毒在细胞质内组装。装配一般要经过核酸浓聚、壳微粒集聚及装灌核酸等步骤。有包膜病毒还需在核衣壳外加一层含有病毒基因编码的蛋白质包膜。释放时,裸露病毒和 RNA 病毒随宿主细胞的破裂把病毒全部释放到周围环境中。有包膜的 DNA 病毒和 RNA 病毒,则以出芽方式释放至细胞外,宿主细胞通常不死亡。有些病毒很少释放到细胞外,如巨细胞病毒通过细胞间桥或细胞融合,在细胞之间传播。致癌病毒的基因组与宿主细胞染色体整合,随细胞分裂而出现在子代细胞中。

从单个病毒吸附开始至所有病毒释放,此过程称为感染周期或复制周期。一个病毒感染细胞后释放出病毒数为 100～1000 个。

(二)与病毒增殖有关的异常现象

1. 顿挫感染

由于细胞缺乏病毒复制所必需的某些条件,病毒进入细胞后不能增殖产生子代病毒体的感染方式。如人腺病毒感染人胚肾细胞(容纳细胞)能正常增殖;感染猴肾细胞(非容纳细胞)则发生顿挫感染。

2. 缺陷病毒

病毒单独不具传染性,但它与另一种病毒共同培养时却能复制出完整的具有传染性的病毒体。如丁型肝炎病毒和腺病毒伴随病毒为缺陷病毒,乙型肝炎病毒和腺病毒分别是它们的辅助病毒。

3. 干扰现象

当两种病毒感染同一细胞时,常出现一种病毒抑制另一种病毒复制的现象,称干扰现象。

这种现象不仅发生在异种病毒之间,也可发生在同种、同型及同株病毒之间。因为病毒间的这种干扰现象较普遍,所以在使用病毒疫苗时,应注意防止由于干扰现象所致的疫苗无效。

四、病毒的遗传与变异

遗传和变异是一切生物的特性之一。遗传是指病毒在增殖过程中其子代与亲代保持性状相对一致,大多数病毒具有遗传稳定性。变异是指病毒在生活的延续过程中,出现某些性状的改变。

(一)基因突变

基因突变(gene mutation)是指基因组中碱基序列因为置换、缺失或插入而发生改变。病毒结构简单,缺乏独立的酶系统,因此易受到宿主细胞及周围环境的影响而发生基因突变。一般病毒在增殖过程中自发突变的频率为 $10^{-8} \sim 10^{-6}$,如用温度、紫外线和 5 -氟尿嘧啶等物理因素人工诱导可增加病毒的突变率。基因突变的主要表现有几种类型:毒力突变株、温度敏感性突变株、宿主范围突变株等。

(二)基因重组与重配

基因重组(genetic recombination)是指两种不同的病毒或同一种病毒的两个不同的病毒株同时感染同一细胞时,病毒之间发生核酸片段的交换,产生不同于亲代的子代,多见于不分段基因组病毒的重组,如轮状病毒。基因重配(genetic reassortment)是指两株基因组分节段的 RNA 病毒同时感染同一细胞时,通过交换 RNA 节段,产生稳定或不稳定的重配病毒株,如流感病毒两个亚型之间的基因重配。人类流感每隔十年左右出现一次世界性大流行,即是人流感病毒和某些动物(鸡、马、猪)的流感病毒间发生基因重配所致。

(三)病毒遗传变异的生物学意义

可从分子水平理解病毒的生物学性状、遗传变异、致病机制及有效的防治措施。根据病毒遗传变异的特性,利用基因重组的方法制备减毒活疫苗、多肽疫苗、基因工程疫苗等,预防病毒性疾病。

五、理化因素对病毒的影响

病毒受理化因素作用后,失去感染性称为灭活。灭活的病毒仍能保留其他特性,如免疫原性、红细胞吸附、血凝细胞融合等。灭活机制包括破坏病毒的包膜,使蛋白质变性,损伤病毒的核酸等。

(一)物理因素的影响

1. 温度

大多数病毒耐冷不耐热,在 0℃ 以下生存良好,故常用低温保存病毒,多数病毒 50～60℃ 30min、100℃ 数秒可被灭活,但乙型肝炎病毒 100℃ 10min 才能被灭活。

2. 酸碱度

大多数病毒适宜的 pH 为 5～9。肠道病毒在 pH 为 3～5 时稳定;鼻病毒在 pH 为 3～5

时迅速被灭活。

3. 电离辐射

X 射线、γ 射线可使核苷酸链发生致死性断裂;紫外线引起病毒的核苷酸形成双聚体,抑制病毒核酸的复制,但紫外线灭活后可出现多重复活。

(二)化学因素对病毒的影响

1. 脂溶剂

有包膜病毒对脂溶剂敏感,如乙醚、氯仿、去氧胆酸盐、阴离子去污剂等。

2. 消毒剂

病毒对各种氧化剂、卤素、醇类物质敏感,H_2O_2、漂白粉、高锰酸钾、甲醛、过氧乙酸、次氯酸盐、酒精、甲醇等均可灭活病毒。

(三)其他

抗生素对病毒无抑制作用。近年研究证明部分中草药对某些病毒有抑制作用,如板蓝根、大青叶、贯众等。

六、病毒的分类

病毒有许多不同的分类和命名方法。医学上常见的分类有以下几种。

(一)按感染途径与宿主的关系及临床特征分类

分为呼吸道病毒、消化道病毒、虫媒传播病毒、性接触传播病毒、肝炎病毒、嗜神经病毒、出血热病毒、肿瘤病毒八类。

(二)按病毒核酸类型分类

分为 DNA 病毒和 RNA 病毒两大类。但 1995 年国际病毒分类委员会在原有 DNA 病毒与 RNA 病毒类之间新增了 DNA 和 RNA 反转录病毒类,如乙型肝炎病毒和人类免疫缺陷病毒分别为 DNA 和 RNA 反转录病毒。

(三)按病毒性质是否明确分类

1. 典型病毒

典型病毒指性质比较明确,包括核心和衣壳结构的病毒。

2. 不典型病毒

(1)类病毒(viroids) 是无蛋白质衣壳保护的、只具有游离核酸分子的病毒,侵入宿主细胞后可自我复制,并使宿主致病或死亡,是目前已知最小的可传染的致病因子。

(2)卫星病毒(satellites) 是一类基因组缺损、需要依赖辅助病毒,才能完成增殖的亚病毒。不单独存在,常伴随着其他病毒一起出现,如丁型肝炎病毒,必须利用乙型肝炎病毒的包膜蛋白才能完成复制周期。

(3)朊病毒(prions) 是只有蛋白质结构而没有核酸的病毒。朊病毒与很多人类和家畜疾病相关。

📖 知识链接————————————————————————

库鲁病与朊病毒

在大洋洲巴布亚新几内亚高原的一个食人部落,其中一少部分食尸者若干年后(一般5～30年)出现震颤病,最终发展成失语直至完全不能运动,不出一年被染者全部死亡。这种现代医学所说的震颤病,当地土语称之为库鲁"Kuru"。研究表明,库鲁病与羊瘙痒症、疯牛病及人的克雅氏病等均是由只有蛋白质而没有核酸的病毒——朊病毒引起的,朊病毒是一类能侵染动物并在宿主细胞内复制的小分子无免疫性疏水蛋白质。朊病毒意思就是蛋白质病毒,是唯一不用 DNA、RNA 作遗传物质的病毒。朊病毒是一类能引起哺乳动物和人的中枢神经系统病变的传染性的因子。

————————————————————————

第二节　病毒的感染与免疫

病毒侵入机体并在体内增殖,与机体发生相互作用的过程称为病毒感染。病毒在自然界分布广泛,种类繁多,但对人类有致病性的只是其中的一小部分。病毒进入宿主易感细胞内增殖引起感染的结果取决于病毒与宿主力量的对比。

一、病毒的感染方式与途径

(一)病毒感染的方式

1. 水平传播

水平传播(horizontal transmission)指病毒在出生后人群不同个体间的传播,其导致的感染为水平感染(horizontal infection)。

2. 垂直传播

垂直传播(vertical transmission)指病毒直接由亲代传给子代的传播,其导致的感染为垂直感染(vertical infection)。

(二)病毒感染的途径

1. 呼吸道

病毒通过空气、飞沫、痰、唾液或皮屑进行播散,如流感病毒、鼻病毒、腺病毒、麻疹病毒等。

2. 消化道

病毒通过饮料或食物进行播散(粪-口途径),如脊髓灰质炎病毒、新型肠道病毒、轮状病毒等。

3. 破损皮肤

病毒通过吸血昆虫叮咬、狂犬咬伤、鼠类咬伤等方式进行播散,如乙型脑炎病毒、狂犬病毒、出血热病毒等。

4. 血液

病毒通过注射、输血、血液制品、器官移植等方式进行播散,如人类免疫缺陷病毒、乙型肝炎病毒、丙型肝炎病毒等。

5. 眼及泌尿生殖道

病毒通过直接接触、毛巾、浴盆、游泳池、性交等方式进行播散，如人类免疫缺陷病毒、单纯疱疹病毒-2、人乳头瘤病毒等。

6. 胎盘或产道

母亲可通过胎盘或产道将病毒传给胎儿或新生儿，如风疹病毒、人类免疫缺陷病毒、乙型肝炎病毒、巨细胞病毒等。

二、病毒的致病机制

病毒对机体的致病作用包括病毒对感染细胞的直接损伤和机体免疫病理损伤两个方面。

(一)病毒感染引起宿主细胞的变化

1. 杀细胞性感染

一般无包膜病毒在宿主细胞内增殖后易引起细胞溶解死亡，亦称杀细胞效应。细胞会出现肿胀、变圆、聚集、融合、裂解、坏死等现象，称为细胞病变效应（cytopathic effect，CPE）。其机制是病毒在增殖过程中，阻断细胞的核酸与蛋白质合成，造成新陈代谢功能紊乱，导致细胞病变死亡。病毒杀细胞效应如发生在中枢神经系统等重要器官，可引起严重后果，甚至危及生命或出现严重后遗症，如脊髓灰质炎病毒、腺病毒感染。

2. 稳定状态感染

一些不具有杀细胞效应的病毒，如流感病毒、疱疹病毒等有包膜病毒或某些被膜病毒的感染，虽然不引起细胞裂解、死亡，但可以诱导细胞出现以下特征。①细胞融合：指感染细胞与邻近细胞发生融合，是病毒扩散的方式之一。其结果是形成多核巨细胞或合胞体，如麻疹病毒或副流感病毒的感染。②细胞表面出现新抗原：病毒在感染细胞内复制的过程中，细胞膜上常出现由病毒基因编码的新抗原，如流感病毒、副黏病毒在宿主细胞表面形成血凝素；有些病毒核酸整合到细胞染色体，导致细胞癌变后，细胞表面也表达病毒基因编码的特异性新抗原。

3. 细胞凋亡

细胞凋亡（cell apoptosis）是由细胞自身指令发生的一种程序性细胞死亡过程。属于正常的生理现象。但病毒感染可诱导细胞发生凋亡，如 HIV 增殖可直接诱导 $CD4^+T$ 淋巴细胞凋亡，也可能通过病毒基因组编码的蛋白质间接作用下诱发细胞凋亡。

4. 包涵体的形成

细胞被某些病毒感染后，在胞浆或胞核内可出现大小不同、数量不等的圆形或椭圆形斑块，称为包涵体（inclusion body）。多数为胞浆内的嗜酸性斑块，如狂犬病病毒的内基小体（Negri body）；少数为胞核内嗜碱性斑块，如疱疹病毒的包涵体；两者皆有的，如麻疹病毒的包涵体。

5. 病毒基因组的整合与细胞转化

有些病毒在感染细胞的过程中将自己的基因组整合到宿主细胞的染色体上，称为病毒基因组的整合。基因整合有两种方式：①反转录 RNA 病毒先以 RNA 为模板反转录成 cDNA，再以 cDNA 为模板合成双链 DNA，此双链 DNA 全部整合于细胞染色体中，如 HIV；②DNA 病毒在复制中，偶然将部分 DNA 片段随机整合于细胞染色体 DNA 中。两种整合方式均可使细胞某些生物学性状发生改变,称为细胞转化。细胞转化后增殖变快,失去细胞间接触抑制,多发生肿瘤,如人乳头瘤病毒引起宫颈癌、乙型肝炎病毒引起肝细胞癌、EB 病毒引起鼻咽癌、恶性淋巴瘤等。

(二)病毒感染引起的免疫病理损伤

病毒在感染机体的过程中,通过与免疫系统相互作用,诱发免疫病理损伤,这是病毒重要的致病机制之一。免疫病理损伤常出现在持续性病毒感染及与病毒感染有关的自身免疫性疾病中。

1. 抗体介导的免疫病理

在病毒感染中,病毒的包膜蛋白、衣壳蛋白都是良好的抗原,能刺激机体产生相应抗体,抗体与抗原结合可阻止病毒扩散导致病毒被清除。然而许多病毒的抗原可出现于宿主细胞表面,与抗体结合后,激活补体,破坏宿主细胞,引发 Ⅱ 型超敏反应;或抗体与可溶性的病毒抗原形成免疫复合物,通过 Ⅲ 型超敏反应引起局部组织损伤。

2. 细胞介导的免疫病理

特异性细胞免疫是宿主机体清除细胞内病毒的重要机制,细胞毒性 T 细胞对病毒感染的靶细胞具有杀伤作用,能终止细胞内病毒复制,对感染的恢复起关键作用。但同时也引起宿主细胞的损伤,造成宿主功能紊乱,引发 Ⅳ 型超敏反应。

3. 免疫抑制作用

某些病毒感染可抑制免疫系统的功能,甚至使整个免疫系统的功能缺失。如 HIV 感染引起 $CD4^+$ T 淋巴细胞减少,导致机体细胞免疫功能和体液免疫功能均降低,出现 AIDS。有些病毒感染使外周血淋巴细胞对特异性抗原和促丝分裂原的反应减弱引起免疫抑制,如麻疹病毒、风疹病毒、巨细胞病毒的感染等。

📖 知识链接

病毒与恶性肿瘤

人乳头瘤病毒——宫颈癌　疱疹病毒Ⅱ型——宫颈癌
乙型肝炎病毒——肝癌　EB 病毒——鼻咽癌、恶性淋巴瘤
人 T 细胞白血病病毒Ⅰ型——白血病

三、病毒感染的类型

(一)按有无临床症状分类

1. 隐性感染

病毒进入机体后不引起临床症状的感染,又称亚临床感染,但有传染性。其发生率因病毒种类不同而有差异,如天花病毒、麻疹病毒,感染者皆发病,几乎无隐性感染;而流行性乙型脑炎感染者大部分呈隐性感染。隐性感染后可获得免疫力。

2. 显性感染

病毒进入机体后大量增殖,使细胞和组织损伤,出现明显临床症状,又称临床感染。

（二）按病毒在体内滞留时间分类

1. 急性感染

出现临床症状、病程短、发病急，症状消失后病毒也消失，如流感、麻疹、急性病毒性肝炎。

2. 持续性病毒感染

无症状或呈慢性进行性过程，病毒在宿主体内长期存留数年、数十年甚至终身。

（1）潜伏性病毒感染　原发感染后，病毒基因组潜伏于机体内，某些条件下可激活而急性发作，反复出现，如单纯疱疹病毒引起的急性口炎、水痘-带状疱疹病毒引起的水痘和带状疱疹。

（2）慢性病毒感染　常发生在急性感染后，病程长，病毒仍长期存在于体内，并从体内不断排出，如乙型肝炎和传染性软疣。

（3）慢发病毒感染（迟发病毒感染）　病毒感染后潜伏期长，发病缓慢，很久之后才出现症状，但一旦出现症状，则多呈慢性进行性加重甚至死亡，如艾滋病、库鲁病等。

（4）急性病毒感染的迟发并发症　急性感染后一年或数年，发生致死性并发症，如麻疹病毒感染引起的亚急性硬化性全脑炎。

四、抗病毒免疫

抗病毒免疫包括非特异性抗病毒免疫和特异性抗病毒免疫。

（一）非特异性抗病毒免疫

非特异性免疫是抗病毒感染的第一道防线，其中干扰素和 NK 细胞起主要作用。

1. 干扰素及其作用

干扰素（interferon，IFN）是在病毒或干扰素诱生剂的作用下由人或动物细胞产生的一类糖蛋白，它具有抗病毒、抗肿瘤及免疫调节等多方面的生物活性。

（1）IFN 的性质　抗病毒作用无病毒特异性，但具有种属特异性。

（2）IFN 的种类　由人类细胞产生的 IFN，按其产生的细胞不同可分为三类两型：由白细胞产生的称为 IFN-α，成纤维细胞产生的称为 IFN-β，T 淋巴细胞产生的称为 IFN-γ；其中 IFN-α、IFN-β 为 Ⅰ 型干扰素，IFN-γ 为 Ⅱ 型干扰素。

（3）IFN 的生物学作用　主要发挥抗病毒作用，其抗病毒的机制为：干扰素与病毒感染细胞表面的 IFN 受体结合，诱导该细胞合成抗病毒蛋白质，包括蛋白激酶、2'-5'腺嘌呤核苷合成酶、磷酸二酯酶，其作用是降解 mRNA、抑制病毒蛋白质的翻译、发挥抗病毒作用。因此 IFN 抗病毒的特点是：间接性、抑制性、广谱性，但有种属特异性。此外还具有抗肿瘤及免疫调节作用。

2. NK 细胞及其作用

NK 细胞在病毒感染早期能非特异杀伤病毒感染的靶细胞，在抗病毒特异性免疫应答尚未形成之前发挥重要作用。NK 细胞的杀伤过程不受 MHC 限制，不依赖抗体，可直接杀伤病毒感染的靶细胞。

（二）特异性抗病毒免疫

病毒抗原经抗原提呈细胞的加工与提呈，活化 B 细胞及 T 细胞，分别在体内诱生特异性的体液免疫及细胞免疫。

1. 体液免疫的抗病毒作用

病毒刺激机体产生各种类型的特异性抗体,如 IgM、IgG、IgA。

(1)中和抗体　可中和游离的病毒体,主要对再次入侵的病毒有预防作用。

(2)补体结合抗体　可通过调理作用增强吞噬细胞吞噬杀灭病毒的能力。

(3)血凝抑制抗体　可与病毒表面血凝素结合,抑制机体血凝现象的产生,如流感病毒等的血凝抑制抗体除抑制血凝外,也能中和病毒感染。

2. 细胞免疫的抗病毒作用

病毒严格细胞内寄生,故机体的抗病毒免疫以细胞免疫为主,参与的细胞主要有细胞毒性 T 淋巴细胞(CTL)和辅助性 T 细胞(Th1)。

(1)CTL 可通过其 TCR 识别病毒感染靶细胞表面的病毒抗原,直接杀伤靶细胞,这种杀伤作用受 MHC 限制。

(2)Th1 通过释放 IFN-γ 和 TNF-α 等多种细胞因子,激活巨噬细胞和 NK 细胞,诱发炎症反应或促进 CTL 的增殖和分化,在抗病毒感染中起重要作用。

(三)抗病毒免疫应答的形成和持续时间

抗病毒免疫的形成和持续时间的长短在各种病毒之间差异很大,一般来讲非特异性的 IFN 出现于感染早期,持续时间短;特异性抗体在感染 1 周后上升,持续时间较长。

特异性抗病毒免疫持续时间的长短还有以下几个特点:①感染时出现病毒血症的病毒,如水痘、麻疹、脊髓灰质炎等,其抗原可以和免疫系统广泛接触,因此病后免疫力较牢固,持续时间长,对防止再感染有重要作用;②抗原只有一种血清型的病毒,如乙型脑炎病毒或甲型肝炎病毒,感染后也会建立长时间、牢固的免疫力,不易再感染;③易发生抗原变异的病毒感染后只产生短暂针对该抗原的免疫力,如流感病毒表面抗原容易发生变异,人群缺乏针对新抗原的免疫力,容易出现流感的流行。

第三节　病毒感染的检查方法

一、标本的采集与送检

病毒感染检测结果成败与所选标本的种类、采取的时间及保存的条件密切相关。标本采集及送检的原则:标本采集后应尽快送检;如不能及时检测,标本宜置冰壶内保存,病变组织可置于 50% 甘油盐水中低温保存;标本的长期保存应置于 -70℃ 低温冰箱,或 -196℃ 液氮罐中;血清学诊断则取患者急性期和恢复期双份血液,以便对比血清抗体效价的动态变化。

二、病毒的分离与鉴定

病毒结构简单,不能独立进行增殖,必须在易感的活细胞中寄生,由宿主细胞提供其生物合成的原料、能量及场所。故应根据不同的病毒选用以下几种方式进行病毒的分离与鉴定。

(一)动物接种

动物接种是最早的病毒分离方法,可根据病毒的嗜性选择敏感动物与适宜的接种部位,观察动物的发病情况。该方法简便,实验结果易观察,用于某些尚无敏感细胞进行培养的病毒。

但许多人类病毒感染谱窄,无敏感的动物,或感染后症状不明显,因此目前用得不多。

(二)鸡胚培养

鸡胚对多种病毒敏感,通常选用孵化 9~14d 的鸡胚,按病毒种类接种于不同部位。①绒毛尿囊膜:可接种天花病毒、痘苗病毒及 HSV 等;②尿囊腔:接种流感病毒及腮腺炎病毒等;③羊膜腔:用于流感病毒的初次分离培养;④卵黄囊:接种某些嗜神经病毒。因鸡胚对流感病毒最敏感,故目前常用于流感病毒的分离。

(三)细胞培养

细胞培养是病毒分离鉴定中最常用的方法。病毒在培养细胞中增殖的现象有:①细胞病变效应(CPE),病毒在细胞内增殖时引起的特有的细胞病变,CPE 在未固定、未染色时用低倍显微镜即可观察到,常见的变化有细胞变圆、聚集、坏死、溶解或脱落等;②多核巨细胞或称融合细胞,病毒作用于细胞膜,使邻近的细胞相互融合而形成,也是一种特征性 CPE,如麻疹病毒、巨细胞病毒、呼吸道合胞病毒等;③包涵体的形成,病毒在培养细胞的胞质或核内形成的圆形或椭圆形小体,光镜可以观察到,如狂犬病病毒、麻疹病毒等。此外,细胞培养病毒还可出现红细胞吸附现象、干扰现象及细胞代谢的改变,这些变化均可作为病毒增殖和鉴定的指标。

三、病毒感染的血清学鉴定

血清学鉴定的原理是用已知病毒抗原来检测患者血清中有无相应的抗体,故要等到患者感染后体内产生抗体时才能鉴定,因此不能用于病毒感染的早期诊断。

需行血清学诊断的情况有:①标本采集、分离病毒为时已晚;②目前尚无分离此病毒的方法或难以分离的病毒;③为证实所分离的病毒有临床意义;④进行血清流行病学调查,以研究病毒性感染的流行规律等。必须注意采取患者急性期血清与恢复期血清(双份血清)进行血清学试验。

(一)中和试验

中和试验(neutralization test,NT test)是病毒在活体内或细胞培养中被特异性抗体中和而失去感染性的一种试验,可用于检查患者血清中抗体的消长情况,也可用于鉴定未知病毒或研究病毒的抗原结构。

(二)补体结合试验

补体结合试验(complement fixation test,CF test)用已知病毒可溶性、补体抗原来检测患者血清中相应的补体抗体。补体抗原是病毒的内部抗原,同种异型间常有交叉,故特异性较中和试验低,但补体抗体出现较早,消失较快,可作为近期感染的指标。

(三)血凝抑制试验

具有血凝素的病毒能凝集鸡、豚鼠、人等的红细胞,称血凝现象。这种现象能被相应抗体抑制,称血凝抑制试验(hemagglutination inhibition test,HI test)。常用于流感病毒及乙型脑炎病毒感染的辅助诊断及流行病学调查,也可鉴定病毒的型与亚型。

(四)凝胶免疫扩散试验

凝胶免疫扩散试验是常用半固体琼脂糖进行抗原、抗体的沉淀反应,方法简便、特异性与敏感性均高,目前又衍生出对流免疫电泳和火箭电泳等更为敏感的检测技术。此法在病毒性疾病中主要用于诊断 HBV 与乙型脑炎病毒等感染。

四、病毒感染的快速诊断

快速诊断主要是指从含有病毒标本及感染机体的血清中检测病毒颗粒、病毒抗原、IgM 抗体和核酸等,往往在数小时内即可得出结果。

(一)形态学检查

1. 电镜观察病毒的形态

电子显微镜可直接观察病毒的大小、形态、结构及病毒在细胞内增殖的动态过程,可用于感染的早期诊断。

2. 光镜观察病毒的包涵体

根据不同病毒包涵体的形态、染色、存在部位的差异,可辅助诊断某些病毒性疾病。如取可疑病犬大脑海马回制成染色标本,发现细胞质内有嗜酸性的内基小体便可确诊为狂犬病。

(二)病毒抗原检测

1. 免疫荧光技术

免疫荧光技术可用直接法或间接法检测标本中病毒抗原,该法可检测多种病毒,特异性高,但需有荧光抗体及荧光显微镜等设备。

2. 固相放射免疫技术

固相放射免疫技术是将特异性抗体吸附到微量反应板孔底部的塑胶小球或其他固相系统上,与待检的病毒抗原结合,洗涤后再加标记放射性同位素的特异性抗体,生成标记复合物,用 γ-计数器检测。此法敏感性、特异性均高,现已广泛用于 HAV、HBV、披膜病毒、流感病毒等的检测。此法的缺点是同位素有其半衰期,不能长期使用,还可引起放射性污染。

3. 酶联免疫吸附技术(ELISA)

ELISA 是当前各实验室检测抗原抗体最常用的方法之一,使用辣根过氧化物酶(HRP)标记抗体,对病毒抗原进行检测的技术,此法克服了固相放射免疫技术的缺点,敏感性与特异性均与固相放射免疫技术相似,是进行病毒快速诊断的重要手段。如实验室常用 ELISA 法检测乙肝五项(详见第十九章第四节)。

(三)病毒特异性抗体检测

检测病毒特异性 IgM 抗体可用于急性感染的诊断,特别是对孕妇感染风疹病毒的诊断尤为重要。另外,对于病毒早期抗原诱导机体产生抗体的检测是病毒感染的快速诊断的途径之一,如检测针对 EB 病毒的早期抗原、核心抗原和衣壳抗原等的抗体,可以区别急性或慢性 EB 病毒感染。

(四)病毒核酸检测

1. 核酸杂交技术

用于检测病毒的有斑点杂交、细胞内原位杂交、DNA 印迹杂交、RNA 印迹杂交等。此法可做出病毒感染的快速诊断,故在诊断中应用广泛。

2. 核酸扩增技术

用于检测病毒的有聚合酶链反应(polymerase chain reaction,PCR)、连接酶链反应(ligase

chain reaction,LCR)、反转录 PCR(reversed transcript PCR,RT－PCR)、实时定量荧光 PCR(real-time fluorescence PCR)等。

3.基因芯片技术

可一次性完成大量样品 DNA 序列的检测和分析,解决了传统核酸杂交技术的许多不足。基因芯片技术在病毒诊断和流行病学调查方面有着广阔的应用前景。

需要注意的是,病毒核酸检测阳性时,并不等于标本中或病变部位一定有活病毒;对未知病毒及新病毒由于其核酸序列未知因而不能采用这些方法。

综上所述,病毒的分离鉴定、血清学试验、快速诊断技术及病毒核酸检测技术是病毒性疾患的主要检查手段,可根据病毒与临床特点选择使用。

第四节　病毒感染的防治原则

一、病毒感染的特异性预防

(一)人工自动免疫

通过接种疫苗可以使机体主动产生抗体或者特异性细胞免疫应答。目前常用疫苗有以下几种。

1.减毒活疫苗

如脊髓灰质炎、流感、麻疹的减毒活疫苗。最大的缺点是病毒可重新获得致病性。

2.死疫苗

如乙型脑炎、狂犬病、流感等灭活疫苗。优点:生产方法简单。缺点:需培养大量病毒;有些疫苗可加重疾病;只激发体液免疫;需多次接种。

3.亚单位疫苗

利用微生物的某种表面结构成分(抗原)制成的不含有核酸、仅含有病毒衣壳蛋白或包膜蛋白、能诱发机体产生抗体的疫苗,称为亚单位疫苗。优点:可避免副作用;因无核酸,可消除肿瘤病毒潜在的致癌作用;可避免回复突变或感染性复活的可能。

4.合成肽疫苗

如流感病毒的血凝素、脊髓灰质炎病毒的 VP1 结构蛋白、HBsAg 及狂犬病病毒刺突糖蛋白等。优点:容易制备、可大量生产、易保存、副反应少、使用较安全等。

5.基因工程疫苗

基因工程疫苗是利用基因工程方法或分子克隆技术获得病毒抗原表位的目的基因,将其导入原核或真核表达系统,获得该病毒的蛋白质抗原,研制成疫苗。优点:安全、高效、经济、可批量生产。缺点:技术要求高、疫苗后处理比较困难。

6.DNA 疫苗

DNA 疫苗又称基因疫苗或核酸疫苗,是一种细菌的质粒,其既是载体又能在真核细胞中表达抗原,刺激机体产生特异而有效的免疫反应。可用来预防一些长期以来难预防或者预防效果不理想的传染病,如艾滋病、流感。优点:免疫效果好、激发机体全面的免疫应答、免疫应答持久、制备简便、成本低廉等。

7.新型多价联合疫苗、口服疫苗

如白百破(diphtheria pertussis tetanus vaccine,DPT)三联疫苗和脊髓灰质炎疫苗、DPT

与乙肝疫苗、DPT 与狂犬病疫苗、麻疹-腮腺炎-风疹疫苗等。

(二)人工被动免疫

人工被动免疫是指直接通过注射免疫血清、丙种球蛋白、转移因子等,使患者机体立刻获得免疫力,可用于病毒性疾病的紧急预防。

二、病毒感染的治疗

抗病毒感染治疗的原则是以病毒增殖周期作为作用靶位,常用的药物有以下几种。

(一)抗病毒化学药物

1.核苷类化学药

作用机制为模拟核苷成分掺入病毒基因组或竞争病毒复制酶等抑制病毒基因复制。常用药物有碘尿苷(IDU,疱疹净),用于治疗疱疹性结膜炎;无环鸟苷(ACV,阿昔洛韦)、丙氧鸟苷(GCV,庚昔洛韦);抗疱疹病毒药物,用于治疗单纯疱疹、生殖器疱疹、带状疱疹等。

2.非核苷类反转录酶抑制剂

作用机制是与 HIV 的反转录酶直接连接并破坏此酶的催化活性,常用药物有奈韦拉平等。

3.蛋白酶抑制剂作用

机制为抑制 HIV 蛋白水解酶,影响病毒的成熟和释放。常用药物有赛科纳瓦、英迪纳瓦、瑞托纳瓦等。

4.其他抗病毒药物

作用机制为阻止流感病毒脱壳,常用药物有金刚烷胺和甲基金刚烷胺,主要用于甲型流感的治疗。

(二)干扰素和干扰素诱生剂的应用

1.干扰素

主要为Ⅰ型干扰素,具有广谱的抑制病毒复制的作用,用于多种病毒感染的治疗。

2.干扰素诱生剂

在体内可以诱导干扰素的产生,常用诱生剂有 poly Ⅰ:C、甘草酸、芸芝多糖等。

(三)防治病毒感染用中药

具有抗病毒作用的中草药种类很多,如板蓝根、穿心莲、大青叶、金银花、黄芩、紫草、茵陈、贯众、大黄、虎杖等,作用机制为直接抑制病毒增殖,或对病毒性疾病有预防或治疗作用,或通过增强机体特异和非特异性免疫力而发挥抗病毒作用。

(四)基因治疗

基因治疗是目前抗病毒治疗的重要研究方向,采用的基因治疗方法有以下三种。

1.反义寡核苷酸

反义寡核苷酸(antisense oligonucleotide,asON)是利用与病毒基因的某段序列互补的寡核苷酸与病毒 RNA 序列结合以抑制病毒蛋白质合成或病毒 RNA 复制的方法。常用的反义寡核苷酸是单链、短的 RNA 或 DNA 片断,通常是 2~12 个核苷酸。

2. 核酶

核酶(ribozyme)是指具有双重特性的 RNA 分子,即能识别特异的靶 RNA 序列并与之结合,具有反义核酸的特性,又具有酶活性,能通过特异性位点降解靶 RNA 序列。核酶比反义 RNA 阻断活性至少高 100 倍。

3. 小干扰 RNA

双链短小 RNA(dsRNA)可以诱导与之同源的病毒 mRNA 降解,从而导致基因沉默的现象或机制被称作 RNA 干扰(RNA-interference,RNAi)。小干扰 RNA(short interfering RNA,siRNA)的长度通常要小于 26 个核苷酸。

目标检测

一、单项选择题

1. 用于测量病毒大小的单位是(　　　)

A. 微米(μm)　　　　B. 毫微米(nm)　　　　C. 微微米(pm)

D. 毫微微米(fm)　　　E. 微微微米(am)

2. 下列哪项是病毒的基本结构(　　　)

A. 核衣壳　　　　　　B. 核酸　　　　　　　C. 衣壳

D. 包膜　　　　　　　E. 壳粒

3. 病毒的增殖方式是(　　　)

A. 复制　　　　　　　B. 二分裂　　　　　　C. 分枝

D. 减数分裂　　　　　E. 芽生

4. 可直接作为 mRNA 翻译蛋白的病毒核酸类型是(　　　)

A. 单正链 RNA　　　　B. 单负链 RNA　　　　C. 双链 RNA

D. 双链 DNA　　　　　E. 单链 DNA

5. 干扰素的作用机制是(　　　)

A. 抑制病毒吸附　　　　　　　　　B. 抑制病毒生物合成

C. 诱导细胞产生抗病毒蛋白　　　　D. 阻止病毒释放

E. 阻止病毒穿入

6. 抗病毒的特异性细胞免疫作用是(　　　)

A. 病毒被灭活　　　　　　　　　　B. 丧失吸附易感细胞的能力

C. 中和病毒作用　　　　　　　　　D. 破坏病毒寄生的宿主细胞

E. 免疫调理作用

7. 下列不能用于培养病毒的是(　　　)

A. 原代细胞　　　　　B. 次代细胞　　　　　C. 人胚二倍体细胞

D. 传代细胞　　　　　E. 营养琼脂培养基

8. 预防病毒感染最有效的方法是(　　　)

A. 化学药物　　　　　B. 免疫血清　　　　　C. 减毒活疫苗主动免疫

D. 干扰素　　　　　　E. 胎盘球蛋白

二、简答题

1.病毒结构由哪几部分组成？各部分主要功能是什么？

2.病毒复制周期包括哪几个阶段？

3.干扰素抗病毒作用特点有哪些？

4.持续性感染类型有哪些的？各自有什么特点？

（宫汝飞）

第十九章 常见引起人类疾病的病毒

学习目标

【掌握】流感病毒的结构,流感的分型,流感变异的原因及形式;肠道病毒的共性;轮状病毒的形态结构特点、致病性;乙型肝炎病毒的抗原组成,乙肝五项的临床意义;人类免疫缺陷病毒的生物学性状、传播途径和致病特点。

【熟悉】呼吸道病毒的致病机制;脊髓灰质炎病毒的生物学特点、致病性及防治原则;各种肝炎病毒的传播途径及致病性;流行性乙型脑炎病毒、汉坦病毒、狂犬病病毒、疱疹病毒生物学性状、传播途径和致病特点。

【了解】呼吸道病毒的防治原则;柯萨奇病毒、埃可病毒、新肠道病毒的致病特点;急性胃肠炎病毒的类型、病毒特性、临床意义及微生物学检验;各种肝炎病毒的防治原则;人乳头瘤病毒生物学特性、传播途径和致病特点。

第一节 呼吸道病毒

呼吸道病毒是指一大类侵犯呼吸道或以呼吸道作为侵入门户,引起呼吸道局部病变或呼吸道外组织器官病变的病毒。呼吸道病毒包括正黏病毒科(Orthomyxoviridae)的流感病毒;副黏病毒科(Paramyxoviridae)的副流感病毒、呼吸道合胞病毒、麻疹病毒、腮腺炎病毒;其他病毒科的腺病毒、风疹病毒、鼻病毒、冠状病毒、呼肠病毒等。据统计,90%以上的急性呼吸道感染由该类病毒引起。

一、流行性感冒病毒

流行性感冒病毒(influenza virus),简称流感病毒,是引起流行性感冒的病原体。有甲(A)、乙(B)、丙(C)三型。其中甲型流感病毒除感染人外还可引起动物(如猪、马、海洋哺乳动物和禽类等)的感染,甲型流感病毒是反复流行最为频繁和引起流感全球流行的重要病原体。其中最著名的是 1918—1919 年的"西班牙流感",当时世界人口(20 亿)的 50%被感染,死亡人数超过 2000 万。乙型流感病毒仅感染人且致病性较低,可引起地区性流行。丙型流感病毒只引起人类轻微或不明显上呼吸道感染,很少造成流行。

(一)生物学性状

1.形态

流感病毒呈球形或丝状,直径 80~120nm,新分离株丝状多于球形(图 19-1)。

图 19-1　流感病毒形态

2. 结构

流感病毒的核酸为单链分节段 RNA,核衣壳呈螺旋对称,有包膜(图 19-2)。

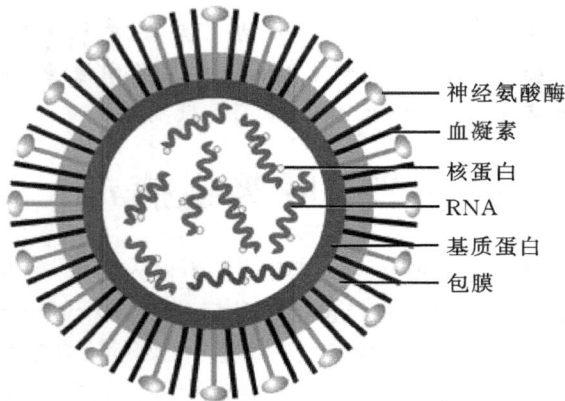

　　神经氨酸酶
　　血凝素
　　核蛋白
　　RNA
　　基质蛋白
　　包膜

图 19-2　流感病毒结构

　　(1)核衣壳　由病毒核酸、包绕核酸的核蛋白及 RNA 多聚酶组成。病毒核酸为分节段的单负链 RNA。甲型、乙型流感病毒各分 8 个节段,丙型分 7 个节段。这一特点使病毒在复制中易发生基因重组,导致新病毒株的出现。与每个 RNA 节段结合的有核蛋白(nucleoprotein,NP)和 3 个与核酸复制和转录有关的依赖 RNA 的 RNA 多聚酶 PA、PB1 和 PB2。RNA 和 NP 合称核糖核蛋白(ribonucleoprotein,RNP),即核衣壳,呈螺旋对称。

　　(2)包膜　流感病毒包膜有两层结构,内层为病毒基因编码的基质蛋白 M1,它的存在增加了包膜的硬度和厚度,并可促进病毒装配。M 蛋白抗原性稳定,亦具有型特异性。包膜外层为来自宿主细胞的脂质双层,甲型和乙型流感病毒包膜上面镶嵌有两种由病毒基因编码的糖蛋白刺突:血凝素(hemagglutinin,HA)和神经氨酸酶(neuraminidase,NA)。它们是流感病毒分型的依据,且易发生变异。①HA:与病毒吸附和穿入宿主细胞有关。呈柱状,三聚体。能与人、鸡、豚鼠等多种红细胞表面 N-乙酰神经氨酸(唾液酸)受体结合引起红细胞凝集(简称血凝)。HA 具有免疫原性,刺激机体产生的相应抗体称血凝抑制抗体,能抑制血凝、中和病毒感染性,为保护性抗体。②NA:呈蘑菇状,四聚体。与成熟病毒的释放和扩散有关。NA 具有抗原性,其相应抗体能抑制酶的水解作用。

3. 分型、命名与变异

根据 RNP 和 M 蛋白抗原性的不同可将流感病毒分为甲、乙、丙三型;甲型又可根据 HA 和 NA 抗原性不同,再区分为若干亚型(表 19 - 1)。乙型、丙型流感病毒至今尚未发现亚型。

流感病毒的 HA 和 NA 易发生变异。流感病毒抗原变异有两种形式。

(1)抗原漂移(antigenic drift)　变异幅度小,HA、NA 氨基酸的变异率小于 1‰,由点突变所造成,属量变。每 2～5 年出现一个新的变异株,引起流感局部中、小型流行。

(2)抗原转换(antigenic shift)　变异幅度大,HA 的变异率为 20％～50％,属质变,导致新亚型的出现,可引起世界性的暴发流行。

表 19 - 1　甲型流感病毒表面抗原转换

流行年代	亚型类别	表面抗原	
1933—1946 年	A0	H0	N1
1946—1957 年	A1	H1	N1
1957—1968 年	A2	H2	N2
1968—	A3	H3	N2
1977—	新 A1	H1	N1
	A3	H3	N2
2010—	A1	H1	N1

4. 培养特性

(1)鸡胚培养　流感病毒适宜在鸡胚中增殖。初次分离接种于鸡胚羊膜腔中阳性率较高,传代培养可移种于尿囊腔。病毒在鸡胚中增殖不引起明显病变,可取羊水或尿囊液做血凝试验以确定是否分离到流感病毒。

(2)细胞培养　可选用原代猴肾细胞(PMK)或狗肾传代细胞(MDCK),流感病毒在细胞中增殖后无明显细胞病变,常用红细胞吸附试验或免疫学方法证实病毒的存在。

5. 抵抗力

流感病毒抵抗力较弱,加热 56℃ 30min 即可灭活,室温下感染性很快消失,0～4℃可存活数周,－70℃或冷冻真空干燥可长期保存。对干燥、日光、紫外线、脂溶剂、氧化剂、酸等均敏感。

(二)致病性与免疫性

病毒经飞沫传播,冬、春季为流行季节,传染性强。病毒在呼吸道上皮细胞内增殖,引起细胞空泡变性,纤毛丧失最终坏死脱落。潜伏期 1～4d,发病急,有畏寒、发热、头疼、肌痛、厌食、乏力、鼻塞、流涕、咽痛和咳嗽等症状。体温可高达 38～40℃,持续 1～5d,平均 3d。病毒仅在局部增殖,一般不入血。年老体弱、免疫、心肺功能不全者和婴幼儿在感染后 5～10d,易发生细菌性继发感染,特别是肺炎,常危及生命。

病毒感染后,机体可产生特异性细胞和体液免疫。对同型病毒有牢固免疫力,不同型及亚型间无交叉免疫。

（三）微生物学检查

在流感暴发流行时，根据典型症状即可做出临床诊断。实验室检查主要用于鉴别诊断和分型，特别是监测新变异株的出现、预测流行趋势和提出疫苗预防建议。检查方法如下。

1. 病毒分离

取急性期患者咽漱液或鼻咽拭，接种培养细胞或鸡胚。

2. 血清学诊断

如恢复期抗体效价较急性期增高 4 倍或以上，即有诊断价值。血清学试验包括亚型和株特异的血凝抑制试验和中和试验，型特异的补体结合试验和抗原特异确定的酶免疫测定。血凝抑制试验在流感病毒血清学诊断中最为常用。

3. 病毒核酸测定

可用核酸杂交、PCR 或序列分析检测病毒核酸和进行分型。

（四）防治原则

流行期间应尽量避免人群聚集，公共场所每 100m³ 空间可用 2～4mL 乳酸加 10 倍水混匀，加热熏蒸，能灭活空气中的流感病毒。

免疫接种是预防流感最有效的方法。目前在我国使用的流感疫苗有三种：全灭活疫苗、裂解疫苗和亚单位疫苗。每种疫苗均含有甲 1 亚型、甲 3 亚型和乙型 3 种流感灭活病毒或抗原组分。全病毒灭活疫苗对儿童副作用较大，12 岁以下的儿童禁止接种此种疫苗。流感疫苗接种对于甲、乙型流感具有一定的保护性。但对禽流感没有预防效果。

流感尚无特效疗法，盐酸金刚烷胺及其衍生物甲基金刚烷胺可用于预防甲型流感，其作用机制主要是抑制病毒的穿入和脱壳。此外，干扰素滴鼻及中药板蓝根、大青叶等有一定疗效。

二、麻疹病毒

麻疹病毒（measles virus）是麻疹的病原体，是儿童常见的一种急性传染病，传染性很强，以皮丘疹、发热及呼吸道症状为特征。若无并发症，预后良好。据 WHO 估计，疫苗前时代，全世界每年大约有 1.3 亿儿童患病，700 万～800 万儿童死亡。我国自 1965 年应用减毒活疫苗以来，发病率显著下降。WHO 已将麻疹列为计划消灭的传染病。

（一）生物学性状

麻疹病毒（图 19-3）为球形或丝形，直径 120～250nm。核心为单负链 RNA，不分节段。核衣壳呈螺旋对称，外有包膜，表面有两种刺突，即 HA 和溶血素（hemolysin，HL）。HA 能凝集猴红细胞，还能与宿主细胞受体吸附。HL 具有溶血和使细胞发生融合形成多核巨细胞的作用。HA 和 HL 均有抗原性，产生的相应抗体具有保护作用。

（二）致病性与免疫性

人是麻疹病毒的自然宿主，急性期患者为传染源，主要通过飞沫传播。好发于冬、春季。潜伏期10～14d，病毒

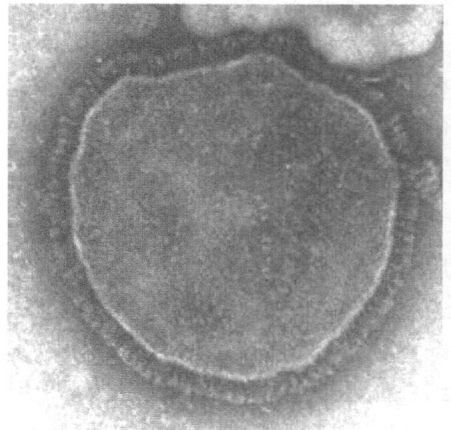

图 19-3　麻疹病毒

先在呼吸道上皮细胞内增殖,然后进入血流,出现第一次病毒血症,病毒随血流侵入全身淋巴组织和单核-巨噬细胞系统,在细胞内增殖后,再次入血形成第二次病毒血症。此时眼结膜、口腔黏膜、皮肤、呼吸道、消化道、泌尿道、小血管受染产生病变,表现为细胞融合成多核巨细胞,核内和胞浆内形成嗜酸性包涵体等。少数病例病毒尚可侵犯中枢神经系统。临床表现除高热、畏光,还有鼻炎、眼结膜炎、咳嗽三个主要前驱症状,此时患者传染性最强。发病 2d 后,口颊黏膜出现 Koplik 斑,为周围绕有红晕的灰白色小点,对临床早期诊断有一定意义。随后1~2d,全身皮肤相继出现红色斑丘疹,先是颈部,然后为躯干,最后到四肢,出疹期病情最严重。4d后消退、脱屑。麻疹一般可治愈。常见的并发症为肺炎。

亚急性硬化性全脑炎(subacute sclerosing panencephalitis,SSPE)是麻疹晚期神经中枢系统并发症,发生率约为 1/100 万。从麻疹发展到 SSPE 平均 7 年,患者大脑功能发生渐进性衰退,表现为反应迟钝、精神异常、运动障碍,病程 6~9 个月,最后导致昏迷死亡。

麻疹自然感染后免疫力牢固,抗体可持续终生,母亲抗体能保护新生儿。麻疹的恢复主要靠细胞免疫。

(三)防治原则

麻疹病毒减毒活疫苗是当前最有效疫苗之一。初次免疫我国定在 8 月龄,接种后,抗体阳转率达 90% 以上,免疫力可维持 10 年左右。

对接触麻疹的易感者,可紧急用丙种球蛋白或胎盘球蛋白进行人工被动免疫,防止发病或减轻症状。

三、冠状病毒和 SARS 冠状病毒

(一)冠状病毒

冠状病毒(coronavirus)呈多形性,直径 80~160nm,单正链 RNA,核衣壳呈螺旋对称,有包膜,包膜上有排列间隔较宽的突起,使整个病毒颗粒外形如日冕或冠状(图19-4)。

冠状病毒引起 10%~30% 普通感冒,其重要性仅次于鼻病毒,居第二位,各年龄组均可发病,婴幼儿为主。冬季为流行高峰,飞沫传播,病毒仅侵犯上呼吸道,引起轻型感染,但可使原有呼吸道感染急性加重,甚至引起肺炎。病后免疫力不强,尽管血清抗体存在,再感染仍可发生。某些冠状病毒株还可引起成人腹泻。

(二)SARS 冠状病毒

2003 年 4 月 16 日世界卫生组织宣布,引起人类严重急性呼吸综合征(severe acute respiratory syndrome,SARS)

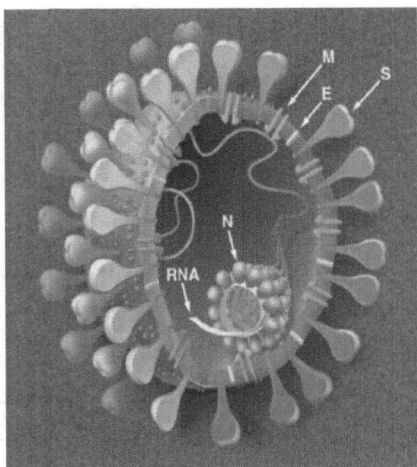

图 19-4　冠状病毒

即所谓非典型肺炎的病原体已确定,它是一种全新的冠状病毒,并建议命名为 SARS 病毒。

SARS 病毒属于冠状病毒科,多呈圆形,直径在 80~120nm,有包膜,外周有冠状排列的突起。病毒散在分布于细胞质中。感染病毒的细胞线粒体肿胀,部分线粒体外膜或嵴溶解。

SARS 病毒抵抗力不强,对乙醚、丙酮、10％甲醛和多聚甲醛溶液、10％次氯酸钠溶液、75％乙醇和 2％苯酚的混合溶液敏感。不耐热,56℃以上 30min 灭活。

SARS 传染源主要是 SARS 患者。病毒以近距离空气飞沫传播为主,同时可通过接触患者呼吸道分泌物,经口、鼻、眼等途径传播。人类对 SARS 冠状病毒无天然免疫力,故人群普遍易感。流行的主要季节是 12 月至次年的 5 月。潜伏期为 2～10d,一般为 4～5d。有显著的家庭和医院聚集现象。临床表现以发热、头痛、全身酸痛、乏力、干咳少痰、气促或呼吸困难等为主要症状,部分可发展为呼吸窘迫综合征。患者早期白细胞正常或稍低,胸部 X 线片呈肺炎表现,严重者肺部病变进展很快,出现多叶肺病变,并在 48h 内病灶达 50％以上,同时伴有呼吸困难和低氧血症,进而出现呼吸窘迫、休克、DIC、心律失常等症状。此种患者传染性极强且很难抢救,死亡率很高。感染 SARS 后,机体可产生特异性抗体,一般感染 10d 后血清出现 IgM,15d 后出现 IgG。有人用恢复期血清治疗患者获得疗效,说明特异性抗体有中和该病毒作用。

四、腮腺炎病毒

腮腺炎病毒(mumps virus)是流行性腮腺炎的病原体。病毒呈球形,直径为 100～200nm,核酸为单负链 RNA,核衣壳呈螺旋对称,有包膜。包膜上有 HA、NA 刺突。腮腺炎病毒仅有一个血清型,人是其唯一宿主。病毒抵抗力较弱,56℃ 30min 可被灭活,对紫外线及脂溶剂敏感。

病毒主要通过飞沫传播。学龄儿童为易感者,好发于冬春季节。潜伏期 2～3 周,病毒侵入呼吸道上皮细胞和面部局部淋巴结内增殖后,进入血流再通过血液侵入腮腺及其他器官,如睾丸、卵巢、胰腺、肾脏和中枢神经系统等。主要症状为一侧或双侧腮腺肿大,有发热、肌痛和乏力等。病程 1～2 周。30％感染后无症状,青春期感染者,男性易合并睾丸炎(25％),女性易合并卵巢炎,病毒性脑炎亦常见。病后可获得牢固的免疫力。

对腮腺炎患者应及时隔离,防止传播。疫苗接种是唯一有效的预防措施,在美国等国家已将腮腺炎病毒、麻疹病毒、风疹病毒组成了三联疫苗(MMR)。我国目前使用的是单价减毒活疫苗,可产生长期免疫效果。三联疫苗正在研制中。

五、风疹病毒

风疹病毒(rubella virus)是风疹(又名德国麻疹)的病原体。其核酸为单正链 RNA,直径约 60nm,核衣壳为二十面体立体对称,有包膜,包膜刺突有血凝性。风疹病毒只有一个血清型,人是病毒唯一的自然宿主。

病毒经呼吸道传播,在局部淋巴结增殖后,经病毒血症播散全身。儿童是主要易感者,表现为发热,麻疹样出疹,但较轻,伴耳后和枕下淋巴结肿大。成人感染症状较严重,除出疹外,还有关节炎和关节疼痛,血小板减少,出疹后脑炎等。风疹病毒感染最严重的问题是能垂直传播导致胎儿先天性感染。我国约 5％育龄妇女在儿童期未感染过风疹病毒,仍为易感者。孕妇在孕期 20 周内感染风疹病毒对胎儿危害最大,胎儿细胞的正常生长,有丝分裂和染色体结构可因感染而发生变化,引起胎儿死亡、流产,还可导致胎儿出生后发生先天性心脏病、先天性耳聋、白内障等畸形及其他风疹综合征,如黄疸性肝炎、肝肿大、肺炎、脑膜脑炎等。

风疹病毒自然感染后可获得持久免疫力,孕妇血清抗体有保护胎儿免受风疹病毒感染的作用。风疹减毒活疫苗接种是预防风疹的有效措施。

六、其他呼吸道病毒

(一)副流感病毒

副流感病毒(parainfluenza virus)为引起轻型流感样症状的呼吸道病毒,但在婴幼儿也可引起严重的下呼吸道感染。副流感病毒有 4 个血清型。病毒为球形,直径 125~250nm。核酸为单负链 RNA,不分节段。核衣壳呈螺旋对称,外有包膜,表面有两种刺突,一种是 HN 蛋白,一种是 F 蛋白。

病毒通过飞沫或接触传播。初次感染多发生在 5 岁以下,病毒在上呼吸道上皮细胞内增殖,引起病毒血症。约有 25%的病例,病毒可扩散到下呼吸道,引起细支气管炎和肺炎。2 岁以下婴幼儿易引起下呼吸道感染,成人则以上呼吸道感染多见。保护性免疫包括细胞免疫和 sIgA,但持续时间短,再感染常见。

(二)呼吸道合胞病毒

呼吸道合胞病毒(respiratory syncytial virus,RSV)是引起婴幼儿严重呼吸道感染的主要病原体,典型的是细支气管炎和细支气管肺炎。在较大儿童和成人主要引起上呼吸道感染。

呼吸道合胞病毒通过手、污染物品和呼吸道传播,每年冬季均有流行,至 4 岁时,几乎每个人都受过感染。

病毒感染局限于呼吸道,不产生病毒血症。病毒侵入呼吸道上皮细胞内增殖,引起细胞融合。病毒致病机制尚未完全清楚,主要是病理免疫造成细胞损伤。支气管和细支气管坏死物与黏液、纤维等结集在一起,易阻塞婴幼儿狭窄的气道,导致严重的细支气管炎和肺炎,造成死亡。呼吸道合胞病毒也是医院内感染的重要病原体。

呼吸道合胞病毒感染后,免疫力不强,自然感染不能防止再感染。母体通过胎盘传给胎儿的抗体亦不能防止婴儿感染。至今未有安全有效的预防疫苗。

(三)腺病毒

腺病毒(adenovirus)1953 年由 Rowe 分离得到,为双链 DNA、无包膜病毒。核衣壳呈二十面体立体对称,直径 70~90nm,12 个顶角的五邻体(penton)由基底和一根纤维突起组成,对细胞有毒性。纤维突起含有病毒吸附蛋白和型特异性抗原,还具有血凝性。

腺病毒主要通过呼吸道、胃肠道和密切接触传播。腺病毒主要感染儿童,大多无症状,成人感染不常见。腺病毒感染引起的临床病证主要包括:3 岁以下小儿的急性咽炎热和较大儿童的咽结膜炎热;急性呼吸道感染和病毒性肺炎;滤泡性结膜炎及与职业有关的流行性角膜结膜炎;胃肠炎与腹泻。15%急性胃肠炎住院患者是由腺病毒引起。40、41、42 三型腺病毒主要引起婴儿腹泻,称肠道腺病毒。此外,还能导致其他一些临床疾病,如小儿的急性出血性膀胱炎。

腺病毒能编码产生几种早期蛋白以逃避宿主的防御机制,这可能与病毒潜在的致癌能力有关,已经证明有少数腺病毒(12、18 型等)可引起细胞转化和动物肿瘤。

病后,机体产生的相应抗体对同型病毒具有保护作用。

(四)鼻病毒和呼肠病毒

鼻病毒(rhinovirus)属小 RNA 病毒科,球形,直径 28~30nm,为单正链 RNA 病毒,核衣壳呈二十面体立体对称,无包膜。鼻病毒至少有 100 个血清型。对酸敏感,pH 为 3.0 时迅速失活,该特征能与肠道病毒相区别。

鼻病毒是普通感冒最重要的病原体,引起至少 50％ 的上呼吸道感染,具有自限性。婴幼儿和有慢性呼吸道疾患者,常导致支气管炎和支气管肺炎。手是最主要的传播媒介,其次为飞沫传播。病毒经鼻、口、眼进入体内,主要在鼻咽腔中复制。早秋和晚春为发病季节。由于病毒型别多和存在抗原漂移现象,鼻病毒的免疫非常短暂,再感染极为常见。IFN 干扰素有一定防治作用。

呼肠病毒(reovirus)属于呼肠病毒科,为双链 RNA,分 10 个片段,双层蛋白质衣壳,呈二十面体立体对称,无包膜。病毒直径 60～80nm,有 3 个血清型。大多数人在儿童期被感染,且多呈亚临床状态。显性感染包括轻度上呼吸道疾病和胃肠道疾病等。

第二节　肠道病毒

肠道病毒(enterovirus)是一群以消化道为主要入侵门户的病毒的总称。归小 RNA 病毒科。多数人感染病毒后,表现为隐性感染,只有少数人可引起麻痹性疾病、无菌性脑膜炎、心肌炎、腹泻、皮疹、手足口病等。

人类肠道病毒包括以下几种。

(1)脊髓灰质炎病毒(poliovirus)　1、2、3 三型。

(2)柯萨奇病毒(coxsackievirus)　有 29 型,分 A、B 两组,A 组包括 1～22,24 型;B 组包括 1～6 型。

(3)埃可病毒(enteric cytopathogenic human orphan virus,ECHO)　有 31 型,包括 1～9,11～27,29～33 型。

(4)新肠道病毒　为 1969 年后陆续分离得到,按发现顺序命名,包括 68,69,70,71 型。

肠道病毒的共同特点:①病毒呈球形(直径 24～30nm),衣壳二十面立体对称,无包膜;②核酸为 +ssRNA,为感染性核酸;③病毒壳粒有 VP1～VP4 四种多肽,VP1～VP3 分布在病毒体表面,VP4 与内部 RNA 结合;④耐酸、耐乙醚;⑤在胞浆增殖,有明显 CPE;⑥引起多种疾病,以肠道外疾病为主,如麻痹性疾病、无菌性脑膜炎、心肌炎、腹泻、皮疹、手足口病等。

一、脊髓灰质炎病毒

脊髓灰质炎病毒是脊髓灰质炎的病原体。病毒侵犯脊髓前角运动神经细胞,导致弛缓性肢体麻痹,多见于儿童,亦称小儿麻痹症。

(一)生物学性状

脊髓灰质炎病毒呈球形,直径 27nm,核衣壳呈二十面体立体对称,无包膜(图 19-5)。核酸为单正链 RNA,长约 7.4kb。病毒衣壳由四种结构蛋白 VP1～VP4 组成(图 19-6)。VP1、VP2 和 VP3 均暴露在病毒衣壳的表面,VP1 与病毒吸附有关,VP4 位于衣壳内部,一旦病毒 VP1 与受体结合后,VP4 即被释出,衣壳松动,病毒基因组脱壳进入细胞内。

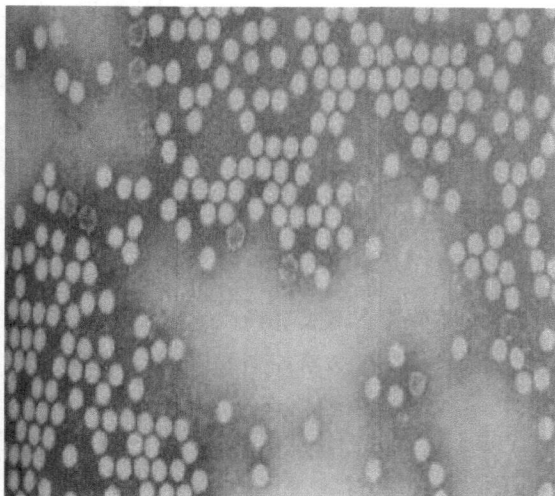

图 19-5　脊髓灰质炎病毒形态

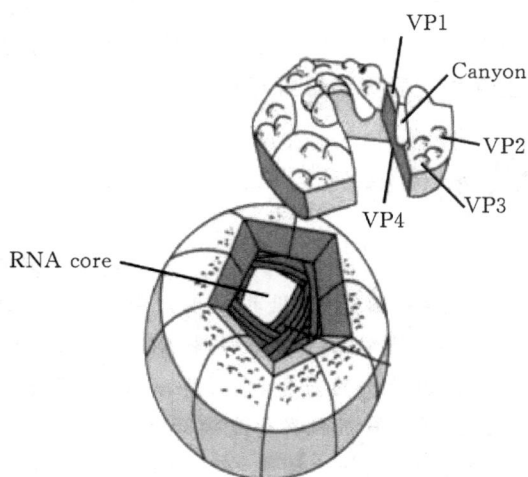

图 19-6　脊髓灰质炎病毒结构蛋白

脊髓灰质炎病毒有三个血清型。病毒有两种抗原,一种称为 D(致密)抗原,另一种称为 C(无核心)抗原。D 抗原存在于成熟的、有感染性的病毒颗粒中,具有型特异性。C 抗原存在于经 56℃灭活,或者未成熟的空心病毒颗粒中,是一种耐热的抗原成分。

病毒对理化因素的抵抗力较强,在污水和粪便中可存活数月;能耐受胃酸、胃蛋白酶和胆汁的作用;在 pH 为 3~9 的环境中稳定;对乙醚、去污剂不敏感。加热 56℃可迅速破坏病毒,各种氧化剂如高锰酸钾、过氧化氢、漂白粉等可用于消毒。

(二)致病性与免疫性

脊髓灰质炎病毒的传染源是患者或无症状带病毒者,主要通过消化道传播。病毒以上呼吸道、咽喉和肠道作为入侵门户,先在咽喉部、扁桃体、肠黏膜和肠道集合淋巴结中初步增殖,然后入血,形成第一次病毒血症,扩散至带有受体的靶组织,如脊髓前角细胞、背根神经节细胞、运动神经元、骨骼肌细胞和淋巴细胞等。病毒在靶组织中再次增殖入血,引起第二次病毒血症出现相应临床症状。机体免疫力的强弱显著影响其结局,至少 90%的感染者表现为隐性感染;约 5%产生流产感染,患者只出现发热、头痛、乏力、咽痛和呕吐等非特异性症状,并迅速恢复;1%~2%的患者,病毒侵入中枢神经系统和脑膜,产生非麻痹性脊髓灰质炎或无菌性脑膜炎,患者除有上述非特异性症状外,还有颈项强直、肌痉挛等症状。只有 0.1%~2.0%的患者产生最严重的结局,包括暂时性肢体麻痹、永久性弛缓性肢体麻痹。极少数患者发展为延髓麻痹,导致呼吸、心脏衰竭而死亡。

病毒感染后,机体可获得对同型病毒牢固的免疫力。抗体 sIgA 可阻止病毒在咽喉部、肠道内的吸附和初步增殖;血清中和抗体可阻止病毒血症的发展,阻止病毒进入中枢神经系统。中和抗体在病毒感染后 2~6 周达高峰,并能持续多年。

(三)防治原则

自 20 世纪 50 年代中期,灭活脊髓灰质炎疫苗(IPV,Salk 苗)和口服脊髓灰质炎减毒活疫苗(OPV,Sabin 苗)问世并广泛应用以来,脊髓灰质炎发病率急剧下降,绝大多数发达国家已消灭了脊髓灰质炎野毒株,但在非洲、中东和亚洲发展中国家仍有野毒株的存在,因此疫苗主动免疫应继续加强。我国自 1986 年实行卫生部颁布的 2 月龄开始连服三次 Sabin 苗,每次间隔一个月,4 岁时加强一次的免疫程序可保持持久免疫力。1994 年 10 月以后,我国未再发现本土脊髓灰质炎病毒野毒株病例。

知识链接

脊髓灰质炎的流行现状

1988 年,第 41 届世界卫生大会提出并通过了在 2000 年完全消灭脊髓灰质炎的计划。具体参与这一计划的是 WHO、联合国儿童基金会(UNICEF)、美国疾病控制预防中心(CDC)等组织。提出计划的当年,全世界一共有 35 万儿童新患上脊髓灰质炎。

1994 年,美洲国家率先消灭了脊髓灰质炎。

2000 年,包括中国在内的西太平洋地区也达到了这个目标。

目前,脊髓灰质炎在世界上绝大多数国家和地区都已被根除,只有在尼日利亚、阿富汗、巴基斯坦和印度 4 个国家仍属常见病。

二、柯萨奇病毒、ECHO 病毒和新肠道病毒

柯萨奇病毒、ECHO 病毒(埃可病毒)和新肠道病毒的生物学性状、感染及免疫与脊髓灰质炎病毒相似。柯萨奇病毒、ECHO 病毒识别的受体在组织和细胞中分布广泛,包括中枢神经系统、心、肺、胰、黏膜、皮肤和其他系统,因而引起的疾病谱复杂。致病特点是病毒在肠道中增殖,却很少引起肠道疾病;不同型别的病毒可引起相同的临床综合征,如散发性脊髓灰质炎样的麻痹症、爆发性的脑膜炎、脑炎、发热、皮疹和轻型上呼吸道感染等。同一型病毒亦可引起几种不同的临床疾病(表 19-2)。

表 19-2　柯萨奇病毒、埃可病毒、新肠道病毒引起的临床综合征及病毒型别

临床综合征	柯萨奇病毒		埃可病毒及新肠道病毒(E)
	A 组	B 组	
无菌性脑膜炎	2,4,7,9,10	1,2,3,4,5	4,6,9,11,16,30;E70,E71
肌无力和麻痹	7,9	2,3,4,5	2,4,6,9,11,30;E71
皮疹、黏膜疹	4,5,6,9,10,16	2,3,4,5	2,4,5,6,9,11,16,18,25
心包膜炎、心肌炎	4,16	2,3,4,5	1,6,8,9,19
流行性肌痛、睾丸炎	9	1,2,3,4,5	1,6,9
呼吸道疾病	9,16,21,24	1,3,4,5	4,9,11,20,25
急性结膜炎	24	1,5	7;E70
全身性感染(婴儿)	—	1,2,3,4,5	3,6,9,11,14,17,19
疱疹性咽峡炎	2,6,8,10,16	—	—
手足口病	5,10,16		E71
腹泻	18,20,21,22,24		很多

柯萨奇病毒、埃可病毒、新肠道病毒引起的一些重要临床病证概述如下。

1. 无菌性脑膜炎

无菌性脑膜炎是肠道病毒感染中极为常见的一种综合病证。在夏季流行时，不易与轻型的流行性乙型脑炎相区别。发病特点为短暂的发热，类似感冒，相继出现头痛、咽痛、恶心、呕吐和腹泻，进一步发展可出现颈项强直，嗜睡。脑脊液细胞数和蛋白质含量增加，病程 1～2 周。

2. 麻痹

在上述无菌性脑膜炎的基础上，部分病例可进入麻痹期，临床表现出特有的脊神经支配的肌群或部分肌群麻痹。

3. 疱疹性咽峡炎

疱疹性咽峡炎是一种发生于儿童的急性传染病，主要由柯萨奇 A 组病毒引起，常流行于春末和夏初。患者突然发热、咽痛厌食、吞咽困难，在咽腭弓、咽部、扁桃腺及软腭边缘出现散在性小疱疹、破溃后形成小溃疡。

4. 心肌炎和心包炎

新生儿表现为皮肤青紫、呼吸困难；儿童和成人表现为呼吸道感染症状、心动过速、心电图表现异常等，预后不良。

5. 肌痛或肌无力

患者常有发热、头痛和肌肉酸痛，有的病例表现为肌无力。恢复后疼痛消失，预后良好。

6. 急性出血性结膜炎

急性出血性结膜炎主要由肠道病毒 70 型引起，常发生于成年人，俗称"红眼病"。潜伏期短，起病急、侵犯双眼，引起眼睑水肿、眼球压痛、结膜下严重出血。人群对此病毒普遍易感，发病率高，但预后良好。

7. 手足口病

手足口病是一种儿童传染病，又名发疹性、水疱性口腔炎。手足口病多发生于 5 岁以下儿童，可引起手、足、口腔等部位的疱疹，少数患儿可引起心肌炎、肺水肿、无菌性脑膜脑炎等并发症。个别重症患儿病情发展快，可导致死亡。该病以手、足和口腔黏膜疱疹或破溃后形成溃疡为主要临床症状。引发手足口病的肠道病毒有 20 多种（型），其中以柯萨奇病毒 A16 和肠道病毒 71 型最为常见。

对柯萨奇病毒、埃可病毒和新肠道病毒的感染，除一般的卫生措施外，无特效的预防和治疗方法。对有感染性的患者应当隔离。目前尚无疫苗可用。

第三节　急性胃肠炎病毒

胃肠炎是人类最常见的一种疾病，除细菌、寄生虫等病原体外，大多由病毒引起。引起急性胃肠炎的病毒主要包括呼肠病毒科的轮状病毒，杯状病毒科的 SRSV 和"经典"人类杯状病毒，腺病毒科的肠道腺病毒 40、41、42 型，星状病毒科的星状病毒等。它们所致的胃肠炎临床表现相似，主要为腹泻与呕吐，但流行方式明显分为两种：5 岁以内的小儿腹泻和与年龄无关的暴发流行。

一、轮状病毒

轮状病毒（rotavirus）1973 年由澳大利亚学者 Bishop 等在急性非细菌性胃肠炎儿童十二

指肠黏膜超薄切片中首次发现,是人类、哺乳动物和鸟类腹泻的重要病原体,归类于呼肠病毒科(Reoviridae)。

(一)生物学性状

1.形态结构

轮状病毒为大小不等的球形,直径 60～80nm(图 19-7)。基因组为双链 RNA,正二十面体立体对称,双层衣壳,无包膜。负染后在电镜下观察,病毒颗粒形似轮状,故名。

2.分类

目前,根据病毒蛋白抗原性不同将轮状病毒分为 A～G 7 个组。A～C 组轮状病毒能引起人类和动物腹泻,D～G 组只引起动物腹泻。

3.抵抗力

该病毒对理化因素有较强的抵抗力,耐酸、碱、乙醚、氯仿和反复冻融。55℃ 30min 可被灭活。但在室温下相对稳定,在粪便中可存活数天到数周。经胰酶作用后感染性增强。

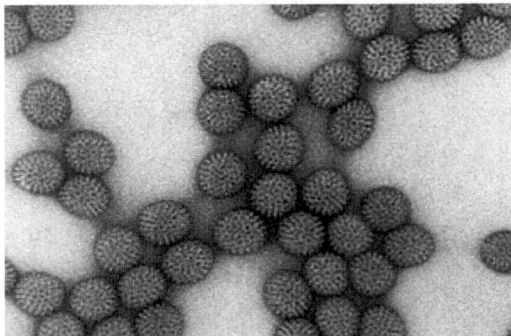

图 19-7 轮状病毒

(二)致病性与免疫性

A 组轮状病毒感染最常见,主要引起婴幼儿腹泻,是引起婴幼儿急性胃肠炎的主要病原体。传染源是患者和无症状病毒携带者,经粪-口途径传播,患者表现发热、水样腹泻,重者可出现脱水和酸中毒,是导致婴儿死亡的主要原因。B 组主要引起成人轮状病毒腹泻。C 组对人的致病性与 A 组类似,但发病率较低。

感染后机体可产生型特异性抗体 IgM、IgG、sIgA,对同型病毒有保护作用。

(三)微生物学检查

1.检测病毒或病毒抗原

由于在腹泻高峰时,患者粪便中存在大量病毒颗粒,运用电镜、ELISA 或乳胶凝集试验很容易检出病毒或其抗原。轮状病毒有特殊形态结构,应用直接电镜检查,其诊断率达90%～95%。

2.分子生物学检测技术

使用聚丙烯酰胺凝胶电泳法,根据 A、B、C 三组轮状病毒 11 个基因片段特殊分布图形进行分析判断,在临床诊断和流行病学调查中有重要意义,使用 RT-PCR 法不仅检测灵敏度高,利用引物设计技术还可进行 G、P 分型。

3.细胞培养

轮状病毒可在原代猴肾细胞、传代 MA104 猴肾上皮细胞等中增殖,胰酶预处理病毒可加强其对细胞的感染性,但因病毒培养程序较复杂,非临床诊断常用方法。

(四)防治原则

预防主要是控制传染源,切断传播途径,严密消毒可能污染的物品,另外,洗手也很重要。治疗主要是及时输液,纠正电解质平衡等支持疗法,减少婴儿的死亡率。特异性减毒活疫苗正在研究中。大多数疫苗来自猴和牛轮状病毒,因它们与人轮状病毒有共同抗原,但对人不致病,故可提供交叉保护,以减轻病情。利用基因重组含有人轮状病毒主要流行血清型的基因片段的疫苗正在进行人群试验,效果与自然感染获得的保护相似,可望获得批准应用。

二、其他病毒

(一)肠道腺病毒

肠道腺病毒(enteric adenovirus,EAd)40、41、42 三型已证实是引起婴幼儿病毒性腹泻的第 2 位病原体。主要经粪-口传播,四季均可发病,以夏季多见。肠道腺病毒主要侵犯 5 岁以下小儿,引起腹泻,很少有发热或呼吸道症状。

(二)杯状病毒

杯状病毒(calicivirus)包括小圆形结构化病毒(small round-structured virus,SRSV)和"经典"杯状病毒("classic"calicivirus)。杯状病毒科的特点是球形,无包膜。基因组为单正链 RNA,只有一种衣壳蛋白。

SRSV 是世界上引起非细菌性胃肠炎暴发流行最重要的病原体,流行季节为冬季,传染性强,粪-口为主要传播途径,其次为呼吸道。污染的水源和食物,尤其是海产品是引起流行的重要原因。临床表现为恶心、呕吐、腹痛和轻度腹泻。

免疫电镜可用于从粪便中浓缩和鉴定病毒。用放射免疫测定和 ELISA 检测病毒和病毒抗原的方法已经建立。

(三)星状病毒

星状病毒属包括人、哺乳动物和鸟类星状病毒。人星状病毒于 1975 年从腹泻婴儿粪便中分离得到,球形,无包膜,核酸为单正链 RNA,在有胰酶存在下星状病毒可在某些培养细胞(如大肠癌细胞)中生长并产生 CPE。粪-口途径传播,冬季为流行季节,症状包括发热、头痛、恶心、腹泻。免疫力较牢固。

第四节　肝炎病毒

肝炎病毒是引起病毒性肝炎的病原体,目前公认的人类肝炎病毒主要有五种,即甲型肝炎病毒、乙型肝炎病毒、丙型肝炎病毒、丁型肝炎病毒及戊型肝炎病毒。其中甲型肝炎病毒与戊型肝炎病毒由消化道传播,引起急性肝炎,不转为慢性肝炎或慢性携带者。乙型与丙型肝炎病毒由血液及垂直传播,除引起急性肝炎外,可致慢性肝炎,并与肝硬化及肝癌相关。丁型肝炎病毒是一种缺陷病毒,必须在乙型肝炎病毒等辅助下方能复制,故其传播途径与乙型肝炎病毒相同。近年来还发现一些与人类肝炎相关的病毒如己型肝炎病毒(HFV)、庚型肝炎病毒(HGV)和 TT 型肝炎病毒(TTV)等。由于病毒的致病性尚不明确,本章不再介绍。此外,还有一些病毒如巨细胞病毒、EB 病毒、黄热病病毒等也可引起肝炎,但不列入肝炎病毒范畴。

一、甲型肝炎病毒

(一)生物学性状

1.形态与结构

甲型肝炎病毒(hepatitis A virus,HAV,图 19-8、图 19-9)属小 RNA 病毒科。呈球形,直径约为 27nm,二十面体立体对称,无包膜。HAV 的核酸为单正链 RNA,长约 7500 个核苷酸。病毒的衣壳蛋白有抗原性(HAVAg),可诱生抗体。迄今,在世界各地分离的 HAV 均只有一个血清型。

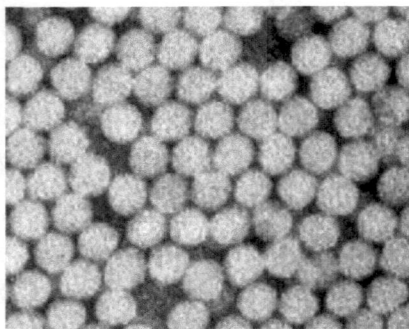

图 19-8　电镜下 HAV 颗粒形态

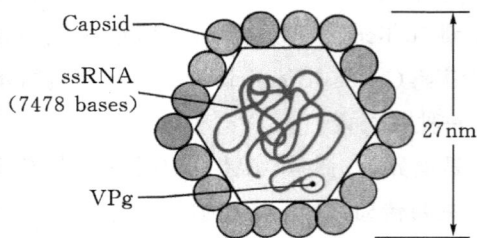

图 19-9　HAV 结构示意图

（图中标注：Capsid，ssRNA (7478 bases)，VPg，27nm）

2.抵抗力

有较强的抵抗力而能长期在外界环境中存活。实验证明,HAV 对乙醚、60℃加热 1h 及 pH 值为 3 的酸性环境均有相对的抵抗力(在 4℃可存活数月)。但加热 100℃ 5min、甲醛溶液、氯等处理,可使之灭活。

(二)致病性与免疫性

1.传染源与传播途径

HAV 主要通过粪-口途径传播,传染源多为患者。甲型肝炎的潜伏期为 15~50d,病毒常在患者转氨酶升高前 5~6d 就存在于患者的血液和粪便中。HAV 随患者粪便排出体外,通过污染水源、食物、海产品(毛蚶等)、食具等传播而造成散发性流行或大流行。发病后 2 周开始,随着肠道中抗-HAV IgA 及血清中抗-HAV IgM/IgG 的产生,粪便中不再排出病毒。

2.致病机制与免疫

HAV 经口入侵,在口咽部或唾液腺中早期增殖,然后在肠黏膜与局部淋巴结中大量增殖,并入血流形成病毒血症,最终侵犯靶器官肝脏。因病毒在细胞培养中增殖缓慢并不直接造成明显的细胞损害,故免疫病理损伤是其主要致病原因。

在甲型肝炎的显性感染或隐性感染中,机体都可产生抗-HAV 的 IgM 和 IgG 抗体。前者在急性期和恢复早期出现;后者在恢复后期出现,并可维持多年,对病毒的再感染有免疫力。甲型肝炎的预后较好。

（三）微生物学检查

HAV 的实验室检查以血清学检查为主。感染早期可检测患者血清中抗-HAV IgM，它出现早，消失快，是 HAV 新近感染的重要指标。了解既往感染史或进行流行病学调查，则需检测抗-HAV IgG。

（四）防治原则

HAV 主要通过粪便污染饮食和水源经口传染。加强卫生宣教工作和饮食业卫生管理，是预防甲肝的主要环节。丙种球蛋白注射对甲肝有被动免疫作用。在潜伏期，肌肉注射丙种球蛋白（0.02～0.12mL/kg 体重），能预防或减轻临床症状。我国现使用的减毒甲肝活疫苗（H2 株或 L-A-1 株），经大面积接种，效果良好。

二、乙型肝炎病毒

乙型肝炎病毒（hepatitis B virus，HBV）是乙型肝炎的病原体，属嗜肝 DNA 病毒科。1963 年 Blumberg 在研究人类血清蛋白的多态性时，发现澳大利亚土著人血清中有一种异常的肝炎相关抗原（hepatitis associated antigen，HAA），通过纯化抗原，制备抗体，并与临床研究联系，最后确认是 HBV 的表面抗原。1970 年由 Dane 首先在患者血清中发现病毒颗粒，故又称 Dane 颗粒。

（一）生物学性状

1. 形态与结构

患者血清中存在三种形态的病毒颗粒（图 19-10、图 19-11），即大球形颗粒、小球形颗粒、管形颗粒。

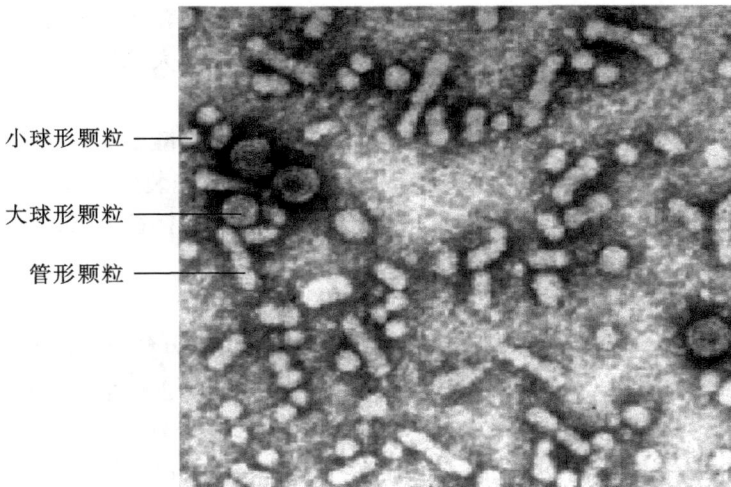

图 19-10　电镜下 HBV 三种病毒颗粒形态

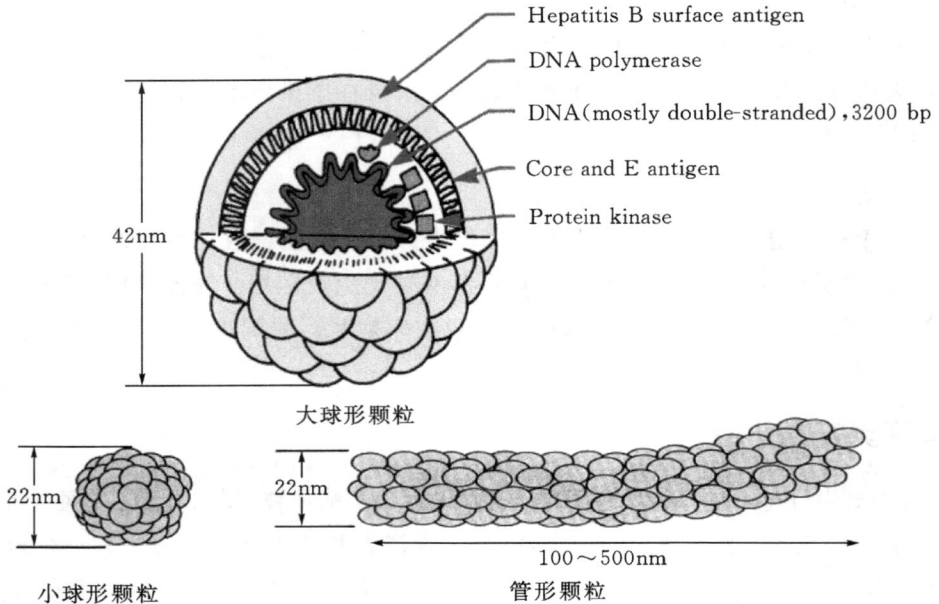

图 19-11　HBV 结构模式图

(1)大球形颗粒　又称 Dane 颗粒,是有感染性的 HBV 完整颗粒,呈球形,直径为 42nm,具有双层衣壳。其外衣壳相当于一般病毒的包膜,由脂质双层与蛋白质组成,HBV 的表面抗原(HBsAg 及少量 PreS1、PreS2)镶嵌于此脂质双层中。用去垢剂去除病毒的外衣壳,可暴露一电子密度较大的核心结构,其表面为病毒的内衣壳,是 HBV 核心抗原(HBcAg)。在酶或去垢剂作用后,可暴露出 e 抗原(HBeAg)。HBeAg 可自肝细胞分泌而存在于血清中,而 HBcAg 则仅存在于感染的肝细胞核内,一般不存在于血循环中。HBV 大球形颗粒的内部含有病毒的 DNA 和 DNA 多聚酶。

(2)小球形颗粒　直径 22nm,成分为 HBsAg。不含病毒核酸 DNA 及 DNA 多聚酶,大量存在于血流中,是由 HBV 感染肝细胞时产生的过剩的病毒衣壳装配而成的。

(3)管形颗粒　成分与小球形颗粒相同,长 100～500nm,直径 22nm,亦存在于血流中。这种颗粒是由小球形颗粒"串联而成"。

2.基因结构

HBV 的核酸为双链、部分环状 DNA。病毒 DNA 的长链为负链,较短的链为正链,两链 DNA 的 5′末端有长达 250～300 个互补的碱基,通过碱基配对(正链恰好与负链的核苷酸序列互补)构成环状 DNA 结构。在负链 DNA 的 5′末端有一低分子量的蛋白质,在正链的 5′末端则有一段短 RNA,它们是引导 DNA 合成的引物。病毒体的 DNA 多聚酶既具有以 RNA 为模板合成 DNA 的反转录酶功能,又有催化合成 DNA 的多聚酶功能。

HBV 基因组较小,仅含约 3200 个核苷酸。负链 DNA 含有 4 个开放读框(ORF),分别称为 S、C、P 和 X 区。S 区中有 S 基因、前 S1 和前 S2 基因,分别编码 HBV 的外衣壳蛋白(HBsAg,PreS1 与 PreS2 抗原)。C 区中有 C 基因及前 C 基因,分别编码 HBcAg 及 HBeAg。

P 区最长,编码 DNA 多聚酶等。X 区编码的蛋白称为 HBxAg,可反式激活细胞内的某些癌基因及病毒基因,与肝癌的发生与发展有关(图 19-12)。

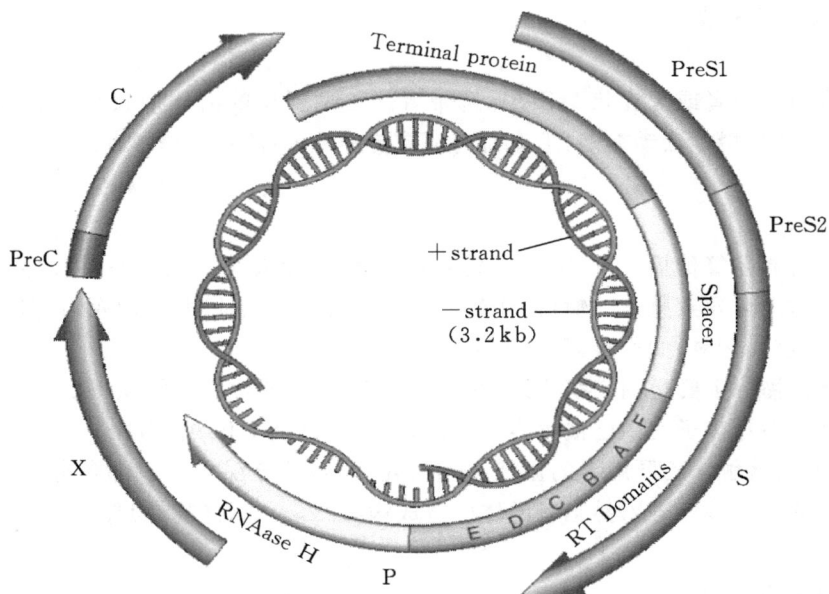

图 19-12　HBV 基因结构模式图

3. 抗原组成

(1)表面抗原(HBsAg)　大量存在于感染者血清中,是 HBV 感染的主要标志。HBsAg 具有抗原性,可刺激机体产生特异保护性的抗-HBs。HBsAg 有四个基本亚型,即 adr、adw、ayr、ayw。我国汉族以 adr 多见,少数民族多为 ayw。PreS1 及 PreS2 抗原吸附于肝细胞受体的表位,其抗原性比 HBsAg 更强,抗-PreS1 及抗-PreS2 能通过阻断 HBV 与肝细胞结合而起抗病毒作用。

(2)核心抗原(HBcAg)　存在于 Dane 颗粒核心结构的表面,为内衣壳成分,其外被 HBsAg 所覆盖,故不易在血液中检出。HBcAg 的抗原性强,能刺激机体产生抗-HBc。抗-HBc IgG 在血清中持续时间较长,为非保护性抗体;抗-HBc IgM 的存在常提示 HBV 处于复制状态。

(3)e 抗原(HBeAg)　HBeAg 为可溶性蛋白质,游离存在于血清中,其消长与病毒体及 DNA 多聚酶的消长基本一致,故可作为 HBV 复制及具有强感染性的一个指标。HBeAg 可刺激机体产生抗-HBe,抗-HBe 能与受感染肝细胞表面的 HBeAg 结合,通过补体介导破坏受感染的肝细胞,故对 HBV 感染有一定的保护作用。抗-HBe 的出现是预后良好的征象。近年发现存在 HBV 的 PreC 区突变株,在 PreC 区出现终止密码子,使 PreC 基因不能与 C 基因共同转译出 HBeAg,故受染细胞常不能被抗-HBe 及相应的细胞免疫所识别而清除,从而使变异株在抗-HBe 阳性的情况下仍大量增殖。

4. 抵抗力

HBV 对外界环境的抵抗力较强,对低温、干燥、紫外线均有耐受性。不被 70% 乙醇灭活。

高压蒸汽灭菌法、煮沸 100℃ 加热 10min、环氧乙烷、0.5% 过氧乙酸、5% 次氯酸钠等均可灭活 HBV。

(二)致病性与免疫性

1. 传染源

主要传染源是患者或无症状 HBsAg 携带者。乙型肝炎的潜伏期较长(30～160d),不论在潜伏期、急性期或慢性活动初期,患者血清都有传染性。HBsAg 携带者因无症状,作为传染源的危害性更大。

2. 传播途径

(1)血液、血制品等传播 HBV 在血液中大量存在,而人又对之极易感,故只需极少量污染血液进入人体即可导致感染。输血、注射、外科或牙科手术、针刺、共用剃刀等均可传播。医院内污染的器械(如牙科、妇产科器械)亦可致医院内传播。

(2)母-婴传播 主要是围产期感染,即分娩经产道时,通过婴儿的微小伤口受母体的病毒感染。有些婴儿在母体子宫内已被感染,表现为出生时已呈 HBsAg 阳性。

(3)生活密切接触 乙肝患者的血液、唾液、乳汁、阴道分泌物等中都含有病毒,可通过黏膜或皮肤微小的擦伤裂口进入易感者的体内造成病毒感染。故接吻、哺乳、性接触等都可引起病毒的传播。

3. 致病性与免疫机制

乙型肝炎的临床表现多样,有无症状携带者、急性肝炎、慢性肝炎、重症肝炎等。病毒在体内的增殖,除对肝细胞有直接损害作用外,还可引起机体产生免疫病理损害。

(1)病毒致机体免疫应答低下 HBV 感染后,诱导干扰素产生能力下降,且使靶细胞的 HLA-Ⅰ类抗原表达低下。因杀伤性 T 细胞(CTL)破坏受染细胞时需有 HLA-Ⅰ类抗原的参与,如靶细胞 HLA-Ⅰ抗原表达低下,则 CTL 作用减弱。此外,感染 HBV 后机体 IL-2 产生减少,这与 HBV 可在淋巴细胞中存在有关。

(2)病毒发生变异 HBV 的 *PreC* 基因可发生变异,从而不能正确转译出 HBeAg,使病毒逃逸机体对 HBeAg 的体液与细胞免疫。

(3)细胞介导的免疫病理损害 HBV 在肝细胞内增殖可使细胞膜表面存在 HBsAg、HBeAg 或 HBcAg,病毒抗原致敏的 T 细胞对胞膜表面带有病毒抗原的靶细胞可起杀伤效应以清除病毒。这种由 CTL 介导的效应有双重性:既清除病毒,也造成肝细胞的损伤。细胞免疫应答的强弱与临床过程的轻重及转归有密切关系:当病毒感染波及的肝细胞数量不多、免疫应答处于正常范围时,特异的 CTL 可摧毁病毒感染的细胞,释放至细胞外的 HBV 则可被抗体中和而清除,临床表现为急性肝炎,并可较快恢复痊愈;若受感染的肝细胞数目众多,机体的细胞免疫功能亢进,则迅速引起大量肝细胞坏死、肝功能衰竭,表现为重症肝炎;当机体免疫功能低下,病毒在感染细胞内复制,受到 CTL 的部分杀伤作用,病毒仍可不断释放,又无有效的抗体中和病毒时,则病毒持续存在并再感染其他肝细胞,造成慢性肝炎,慢性肝炎造成的肝病变又可促进成纤维细胞增生,引起肝硬化。幼龄感染 HBV 后,因免疫系统尚未发育成熟,可对病毒形成免疫耐受,不出现或仅出现低度的抗病毒体液与细胞免疫,病毒可长期存在于体内。

(4)免疫复合物引起的病理损伤 在部分乙型肝炎患者血循环中,常可检出 HBsAg 及抗-HBs 的免疫复合物。免疫复合物可沉积于肾小球基底膜、关节滑液囊等处,激活补体,导致Ⅲ型超敏反应,故患者可伴有肾小球肾炎、关节炎等肝外损害。免疫复合物大量沉积于肝内,可使肝毛细管栓塞,并可诱导产生肿瘤坏死因子(TNF)导致急性重型肝炎,临床表现为重症肝炎。

(5)自身免疫反应引起的病理损害　HBV 感染肝细胞后,细胞膜上除有病毒特异性抗原外,还会引起肝细胞表面自身抗原发生改变,暴露出肝特异性脂蛋白抗原(liver specific protein,LSP)。LSP 可作为自身抗原诱导机体产生针对肝细胞组分的自身免疫反应,通过 CTL 的杀伤作用或释放淋巴因子的直接或间接作用损害肝细胞。

4. HBV 与原发性肝癌

肝癌组织检测发现有 HBV-DNA 的整合,整合的 HBV-X 基因片段,可反式激活细胞内癌基因,故 HBV 可能是致癌的启动因子,经一系列过程后导致肝癌的发生。流行病学调查显示,HBV 携带者发生肝癌的危险性比正常者高 217 倍。

(三)微生物学检查

1. HBV 抗原抗体检测

(1)乙型肝炎抗原、抗体检测　目前主要用血清学方法检测 HBsAg、抗-HBs、HBeAg、抗-HBe 及抗-HBc(俗称"两对半"),血清学方法以 RIA 和 ELISA 最常用。

(2)乙型肝炎抗原、抗体检测结果的分析　HBV 抗原、抗体的血清学标志与临床关系较为复杂,必须对几项指标同时分析,方能有助于临床判断(表 19-3)。

表 19-3　HBV 抗原、抗体检测结果的临床分析

HBsAg	HBeAg	HBsAb	HBeAb		HBcAb	结果分析
			IgM	IgG		
+	+	-	-	+	-	急性乙型肝炎(传染性强,大三阳)
+	+	-	-	-	+	慢性乙型肝炎或无症状携带者(有传染性)
+	-	-	+	+	+	急性感染趋向恢复(小三阳)
+	+	-	-	-	-	急性或慢性乙型肝炎或无症状携带者
+	-	-	-	-	-	HBsAg 携带者
-	-	+	+	-	+	乙型肝炎恢复期(传染性低)
-	-	+	-	-	-	接种过疫苗或既往感染,已恢复
-	-	-	-	-	+	既往感染或"窗口期"

HBsAg 阳性见于急性肝炎、慢性肝炎或无症状携带者。急性肝炎恢复后,一般在 1～4 个月内 HBsAg 消失,若持续 6 个月以上则认为已向慢性肝炎转化。无症状 HBsAg 携带者是指肝功能正常者,但无临床症状,携带者可长期为 HBsAg 阳性。

抗-HBs 的出现常显示患者已恢复或痊愈,抗-HBs 效价高者预后更好。

HBeAg 阳性提示 HBV 在体内复制,如转为阴性,表示病毒停止复制。抗-HBe 阳性表示机体已获得一定的免疫力,出现变异株者例外。

抗-HBc IgM 阳性,则提示仍有病毒复制。

2. 血清 HBV DNA 检测

应用核酸杂交技术、PCR 技术或荧光定量 PCR 技术检测血清中有无 HBV DNA 的方法敏感,特异性高,可检出极微量病毒。

3. 血清 DNA 多聚酶检测

可判断体内是否有病毒正在进行复制,但近年来已被检测 HBV DNA 所取代。

(四)防治原则

加强对供血员的筛选,以降低输血后乙型肝炎的发生率。患者的血液、分泌物、排泄物、用过的食具及衣物等,煮沸消毒 15～30min 或用 3‰漂白粉澄清液、5‰过氧乙酸、1200ppm 的二氯异氰脲酸钠、0.2‰新洁尔灭等浸泡后洗涤、消毒。提倡使用一次性注射器具。对高危人群应采取特异性预防措施。

1. 主动免疫

注射乙肝疫苗是最有效的预防方法。目前世界各国普遍使用的为基因工程疫苗:将编码 HBsAg 的基因在酵母菌、哺乳动物细胞或牛痘苗病毒中高效表达,经纯化后得大量 HBsAg 供制备疫苗。基因工程疫苗的优点是可以大量制备且排除了血源疫苗中可能存在的未知病毒感染。新生儿应用这种疫苗免疫 3 次(0、1、6 个月),可获得 90‰以上的抗-HBs 阳性率。

2. 被动免疫

含高效价抗-HBs 的人血清免疫球蛋白(HBIG)可用于被动免疫预防。紧急情况下,立刻注射 HBIG 0.08mg/kg,在 8d 之内均有预防效果,两个月后需再重复注射一次。

乙肝的治疗至今尚无特效方法,广谱抗病毒药物和调节机体免疫功能的药物联合应用治疗效果较好。拉米夫啶、贺普丁、利巴韦林(病毒唑)、Ara-A、干扰素及清热解毒、活血化瘀的中草药等,对部分病例有一定疗效。

三、丙型肝炎病毒

丙型肝炎病毒(hepatitis C virus,HCV)是丙型肝炎的病原体。归属于黄病毒科(Flaviviridae),过去被称为肠道外传播的非甲非乙型肝炎病毒。

(一)生物学性状

HCV 是一类具有包膜结构的 RNA 病毒。病毒呈球形,大小为 40～60nm。对氯仿、甲醛、乙醚等有机溶剂敏感。HCV 基因组为一条单正链线状 RNA,长度约 9.5kb,由 9 个基因区组成。根据毒株基因序列的差异,可将 HCV 分为 6 个基因型。我国以 Ⅱ 型为主。目前认为 Ⅱ 型 HCV 复制产生的病毒量多,较难治疗。

(二)致病性与免疫性

丙型肝炎的传染源主要为患者和病毒携带者。一般患者发病前 12d,其血液即有感染性,并可带毒 12 年以上。HCV 主要由血源传播,此外还可通过其他方式如母-婴垂直、家庭日常接触和性传播等。

HCV 是引起输血后慢性肝炎及肝硬化的主要原因之一。多数丙型肝炎患者可不出现症状,发病时已呈慢性过程。患者 50‰可发展为慢性肝炎,甚至部分会导致肝硬化及肝细胞癌。其余半数患者为自限性,可自动康复。

HCV 感染肝细胞后,病毒在细胞内复制引起肝细胞结构和功能改变或干扰肝细胞蛋白合成,造成肝细胞变性坏死,表明 HCV 直接损害肝脏。另一方面,细胞毒 T 细胞(TCL)特异攻击 HCV 感染的靶细胞,亦可造成肝细胞免疫病理损伤。

临床观察资料表明,人感染 HCV 后所产生的保护性免疫力很差,可以再感染。

(三)微生物学检查

1. 检查病毒 RNA

因 HCV 在血液中含量很少,故需用极敏感的检测方法。采用套式 RT－PCR 法,即从患者血清中提取病毒 RNA,经扩增后再检测。

2. 检查抗体

用酶联免疫法检测抗体,可快速过筛献血员并可用于诊断丙肝患者。

(四)防治原则

我国已规定,检测抗－HCV 是过筛献血员的必需步骤,对血制品亦需进行检测以防污染。疫苗的研制有一定难度,因 HCV 免疫原性不强,且毒株易变异。

聚乙二醇干扰素(alfa－2a 或 alfa－2b)联合利巴韦林,是有效治疗丙型肝炎的方案。

四、丁型肝炎病毒

1977 年,意大利学者 Rizzetto 在用免疫荧光法检测乙型肝炎患者的肝组织切片时发现肝细胞内除 HBcAg 外,还有一种新的抗原,后证实这是一种缺陷病毒,必须在 HBV 或其他嗜肝 DNA 病毒辅助下才能复制,命名为丁型肝炎病毒(hepatitis D virus,HDV)。

(一)生物学性状

HDV 为球形,直径 35～37nm,基因组为一单负链环状 RNA,长度为 1.7kb。HDV－RNA 可编码一种 HDV 抗原(HDAg),该抗原可刺激机体产生抗体。

HDV 颗粒由 HBsAg 构成其外壳,内含 HDV－RNA 及与之结合的 HDAg(图 19－13)。HBsAg 可防止 HDV－RNA 水解,在 HDV 致病中起重要作用,但它并非 HDV 的基因产物,而是由同时感染宿主细胞的 HBV 提供的。HDAg 主要存在于肝细胞内,在血清中出现早,但仅维持 2 周左右,故不易检测到。HDV 传播途径与 HBV 相似。急性丁型肝炎有两种感染方式:一是联合感染,即同时发生急性乙肝和急性丁肝;另一种是重叠感染,即慢性 HBsAg 携带者发生急性 HDV 感染。

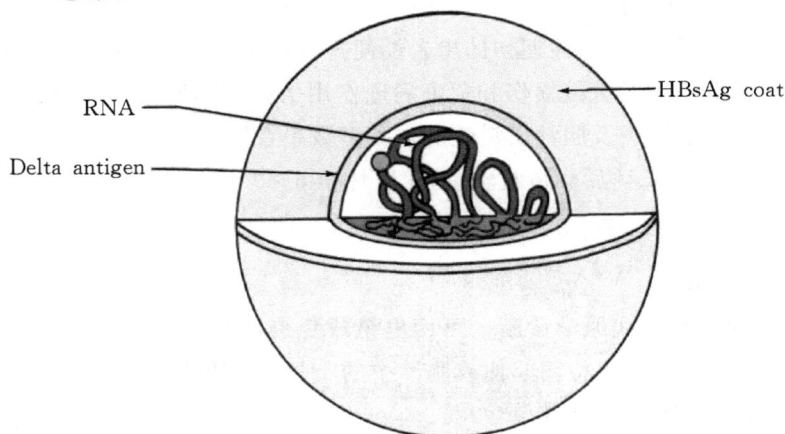

图 19－13　HDV 结构模式图

(二)致病性与免疫性

流行病学调查表明,HDV 感染呈世界性分布,我国各地报道的乙肝患者中,HDV 的感染率为 0%～10%。在 HDV 感染早期,HDAg 主要存在于肝细胞核内,随后出现 HDAg 抗原血症。HDV 感染常可导致乙肝病毒感染者的症状加重与恶化,故在发生重症肝炎时,应注意有无 HBV 伴 HDV 的共同感染。

(三)微生物学检查

HDV 感染后 2 周产生抗-HD IgM,一个月达到高峰,随之迅速下降。抗-HD IgG 产生较迟,在恢复期出现。丁肝抗体不能清除病毒,如持续高效价,可作为慢性丁肝的指标。一般可用免疫荧光法、RIA 或 ELISA 检测肝组织或血清中的 HDAg。也可用血清斑点杂交法或 PCR 检测 HDV 基因组进行诊断。

HDV 与 HBV 有相同的传播途径,预防乙肝的措施同样适用于丁肝。接种 HBV 疫苗也可预防 HDV 感染。

五、戊型肝炎病毒

戊型肝炎病毒(hepatitis E virus,HEV)曾称为经消化道传播的非甲非乙型肝炎病毒。1986 年,我国新疆南部地区发生戊型肝炎流行,约 12 万人发病,死亡 700 余人,是迄今世界上最大的一次流行。1989 年,Reyes 等应用基因克隆技术,获得了该病毒基因组 cDNA 克隆,并正式命名为戊型肝炎病毒。

(一)生物学性状

HEV 呈球状,无包膜,直径为 32～34nm,表面有锯齿状刻缺和突起,形似杯状。HEV 基因组为单正链 RNA,全长约 7.5kb。已知 HEV 有两个基因型,其代表株为缅甸株(B)和墨西哥株(M)。病毒对高盐、氯化铯、氯仿等敏感。

(二)致病性

HEV 主要经粪-口途径传播,潜伏期为 10～60d。病毒经胃肠道进入血液,在肝内复制,随粪便排出体外。潜伏期末和急性期初的患者粪便排毒量最大,传染性最强,是本病的主要传染源。HEV 通过对肝细胞的直接损伤和免疫病理作用引起肝细胞的炎症或坏死。临床上表现为急性戊型肝炎、重症肝炎及胆汁淤滞性肝炎。多数患者发病后 6 周即好转并痊愈,不发展为慢性肝炎。孕妇感染 HEV 后病情常较重,尤以怀孕 6～9 个月时,常发生流产或死胎,病死率达 10%～20%。

(三)微生物学检查法

对 HEV 的感染最好行病原学诊断。可用电镜或免疫电镜技术检测患者粪便中的 HEV 病毒颗粒,也可用 RT-PCR 法检测粪便或胆汁中的 HEV-RNA。目前,临床诊断常用的方法是检查血清中的抗-HEV IgM 或 IgG。

戊型肝炎与甲型肝炎相似,一般性预防亦相似。目前疫苗在研制中,无特异性治疗药物。

六、其他肝炎病毒

1. 庚型肝炎病毒

庚型肝炎病毒(hepatitis G virus,HGV)为有包膜的病毒,基因组结构与 HCV 相似,长约 9.5kb,为单正链 RNA。

HGV 主要经血液传播,也存在母-婴传播及静脉注射吸毒和医源性传播等,常与 HBV 或 HCV 合并感染。单独感染时症状不明显,肝脏损害程度较轻。病毒血症持续时间长,存在 HGV 慢性携带者,发展成慢性肝炎者少见。

2. TT 型肝炎病毒

TT 型肝炎病毒是 1997 年首先从一例日本输血后非甲~庚型肝炎患者(T. T.)血清中获得的一类新 DNA 病毒。分子流行病学研究证实,该病毒与输血后肝炎有相关性,可能是一种新型的肝炎相关病毒,遂以患者名字命名为 TT 型肝炎病毒(TTV)。

TTV 病毒体呈球形,直径 30~50nm,无包膜。核酸为单负链环状 DNA,基因组长约 3.8kb。

TTV 主要通过输血或血制品传播。大量研究结果表明,多次受血或使用血制品者、静脉注射毒品成瘾者、血液透析患者及器官移植者均为 TTV 感染高危人群。随着研究的深入,国内外学者先后在胆汁、粪便、唾液、精液和乳汁中检测到 TTV - DNA,因此认为 TTV 也可通过消化道、唾液等多途径传播。此外,还有母-婴垂直传播的报道。TTV 感染一般表现为无症状携带者,多持续较长时间甚至终生。

第五节　其他病毒

一、流行性乙型脑炎病毒

流行性乙型脑炎病毒(epidemic type B encephalitis virus)亦称乙脑病毒或日本脑炎病毒,是流行性乙型脑炎(简称乙脑)的病原体。随着在儿童中普遍进行疫苗接种,我国乙脑发病率显著下降。

(一)生物学性状

乙脑病毒呈球形,直径约 45nm。核衣壳外有一薄的包膜,表面有血凝素刺突,在 pH 为 6.0~6.5 时能凝集鹅、鸽及一日龄雏鸡的红细胞,可介导病毒与细胞表面受体的结合。易感动物为小鼠或乳鼠,病毒在地鼠肾、幼猪肾等原代培养细胞及 C6/36 传代细胞中均能增殖,并引起明显的细胞病变。

乙脑病毒抗原稳定,只有一个血清型,很少变异,不同地区、不同时期分离的病毒株之间无明显差别。

(二)流行环节

1. 传播媒介

乙脑病毒的主要传播媒介是三带喙库蚊。乙脑流行高峰期主要与带病毒蚊出现的早晚和密度有关,在我国北方乙脑流行高峰期是 8~9 月,在南方是 6~7 月。

2.传染源和储存宿主

家畜(特别是幼猪)、家禽和鸟类是乙脑病毒的中间宿主和传染源。动物感染乙脑病毒后，虽不出现明显症状，但有短暂的病毒血症期，蚊通过吸血感染病毒。蚊感染病毒后，如再叮咬健康猪、牛、羊、马等家畜或家禽，则又可致动物感染，因此乙脑病毒可在蚊→动物→蚊之间不断循环。若感染蚊叮咬易感人群则可引起人体感染，乙脑患者和隐性感染者也可成为传染源。蚊体可携带乙脑病毒越冬及经卵传代，故蚊不仅是传播媒介，还可能是病毒的长期储存宿主。

(三)致病性与免疫性

人群对乙脑病毒普遍易感，但绝大多数表现为隐性或轻型感染，疫区隐性感染在80%左右，只有少数出现中枢神经系统症状，发生乙脑。

乙脑病毒侵入人体后，先在局部血管内皮细胞及淋巴结中增殖，随后少量病毒入血，形成第一次病毒血症，临床表现为发热、寒战、头痛等流感样综合征，持续3～7d好转。少数患者，病毒随血流播散至肝、脾，并在肝脾的单核-巨噬细胞内继续增殖，经10d左右，大量病毒再次进入血流，引起第二次病毒血症，患者全身症状加重。若不再继续发展，则为顿挫感染。极少数患者机体免疫力低下时，病毒可穿过血-脑屏障在脑组织增殖，造成脑实质及脑膜病变，引起高热、惊厥、昏迷等症状，死亡率高。幸存者可遗留各种神经系统后遗症，如瘫痪、痴呆、失语、耳聋等。

乙脑病后免疫力稳定持久，隐性感染同样可获得免疫力。机体感染乙脑病毒后可产生中和抗体，能阻止病毒血症的发生和病毒扩散，而且可以维持数年至终生，对病毒再次感染具有抵抗作用。感染后产生的细胞免疫在防止病毒进入脑组织和维持血-脑屏障正常功能等方面起重要作用。

(四)微生物学检查

1.病毒学检查

早期患者血液和脑脊液中均可分离到病毒，但阳性率低。用病死者脑组织进行小鼠脑内接种，分离病毒阳性率高。病毒分离后可用已知抗体鉴定。鹅红细胞血凝吸附试验和致敏感细胞病变也可作为病毒分离的指标。

2.血清学检测

用酶联免疫吸附试验等方法检测患者血清中特异性乙脑病毒抗体进行临床诊断。

(五)防治原则

防蚊灭蚊是预防乙脑的关键。在易感人群中(9个月至10岁以下儿童)大规模进行乙脑疫苗接种，是预防乙脑流行的重要措施。因幼猪是乙脑病毒的主要中间宿主和传染源，若给流行区的幼猪接种疫苗，有可能控制乙脑在猪群及人群的传播和流行。对乙脑患者，则应隔离治疗。

目前尚无特异性药物治疗乙脑，我国采用中西医结合治疗法，使用白虎汤、清温败毒饮等中医验方，使乙脑的病死率明显下降。

二、汉坦病毒

汉坦病毒(Hantavirus)属于布尼亚病毒科汉坦病毒属，分为六个不同的型别，是引起肾综合征出血热(hemorrhagic fever with renal syndrome，HFRS)的病原体。中国是世界上HFRS

疫情最严重的国家,流行范围广、发病人数多、死亡率较高。

（一）生物学性状

1.形态与结构

病毒呈球形、卵圆形或多形态性,平均直径约 122nm,核酸类型为单负链 RNA,有长（L）、中（M）、短（S）三个片段,分别编码病毒的 RNA 多聚酶（L）,糖蛋白（G1、G2）和核蛋白（N）。核衣壳外有包膜,包膜上有血凝素刺突,含有糖蛋白 G1、G2 成分,其凝集鹅红细胞活性在 pH 为 6.0～6.4 范围最强。

2.培养特性

病毒可在人肺癌传代细胞、人胚肺二倍体细胞、非洲绿猴肾细胞（Vero E6）、地鼠肾细胞中增殖,但细胞病变不明显。常用免疫荧光法测定感染细胞胞浆内的病毒抗原。电镜下可见汉坦病毒在感染细胞质内形成独特的包涵体。易感动物有黑线姬鼠、长爪沙鼠、大鼠、乳小鼠和金地鼠等,实验感染后在鼠肺、肾等组织中可检出大量病毒。

3.抗原与分型

不同地区、不同储存宿主分离的病毒,有共同的抗原成分,但免疫原性有很大差异。用血清中和试验可将世界各地分离的汉坦病毒分成六种血清型,我国流行的是 Ⅰ 型（姬鼠型）和 Ⅱ 型（家鼠型或大鼠型）。

4.抵抗力

病毒对脂溶剂敏感,对酸、热抵抗力弱,60℃ 1h 被灭活,在 4～20℃ 相对稳定,室温下,在水和食物中 48h 仍有传染性。

（二）流行环节

肾综合征出血热和汉坦病毒肺综合征有明显的地区性和季节性,与鼠类分布和活动有关。我国汉坦病毒的宿主动物有几十种,主要有黑线姬鼠、褐家鼠、长尾仓鼠、野兔、猫、犬等。病毒在鼠体内增殖后,可随唾液、尿、粪便等排出污染环境（食物、水、空气等）,人或动物经呼吸道、消化道或皮肤伤口接触等方式被传染。

（三）致病性与免疫性

病毒进入人体后,潜伏期为 1～2 周。起病急,典型的临床表现为高热、出血和肾脏损害。常伴有三痛（头痛、腰痛、眼眶痛）及三红（面、颈、上胸部潮红）,眼结膜、咽部及软腭充血,软腭、腋下、前胸等处有出血点。典型的临床病程可分为五期,即发热期、低血压休克期、少尿期、多尿期和恢复期。

本病的发病机制尚未完全清楚,汉坦病毒对毛细血管内皮细胞及免疫细胞有较强的亲嗜性和侵袭力,除因病毒直接引起的全身小血管和毛细血管损伤、血管通透性增高、血管舒缩功能和微循环障碍外,亦与病毒感染引起免疫病理损伤有关。

汉坦病毒感染后,发病第 1～2 日即可出现特异性 IgM,第 7～10 日达高峰。IgG 抗体在第 3～4 日出现,第 10～14 日达高峰,可持续多年。病后免疫力持久。此病毒隐性感染率较低。

（四）微生物学检查

1.病毒分离与抗原检测

须在具备一定防护级别的实验室进行。患者急性期血清、尸检病死者器官和感染动物肺、肾组织均可用于病毒分离和抗原检测。

2. 血清学诊断

取患者早期和恢复期双份血清,检查患者血清中病毒特异性 IgM 或 IgG 抗体,单份血清 IgM 阳性或双份血清 IgG 抗体有 4 倍或 4 倍以上增高者,均有诊断意义。

(五)防治原则

注意灭鼠、消毒、食品卫生、环境卫生、个人防护等。对疫区进行疫情监测和调查,对患者要隔离治疗。我国应用金黄地鼠肾细胞培养汉坦病毒制备精制纯化灭活疫苗,免疫动物后可产生中和抗体,并能有效地保护强毒病毒株攻击。人体接种后无不良反应并能产生较高水平的中和抗体。

三、人类免疫缺陷病毒

人类免疫缺陷病毒(human immunodeficiency virus,HIV)是获得性免疫缺陷综合征(acquired immunodeficiency syndrome,AIDS)或艾滋病的病原体。归类于反转录病毒科中的慢病毒亚科,是一大类含有反转录酶(reverse transcriptase)的 RNA 病毒。已发现 HIV 有 HIV-1 和 HIV-2 两型,二者的核苷酸序列相差超过 40%。HIV-1 是引起全球艾滋病流行的病原体,HIV-2 主要分离自西部非洲的艾滋病患者。HIV 感染者的高死亡率和该病毒传播的惊人速度,受到 WHO 和许多国家的高度重视。

(一)生物学性状

1. 形态与结构

HIV 呈球形,直径 100～120nm,二十面体对称结构,核心为棒状或截头圆锥状。HIV 的最外层为脂蛋白包膜,膜上有 gp120 和 gp41 两种糖蛋白构成的刺突。包膜内面为 P17 构成的基质蛋白,其内为衣壳蛋白(P24)包裹的两条相同的单正链 RNA、反转录酶、整合酶和蛋白酶。

2. HIV 复制

CD4 是 HIV 的主要受体,CCR5 和 CXCR4 等为辅助受体,当 HIV 初次感染人体后,病毒体通过包膜糖蛋白刺突 gp120 选择性地与带有 CD4 分子的易感细胞结合,然后病毒包膜与细胞膜发生融合,核衣壳进入细胞内脱壳释放出 RNA。在病毒反转录酶、病毒体相关的 DNA 多聚酶的作用下,病毒 RNA 先反转录成 cDNA(负链 DNA),形成 RNA:DNA 中间体。中间体中的 RNA 再经 RNA 酶 H 水解,再由负链 DNA 合成互补正链 DNA 形成双链 DNA(前病毒 DNA)。此时基因组的两端形成长末端重复(long terminal repeat,LTR)序列,并由胞质移行到胞核。在病毒整合酶的协助下,病毒基因组整合入细胞染色体中。这种整合的病毒双链 DNA 即前病毒(provirus)。当前病毒活化而自身转录时,LTR 起着启动和增强其转录的作用。在宿主 RNA 聚合酶的作用下,病毒的 DNA 转录为 RNA 并分别经拼接或加帽和加尾形成 HIV 的 mRNA 或子代病毒 RNA。mRNA 在宿主细胞核糖体上翻译蛋白质,在病毒蛋白酶的作用下,多蛋白被裂解成各种结构蛋白和调节蛋白;子代病毒 RNA 则与病毒结构蛋白装配成核衣壳,在从宿主细胞释出时获得包膜,成为具有传染性的子代病毒。

3. 培养特性

HIV 感染的宿主范围和细胞范围较窄。在体外仅感染表面有 CD4 分子的 T 细胞、巨噬细胞,故实验室常用新鲜分离的正常人 T 细胞或用患者自身分离的 T 细胞培养病毒。黑猩猩和恒河猴可作为 HIV 感染的动物模型,但其感染过程与产生的症状与人不同。H9、CEM 等 T 细胞株也可用于 HIV 的培养,病毒感染细胞后可形成不同程度的细胞病变。

4. 抵抗力

HIV 对理化因素的抵抗力较弱,56℃加热 30min 可被灭活。但在室温(20～22℃)病毒活性可保持 7d,在 23～28℃室温液体(如血液)环境中可存活 15d 以上。用 0.1％漂白粉、70％乙醇、0.3％ H_2O_2 或 0.5％来苏等处理,均可在 5～10min 灭活。

(二)致病性与免疫性

艾滋病是由 HIV 引起的以侵犯 CD4$^+$细胞为主,造成细胞免疫功能缺陷,并继发体液免疫功能缺陷为基本特征的传染病。临床上,艾滋病以机会感染、恶性肿瘤和神经系统症状为特点。

1. 传染源与传播途径

艾滋病的传染源是 HIV 无症状携带者和艾滋病患者,HIV 可存在于血液、精液、阴道分泌物、乳汁、唾液、骨髓、脑脊液、皮肤及中枢神经组织中。其传播途径主要有以下三种。

(1)性接触传播　阴道、肛门和口腔性交等方式是最为常见的传播途径。

(2)血液传播　包括输入被 HIV 污染的血液或血制品,使用被 HIV 污染的注射用具、内窥镜、手术器械等,以及移植被 HIV 污染的组织器官和体外受精等。

(3)母-婴传播　包括经胎盘、产道或哺乳等方式传播。

2. 致病机制

HIV 主要感染 CD4$^+$T 淋巴细胞和单核-巨噬细胞,引起机体免疫系统进行性损伤。另外,HIV 感染可致神经细胞损害,有 40％～90％的艾滋病患者出现不同程度的神经系统异常,包括 HIV 脑病、脊髓病变、周围神经炎和严重的艾滋病痴呆综合征等。

3. 临床表现

HIV 的潜伏期长,从 HIV 感染到发病大约有 10 年的时间,临床上典型的艾滋病分为四个时期,即急性感染期、无症状感染期、艾滋病相关综合征期、艾滋病期。

(1)急性感染期　HIV 初次感染人体后,即开始在 CD4$^+$T 细胞和单核-巨噬细胞群中大量增殖和扩散。此时感染者血循环中的 CD4$^+$T 细胞数减少并出现 HIV 病毒抗原。约 70％以上的感染者在感染后 2～4 周出现发热、咽炎、淋巴结肿大、皮肤斑丘疹和黏膜溃疡等自限性症状,经数周后转入无症状感染期。

(2)无症状感染期　此期可长达 6 个月至 10 年,在此期间感染者体内的 HIV 处于潜伏状态。感染者不表现临床症状,外周血中 HIV 数量很低,但体内淋巴组织中的 HIV 仍处于活跃增殖的状态,在受感染的 CD4$^+$T 细胞、巨噬细胞中继续增殖,形成慢性或持续性感染。

(3)艾滋病相关综合征期　当机体受到各种因素的影响,潜伏的病毒被激活再次大量增殖,导致机体免疫系统进行性损伤,发展为艾滋病相关综合征。早期约 50％患者有持续性低热、盗汗、全身倦怠、体重下降、腹泻等前驱症状;随后出现全身淋巴结肿大,口腔及阴道感染性炎症;反复出现多形性痒疹、疱疹或软疣;不明原因的骨髓衰竭伴贫血、白细胞及血小板减少;亦可表现由于免疫功能低下引起的各种传染病。

(4)艾滋病期　约 50％的感染者在感染后 7～8 年发展为艾滋病。此期出现中枢神经系统等多器官、多系统损害,合并各种条件致病菌(如卡氏肺孢子菌等)、寄生虫及其他微生物的感染,或并发肿瘤如 Kaposi 肉瘤和恶性淋巴瘤。在未治疗的患者中,通常在临床症状出现后 2 年内死亡。

4. 免疫性

HIV 感染可诱发机体产生体液免疫和细胞免疫应答,机体可产生高效价的抗 HIV 多种蛋白的抗体,包括抗 gp120 的中和抗体。这些抗体主要在急性期降低血清中的病毒数量,但不能清除细胞内病毒。若抗体为 IgG,则在 NK 等细胞的参与下发生 ADCC 效应,可破坏病毒感染的细胞。HIV 感染也可引起细胞免疫应答,包括非特异性 NK 细胞和特异性 CTL 的杀伤作用,但都不能彻底清除潜伏感染的病毒,因此 HIV 一旦感染,便终生携带。

(三)微生物学检查

1. 检测病毒抗体

检查血清中 HIV 抗体是判断人群感染 HIV 的客观而又可行的办法。常用 ELISA 方法进行抗体检测以初筛,阳性者再行重复试验、确认试验。确认试验常采用特异性高的免疫印迹法。

2. 病毒抗原测定

检测 HIV 抗原一般指检测 P24,常用 ELISA 法进行检测。P24 检测除用于早期诊断 HIV 感染外,还常用于细胞培养中 HIV 的测定、抗 HIV 药物疗效的监测及 HIV 感染者发展为艾滋病的动态观察。

3. 病毒核酸测定

目前常采用定量 RT-PCR 方法测定血浆中 HIV RNA 的拷贝数(病毒载量试验),PCR 方法也可检测感染细胞中的 HIV 的前 DNA。

4. 病毒分离培养

分离病毒的敏感细胞有 T 淋巴细胞株、新鲜分离的正常人淋巴细胞或脐血淋巴细胞。以患者的血液单个核细胞、骨髓细胞、血浆或脑脊液等为标本,接种 2~4 周后出现 CPE(最明显的是多核巨细胞)者表明有病毒生长。间接免疫荧光法可用于检测培养细胞中的 HIV 抗原,免疫印迹法确定其型别。

(四)防治原则

1. 非医疗措施

非医疗措包括:①开展广泛的宣传教育,普及艾滋病的传播途径和预防知识,杜绝性滥交和吸毒等;②建立和加强对 HIV 感染的监测系统,及时了解流行状况,采取应对措施;③加强国境检疫,严防传入;④确保输血和血液用品的安全性,对供血者进行严格检测。

2. 疫苗研制

因 HIV 包膜蛋白的高度变异性,目前尚未获得理想的疫苗。

3. 抗病毒药物治疗

抗 HIV 的药物主要包括核苷类反转录酶抑制剂、非核苷类反转录酶抑制剂、蛋白酶抑制剂和融合抑制剂。四类药物除单独应用外,也可采取联合用药,以防止病毒耐药性的产生,迅速降低患者体液中 HIV RNA 含量,延缓病程进展。

四、狂犬病病毒

狂犬病病毒(rabies virus)是一种嗜神经病毒,归类于弹状病毒科狂犬病病毒属,是狂犬病的病原体。狂犬病病毒主要在狼、狐狸、臭鼬和蝙蝠等野生动物及犬、猫等家畜中传播,人因被病兽或带毒动物咬伤、搔伤而感染。

(一)生物学性状

狂犬病病毒状如子弹,大小约 75nm×180nm,有包膜。核心为单负链 RNA,外绕螺旋对称的核衣壳。包膜上有糖蛋白刺突,与病毒的感染性和毒力有关,可刺激机体产生中和抗体,是疫苗研究的重要成分。

感染后潜伏期长、毒力强的病毒野毒株(wild strain)在家兔脑内连续传约 50 代后,其潜伏期由 4 周左右缩短为 4～5d,称为固定株(fixed strain)。固定株对家兔致病性增强而对人和犬的致病性减弱,可用以制备疫苗。

该病毒有嗜神经细胞性(主要是大脑海马回的锥体细胞),在其中大量增殖后,细胞质内形成圆形或椭圆形的嗜酸性包涵体,称内基小体,可作为辅助狂犬病诊断的指标。

60℃加热 5min 可被灭活,对蛋白溶解酶、有机溶剂、紫外线和 X 线敏感,易被强酸、强碱和甲醛灭活,肥皂水和去垢剂也能灭活该病毒。

(二)致病性与免疫性

狂犬病病毒能引起多种家畜和野生动物自然感染,野生动物带病毒率高于家养动物,其中有 80％宿主动物为野犬。

人对狂犬病病毒普遍易感。被带毒动物咬伤后,动物唾液中的病毒通过伤口进入人体内。潜伏期平均 1～3 个月,亦有短至 1 周和长达数年者,潜伏期长短取决于被咬伤部位距头部的远近及伤口内病毒的数量。发病早期有发热、乏力、流涎等症状;发作期表现为躁动不安、恐水、恐光、恐声、吞咽困难等症状,甚至在听到水声或其他轻微刺激时,引发严重的咽喉肌痉挛,故狂犬病亦称恐水症;随后转入麻痹期,出现昏迷、呼吸衰竭、循环衰竭等症状,很快死亡,病死率近乎 100％。

机体感染狂犬病病毒后可产生特异性的体液免疫和细胞免疫。特异性抗体可中和游离病毒、阻断病毒进入神经细胞,并可加强细胞免疫;CTL 可特异性溶解病毒所在靶细胞,单核细胞能产生细胞因子如 IFN、IL-2 等抑制病毒复制和抵抗病毒攻击。

(三)防治原则

狂犬病一旦发病则难以治愈,因此预防十分重要。主要预防措施是给动物注射疫苗、捕杀野犬、严格管理家犬等。

人被犬咬伤应立即用 20％的肥皂水、0.1％新洁尔灭或清水反复冲洗伤口,然后用 70％乙醇和碘酒涂擦,较深的伤口应进行灌流清洗;并于伤口周围及底部浸润性注射高效价抗狂犬病病毒血清。

狂犬病潜伏期较长,早期接种疫苗可预防发病,抗血清与疫苗联用更为有效。我国目前使用的疫苗是用地鼠肾原代细胞或二倍体细胞培养制备的灭活疫苗,分别于第 0、3、7、14、28 日各肌注一次,免疫效果好且不良反应少。

五、人乳头瘤病毒

人乳头瘤病毒(human papilloma virus,HPV)属于乳多空病毒科乳头瘤病毒属。人是其唯一宿主,主要引起人类皮肤黏膜的增生性病变,某些型别的 HPV 还具有致癌潜能。

(一)生物学性状

病毒呈球形,核衣壳二十面体立体对称,无包膜。病毒基因组为超螺旋双链环状 DNA,大小约 8kb。HPV 有 100 多个型别,各型之间同源性小于 50%。目前 HPV 尚不能在组织细胞中培养。

(二)致病性与免疫性

HPV 的传播主要是通过与感染者病变部位或被污染物品的直接接触。生殖器感染主要是性接触传播;婴幼儿尖锐湿疣多系分娩过程或出生后与母体密切接触传染所致;少数患者则可通过内裤、浴巾、浴盆等生活用品感染。病毒感染局限于局部,不引起病毒血症。不同型别的 HPV 所致疾病临床表现不尽相同。

皮肤疣包括寻常疣、跖疣和扁平疣。寻常疣多由 HPV1～HPV4 型感染手、足部的角化上皮细胞引起,常见于少年和青春期;HPV7 常感染屠夫及卖肉人的手部皮肤,引起屠夫寻常疣;扁平疣多由 HPV3、HPV10 型引起,好发于青少年颜面、手背、前臂等处。

尖锐湿疣又称为生殖器疣,主要由 HPV6、HPV11 型感染泌尿生殖道引起,是一种性传播疾病。女性主要感染阴道、阴唇和宫颈,男性主要感染外生殖器、肛周等部位。

宫颈癌等生殖道恶性肿瘤主要与 HPV16、HPV18、HPV31、HPV33 等高危型感染有关,其中最相关的是 HPV16 和 HPV18 型。此外,近年研究资料表明,HPV 还与喉癌、舌癌等的发生有关。

(三)微生物学检查

常用免疫组化方法检测病变组织中的 HPV 抗原,或用核酸杂交技术和 PCR 方法检测 HPV 的核酸来进行疣的确诊及与 HPV 致病关系的研究。

(四)防治原则

对寻常疣和尖锐湿疣可用局部药物治疗或冷冻、电灼、激光、手术等方法去除。基因工程疫苗、亚单位疫苗正在研究试用中。

六、疱疹病毒

疱疹病毒(herpes virus)是一大类引起蔓延性皮疹的病毒。生物学归类于疱疹病毒科(Herpesviridae),根据其生物学特性又有 α 疱疹病毒、β 疱疹病毒、γ 疱疹病毒三个亚科之分。其中与人类感染有关的疱疹病毒称为人类疱疹病毒(human herpes virus,HHV),目前主要发现的有 8 种:α 疱疹病毒亚科有单纯疱疹病毒-1 和-2 型、水痘-带状疱疹病毒,均能感染上皮细胞,潜伏在神经细胞;β 疱疹病毒亚科有人巨细胞病毒、HHV-6 和 HHV-7 型,能感染和潜伏在多种组织中;γ 疱疹病毒亚科有 EB 病毒、HHV-8 型,主要感染和潜伏在淋巴细胞。HHV 具有以下共同特性:①病毒颗粒呈球形、二十面体立体对称,基因组为线性双链 DNA,核衣壳周围有一层厚薄不等的非对称包膜,最外层是包膜,表面有糖蛋白刺突,有包膜的成熟病毒直径为 120～300nm;②除 EB 病毒(即 HHV-4)、HHV-8 型外均能在二倍体细胞核内增殖,产生明显的 CPE,核内有嗜酸性包涵体出现,病毒可通过细胞间桥直接扩散,并导致感染细胞与邻近未感染细胞融合形成多核巨细胞;③病毒可通过呼吸道、消化道、泌尿生殖道等途径侵入机体,引起增殖性感染和潜伏性感染,当感染处于潜伏状态时,病毒的基因表达受到抑制,而在某些刺激因素作用下又可转为增殖性感染,潜伏和复发感染是疱疹病毒的突出特点,潜伏感染的某些疱疹病毒的基因组片段可整合于宿主细胞的染色体上而导致细胞转化。这里主要介绍宿主范围广,增殖快的 α 疱疹病毒。

(一)单纯疱疹病毒

1.生物学性状

单纯疱疹病毒(herpes simplex virus,HSV)具有典型疱疹病毒的形态特征。HSV 基因组为一线性 DNA 分子,由共价连接的长片段(L)和短片段(S)组成,至少编码 70 多种蛋白质。病毒包膜表面含 gB、gC、gD、gE、gG、gH、gI、gJ、gL 等十余种糖蛋白。其中 gB、gD 与病毒吸附与穿入有关,gD 诱导产生中和抗体的能力最强,可用于疫苗研制。gC 是补体 C3b 的受体,gE/gI 复合物是 IgGFc 的受体,这三种糖蛋白具有免疫逃逸功能。gH 参与病毒的释放。gG 是型特异性抗原,据此将 HSV 分为两个血清型 HSV-1(gG-1)和 HSV-2(gG-2),即 HHV-1 和 HHV-2。

HSV 可在多种细胞中增殖,常用的细胞系有 BHK 细胞、Vero 细胞、HEp-2 细胞等,感染细胞能很快出现 CPE,表现为细胞肿胀变圆、细胞核内有嗜酸性包涵体。常用实验动物有家兔、豚鼠、小鼠等。

2.致病性与免疫性

人群中 HSV 感染非常普遍,患者和健康带毒者是传染源,密切接触和性接触是主要传播途径。HSV 经黏膜和破损皮肤侵入机体,常见的临床表现是黏膜或皮肤局部集聚的疱疹,偶尔也可发生严重甚至致死的全身性疾病。

(1)原发感染 6 个月以内婴儿多从母体获得抗体,初次感染约 90% 无临床症状。HSV-1 原发感染常发生于 6 个月至 2 岁的婴幼儿,常见的有龈口炎,系在齿龈和口颊黏膜处发生成群疱疹,病灶内有大量病毒,传染性强,破裂后常形成溃疡。此外,可引起疱疹性脑炎、疱疹性角膜炎、疱疹性甲沟炎、湿疹样疱疹等。HSV-2 主要引起生殖器感染,男性表现为阴茎水疱性溃疡损伤,女性为宫颈、阴道、外阴部位水疱性溃疡。

(2)潜伏与复发感染 HSV 原发感染后,机体产生免疫力清除病毒,若病毒不能被彻底清除,少数病毒沿感觉神经到达三叉神经节或颈上神经节(HSV-1)、脊神经节(HSV-2)细胞中,以潜伏状态持续存在,与机体处于相对平衡状态,不出现临床症状。当机体免疫功能降低,潜伏的病毒激活增殖,沿神经纤维索下行至感觉神经末梢支配的上皮细胞内继续增殖,引起局部疱疹复发。其特点是复发病灶往往与原发感染发生于同一部位。最常见原发性齿龈口炎,复发时在唇鼻间皮肤与黏膜交界处出现成群的小疱疹。

(3)先天性及新生儿感染 HSV-1 可通过胎盘感染胎儿,易导致流产、死胎或造成胎儿畸形、智力低下等先天性畸形。新生儿在通过 HSV-2 感染的产道时亦可被感染,发生新生儿疱疹。

3.微生物学检查

(1)病毒分离和鉴定 取患者唾液、脊髓液及口腔、宫颈、阴道分泌液,或角膜结膜刮取物等接种于易感细胞中培养 2~3d,根据出现的细胞肿胀、变圆、相互融合等 CPE 现象,可做出初步诊断。然后用免疫荧光试验(IFA)、酶免疫试验(EIA)进行鉴定,用 DNA 限制性内切酶图谱进行分型。

(2)快速诊断 可采用 IFA、EIA 等方法直接检测标本中的抗原,或提取标本中的病毒 DNA,用 DNA 分子杂交法和 PCR 法检测 HSV 的核酸。

4. 防治原则

碘尿苷(IDU)、阿糖胞苷(Ara－C)、阿糖腺苷(Ara－A)、无环鸟苷(ACV)等用于治疗均有良好疗效。但这些药物都不能清除潜伏的病毒,因而不能防止潜伏感染的复发。避免直接接触患者,安全性生活,注射特异性抗体可减少感染机会。孕妇产道有 HSV－2 感染,可采取剖宫产,分娩后可给新生儿注射丙种球蛋白进行紧急预防。

HSV 有致癌潜能,减毒活疫苗和死疫苗不宜用于人体。研究中的各种亚单位疫苗、多肽疫苗和重组疫苗等均为不含 HSV 核酸的疫苗。

(二)水痘-带状疱疹病毒

水痘-带状疱疹病毒(varicella-zoster virus,VZV)即 HHV－3,只有一个血清型,其生物学性状类似于 HSV。在人或猴成纤维细胞中增殖,可缓慢产生细胞病变,形成多核巨细胞,受感染细胞核内可见嗜酸性包涵体。

1. 致病性

VZV 引起两种不同的病证,儿童初次感染出现水痘,少数人在青春期或成年后,其潜伏在体内的病毒受到某些刺激后复发导致带状疱疹。VZV 引起的水痘和带状疱疹好发于冬春季节,潜伏期 11～21d。主要传播途径是呼吸道,也可通过与水痘、疱疹等皮肤损伤部位的接触而传播,皮疹产生前 24～48h 感染性最强。

(1)水痘 水痘是一种常见的儿童传染病,传染源主要是患者。病毒感染主要起始于呼吸道黏膜,经血液和淋巴液播散至肝、脾等组织,增殖后再次入血并向全身皮肤、黏膜扩散,出现水痘。水痘的出疹特点为突发、红色皮疹或斑疹,首先出现在躯干,继而播散至头部和肢体,继续发展为成串水疱、脓疱,最后结痂。病情一般较轻,偶有并发脑炎和肺炎。但细胞免疫功能缺陷、白血病、长期使用免疫抑制剂的水痘患儿,易发展成为重症水痘,并发肺炎、脑炎等致死性疾病。成人由于过强的细胞免疫,感染后可引起广泛的组织细胞损伤,水痘症状较重且常伴发病毒性肺炎。

(2)带状疱疹 儿童时期患过水痘者,病毒可潜伏在其脊髓后根神经节或脑神经的感觉神经节中。成年后,当机体受到某些刺激或细胞免疫功能低下时,潜伏的病毒被激活,活化的病毒沿感觉神经纤维轴索下行至皮肤而引起带状疱疹。成串的疱疹水疱集中在单一感觉神经支配的皮肤区,一般在躯干,呈单侧性。

2. 免疫性

体液免疫与细胞免疫均具有一定的抗感染作用。抗体能限制病毒经血流播散,而细胞免疫则可控制疾病的发展,并可促进机体恢复。

3. 微生物学检查

水痘和带状疱疹临床症状典型,一般不行微生物学检查。但症状不典型或特殊病例则需辅以实验手段。采集疱疹病损基部的皮肤刮取物、水疱液、活检组织等涂片染色,检查核内嗜酸性包涵体和多核巨细胞。可用人二倍体成纤维细胞进行病毒的分类培养。可用免疫荧光抗体法检测 VZV 抗原进行快速诊断。可用原位杂交、PCR 技术检测标本中 VZV 的核酸。

4. 防治原则

接种 VZV 减毒活疫苗可预防水痘感染和传播，含特异性抗体的人免疫球蛋白也有预防 VZV 感染的效果。无环鸟苷、阿糖腺苷和干扰素可限制患者病情发展及缓解局部症状。

目标检测

一、单项选择题

1. 引起急性呼吸道感染的主要病原体是（　　）

A. 细菌　　　　　　B. 真菌　　　　　　C. 病毒　　　　　　D. 衣原体　　　E. 螺旋体

2. 流感病毒的核酸特点是（　　）

A. 一条完整的的单负链 RNA　　　　　　B. 分段的单负链 RNA

C. 分段的双链 RNA　　　　　　D. 完整的双链 DNA

E. 分段的单链 DNA

3. 划分流感病毒亚型的依据为（　　）

A. 核蛋白抗原　　　B. M 蛋白抗原　　　C. 血凝素和神经氨酸酶

D. 核酸类型　　　　E. 培养特性

4. 青春期感染腮腺炎病毒易合并（　　）

A. 脑膜炎　　　　　B. 肺炎　　　　　　C. 肝炎

D. 肾炎　　　　　　E. 睾丸炎或卵巢炎

5. SSPE 的病原体是（　　）

A. 麻疹病毒　　　　B. 腮腺炎病毒　　　C. 风疹病毒

D. 腺病毒　　　　　E. 鼻病毒

6. 下列哪种病毒可导致垂直感染（　　）

A. 呼吸道合胞病毒　　　　　　B. 流感病毒　　　　C. 轮状病毒

D. 狂犬病毒　　　　　　E. 风疹病毒

7. 脊髓灰质炎病毒主要侵犯（　　）

A. 三叉神经节　　　B. 脑神经节　　　　C. 脊髓前角运动神经细胞

D. 神经肌肉接头　　E. 海马回锥体细胞

8. 小儿麻痹症的病原体是（　　）

A. 脊髓灰质炎病毒　B. 乙脑病毒　　　　C. 单纯疱疹病毒

D. 麻疹病毒　　　　E. EB 病毒

9. 脊髓灰质炎多见于（　　）

A. 儿童　　　　　　B. 青壮年　　　　　C. 孕妇

D. 农民　　　　　　E. 制革工人

10. 柯萨奇病毒的主要传播途径是（　　）

A. 呼吸道　　　　　B. 消化道　　　　　C. 蚊虫叮咬

D. 血液和血制品　　E. 母-婴传播

11. 引起手足口病的主要病原体是（　　）

A. 柯萨奇病毒 A 组 20 型　　　　　B. 腺病毒 8 型　　　C. 新肠道病毒 71 型

D. 新肠道病毒 69 型　　　　　　　　E. 新肠道病毒 70 型

12. 脊髓灰质炎病毒最主要的感染类型是(　　)

A. 隐性感染　　　B. 急性感染　　　C. 慢性感染

D. 潜伏感染　　　E. 慢发感染

13. 引起急性出血性结膜炎的主要病原体是(　　)

A. 柯萨奇病毒 A 组 20 型　　　　　B. 腺病毒 8 型　　　C. 新肠道病毒 71 型

D. 新肠道病毒 69 型　　　　　　　　E. 新肠道病毒 70 型

14. Sabin 疫苗是指(　　)

A. 脊髓灰质炎减毒活疫苗　　　　　B. 脊髓灰质炎灭活疫苗

C. 卡介苗　　　D. 乙型肝炎疫苗　　　E. 麻疹减毒活疫苗

15. 引起婴幼儿急性胃肠炎的主要病原体是(　　)

A. 新肠道病毒　　　B. 志贺菌　　　C. Norwalk 病毒

D. 轮状病毒　　　E. 大肠埃希菌

16. 轮状病毒的命名是因其(　　)

A. 负染后在电镜下可见病毒外形呈车轮状

B. 具有双层衣壳,无包膜　　　C. 是首先发现该病毒者的人名

D. 反复周期性引起婴幼儿急性胃肠炎　　　E. 病毒体呈现扁平形

17. 轮状病毒的核酸类型为(　　)

A. 单正链 RNA　　　B. 单负链 RNA　　　C. 双链 RNA ,分节段

D. 单链 DNA　　　E. 双链 DNA

18. 甲型肝炎病毒的主要传播途径是(　　)

A. 呼吸道传播　　　B. 消化道传播　　　C. 血液接触

D. 蚊虫叮咬　　　E. 性接触

19. HAV 不能引起(　　)

A. 隐性感染　　　B. 急性感染　　　C. 急性黄疸型肝炎

D. 慢性肝炎　　　E. 急性无黄疸型肝炎

20. Dane 颗粒是指(　　)

A. HAV 颗粒　　　B. 完整的 HBV 颗粒　　　C. HBV 球形颗粒

D. HBV 管形颗粒　　　E. 狂犬病病毒包涵体

21. HBV 的核酸类型为(　　)

A. 单正链 RNA　　　B. 单负链 RNA　　　C. 双链分节段 DNA

D. 双链环状 DNA　　　E. 双链 RNA

22. 乙型肝炎病毒的主要传播途径是(　　)

A. 消化道传播　　　B. 血液、血制品传播　　　C. 蚊虫叮咬

D. 呼吸道传播　　　E. 直接接触

23. 下列病毒中抵抗力最强的是(　　)

A. 脊髓灰质炎病毒　B. 乙型肝炎病毒　　　　C. 乙脑病毒

D. 单纯疱疹病毒　　　E. 流感病毒

24. 下列哪种病毒为缺陷病毒（　　）

A. HAV 　　　　 B. HBV 　　　　 C. HCV 　　　　 D. HDV 　　　 E. HEV

25. 输血后肝炎最多见（　　）

A. 甲型肝炎 　　　 B. 乙型肝炎 　　　 C. 丙型肝炎

D. 丁型肝炎 　　　 E. 戊型肝炎

26. 流行性乙型脑炎病毒的传播途径是（　　）

A. 跳蚤叮咬 　　　 B. 蜱叮咬 　　　 C. 三带喙库蚊叮咬

D. 螨叮咬 　　　 E. 虱叮咬

27. 肾综合征出血热的病原体是（　　）

A. 登革病毒 　　　 B. 汉坦病毒 　　　 C. 新疆出血热病毒

D. 埃博拉病毒 　　 E. 刚果出血热病毒

28. HSV-1 主要潜伏部位是（　　）

A. 口唇皮肤 　　　 B. 唾液腺 　　　 C. 脊髓后根神经节

D. 骶神经节 　　　 E. 三叉神经节

29. AIDS 的传染源是（　　）

A. 性乱人群 　　 B. HIV 无症状携带者和艾滋病患者 　　 C. 静脉毒瘾者

D. 同性恋者 　　 E. HIV 实验室工作人员

30. HIV 可侵犯人体多种细胞,但下列哪种细胞除外（　　）

A. $CD4^+$ 细胞 　　 B. $CD8^+$ 细胞 　　 C. 单核-巨噬细胞

D. 脑小胶质细胞 　　 E. 神经元

31. 内基小体就是（　　）

A. 狂犬病病毒包涵体 　　　　　　 B. 麻疹病毒包涵体

C. 腺病毒包涵体 　　 D. 乙脑病毒包涵体 　　 E. 巨细胞病毒包涵体

二、简答题

1. 可引起全身感染的呼吸道病毒有哪些？各引起哪些疾病？（至少列出三种）

2. 甲型流感病毒为何容易引起大流行？

3. 简述麻疹的致病性和免疫性及其预防措施。

4. 简述风疹病毒对胎儿的危害,应怎样预防？

5. 人类肠道病毒有哪些？有何致病特点？

6. 脊髓灰质炎病毒的致病性和免疫性有何特点？

7. 试述轮状病毒的分类、致病性。

8. 试述乙型肝炎的血清学主要抗原抗体系统并简述其在疾病诊断中的意义。

9. 简述五种肝炎病毒的生物学特性、致病性及特异性预防。

10. 试述流行性乙脑病毒的致病性、免疫性和防治原则。

11. 简述汉坦病毒的致病性。

12. 人类疱疹病毒主要有哪些类型？各引起何种疾病？

13. 试述 HIV 感染人体后的致病过程。

14. 试述狂犬病的防治原则。

（马新博）

第二十章 真　菌

学习目标

【掌握】真菌的主要生物学性状，致病性。

【熟悉】常见的致病性真菌。

【了解】真菌的检查方法。

第一节　概　述

真菌(fungus)是一种真核细胞型微生物，有典型的细胞核和完善的细胞器。真菌种类繁多，在自然界分布广泛。大多对人无害，能引起人类疾病的 300 余种。近年来真菌感染明显上升，这与滥用抗生素引起菌群失调和应用激素、抗癌药物等导致免疫力低下有关。

一、真菌的生物学性状

（一）形态与结构

真菌分单细胞和多细胞两类。

1. 单细胞真菌

单细胞真菌呈圆形或卵圆形，如酵母菌或类酵母菌，对人致病的主要有新型隐球菌、白假丝酵母菌。这类真菌以出芽方式繁殖，芽生孢子成熟后脱落成独立个体。

2. 多细胞真菌

多细胞真菌有菌丝和孢子两大基本结构组成。

（1）菌丝(hypha)　真菌的孢子以出芽方式繁殖。在环境适宜情况下由孢子长出芽管，逐渐延长呈丝状，称菌丝。菌丝又可长出许多分枝，交织成团称菌丝体(mycelium)。

（2）孢子(spore)　是真菌的繁殖结构。孢子分有性孢子和无性孢子(图 20-1)两种。有性孢子是由同一菌体或不同菌体上的两个细胞融合经减数分裂形成。无性孢子是菌丝上的细胞分化或出芽生成。病原性真菌大多形成无性孢子。无性孢子根据形态分为三种。①分生孢子(conidium)：由生殖菌丝末端的细胞分裂或收缩形成，也可在菌丝侧面出芽形成，按形态和结构又可分为大分生孢子和小分生孢子。②叶状孢子(thallospore)：由菌丝内细胞直接形成。a. 芽生孢子(blastospore)，由菌丝体细胞出芽生成，一般芽生孢子长到一定大小即与母体脱离，若不脱离则形成假菌丝。b. 厚膜孢子(chlamydospore)，菌丝内胞浆浓缩，胞壁增厚，在不利环境中形成，抵抗力增大。当环境有利时，厚膜孢子又可出芽繁殖。c. 关节孢子(arthrospore)，在陈旧的培养物中，菌丝细胞壁变厚，形成长方形的节段，呈链状排列。③孢子囊孢子(sporangiospore)：菌丝末端膨大成孢子囊，内含许多孢子，孢子成熟则破囊而出(图 20-1)。

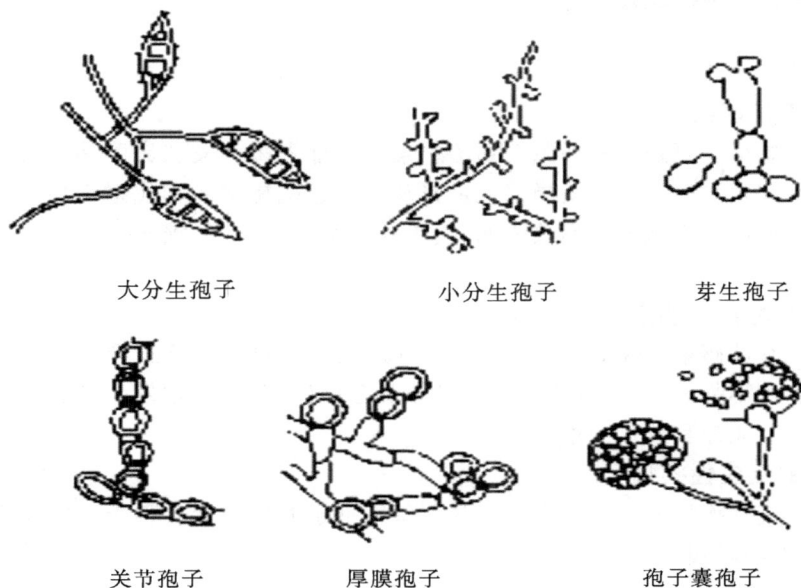

大分生孢子　　　　　小分生孢子　　　　　芽生孢子

关节孢子　　　　　厚膜孢子　　　　　孢子囊孢子

图 20-1　真菌无性孢子示意图

(二)培养特性

真菌的营养要求不高，在沙保弱培养基(Sabouraud's medium)，含 4% 葡萄糖，1.0% 蛋白胨，pH 为 4.0～6.0，22～28℃，较高的湿度与有氧的条件下生长良好，大多于 1～2 周出现典型菌落。真菌菌落一般有三种类型。

1.酵母型菌落

酵母型菌落为单细胞真菌的菌落，形态与细菌菌落相似，以出芽形式繁殖，如新型隐珠菌。

2.类酵母型菌落

类酵母型菌落外观似酵母菌落，但可见伸入培养基中的假菌丝，它由伸长的芽生孢子形成，如白色念珠菌。

3.丝状菌落

丝状菌落是多细胞真菌的菌落形式，由许多疏松的菌丝体构成。菌落成棉絮状、绒毛状或粉末状，菌落正背两面呈现不同的颜色。

(三)抵抗力

真菌对干燥、紫外线及一般化学消毒剂有较强抵抗力。对 2.5% 碘酒，2% 石炭酸，10% 甲醛溶液敏感，一般可用甲醛溶液熏蒸被真菌感染的房间。对热抵抗力不强，一般 60℃ 1h 可杀死真菌菌丝和孢子。灰黄霉素、制霉菌素、两性霉素 B、克霉素、酮康唑、伊曲康唑等对多种真菌有抑制作用。

二、真菌的致病性与免疫性

（一）真菌的致病性

1. 致病性真菌感染

致病性真菌感染主要是一些外源性真菌感染。浅部真菌如皮肤癣菌具有嗜角质性，并能产生角蛋白酶水解角蛋白。在皮肤局部大量繁殖后通过机械刺激和代谢产物的作用，引起局部炎症和病变。深部真菌感染后不被杀死，能在吞噬细胞中生存、繁殖，引起慢性肉芽肿或组织溃疡坏死。

2. 机会致病性真菌感染

机会致病性真菌感染主要是由一些内源性真菌引起，如白假丝酵母菌、曲霉菌、毛霉菌。这些真菌的致病性不强，感染与机体免疫力降低及菌群失调有关，常发生于长期应用抗生素、激素、免疫抑制剂、化疗和放疗的患者。

3. 真菌超敏反应性疾病

真菌超敏反应性疾病是吸入或食入某些菌丝或孢子时可引起各种类型的超敏反应，如荨麻疹、变应性皮炎与哮喘等。

4. 真菌性中毒症

粮食受潮霉变，摄入真菌或其产生的毒素后可引起急、慢性中毒称为真菌中毒症。因毒素不同，有的引起肝、肾损害，有的引起血液系统变化，有的作用于神经系统引起抽搐、昏迷等症状。

5. 真菌毒素与肿瘤

实验证明有些真菌产物与肿瘤发生有关，如黄曲霉毒素，毒性很强，小剂量即可诱发肝癌。其他致癌的真菌毒素还有赭曲霉产生的黄褐毒素也可诱生肝肿瘤；镰刀菌 T-2 毒素可诱发大鼠胃癌、胰腺癌、垂体和脑肿瘤；展青霉素可引起局部肉瘤等。

（二）免疫性

1. 非特异性免疫

人类对真菌感染有天然免疫力，包括皮肤分泌短链脂肪酸和乳酸的抗真菌作用，血液中转铁蛋白扩散至皮肤角质层的抑制真菌作用，中性粒细胞和单核-巨噬细胞的吞噬作用，以及正常菌群的拮抗作用。

2. 特异性免疫

真菌因胞壁厚，抗体和补体不能完全杀灭它。但特异性抗体可阻止真菌转为菌丝相以提高吞噬率，并抵制真菌吸附于体表。真菌感染以细胞免疫为主，T 细胞分泌的细胞因子可以加速表皮角化和皮屑形成，随皮屑脱落，将真菌排除；以 T 细胞为主导的迟发型超敏反应引起免疫病理损伤能局限和消灭真菌，终止感染。

三、真菌的微生物学检查法

（一）标本采集

浅部感染真菌的检查可用 70％乙醇棉球擦拭局部后取皮屑、毛发、指（趾）甲屑等标本。深部感染真菌的检查可根据病情取痰、血液、脑脊液等标本。

（二）直接镜检

浅部感染真菌的病变标本（如毛发、皮屑、甲屑等）置玻片上,滴加 10％ KOH,覆盖玻片微热熔化角质层,再将玻片压紧,用吸水纸吸去周围多余碱液,在显微镜下观察。见皮屑、甲屑中有菌丝,或有成串孢子,即可初步诊断为癣菌感染,但不能确定菌种。深部感染真菌标本（如痰、脑脊液）亦可行涂片用革兰染色（白色念珠菌）或墨汁负染色（隐球菌）观察形态特征。

（三）分离培养

直接镜检不能确诊时应行真菌培养。皮肤、毛发、甲屑标本经 70％乙醇或 2％石炭酸浸泡 2～3min 杀死杂菌,无菌盐水洗净后接种于含抗生素的沙保弱培养基上,25～28℃数日至数周,观察菌落特征。必要时行小培养,于镜下观察菌丝、孢子特征进行鉴定。若为血液需先增菌,脑脊液则取沉淀物接种于血平板上 37℃培养。若疑为假丝酵母菌,取菌落接种于 0.5mL 血清试管内,37℃ 1h 后涂片革兰染色,见有假丝酵母菌细胞长出芽管即可初步确定。

四、真菌感染的防治原则

真菌感染尚无特异预防,主要注意公共卫生和个人卫生。局部治疗可用 5％硫磺软膏、咪康唑霜、克霉唑软膏或 0.5％碘附。若疗效不佳或深部感染可口服抗真菌药物,如两性霉素 B、制霉菌素、咪康唑、酮康唑、氟康唑和伊曲康唑等。

第二节　常见的致病性真菌

真菌按侵犯部位和临床表现,可分为浅部感染真菌和深部感染真菌。

一、浅部感染真菌

（一）表面感染真菌

这类真菌主要寄居于人体皮肤和毛干的最表层。因不接触组织细胞,很少引起宿主细胞反应。在我国主要有秕糠马拉癣菌,可引起皮肤表面出现黄褐色的花斑癣,如汗渍斑点,俗称汗斑。诱发因素为高温多汗。由于此菌能产生对黑色素细胞有抑制作用的二羧酸,使花斑癣局部色素减退。

（二）皮肤癣真菌

皮肤癣菌有嗜角质蛋白的特性,使其侵犯部位只限于角化的表皮、毛发和指（趾）甲,其中手足癣最多见。皮肤癣菌分毛癣菌、表皮癣菌、小孢子癣菌三个属。在沙保弱培养基上形成丝状菌落。根据菌落形态、颜色和所产生的大分生孢子,可对皮肤癣菌做出初步鉴定。

一种皮肤癣菌可在不同部位引起病变,相同部位的病变也可由不同的皮肤癣菌引起。三种癣菌均可侵犯皮肤,引起手足癣、体癣、股癣、叠瓦癣等。毛癣菌和表皮癣菌可侵犯指（趾）甲,引起甲癣（俗称灰指甲）,使指甲失去光泽,增厚变形。此外,毛癣菌与小孢子癣菌还可侵犯毛发,引起头癣、黄癣和须癣。

（三）皮下组织感染真菌

引起皮下组织感染的真菌主要有着色真菌和孢子丝菌。一般经外伤感染,在局部皮下组织繁殖,亦可缓慢向周围组织扩散。

1. 着色真菌

着色真菌是一些在分类上接近、引起疾病症状相似的真菌的总称。感染均发生在暴露部位,病损皮肤变黑,故称着色真菌病。在我国主要有卡氏枝孢霉菌和裴氏着色芽生菌。这类真菌在沙保弱培养基上生长缓慢,常需培养数周。菌落棕褐色,表面有极短的菌丝。主要侵犯人类肢体皮肤,潜伏期约一个多月,长者数月乃至一年,病程可长达几十年。早期皮肤患处发生丘疹,丘疹增大形成结节,结节融合成疣状或菜花状。随病情发展,原病灶结疤愈合,新灶又在四周产生。日久疤痕广泛,影响淋巴回流,形成肢体象皮肿。免疫功能低下时亦可侵犯中枢神经,或经血行扩散。

2. 孢子丝菌

孢子丝菌属于腐生性真菌,广泛存在于土壤、植物、木材上,常因外伤接触带菌的花草、荆棘等引起感染。感染的主要病原为申克孢子丝菌,此菌经微小损伤侵入皮肤,然后沿淋巴管分布,引起亚急性或慢性肉芽肿,使淋巴管形成链状硬结,称为孢子丝菌下疳。也可经口进入肠道或经呼吸道进入肺,随后经血行播散至其他器官引起深部感染。此病在我国传播较广,病例以东北较多,约占全国已发现病例的 70%。

二、深部感染真菌

深部或系统性感染真菌是指能侵袭深部组织和内脏及全身的真菌。深部感染真菌主要有白假丝酵母菌、新型隐球菌、曲霉菌、毛霉菌。

(一)白假丝酵母菌

白假丝酵母菌(*Candida albicans*)又称白色念珠菌,菌体圆形或卵圆形,革兰染色阳性,着色不均匀(图 20-2)。以出芽繁殖,称芽生孢子。孢子伸长成芽管,不与母体脱离,形成较长的假菌丝。芽生孢子多集中在假菌丝的连接部位。各种临床标本及活检组织标本中除芽生孢子外,还可见大量假菌丝,表明白假丝酵母菌处于活动状态,有诊断价值。

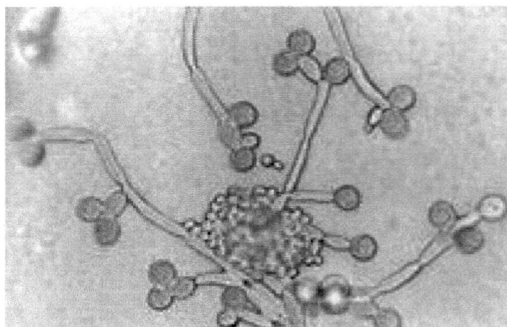

图 20-2 白假丝酵母菌

白假丝酵母菌可侵犯人体多个部位,机体抵抗力降低是其入侵的主要原因。主要引起以下感染。①皮肤黏膜感染:皮肤感染好发于皮肤皱褶处,如腋窝、腹股沟、乳房下、肛门周围、会阴部及指(趾)间等潮湿部位,易与湿疹混淆。黏膜感染则有鹅口疮、口角糜烂、外阴与阴道炎等,其中以鹅口疮最多。鹅口疮的病灶与白喉相似,除去表面白斑即露出下面坏死组织,易误诊为白喉。鹅口疮多见于体质虚弱的初生婴儿,尤以人工喂养者较多。但当口腔正常菌群建立后就很少见到。鹅口疮一般仅限于局部,症状较轻,一旦扩散至内脏可导致死亡。②内脏感染:有肺炎、支气管炎、食管炎、肠炎、膀胱炎和肾盂肾炎等。偶尔也可引起败血症。③中枢神经感染:可有脑膜炎、脑膜脑炎、脑脓肿等。

(二)新型隐球菌

新型隐球菌(*Cryptococcus neoformans*)为圆形的酵母型菌,外周有荚膜,折光性强(图

20-3)。一般染色法不被着色,难以发现,故称隐球菌。用印度墨汁行负染后镜检,可见在黑色的背景中有圆形或卵圆形的透亮菌体,内有1个较大与数个小的反光颗粒,为双壁细胞,外包有一层透明的荚膜。荚膜可比菌体大1～3倍,菌体常见有出芽,但不生成假菌丝。

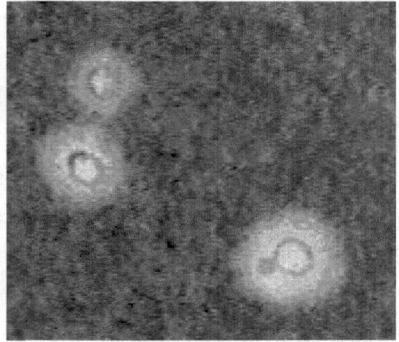

图20-3　新型隐球菌

新型隐球菌广泛分布于自然界,主要传染源是鸽子,在鸽粪中有大量存在。人因吸入鸽粪污染的空气而感染,在肺部引起轻度炎症,或隐性感染,亦可经破损皮肤及肠道入侵。当机体免疫功能下降时可引起支气管肺炎。部分患者发生血行播散,最易受累的是中枢神经系统,引起慢性脑膜炎。也可播散至骨骼、肌肉、淋巴结、皮肤黏膜引起慢性炎症和脓肿。

(三)曲霉菌

曲霉菌(Aspergillus)广布自然界,生长迅速,在沙保弱培养基上形成丝状菌落。开始为白色,随着分生孢子的产生而呈各种颜色。引起人类疾病最多见的是烟曲霉菌,主要由呼吸道入侵,引起支气管哮喘或肺部感染。在扩大的支气管和鼻窦中形成曲霉栓子或在肺中形成曲霉球,系大量曲霉菌繁殖成丛与纤维素、黏液及炎症的细胞碎片等凝聚而成。此时X线显示肺内有空洞,其致密阴影在空洞内可随体位改变而移位,应与结核球和肺癌区别。严重病例可播散至全身。

(四)毛霉菌

毛霉菌(Mucor)广布于自然界,一般为面包、水果上和土壤中的腐生菌。引起疾病的主要菌种为丝生毛霉菌,可侵犯血管壁,引起血栓和组织坏死。多继发于糖尿病或其他慢性消耗性疾病,病情急,症状严重者可以致死。依据临床表现分为:①脑型毛霉菌病,系毛霉菌从鼻腔、鼻旁窦沿小血管到达脑部,引成血栓及坏死;②肺毛霉菌病,主要表现为支气管肺炎,亦有肺梗死及血栓形成;③胃肠道毛霉菌病,多见于回肠末端、盲肠、结肠,食道和胃亦可累及。

目标检测

一、单项选择题

1.真菌的繁殖器官是(　　)

A. 芽胞　　　　B. 菌丝体　　　　C. 芽管　　　　D. 菌丝　　　　E. 孢子

2.取毛发、甲屑等标本行微生物学检查诊断癣病时,常先将标本进行哪种处理(　　)

A. 用10%H_2SO_4溶解消化　　　　B. 用10%KOH溶解消化

C. 用放线菌酮消毒处理　　　　D. 用10%HCl消毒处理

E. 用95%乙醇溶解消化

3.预防癣发生的最好办法是(　　)

A. 接种疫苗　　　B. 注射抗真菌抗体　　　C. 应用抗真菌淋巴细胞

D. 注射细胞因子　　　E. 注意清洁卫生,避免与患者接触

4.新生隐球菌引起的主要疾病是（　　）

A.慢性脑膜炎　　　　B.流行性脑脊髓膜炎　　　　C.流行性乙型脑炎

D.鹅口疮　　　　　　E.原发性非典型肺炎

5.引起鹅口疮的病原体是（　　）

A.絮状表皮癣菌　　　B.石膏样小孢子菌　　　　　C.口腔链球菌

D.白假丝酵母菌　　　E.口腔螺旋体

二、简答题

1.简述真菌孢子与细菌芽胞的不同点。

2.简述真菌对人类所致疾病的种类。

3.简述白假丝酵母菌致病特点。

4.简述新生隐球菌的致病性。

（张昊）

下 篇

人体寄生虫学

第二十一章　人体寄生虫学概述

学习目标

【掌握】寄生虫、宿主、感染阶段和生活史的概念;寄生虫对宿主的致病作用。

【熟悉】宿主对寄生虫的免疫作用;寄生虫病的主要诊断方法及防治原则。

【了解】寄生虫病的流行。

寄生虫病是世界各地普遍存在的公共卫生问题,严重影响着人体的健康。本章主要介绍寄生虫学中的基本概念和基本知识;寄生虫的感染与致病作用;机体的免疫作用及寄生虫病的流行与预防。

第一节　寄生现象、寄生虫与宿主

一、寄生现象

在漫长的生物进化进程中,生物与生物之间形成了各种错综复杂的关系。其中两种不同生物生活在一起的现象称为共生。根据共生生活中两种生物之间的利害关系,又将共生现象分为互利共生、片利共生和寄生。

(一)互利共生

两种不同生物生活在一起,双方互相依靠,彼此受益,这种关系称为互利共生(mutualism)。例如,马胃内有很多纤毛虫,纤毛虫分泌的消化酶帮助马分解植物纤维,不仅虫体本身获得营养,也利于马的消化吸收;同时纤毛虫的大量繁殖和死亡后也为马提供了蛋白质。

(二)片利共生

两种不同的生物生活在一起,其中一方受益,另一方既不受益也不受害,这种关系称为片利共生或共栖(commensalism)。例如,海洋中个体较小的鮣鱼用其背部的吸盘吸附于大型鱼类的体表,随着大型鱼类的游动到处觅食,对大型鱼类既无益也无害,但增加了鮣鱼觅食的机会。

(三)寄生

两种生物生活在一起,其中一种生物从对方获利并生存,而另一种生物受到损害,这种关系称为寄生(parasitism)。受害者称为宿主,受益者称为寄生物。寄生虫、病毒、立克次体、细菌、真菌等已放弃了自生生活方式,这类营寄生生活的生物统称为寄生物。

二、寄生虫

在寄生生活中,某些逐渐失去自生生活能力,长期或短暂地依附在另一种生物的体内或体表,获得营养并给对方造成损害的低等动物统称寄生虫(parasite)。寄生虫包括单细胞原生生物和多细胞无脊椎动物。寄生虫的种类繁多,根据其与宿主的关系,可分为以下几种类型。

(一)专性寄生虫

专性寄生虫(obligatory parasite)是指寄生虫生活史中至少有一个时期必须营寄生生活,否则就不能生存的寄生虫。例如,似蚓蛔线虫虫卵在外界可生存一段时间,但发育到某一阶段后必须进入人体内营寄生生活,才能进一步发育为幼虫。又如,丝虫各个发育阶段都必须在相应的人体和蚊体内进行,否则就不能完成其生活史。

(二)兼性寄生虫

兼性寄生虫(facultative parasite)是指有些寄生虫主要在外界营自生生活,但在某种情况下可侵入宿主营寄生生活。例如,粪类圆线虫一般在土壤内过自由生活,但也可在人体的肠道内营寄生生活。

(三)体内寄生虫

体内寄生虫(endoparasite)是指寄生在人体的组织、细胞和腔道中的寄生虫,如寄生在消化道内的钩虫、寄生在红细胞内的疟原虫等。

(四)体外寄生虫

体外寄生虫(ectoparasite)是指寄生在人体的体表或开口于体表的腔道中的寄生虫。例如,寄生在体表的虱、蚤、蚊、白蛉等,它们在吸血时与宿主体表接触,吸血后便离开。体外寄生虫也称为暂时性寄生虫。

(五)机会致病寄生虫

在宿主体内处于隐性感染的寄生虫,当机体免疫力低下时,可大量增殖,致病力增强,使宿主出现临床症状,这类寄生虫为机会致病寄生虫(opportunistic parasite),如刚地弓形虫、微小隐孢子虫和卡氏肺孢子虫等。

此外,还有因偶然机会侵入非正常宿主体内而营寄生生活的寄生虫,称为偶然寄生虫。例如,某些蝇卵或幼虫被误食进入消化道或幼虫侵入泌尿生殖道并寄生,引起蝇蛆病。

三、宿主

在寄生生活中,被寄生虫所寄生并受到损害的动物称为宿主(host)。人和动物均可作为宿主。寄生虫在发育过程中,有的只需要一个宿主,有的需要多个宿主。根据寄生虫不同发育阶段所寄生的宿主不同,可将宿主分为以下几种类型。

(一)终末宿主

终末宿主(definitive host)是寄生虫成虫或有性生殖阶段所寄生的宿主,如肺吸虫成虫寄生在人的肺部,则人是肺吸虫的终末宿主。

(二)中间宿主

中间宿主(intermediate host)是寄生虫幼虫或无性生殖阶段所寄生的宿主。有些寄生虫需要两个或两个以上的中间宿主,则按顺序称第一中间宿主和第二中间宿主,如华支睾吸虫幼虫先后寄生在豆螺和淡水鱼、虾体内,则豆螺为第一中间宿主,淡水鱼、虾为第二中间宿主。

(三)保虫宿主或储存宿主

有些寄生虫成虫除了可寄生于人体外,也可感染某些脊椎动物,这些受染的动物统称保虫宿主或储存宿主(reservoir host),是此种寄生虫病的重要传染源。如日本血吸虫成虫除寄生于人体外,还可寄生于牛或其他哺乳动物,则牛或其他哺乳动物为日本血吸虫的保虫宿主或储存宿主,是血吸虫病的重要传染源。

(四)转续宿主

有些寄生虫幼虫侵入非正常宿主,在非正常宿主体内不能正常发育,但可长期存活。这种含有滞育状态寄生虫幼虫的非适宜宿主为转续宿主(paratenic host)。幼虫一旦有机会侵入正常宿主体内仍可发育为成虫。如野猪是卫氏并殖吸虫的非适宜宿主,如童虫侵入野猪体内不能发育为成虫,幼虫长期处于滞育状态,并在野猪体内移行,引起幼虫移行症(larva migrans)。若人或犬生食或半生食含有卫氏并殖吸虫幼虫的野猪肉,这些幼虫进入人或犬体内,仍可继续发育为成虫。因此,野猪为该虫的转续宿主。

四、寄生虫的生活史

寄生虫完成一代生长、发育与繁殖的全过程称为寄生虫的生活史(life cycle)。按生活史过程是否需要转换宿主分为直接型生活史和间接型生活史。直接型生活史的寄生虫不需要转换宿主,如蛔虫、钩虫;间接型生活史的寄生虫需要转换宿主,如旋毛虫、血吸虫。寄生虫的生活史中具有感染人体能力的发育阶段称为感染阶段(infective stage)。寄生虫的生活史越复杂,其存活的机会就越小,但其高度发达的生殖能力弥补了这一不足。掌握寄生虫的生活史和感染阶段,可针对寄生虫某个发育阶段采取有效的防治措施。

不同寄生虫的生殖方式也不一样。有些寄生虫的生活史中只有无性繁殖,如阴道毛滴虫和蓝氏贾第鞭毛虫等;而有些寄生虫生活史中只有有性繁殖,如蛔虫、鞭虫和蛲虫等;还有一些寄生虫的生活史中既有有性繁殖也有无性繁殖过程。寄生虫生活史中有性繁殖和无性繁殖交替的现象称为世代交替(alternation of generations),例如,血吸虫和疟原虫。

第二节　寄生虫与宿主的相互作用

寄生虫与宿主的相互作用包括寄生虫对宿主的损害及宿主对寄生虫的抵抗两方面。双方相互作用的结果与寄生虫致病力的强弱、侵入机体的数量和部位及宿主免疫力有关。二者相互作用的结果可表现为:带虫状态、清除寄生虫、引起寄生虫病等。体内有寄生虫寄生但无临床症状的人称为带虫者(carrier)。带虫者是最难以控制、也是在流行病学意义上最大的传染源。

一、寄生虫对宿主的致病作用

(一)夺取营养

寄生虫在宿主体内生长、发育、繁殖所需的营养均来自宿主,有些肠道寄生虫,不仅可直接摄取宿主的营养,还可妨碍宿主营养物质的吸收,造成宿主的营养不良或发育障碍。例如,血吸虫和钩虫以宿主的血液为食;蛔虫以宿主消化道内的食物为营养。

(二)机械性损伤

寄生虫在宿主体内寄生、移行及窜扰等过程会给宿主造成机械性损伤或破坏。例如,钩虫依靠口囊内的钩齿或板齿咬附在肠黏膜上会造成肠黏膜的损伤;细粒棘球绦虫在宿主体内形成的棘球蚴除可破坏寄生的器官外还可压迫邻近组织;肺吸虫的童虫在体内移行可引起肺、肝等多个器官损伤。

(三)毒性作用

寄生虫的排泄物、分泌物、死亡崩解物、虫卵、蠕虫的蜕皮液等均对宿主有毒害作用。例如,寄生于淋巴管内的丝虫分泌物、代谢产物可引起淋巴管内皮细胞肿胀、增生,管壁及周围组织发生炎症细胞浸润,管壁增厚,最后导致管腔阻塞。

(四)免疫病理损伤

寄生虫体内和体表的许多成分及线虫的蜕皮液等均具有抗原性,可引起宿主的免疫病理损伤。例如,日本血吸虫和疟原虫抗原与宿主产生的抗体结合形成的抗原抗体复合物引起的肾脏损伤;日本血吸虫虫卵引起的虫卵肉芽肿;棘球蚴破裂引起的过敏性休克等。

二、宿主对寄生虫的免疫作用

寄生虫一旦侵入宿主,机体必然会产生一系列的防御反应(包括非特异性免疫和特异性免疫应答),杀伤或消灭感染的寄生虫。因为寄生虫自身的特点,如抗原成分复杂、抗原容易变异等,所以宿主针对寄生虫感染产生的免疫力一般不能将寄生虫从宿主体内完全清除,还需通过抗寄生虫药物的作用杀灭寄生虫。

(一)非特异性免疫

抗寄生虫的非特异性免疫作用包括屏障作用、吞噬细胞的吞噬作用、体液中的补体及溶酶体酶的作用。宿主可通过非特异性免疫作用抑制、杀伤、消灭寄生虫。

(二)特异性免疫

机体对寄生虫抗原的刺激可产生特异性免疫应答,包括体液免疫应答和细胞免疫应答,这种特异性免疫应答作用在抗寄生虫感染中发挥着重要的作用。寄生虫抗原的复杂性对寄生虫的特异性免疫应答有独特的表现类型。

1. 消除性免疫

消除性免疫是指人体感染某种寄生虫后所产生的特异性免疫,既可消除体内寄生虫又能完全抵抗再感染。例如,杜氏利什曼原虫引起的皮肤利什曼病。消除性免疫在抗寄生虫感染中是比较少见的一种免疫现象。

2.非消除性免疫

非消除性免疫在抗寄生虫感染中是较常见的一种免疫类型。寄生虫感染后机体产生的特异性免疫不能完全清除体内寄生虫,但在一定程度上能抵抗再感染,称为非消除性免疫。若体内的活虫在药物的作用下被完全清除,免疫力也随之消失。非消除性免疫是宿主的免疫力与体内寄生虫共存的不完全免疫现象,也是抗寄生虫感染中比较多见的一种免疫现象。某些血内寄生虫如疟原虫感染,当患者临床症状消失后,体内仍有低密度的原虫,机体能保持一定的免疫力,对同种疟原虫再感染具有抵抗力,此免疫状态称为带虫免疫(premunition immunity)。在某些蠕虫如血吸虫感染时,机体产生的免疫力对体内成虫无明显杀伤效应,但可杀伤再次侵袭的童虫,这种免疫状态称为伴随免疫(concomitant immunity)。

机体针对寄生虫抗原产生的特异性免疫,一方面表现为对再感染的抵抗力,另一方面可使宿主产生Ⅰ～Ⅳ型超敏反应,引起机体的免疫病理损伤。

第三节 寄生虫病的实验诊断

寄生虫感染的诊断包括临床诊断和实验诊断。本节只介绍实验诊断方法。

一、病原学诊断方法

对于寄生虫感染的诊断,病原学诊断方法是首选,也是确诊的依据。每一种寄生虫病都有其适合的实验诊断方法,在送检的标本中,采用适合的检查方法查找到寄生虫任何的寄生阶段都可确诊。方法选择的遵循原则是简单、经济、快速和检出率高。

二、免疫学诊断方法

免疫学诊断主要作为寄生虫病实验诊断的辅助手段。在病原学诊断方法无法实现的前提下,可用免疫学诊断方法检测待检血清中寄生虫的某种抗体或抗原。它的优点是可对早期、轻度或深部寄生虫感染病例做出诊断。对某些慢性或晚期病例如丝虫病象皮肿患者,在标本中很难查到病原体,但免疫学诊断结果就具有重要参考价值。

三、分子生物学诊断方法

DNA探针和PCR技术是近年来迅速发展起来的新技术,已被广泛应用于许多原虫和部分蠕虫的检测或鉴定。这些新技术具有十分广阔的应用前景。

第四节 寄生虫病的流行与防治

一、流行的基本环节

寄生虫病的流行必须具备传染病流行的三个基本环节,即传染源、传播途径和易感人群。

(一)传染源

人体寄生虫病的传染源是指感染了寄生虫的人和动物,包括患者、带虫者和保虫宿主。其中带虫者和保虫宿主是最难以控制的传染源。寄生虫通过宿主的分泌物、排泄物或经传播媒介使生活史的某一发育阶段直接或间接进入另一宿主体内继续发育。例如,钩虫的丝状蚴,某些幼虫的感染期卵等。

(二)传播途径

寄生虫从传染源排出到感染阶段侵入易感机体的过程称为传播途径,寄生虫可通过多种传播途径侵入人体。

1. 经口感染

这是最常见的侵入途径。主要通过污染的水源、食物或手感染。我国不少地区用未经无害化处理的人粪作为肥料,粪便中的感染期虫卵污染蔬菜、水果等是常见的传播途径。水源如被某些寄生虫的感染性虫卵或成熟包囊等污染,人也可因饮水而感染。另外,由于生食或半生食含感染期幼虫的肉类而引起的旋毛虫病、猪囊虫病及生食或半生食含囊蚴的鱼、小龙虾等感染的肝吸虫病和肺吸虫病逐年增多。

2. 经皮肤黏膜感染

寄生虫在感染阶段经皮肤黏膜侵入,如钩虫的丝状蚴及血吸虫的尾蚴可经皮肤侵入人体。

3. 经节肢动物感染

某些节肢动物在寄生虫病的传播中有着非常重要的作用。寄生虫在感染阶段由节肢动物叮咬宿主而侵入,如蚊对疟原虫和丝虫的传播,白蛉对黑热病的传播等。

4. 经胎盘感染

母体妊娠时感染某种寄生虫后,寄生虫在感染阶段经胎盘由母体传给胎儿,如弓形虫和疟原虫。

5. 经接触感染

寄生虫在感染阶段由于与宿主的直接接触或间接接触而传播,如疥螨经皮肤的接触传播,阴道毛滴虫经性接触传播。

寄生虫还可通过其他的传播途径进入人体,如输血感染疟原虫、吸入感染肺孢子虫和自体感染猪带绦虫等。

(三)易感人群

对某些寄生虫缺乏免疫力或免疫力低下的人群称为易感人群。人体对寄生虫感染的免疫力多属于带虫免疫,未感染的人因缺乏特异性免疫力而成为易感者。具有免疫力的人,当其体内的寄生虫被清除后,其免疫力也随之消失,重新成为易感者。

二、流行因素

影响寄生虫病流行的因素很多,主要有自然因素、生物因素和社会因素。

(一)自然因素

自然因素包括温度、湿度、雨量、光照、地理环境等。这些因素可影响寄生虫在外界环境中的发育,也可影响其中间宿主的发育和分布。某地区流行的寄生虫的种类与这些特定的自然因素有一定关系。例如,我国南方气候温暖、潮湿、雨量丰富,有利于传播媒介蚊虫的发育;而北方的冬季寒冷、干燥、全年的雨量明显少于南方,不利于蚊虫的发育,所以以蚊虫作为传播媒介的疟疾在南方流行严重。

（二）生物因素

寄生虫生活史过程中所涉及的宿主、媒介昆虫或媒介植物等生物因素直接影响着某地区寄生虫病流行的种类。如日本血吸虫的中间宿主钉螺在我国的分布不超过北纬 33.7°，因此我国北方地区无血吸虫病的流行。

（三）社会因素

社会因素包括政府对寄生虫病的重视程度、社会的经济和科学文化教育水平、医疗卫生水平及人们的生产方式、生活习惯等。这些因素在寄生虫病的流行上都有非常重要的作用。

三、寄生虫病流行的特点

寄生虫病的流行具有明显的地方性、季节性和自然疫源性的特点。

（一）地方性

寄生虫病的分布和流行有明显的地方性特点，这与自然因素、生物因素、社会因素的关系非常密切。例如，棘球蚴病流行于我国西北的广大牧区，丝虫病主要流行于我国的长江流域及其以南地区，血吸虫病的流行与钉螺的分布一致，旋毛虫病、华支睾吸虫病等食源性寄生虫病与当地居民的饮食习惯密切相关。

（二）季节性

寄生虫病流行的季节性也与自然因素、生物因素、社会因素密切相关。在温、湿度较高、雨量较大的季节流行更为严重，其流行与中间宿主和传播媒介的季节消长一致，同时也与人们的生产和生活活动有关。例如，血吸虫病和疟疾主要在夏、秋季节流行，与人们接触疫水和蚊媒的活动一致。

（三）自然疫源性

有些寄生虫在人迹罕至的原始森林或荒漠地区的脊椎动物之间相互传播，人类由于进入这些地区而被感染，这种地区称为自然疫源地。这些可在人与脊椎动物之间自然传播的寄生虫病称为人兽共患寄生虫病（parasitic zoonosis）。这类存在于自然界的人兽共患寄生虫病具有明显的自然疫源性，如旋毛虫病的传播和流行。

四、寄生虫病的防治原则

寄生虫病防治的基本原则是控制寄生虫病流行的三个基本环节。

（一）控制传染源

控制传染源是寄生虫病防治中的主要环节。在流行区，普查、普治患者和带虫者是控制传染源的主要措施。对于保虫宿主也要进行有效的查治和处理。同时要检测疫情，防止传染源输入和扩散。

（二）切断传播途径

不同的寄生虫病其传播途径不尽相同，要制订出具有针对性的预防措施，切断其传播途径。如对于经口传播的寄生虫病要加强水源和粪便的管理，同时要注意环境和个人卫生；如果是通过媒介节肢动物传播的，要控制和消灭节肢动物。

(三)保护易感者

人体对各种寄生虫的感染大多缺乏先天的特异性免疫力,因此对人群采取必要的保护措施是防止寄生虫感染的最直接方法。积极开展预防寄生虫病的宣传教育,建立良好的卫生行为和饮食习惯,提高群众的自我保护意识,必要时可预防服药或在皮肤涂抹驱避剂。

知识链接

食源性寄生虫病

因生食或半生食含有感染期寄生虫的食物而感染的寄生虫病,称为食源性寄生虫病(food-borne parasitosis)。食源性寄生虫病主要有华支睾吸虫病和旋毛虫病等。中国疾病预防控制中心寄生虫病预防控制所研究员许隆祺指出,食源性寄生虫病已成为影响我国食品安全的主要因素之一,它的感染与人们生食或半生食鱼虾、肉类的饮食习惯以及不注意卫生的生活习惯密切相关。

第五节　人体寄生虫学的概念、范畴及任务

人体寄生虫学(human parasitology)又称医学寄生虫学(medical parasitology),是研究感染人的寄生虫和寄生虫病的科学。它主要研究与人体有关的寄生虫的形态结构、生态规律、寄生虫与宿主及外界因素相互关系的一门科学。人体寄生虫学包括医学原虫学(medical protozoology)、医学蠕虫学(medical helminthology)和医学节肢动物学(medical arachnology)三部分内容。

寄生虫病遍及全球,严重影响着人体的健康,尤其是热带和亚热带地区的发展中国家,寄生虫病的发病率和病死率都很高,危害极大。联合国开发计划署/世界银行/世界卫生组织热带病特别规划署(UNDP/World bank/WHO Special Program for Research and Training in Tropical Diseases,TDR)联合倡议要求重点防治的10种热带病中,除麻风、结核和登革热外,其余7种,都是寄生虫病。包括疟疾(malaria)、血吸虫病(schistosomiasis)、丝虫病(filariasis,包括淋巴丝虫病和盘尾丝虫病)、利什曼病(leishmaniasis)、锥虫病(trypanosomiasis,包括非洲锥虫病和美洲锥虫病)。世界卫生组织2005年的报告指出:全球每年有超过5亿人感染疟疾,感染疟疾的高危人群数量多达22亿,全球仍有多个国家和地区存在疟疾疫情。全球每年有130万新发利什曼病患者,2万～3万例死亡。锥虫病每年新发报告病例为7139例,目前实际病例的估计数为3万例。

发展中国家由于经济和生活条件相对落后,寄生虫病的流行情况远比发达国家严重,但在发达国家,寄生虫病也是普遍存在的公共卫生问题。自20世纪70年代以来,许多国家曾多次发生贾第虫病的流行甚至造成暴发流行。近年来又发现艾滋病患者常可合并贾第虫感染。滴虫性阴道炎同样遍及世界各地。

我国大部分地区处于温带和亚热带,寄生虫种类繁多,寄生虫病分布广泛。据中华人民共和国成立初期的调查,仅血吸虫病、疟疾和丝虫病患者就达7000多万人,并将危害最为严重的

血吸虫病、疟疾、丝虫病、钩虫病和黑热病列为我国的五大寄生虫病。经过半个多世纪的不懈努力,我国的寄生虫病防治工作取得了举世瞩目的成绩。于 1958 年基本消灭了黑热病,1994年基本消灭了丝虫病,并于 2000 年在全国范围内实现了阻断丝虫病传播的目标。但是,我国目前寄生虫病的流行情况仍然不容乐观。食源性寄生虫及机会致病寄生虫(弓形虫、肺孢子虫和隐孢子虫)的感染率也有所增加,因此控制和消灭寄生虫病的任务仍然十分艰巨。

目标检测

一、单项选择题

1. 寄生在宿主体内的寄生虫称为( )

A. 体外寄生虫   B. 体内寄生虫   C. 兼性寄生虫

D. 永久性寄生虫   E. 暂时性寄生虫

2. 寄生虫成虫或有性生殖阶段寄生的宿主称为( )

A. 终末宿主   B. 第一中间宿主   C. 保虫宿主

D. 第二中间宿主   E. 转续宿主

3. 除自然疫源性外,寄生虫病的流行特点还有( )

A. 无季节性   B. 仅有季节性   C. 无地方性

D. 仅有地方性   E. 既有地方性,又有季节性

4. 影响寄生虫病流行的生物因素是( )

A. 寄生虫病患者的存在   B. 感染的脊椎动物的存在   C. 中间宿主或传播媒介的存在

D. 带虫者的存在   E. 健康人群的存在

5. 专性寄生虫是( )

A. 成虫营自生生活的寄生虫

B. 幼虫营自生生活的寄生虫

C. 既可营自生生活,又可营寄生生活的寄生虫

D. 成虫和幼虫均营自生生活的寄生虫

E. 寄生虫生活史全部阶段,或至少有部分阶段营寄生生活的寄生虫

6. 人兽共患寄生虫病中人主要作为( )

A. 保虫宿主   B. 转续宿主   C. 终末宿主

D. 第一中间宿主   E. 第二中间宿主

二、简答题

1. 阐述寄生虫生活史的类型,并举例说明。

2. 医学寄生虫的主要侵入途径有哪些?举例说明。

3. 阐述寄生虫病的流行特点。

（申海光、肖立兵）

第二十二章 医学蠕虫

学习目标

【掌握】常见线虫的形态特点、感染阶段、感染方式;常见吸虫虫卵的形态特点、感染阶段、感染方式;常见绦虫虫卵的形态特点、感染阶段、感染方式。

【熟悉】蛔虫的生活史、致病性、诊断方法;蛲虫、丝虫、钩虫所致疾病;肝吸虫、日本血吸虫的生活史、致病性;姜片虫的致病性;牛带绦虫和猪带绦虫的生活史、致病性。

【了解】蛔虫病、蛲虫病、钩虫病的流行和防治原则;鞭虫、丝虫、旋毛虫的形态、生活史、致病、诊断、流行和防治;肝吸虫、姜片虫、日本血吸虫的诊断、流行和防治原则;肺吸虫的生活史、致病性、诊断、流行和防治原则;牛带绦虫和猪带绦虫的诊断方法;多房棘球绦虫与细粒棘球绦虫形态鉴别点及致病性。

蠕虫(helminth)是一类多细胞无脊椎动物,借身体肌肉伸缩做蠕形运动而故名。与人体有关的蠕虫包括扁形动物门、线形动物门和棘头动物门的各种低等动物。蠕虫种类繁多,分布甚广,可营自生生活和寄生生活。能寄生人体的蠕虫称医学蠕虫。

根据是否需要中间宿主,可将蠕虫分为两大类。①土源性蠕虫:生活史简单,完成生活史不需要中间宿主,其虫卵在外界适宜环境中发育成感染期后直接感染人,肠道线虫多属此类。②生物源性蠕虫:生活史较复杂,完成生活史需要中间宿主,其幼虫需在中间宿主体内发育为感染期后才能感染人,所有吸虫、大部分绦虫、组织内线虫多属此类。

有些蠕虫的幼虫进入非适宜宿主体内后,不能发育为成虫,但可存活较长时间,并在组织中移行,造成局部或全身病变,引起幼虫移行症。根据病变部位不同,幼虫移行症分为皮肤幼虫移行症与内脏幼虫移行症。人体的幼虫移行症多由寄生于动物的蠕虫幼虫引起,如犬钩口线虫幼虫、斯氏狸殖吸虫童虫、曼氏迭宫绦虫裂头蚴等。

第一节 线 虫

线虫(nematode)属于线形动物门的线虫纲(Class Nematoda),种类繁多、分布广泛,多数营自生生活,少数营寄生生活。常见寄生于人体的线虫约有 10 余种。

(一)形态

1.成虫

线虫成虫(图 22-1)圆柱状或线状,两侧对称,不分节。小者长不及 1cm(如旋毛虫),大者可达 1m 以上(如麦地那龙线虫)。雌雄异体,雌虫较大,尾端多尖直;雄虫较小,尾端多向腹面卷曲或膨大成交合伞。消化系统较完整,包括口腔、咽管(食道)、肠和肛门。生殖系统为细长弯曲的管状结构。雌性生殖系统多为双管型,每一管道均由卵巢、输卵管、受精囊、子宫构成,两个子宫末端汇合于阴道,开口于阴门在虫体腹面。雄性生殖系统为单管型,由睾丸、输精管、贮精囊、射精管组成,射精管最后通入泄殖腔,有交合刺1～2根。

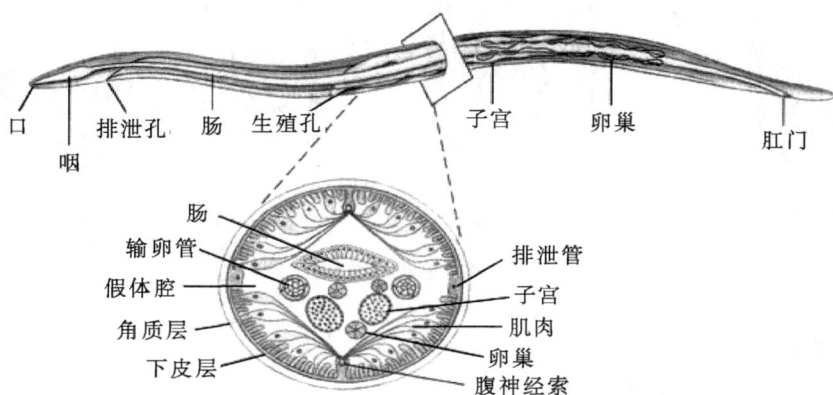

图 22-1　线虫的形态

2. 虫卵

一般为卵圆形,黄色、棕黄色或无色,无卵盖。卵壳由三层组成:外层薄,称受精膜或卵黄膜;中层为壳质层,较厚,能抵抗一定的压力;内层薄,为脂层或称蛔苷层,具有调节渗透压作用。有的虫卵外面附有一层蛋白质膜,为雌虫子宫壁分泌物。卵内含物因虫种而异,可为卵细胞、胚胎或幼虫。

(二)生活史

线虫基本发育过程经过卵、幼虫、成虫三个阶段。幼虫一般蜕皮4次后发育为成虫。根据有无中间宿主,线虫生活史分为两型。①不需中间宿主:肠道线虫多属此型,如蛔虫、鞭虫、蛲虫、钩虫等。②需中间宿主:组织内寄生线虫多属此型,如丝虫、旋毛虫、美丽筒线虫等。

一、似蚓蛔线虫

似蚓蛔线虫(*Ascaris lumbricoides* Linnaeus,1758)简称蛔虫,是人体最常见的寄生虫之一。成虫寄生于小肠,可引起蛔虫病。

(一)形态

1. 成虫

虫体较大,雌虫(20～35)cm×(3～6)mm,雄虫(15～31)cm×(2～4)mm,虫体头端有"品"字形唇瓣,体表两侧有侧索,雌虫尾端钝圆,雄虫尾端向腹侧卷曲。

2. 虫卵

蛔虫虫卵(图 22-2)分为受精卵和未受精卵两种。

受精卵大小为(45～75)μm×(35～50)μm,卵壳从外向内分为三层:受精膜(卵黄膜)、壳质层、蛔苷层。卵内为一大而圆的细胞,它与卵壳的两端形成新月形的空隙。虫卵外层为被胆汁染成棕黄色的蛋白质膜。

未受精卵狭长,大小为(88～94)μm×(39～44)μm,壳薄,无蛔苷层,卵内为许多大小不等的折光性颗粒。虫卵的蛋白质膜可脱落,此时虫卵呈无色透明,应注意与其他线虫卵鉴别。

蛋白质膜
卵细胞
屈光颗粒
卵壳
新月形空隙

（蛔虫受精卵） （蛔虫未受精卵） （感染期卵） （脱蛋白质膜受精卵）

图 22-2　蛔虫卵的形态

(二)生活史

蛔虫的形态和生活史见图 22-3。

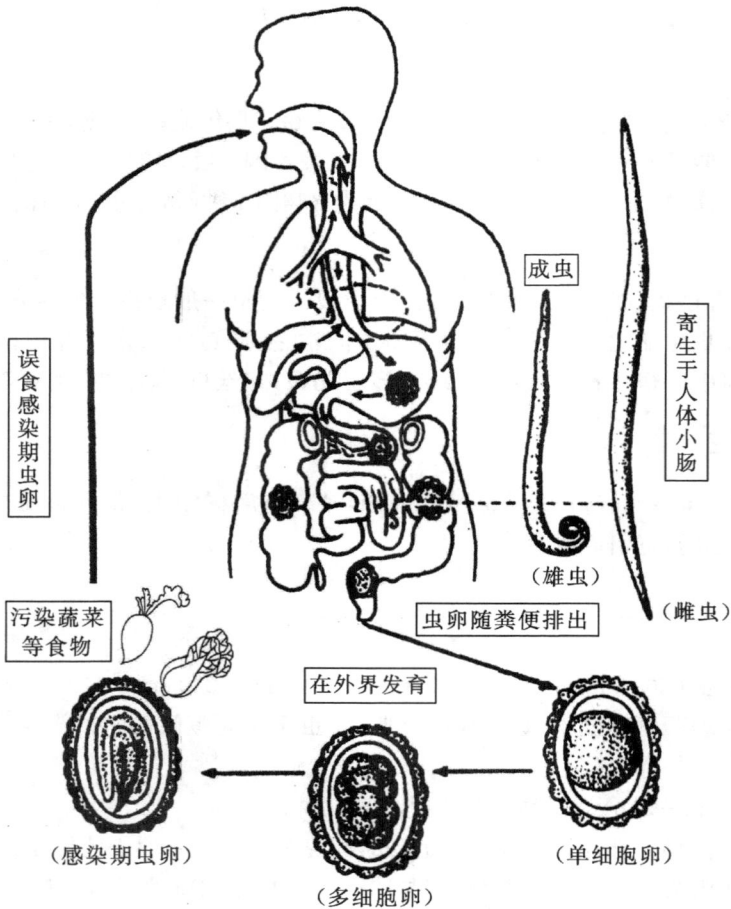

成虫

寄生于人体小肠

误食感染期虫卵

（雄虫）

（雌虫）

污染蔬菜等食物

虫卵随粪便排出

在外界发育

（感染期虫卵）

（多细胞卵）

（单细胞卵）

图 22-3　蛔虫的形态和生活史

成虫寄生于人体小肠,多见于空肠,以半消化食物为食。雌虫产的虫卵随粪便排出体外,在外界环境中,受精卵在荫蔽、潮湿、氧气充足和适宜温度(21～30℃)下,约经2周,其内的卵细胞发育为幼虫,再经1周,幼虫蜕皮1次,此时的虫卵称为感染期卵。感染期卵被人吞入后,在小肠内孵出幼虫,幼虫侵入小肠黏膜和黏膜下层的小静脉或淋巴管,经静脉入肝,再经右心到肺,穿破肺毛细血管进入肺泡,蜕皮两次后,再沿支气管、气管移行至咽,随宿主的吞咽,重新到达小肠,在小肠内经第4次蜕皮,逐渐发育为成虫。从感染期卵进入人体到雌虫产卵约需2个月。雌虫每日排卵可多达24万个。蛔虫成虫的寿命一般为1年左右。

(三)致病性

幼虫在移行过程中,穿破肺毛细血管进入肺泡,可造成肺局部出血、炎性渗出和嗜酸性粒细胞浸润,引起肺蛔虫症(蛔蚴性肺炎),临床上可出现体温升高、咳嗽、哮喘、痰中带血丝等症状。多数病例在发病后1～2周内自愈。

蛔虫对人体的致病作用主要由成虫引起。成虫寄生于小肠直接掠夺宿主的营养,加之唇齿的机械作用和代谢产物损伤肠黏膜,导致肠黏膜的炎性反应,并影响小肠的消化和吸收功能,患者可出现阵发性脐周疼痛、食欲缺乏、消化不良等,在儿童常可引起营养不良,甚至发育障碍。虫体的分泌物、代谢物常使患者出现荨麻疹及夜间磨牙、惊厥等症状。

成虫有钻孔习性,当寄生环境发生变化,如宿主体温升高或食入刺激性食物,或不适当的驱虫治疗,可刺激虫体钻入开口于肠壁上的各种管道,引起各种并发症,如胆道蛔虫症、阑尾炎、胰腺炎等,其中以胆道蛔虫症最常见。虫数多时,可引起肠梗阻。另外,还可引起肠套叠、肠穿孔等。

(四)实验诊断

由于蛔虫的产卵量大,常用粪便直接涂片法检查虫卵,一张涂片虫卵检出率为80％左右,三张检出率可达95％。改良加藤厚涂片法、沉淀法、饱和盐水浮聚法检出率更高。若粪中查不到虫卵的疑似患者,可进行试验性驱虫确诊。

(五)流行

蛔虫的分布呈世界性,尤其在在温暖、潮湿和卫生条件差的地区,人群感染较为普遍。蛔虫感染率,农村高于城市;儿童高于成人。目前,我国多数地区农村人群的感染率仍高达60％～90％。蛔虫感染如此广泛的原因,除生活史比较简单外,还与以下原因有关:①蛔虫的产卵量大;②虫卵对外界环境的抵抗力强;③用未经无害化处理的粪便施肥或随地大便,造成蛔虫卵对外界环境的广泛污染;④人们的不良卫生习惯,如饭前不洗手等,增加了人体感染机会。

(六)防治原则

对蛔虫病的防治,应采取综合性措施。加强宣传教育,普及卫生知识,注意饮食卫生和个人卫生,防止食入蛔虫卵,减少感染机会。加强粪便管理。

普查、普治患者和带虫者是控制传染源的重要措施。驱虫时间宜在感染高峰之后的秋、冬季节。常用的驱虫药物有阿苯达唑(肠虫清)、甲苯咪唑、左旋咪唑和枸橼酸哌嗪(驱蛔灵)等,对有并发症的患者,应及时送医院诊治,不要自行用药,以免贻误病情。

📖 **知识链接**

　　胆道蛔虫治疗原则如下。①先行非手术保守治疗,重点解痉镇痛。口服普鲁苯辛、阿司匹林等药物。蛔虫遇酸则安,遇苦则下,因蛔虫遇酸则伏,故有食醋止痛法。②使用利胆驱虫药。还可口服乌梅汤及33%硫酸镁等药,也可用氧气驱虫。③抗感染可用氨基糖苷类和甲硝唑等抗菌药物。④内窥镜抓虫。从口腔内放入内窥镜到十二指肠,看到虫体而逮出。⑤若上述保守治疗无效,需行手术治疗,开腹切开胆道,抓出蛔虫并引流胆汁。

二、蠕形住肠线虫

　　蠕形住肠线虫[*Enterobius vermicularis*（Linnaeus,1758）Leach,1853]又称蛲虫。成虫主要寄生于人体回盲部,引起蛲虫病。

(一)形态

1. 成虫

　　蛲虫(图22-4)成虫细小,白线头状,乳白色,头端角皮膨大形成头翼,咽管末端膨大,有明显的咽管球。尾端直而尖细。雌虫大小为(8～13)mm×(0.3～0.5)mm,虫体中部膨大,尾端直而尖细,其尖细部分约为虫体长的1/3。生殖系统为双管型,前后二子宫汇合通入阴道,阴门位于体前、中1/3交界处腹面正中线上,肛门位于体中、后1/3交界处腹面。雄虫微小,大小为(2～5)mm×(0.1～0.2)mm,体后端向腹面卷曲,具有尾翼及数对乳突,生殖系统为单管型,泄殖腔开口于虫体尾端,有1根交合刺,不易见到。

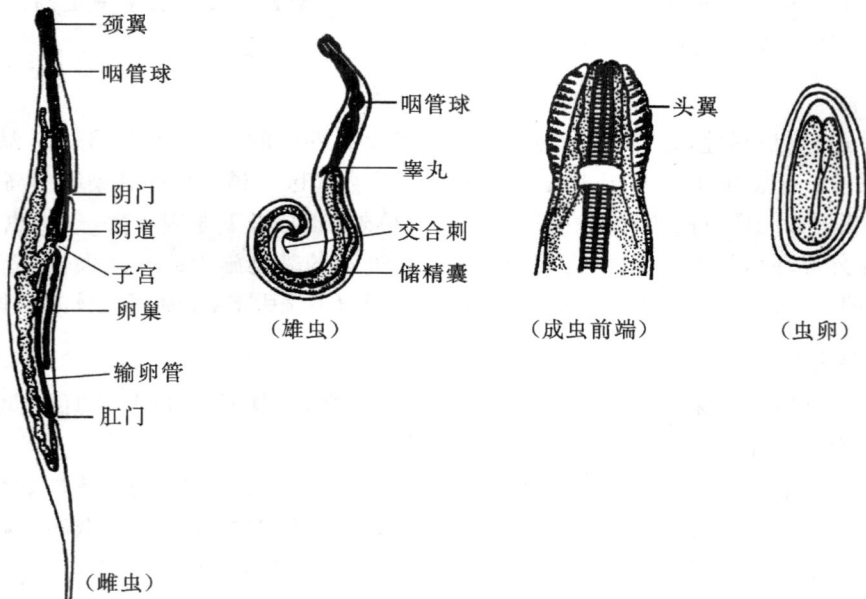

图 22-4　蛲虫的形态

2. 虫卵

无色透明,(50～60)μm×(20～30)μm,两侧不对称,一侧凸出,一侧较平,截面为不等面三角体,卵壳透明,两层卵壳,蛋白质膜较薄,内含一胚胎期幼虫。

(二)生活史

蛲虫生活史见图 22-5。

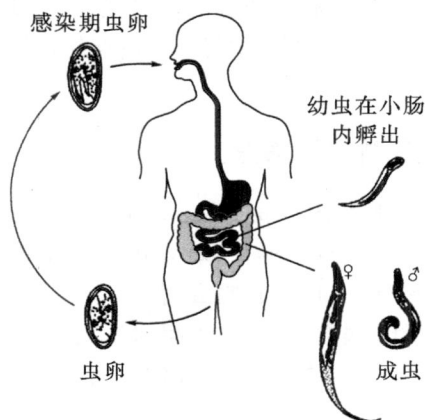

图 22-5　蛲虫的生活史

成虫寄生于人体回盲部,多见于盲肠、升结肠和回肠末端,以肠内容物、组织或血液为食。雌、雄交配后,雄虫很快死亡。子宫内充满虫卵的雌虫随肠内容物移行至直肠,当宿主入睡后,部分雌虫移行至肛门外,在肛周产卵。雌虫产卵后多干枯死亡,少数可经肛门返回肠腔,偶可进入女性阴道、输卵管、尿道等,引起异位寄生。

雌虫产出的卵黏附在肛门周围皮肤上,约经 6h,卵内幼虫发育并蜕皮 1 次,即成为感染期虫卵。虫卵被人吞食后,在小肠内孵出幼虫,并沿小肠下行至回盲部发育为成虫。自吞入感染期虫卵至发育为成虫产卵需 2～6 周。雌虫寿命一般为 2～4 周。

(三)致病性

雌性蛲虫在肛周的爬行、产卵,刺激肛门及会阴部皮肤,引起皮肤瘙痒,是蛲虫病的主要症状(雌虫特殊的产卵习性引起肛门瘙痒),搔抓时常可引起继发感染。患者常有烦躁不安、失眠、食欲减退、消瘦、夜惊等症状。长期反复感染,可影响儿童的身心健康。

因虫体附着于肠壁,可致肠黏膜轻度损伤,出现消化功能紊乱。若有异位寄生,可引起阑尾炎、阴道炎、子宫内膜炎、输卵管炎、尿道炎、膀胱炎等盆腔、生殖系统的慢性炎症和肉芽肿损害。

(四)实验诊断

根据雌虫产卵特点,用透明胶纸法在肛周取材查虫卵是常用的实验诊断方法,采样应在清晨排便前进行。还可在患儿入睡后 1～3h,查看肛周有无爬出的雌虫。

(五)流行

世界性分布,城市人口感染率高于农村,儿童高于成人,国内感染率高低不一。有家庭聚集性,学校、幼儿园聚集性。蛲虫感染者是唯一的传染源,感染方式主要通过肛门-手-口的自体外重复感染。蛲虫卵的抵抗力较强,在室内可存活 3 周左右,因而也可通过虫卵污染玩具、用具等经口感染。此外还可通过吸入散落在尘土中的虫卵而传播。

(六)防治原则

做好宣传教育,讲究公共卫生、家庭卫生及个人卫生。教育儿童养成不吸吮手指,勤剪指甲,饭前、便后洗手的良好卫生习惯。定期烫洗被褥,或用 0.05% 碘液清洗玩具及其他用具 1h,即可杀死虫卵。常用的治疗药物口服药物有甲苯咪唑、噻嘧啶等,外用药物有蛲虫膏、2% 氧化氨基汞软膏等,涂于肛周,有止痒和杀虫作用。在治疗的过程中建议口服药物与外用药物同时进行效果较好。

三、十二指肠钩口线虫和美洲板口线虫

寄生人体的钩虫主要有十二指肠钩口线虫(*Ancylostoma duodenale* Dubini,1843),简称十二指肠钩虫;美洲板口线虫(*Necator americanus* Stiles,1902),简称美洲钩虫。成虫寄生于小肠内,以血液为食,造成人体慢性失血,引起钩虫病。

钩虫(hookworm)至少包括 17 属数十种,国内报告 7 属。人体寄生的主要是十二指肠钩虫和美洲钩虫,偶可感染人体的有锡兰钩口线虫、犬钩口线虫和巴西钩口线虫,后者可引起皮肤幼虫移行症。

(一)形态

1. 成虫

圆柱状,长约 1cm,活时肉红色,死后灰白色。虫体前端较细,略向背侧仰曲。顶端有一口囊,在口囊腹侧缘,十二指肠钩虫有钩齿 2 对,美洲钩虫有半月形板齿 1 对。体前端有头腺 1 对,开口于口囊两侧的头感器孔,头腺能分泌抗凝素及乙酰胆碱酯酶,可阻止血液凝固。咽管壁内有 3 个咽腺,主要分泌乙酰胆碱酯酶、蛋白酶及胶原酶。雌虫末端钝直。雄虫末端膨大,形成膜质交合伞,伞内有肌肉性辐肋,依其部位不同分别称为背辐肋、侧辐肋和腹辐肋,其中背辐肋的分支特点是鉴定虫种的重要依据之一。十二指肠钩虫和美洲钩虫两种成虫的形态见图 22-6,鉴别要点见表 22-1。

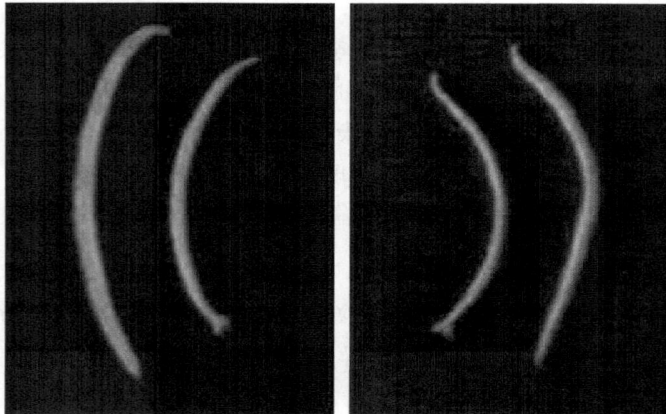

十二指肠钩虫　　　　　　美洲钩虫

图 22-6　两种钩虫成虫形态

表 22-1 两种钩虫成虫鉴别要点

鉴别要点	十二指肠钩虫	美洲钩虫
大小(mm)	♀:(10~13)×0.6 ♂:(8~11)×(0.4~0.5)	♀:(9~11)×0.4 ♂:(7~9)×0.3
体形	前端与后端均向背面弯曲,体呈"C"形	前端向背面仰曲,后端向腹面弯曲,体呈"∫"形
口囊	腹侧前缘有 2 对钩齿	腹侧前缘有 1 对板齿
交合伞	撑开时略呈圆形	撑开时略呈扁圆形
背辐肋	远端分 2 支,每支再分 3 小支	基部先分 2 支,每支远端再分 2 小支
交合刺	两刺呈长鬃状,末端分开	一刺末端呈钩状,常包套于另一刺的凹槽内
阴门	位于体中部略后	位于体中部略前
尾刺	有	无

2.虫卵

钩虫卵(图 22-7)椭圆形,无色透明,壳薄大小为(56~76)μm×(35~40)μm。随粪便排出时,卵内已含 4~8 个卵细胞,卵细胞与卵壳之间有明显空隙,两种钩虫虫卵极相似,在光镜下无明显区别。

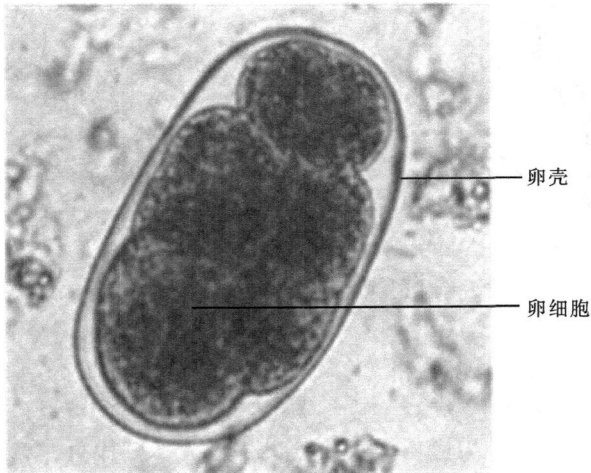

图 22-7 钩虫卵的形态

(二)生活史

钩虫生活史见图 22-8。

成虫寄生于人体小肠上段,借口囊内的钩齿或板齿咬附在肠黏膜上,以血液、组织液、肠黏膜为食。虫卵随粪便排出,在温暖(25~30℃)、潮湿、荫蔽、氧气充足的疏松土壤中,约经 24h 可孵出第一期杆状蚴,此幼虫以土壤中的细菌、有机物为食,在 48h 内发育为第二期杆状蚴,此后,虫体继续发育,经 5~6d,发育为丝状蚴,即感染期蚴。

丝状蚴主要生存于土壤的表层内,十分活跃,可借助覆盖体表水膜的表面张力,沿植物茎向上移行,最高可达 22cm,土壤表面的丝状蚴常呈聚集性分布。

丝状蚴具有明显的向温性,当与人体皮肤接触时,活动能力明显增强,依靠机械性穿刺和酶的作用,从皮肤薄嫩处,如毛囊、汗腺孔或皮肤破损处侵入人体。

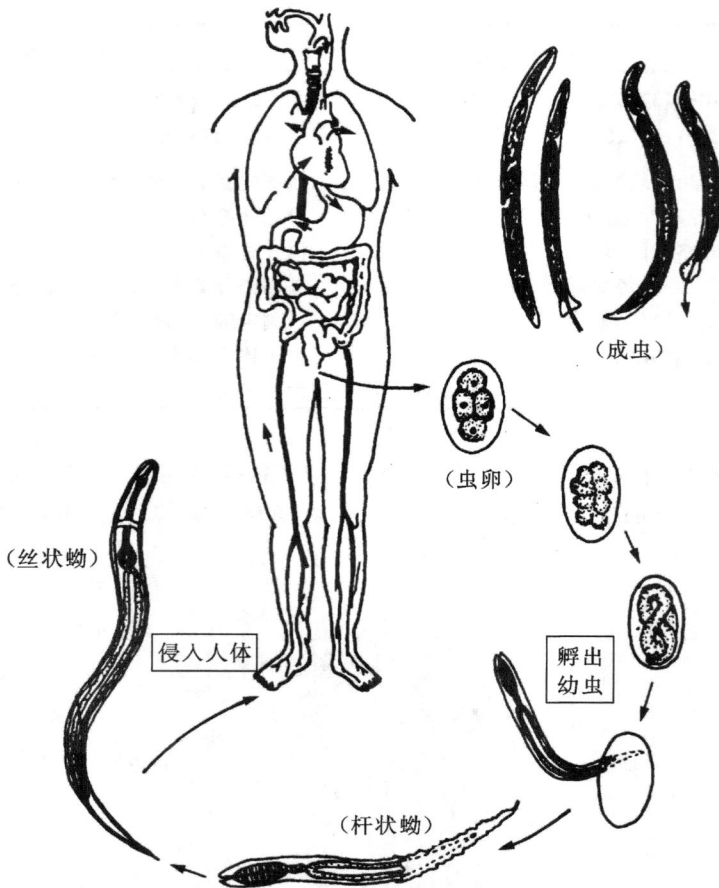

图 22-8　钩虫的生活史

丝状蚴侵入皮肤后,进入小静脉或淋巴管,随血流经右心到肺。在肺内,幼虫穿出肺毛细血管进入肺泡,再借助细支气管、支气管上皮细胞的纤毛摆动,向上移行至咽,随宿主的吞咽动作而到达小肠,经 2 次蜕皮,发育为成虫。自丝状蚴侵入人体到成虫产卵,一般需 5～7 周。十二指肠钩虫日产卵量 10000～30000 个,美洲钩虫为 5000～10000 个。成虫寿命一般为3～5 年。

钩虫也可经口感染,若被吞入的丝状蚴进入消化道后未被杀死,可直接到达小肠发育为成虫。此外,丝状蚴偶可经胎盘侵入胎儿,或经乳汁进入婴儿体内。

（三）致病性

人体感染钩虫后,是否出现临床症状与寄生的虫数、人体的营养状况和免疫力有关。钩虫的幼虫和成虫均可致病,但以成虫为主。两种钩虫的致病作用相同,但十二指肠钩虫对人的危害比美洲钩虫大。

1. 幼虫致病作用

（1）钩蚴性皮炎　丝状蚴侵入皮肤后,数十分钟内局部皮肤出现针刺、烧灼和奇痒感,继而见红色点状丘疹,1～2d 内呈现红肿、水泡,抓破后可流出黄色液体,俗称"粪毒"或"着土痒"。若继发细菌感染则形成脓疱,最后结痂、脱皮而愈,历时约 1 周。钩蚴性皮炎多见于与土壤接触较多的足趾、足背、手背、指(趾)间的皮肤。

(2)呼吸道症状　钩虫幼虫移行至肺,穿破微血管进入肺泡时,引起局部出血及炎症。患者出现咳嗽、痰中带血丝,伴有畏寒、发热等全身症状。重者可咯血、持续干咳和哮喘。

2.成虫致病作用

(1)消化道症状　成虫以口囊内的钩齿或板齿咬附在肠黏膜上,造成肠黏膜散在出血点及小溃疡,有时可形成片状出血性瘀斑,病变可深达黏膜下层,甚至肌层。患者常有上腹部不适及隐痛、恶心、呕吐、腹泻等症状。少数患者出现喜食生米、泥土、煤渣、破布等异常症状,称为"异嗜症",补充铁剂后,大多数患者此现象消失。

(2)贫血　钩虫对人体的危害主要是成虫吸血,造成宿主长期慢性失血而出现缺铁性贫血。患者皮肤蜡黄、黏膜苍白、头晕、乏力、劳动力减弱或丧失,严重者可有心慌、气促、面部及下肢水肿等症状。

钩虫引起贫血的原因如下。①成虫以血液为食,而且吸入的血液很快从消化道排出,造成血液丢失。据实验测定,一条美洲钩虫每日吸血量为 0.01～0.1mL,十二指肠钩虫为 0.14～0.4mL。②吸血时,头腺分泌抗凝素,使咬啮部位不易凝血而不断渗血,其渗血量与虫体的吸血量相当。③经常更换吸血部位,造成广泛出血点。

(3)并发症　儿童患钩虫病易引起营养不良,生长发育障碍,妇女感染可引起停经、流产等。

(四)实验诊断

1.粪便检查虫卵

常用直接涂片法和饱和盐水浮聚法。后者的检出率比前者约高 5.6 倍。其原理是钩虫卵比重(约 1.06)小于饱和盐水比重(1.20),故虫卵易浮聚于饱和盐水表面。

2.钩蚴培养法

检出率与饱和盐水浮聚法相似,可鉴定虫种,但需培养 5～6d 才能孵出幼虫。

(五)流行

钩虫病是世界性分布极为广泛的寄生虫病之一,多见于热带和亚热带地区。我国属于钩虫病的高发区,除西北的少数地区外,各地均有流行,一般南方感染高于北方,且以美洲钩虫为主,而北方则以十二指肠钩虫占优势,大部分地区为两种钩虫混合感染。据全国肠道寄生虫分布调查,钩虫人群平均感染率为 18.4%,国内分布情况海南最高:60.9%,四川:40.88%,广西:37.85%。

(六)防治原则

(1)普查、普治,消灭传染源。常用药:阿苯达唑、甲苯咪唑等,另需加强营养,纠正贫血等。

(2)加强对粪便的管理。无害化处理。

(3)改良种植方式。

(4)加强个人防护。尽量减少手、足直接与泥土接触,建议穿鞋下地。如需手足直接与土壤接触,可用 25% 白矾水、左旋咪唑等涂肤剂涂擦皮肤,以防感染。

四、其他线虫

其他线虫有毛首鞭线虫、班氏吴策线虫和马来布鲁线虫、旋毛形线虫。

(一)毛首鞭线虫

毛首鞭形线虫(*Trichuris trichiura* Linnaeus,1771)简称鞭虫。成虫主要寄生于人体盲肠,引起鞭虫病。

1.形态

(1)成虫　鞭虫(图22-9)虫体前3/5呈细线状,后2/5明显粗大,形似马鞭而得名。咽管细长,占虫体整个细长部分,咽管外由串珠状排列的杆细胞组成的杆状体包绕。雌虫长35～50(或55)mm,尾端钝圆。雄虫长30～45mm,尾端向腹面呈环状卷曲,有交合刺1根。

(2)虫卵　呈纺锤形,黄褐色,大小为(50～54)μm×(22～23)μm,两端各具一透明的塞盖。内含1个未分裂的卵细胞。

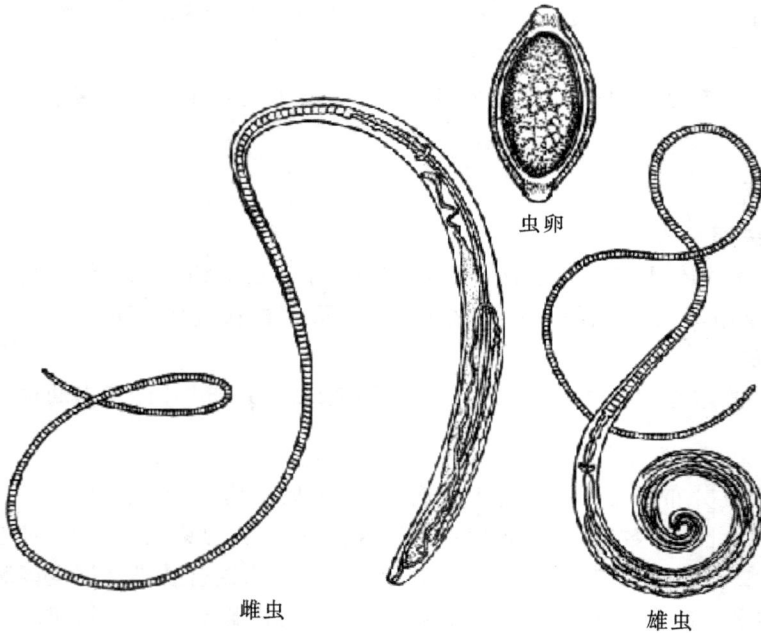

虫卵

雌虫

雄虫

图22-9　鞭虫的形态

2.生活史

成虫主要寄生于盲肠,亦可寄生在结肠、直肠、甚至回肠下段。虫体前端钻入肠黏膜,以血液和组织液为营养。虫卵随粪便排出体外,在适宜的条件下,经3～5周,发育为感染期卵。人因食入被感染期卵污染的食物或水而感染。在小肠内,幼虫孵出,摄取营养,经1～3个月发育为成虫。成虫寿命为3～5年。

3.致病性

鞭虫的致病性一般不强,轻度感染大多无明显症状,严重感染者主要表现为头晕、腹痛、消瘦、贫血、直肠脱垂等。

4.实验诊断

常用粪便直接涂片法、沉淀集卵法或饱和盐水浮聚法查找虫卵。

5.流行

鞭虫的分布及流行因素与蛔虫相同,常与蛔虫感染并存,但感染率一般低于蛔虫,在我国人群鞭虫平均感染率为 2.68%(0.68%～5.74%),南方高于北方,农村高于城市,儿童高于成人。

6.防治原则

同蛔虫。驱虫采用阿苯达唑、甲苯咪唑效果较好。

(二)班氏吴策线虫和马来布鲁线虫

丝虫(filaria)是一类由吸血节肢动物传播的寄生性线虫。寄生人体的丝虫已知有8种,我国仅有班氏吴策线虫(*Wuchereria bancrofti* Cobbold,1877,班氏丝虫)、马来布鲁线虫(*Brugia malayi* Brug,1927,马来丝虫),成虫寄生于淋巴系统,引起丝虫病,曾是我国重点防治的寄生虫病之一。由于对外交往的增多,在回国人员中曾发现有感染罗阿丝虫和常现丝虫的病例。

1.形态

(1)成虫　两种丝虫成虫形态相似。乳白色,细丝状,体表光滑,体长不到1cm。因成虫寄生于淋巴系统中,一般不易见到。

(2)微丝蚴(microfilaria)　丝虫成虫产出的幼虫称微丝蚴。虫体细长,头端钝圆,尾端尖细,外披有鞘膜。活时呈蛇样运动。染色后可见体内有很多圆形或椭圆形的体核,头端无体核区称头间隙(图22-10)。两种微丝蚴的鉴别要点见表22-2。

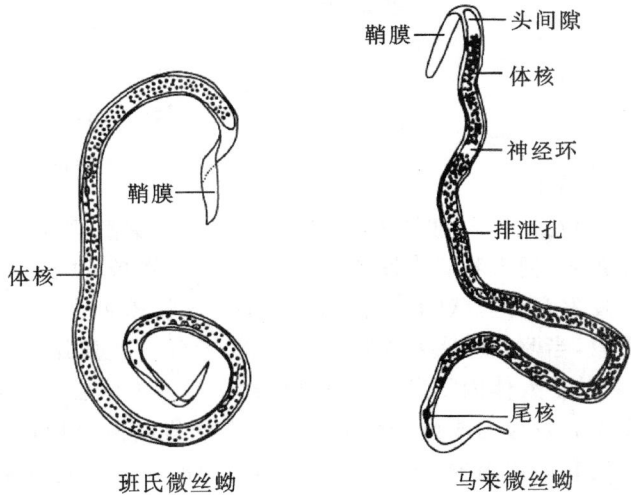

图 22-10　微丝蚴的形态

表 22-2　班氏微丝蚴与马来微丝蚴鉴别要点

鉴别点	班氏微丝蚴	马来微丝蚴
大小(μm)	(244～296)×(5.3～7.0)	(177～230)×(5～6)
体态	柔和、弯曲较大	僵硬,大弯上有小弯
头间隙(长:宽)	较短,约1:1	较长,约2:1
体核	圆形或椭圆形,排列整齐,易数	形态大小不一,排列不整,不易数
尾核	无	有两个,尾核处角皮略膨大

2.生活史

两种丝虫的生活史基本相同(图22-11),包括在蚊体内的发育和在人体内的发育。

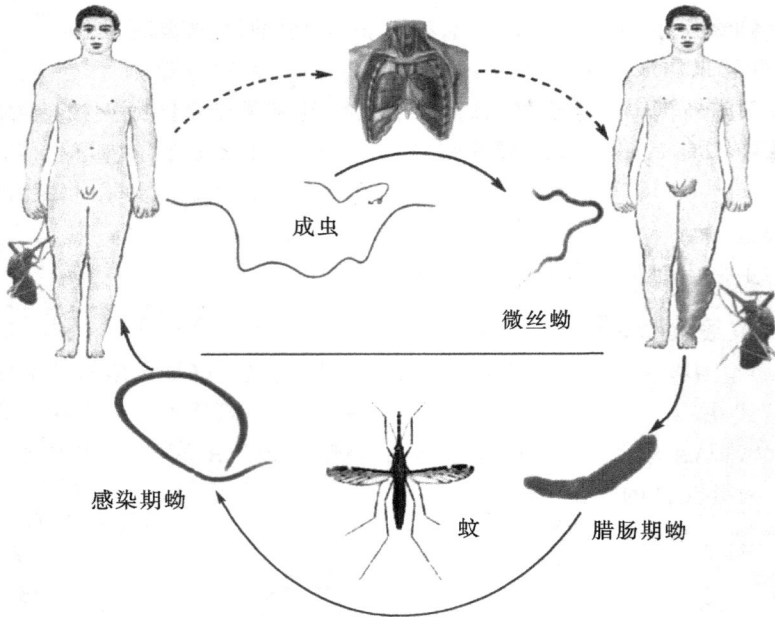

图 22 - 11 丝虫的生活史

（1）在蚊体内的发育　当雌蚊叮吸血内有微丝蚴的感染者时，微丝蚴随血液进入蚊胃内，脱去鞘膜，侵入胸肌内发育为腊肠状幼虫，称腊肠蚴。此后，幼虫继续发育，虫体变细长，经两次蜕皮发育为丝状蚴，即感染期幼虫。丝状蚴活动力强，离开胸肌，进入血腔，其中大多数到达蚊下唇，当此蚊再次叮人吸血时，丝状蚴自下唇逸出，经皮肤伤口侵入人体。

（2）在人体内的发育　感染期幼虫侵入人体后，经小淋巴管移行至较大的淋巴管或淋巴结内寄生并发育为成虫。雌虫产出的微丝蚴随淋巴液进入血循环，并定期出现于外周血液中。微丝蚴在人体内的寿命 1～3 个月，成虫的寿命一般为 4～10 年，个别可长达 40 年。

两种丝虫成虫的寄生部位有所不同：马来丝虫多寄生于上、下肢浅部淋巴系统，以下肢多见；班氏丝虫除寄生于浅部淋巴系统外，更多寄生于深部淋巴系统中，如下肢、泌尿、生殖等系统的淋巴管、淋巴结。

微丝蚴白天滞留在肺血管内，夜间出现在外周血液中。这种微丝蚴在外周血液中夜多昼少的现象，称为微丝蚴夜现周期性。两种微丝蚴出现于外周血液中的高峰时间略有不同，班氏微丝蚴为晚上 10 时到次晨 2 时，马来微丝蚴为晚上 8 时至次晨 4 时。

3. 致病性

丝虫对人体的危害，主要由寄生于淋巴系统中的成虫和发育中的幼虫引起，微丝蚴对人体的损害不明显。丝虫病的发病过程可分为两期。

（1）急性期过敏和炎症反应　幼虫的代谢产物、分泌物及死虫分解产物等均可刺激机体产生局部和全身反应。淋巴管可出现内皮细胞增生，炎细胞浸润，导致淋巴管壁增厚，瓣膜功能受损，管内形成淋巴栓。临床表现为周期性发作的淋巴管炎、淋巴结炎、丹毒样皮炎。班氏丝虫还可引起精索炎、附睾炎和睾丸炎等。淋巴管炎在上、下肢均可发生，以下肢为多见，发作时肢体皮肤表面可见自上而下发展的离心性红线，俗称"流火"。除局部症状外，患者还可出现畏寒、发热等全身症状,称为丝虫热。

(2)慢性期阻塞性病变 由于急性期炎症的反复发作,使淋巴管壁内皮细胞不断增生,管壁增厚,最后导致淋巴管的部分或完全阻塞。由于阻塞部位以下的淋巴管内压增高,引起淋巴管曲张甚至破裂,淋巴液进入周围组织,引起睾丸鞘膜积液、乳糜尿、乳糜腹水等。淤积的淋巴液可刺激局部纤维组织增生,引起局部皮肤增厚、变粗、变硬,外观形似大象皮肤,故称为象皮肿,是丝虫病晚期多见的体征,较多发生于下肢和阴囊。

由于两种丝虫的寄生部位有所不同,所致病变也有差异。马来丝虫以四肢淋巴管炎、淋巴结炎及象皮肿多见。班氏丝虫除四肢病变外,还可引起精索、附睾及睾丸的急性炎症、鞘膜积液、阴囊象皮肿、乳糜尿等症状。

4.实验诊断

丝虫病的诊断包括病原学检查和免疫学检查。

(1)病原学检查 样本可来自外周血液、乳糜尿、体液等。①血液查微丝蚴:由于微丝蚴有夜现周期性,采血时间以晚上9时至次晨2时为宜。方法有厚血膜法、离心沉淀浓集法、薄膜过滤浓集法等。②体液和尿液查微丝蚴:取鞘膜积液、淋巴液、乳糜尿等离心沉淀后行直接涂片、染色镜检。

由于经多年防治,全国大多数地区的丝虫病已经消灭或基本消灭,丝虫感染率已经很低,或血中微丝蚴密度已经很低,以上方法已很难有效发现丝虫感染者,因而在这些地区常用免疫学检查法。

(2)免疫学检查 对感染早期、轻度感染及晚期丝虫病,血液及体液中不易查到微丝蚴,可用免疫学方法进行辅助诊断和流行病学调查,主要有间接荧光抗体试验和酶联免疫吸附试验。检测循环抗原不仅可查明是否有活动感染,还可用于疗效考核和流行病学监测,主要用抗丝虫抗原的单克隆抗体进行 ELISA 双抗体法和斑点 ELISA 法。

5.流行

班氏丝虫呈世界性分布,主要流行于热带和亚热带,马来丝虫仅限于亚洲。据1992年世界卫生组织统计,全世界受淋巴丝虫病威胁的人口超过7亿。

丝虫病是我国重点防治的五大寄生虫病之一,流行于山东、河南、江苏、上海、浙江、安徽、江西、湖北、湖南、四川、重庆、贵州、广西、广东、福建、海南和台湾等17个地区。除山东、海南、台湾仅有班氏丝虫流行外,其余地区均有两种丝虫病流行。防治前,全国共有864个县(市)流行丝虫病,患者3100万。经过40多年的防治,取得了巨大的成绩,到1994年底,已有823个流行县、市达到消灭丝虫病标准。

6.防治原则

普查、普治和防蚊灭蚊是防治丝虫病的两项重要措施。应以1岁以上的全体居民为对象,普查率应达到95%以上,及时治疗患者及带虫者。治疗的药物以枸橼酸乙胺嗪(海群生)为主,对两种丝虫和微丝蚴均有作用。对象皮肿患者除给予海群生杀虫外,还可结合中医中药治疗效果较好。

(三)旋毛形线虫

旋毛形线虫(*Trichinella spiralis* Owen,1835)简称旋毛虫,寄生于多种动物体内,也可寄生于人体内引起旋毛虫病。

1. 形态

(1)成虫 旋毛形线虫(图22-12)成虫细小线状,前端较细,后端较粗。雌虫(3～4)mm×0.06mm,雄虫(1.4～1.6)mm×0.04mm。咽管约占虫体长的1/3～1/2,咽管后段的背侧有一列呈圆盘状的杆细胞组成的杆状体,其分泌物具有消化功能和抗原性。

(2)幼虫 成虫产出的幼虫随血循环到达横纹肌内逐渐形成囊包。囊包呈纺锤形,其纵轴与肌纤维平行,大小为(0.25～0.50)mm×(0.21～0.42)mm。囊包内常含1～2条卷曲的幼虫。幼虫的咽管结构与成虫相似。

2. 生活史

旋毛形线虫生活史见图22-13。成虫寄生于小肠,幼虫寄生于横纹肌内,成虫和幼虫可寄生于同一宿主体内,不需要在外界环境中发育,但完成生活史必须更换宿主。

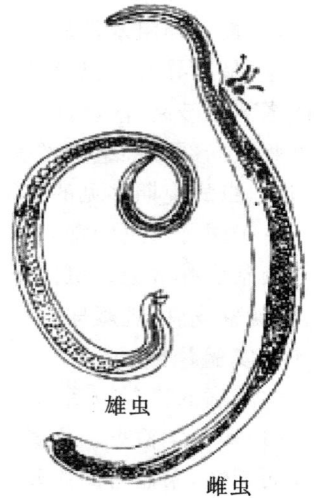

雄虫

雌虫

图22-12 旋毛形线虫的形态

含有活旋毛虫囊包的肉类被宿主摄入后,受胃液和肠液的作用,数小时内,幼虫从囊包逸出,并钻入小肠黏膜内,经24h发育后再返回肠腔发育为成虫。雌、雄成虫交配后,雄虫大多死亡,雌虫重新侵入肠黏膜内,甚至侵入腹腔或肠系膜淋巴结内寄生。于感染后的第5～7日,雌虫产出幼虫。雌虫寿命为1～4个月。

产出的幼虫大多侵入局部肠黏膜淋巴管或小静脉,随淋巴和血循环到达全身组织,但只有到达横纹肌内的幼虫才能继续发育。在感染后1个月左右,幼虫周围形成纤维性囊壁,并不断增厚,形成梭形囊包。囊包内的幼虫可存活数年。

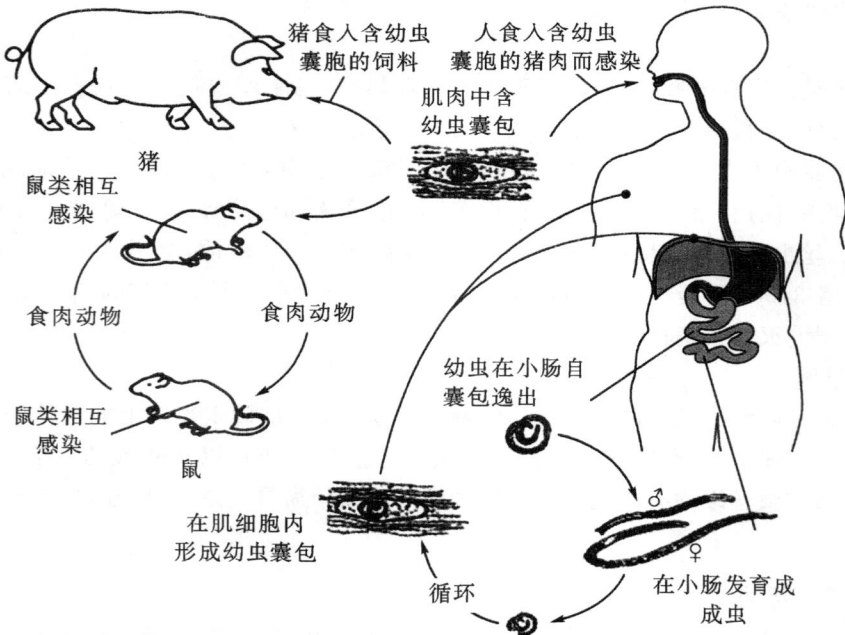

图22-13 旋毛形线虫的生活史

3. 致病性

旋毛虫对人体的致病程度与食入的囊包数、幼虫的活力和侵袭部位、宿主的免疫力等因素有关,轻者可无症状,重者临床表现复杂,如不及时治疗,可在发病后 3～7 周死亡。旋毛虫的致病过程分为三期。

(1)侵入期(1 周内) 侵入肠黏膜、水肿、出血、溃疡、肠炎和全身中毒症状,类似中毒和感冒。

(2)移行期(2～3 周) 侵入血管、肌肉等,患者有高热,全身肌肉酸痛,腓肠肌尤甚,3%的患者因合并有并发症而死亡。

(3)囊包形成期(4～16 周) 除肌肉疼痛外,其他症状、体征消退。

4. 实验诊断

(1)病原学检查 首选活组织检查法。从患者腓肠肌、肱二头肌取样,经组织压片或切片镜检囊包。

(2)免疫学检查 旋毛虫具有较强的免疫原性,因此,免疫学诊断有较大意义,可检出轻度感染,以及进行早期诊断。一般多用消化脱囊的幼虫制备抗原。常用的方法有酶联免疫吸附试验、免疫酶染色试验等。

5. 流行

人体旋毛虫病的流行具有地方性、群体性和食源性的特点。我国以云南、西藏、四川、河南、湖北等地病例较多。人体旋毛虫病的流行与食入肉制品的方式有密切的关系。囊包抵抗力强,能耐低温,猪肉中囊包幼虫在 −15℃需 20d 才死亡,而在 70℃时很快死亡,在腐肉中能存活 2～3 个月。凉拌、腌制、熏烤等方法常不能杀死幼虫,人多因食入含囊包的生或半生的动物肉类而感染。此外,切生肉的刀或砧板如污染了旋毛虫囊包,也可能成为传播因素。

6. 防治原则

加强宣传教育,不吃生的或未熟透的肉类,做到生、熟食刀具、砧板分开,防止感染。加强肉类检查及牲畜检疫,未检疫的猪肉不准上市,焚毁有旋毛虫病的肉类。改善养猪方法,实行圈养。治疗以阿苯达唑为首选,甲苯咪唑也有较好的治疗效果。

第二节　吸　虫

吸虫(trematode)属于扁形动物门的吸虫纲(Class Trematoda)。寄生于人体的吸虫称为复殖吸虫,其生活史较复杂,一般需要更换两个或两个以上的宿主。各种吸虫的基本结构和发育过程相似。

(一)形态

成虫多呈叶状或舌状,背腹扁平,雌雄同体。个别呈长圆柱状,雌雄异体,如血吸虫。均有口吸盘和腹吸盘。体壁由体被和肌肉层构成,中间为实质组织和埋于其中的消化、排泄、生殖及神经系统等,缺体腔(图 22－14)。

消化系统由口、前咽、咽、食管及肠管组成。口位于口吸盘的中央。前咽很短,咽呈球形。食管细长,与肠管相接。肠管通常在腹吸盘前分左、右两支,末端为盲端。

寄生于人体的吸虫除血吸虫外,均为雌雄同体。雄性生殖器官包括睾丸、输出管、输精管、

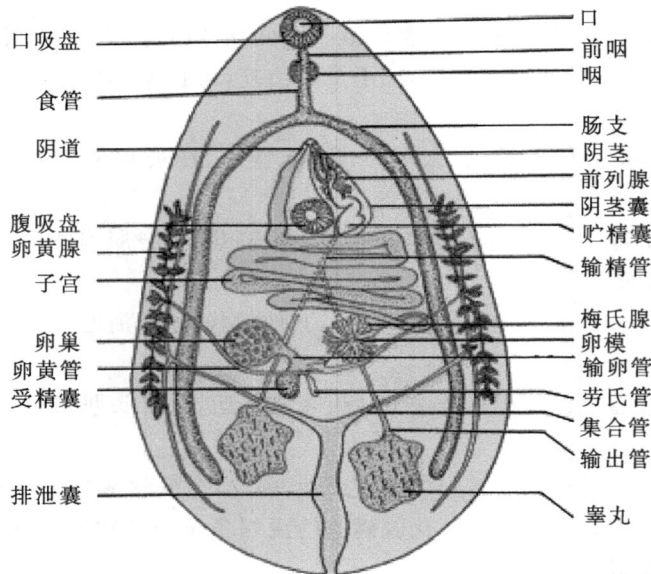

图 22-14　吸虫成虫的形态

贮精囊、射精管、前列腺及阴茎等,有的吸虫还有阴茎袋。雌性生殖器官包括卵巢、输卵管、卵模、梅氏腺、受精囊、卵黄腺、卵黄管、总卵黄管及子宫等。精子通过生殖孔进入雌性生殖器官,卵细胞通常在输卵管受精,受精卵与卵黄细胞及其分泌的卵壳前体物质在卵模内形成虫卵,然后进入子宫,经生殖孔排出。

(二)生活史

吸虫生活史包括有性世代和无性世代,并有世代交替现象。有性世代多寄生于脊椎动物或人体内,无性世代一般在淡水螺体内完成,有的还需进一步在淡水鱼、虾或溪蟹、蝲蛄体内发育。因此,人和脊椎动物分别为吸虫的终末宿主和保虫宿主,淡水螺类、鱼、虾及溪蟹、蝲蛄等则为其中间宿主。

吸虫基本生活史类型包括卵、毛蚴、胞蚴、雷蚴、尾蚴、囊蚴、后尾蚴(从囊中脱出的幼虫)与成虫。多数吸虫的感染期是囊蚴,经口感染,少数为尾蚴,经皮肤感染。

寄生于人体的吸虫有 30 多种。在我国,较为常见的重要吸虫有日本血吸虫、华支睾吸虫、卫氏并殖吸虫、斯氏狸殖吸虫及布氏姜片吸虫等。

一、华支睾吸虫

华支睾吸虫[*Clonorchis sinensis* (Cobbold,1875) Looss,1907]俗称肝吸虫,寄生于人体肝胆管内,引起华支睾吸虫病,亦称肝吸虫病。1874 年首次在印度加尔各答一华侨尸体的胆管内发现该虫。1975 年在湖北江陵的西汉古尸内发现此虫虫卵,证明此虫在我国流行至少有2300 多年的历史。

（一）形态

1.成虫

华支睾吸虫（图 22－15）成虫体形狭长，背腹扁平，前端尖细，后端略钝，体表无棘。虫体大小一般为(10～25)mm×(3～5)mm。口吸盘略大于腹吸盘，后者位于虫体前端 1/5 处。消化道的前部有口、咽及短的食管，然后分叉为两肠支伸至虫体后端。睾丸前后排列于虫体后端 1/3 处，呈分支状，从睾丸各发出一支输出管，约在虫体的中部会合为输精管，向前逐渐膨大形成储精囊。储精囊接射精管开口于生殖腔。无阴茎和阴茎袋。卵巢边缘分叶，位于睾丸之前，受精囊在睾丸和卵巢之间，呈椭圆形。劳氏管细长，弯曲，开口于虫体背面。卵黄腺滤泡状，分布于虫体两侧，从腹吸盘向下延至受精囊水平。输卵管的远端为卵模，周围为梅氏腺。子宫从卵模开始盘绕而上，开口于腹吸盘前缘的生殖腔。

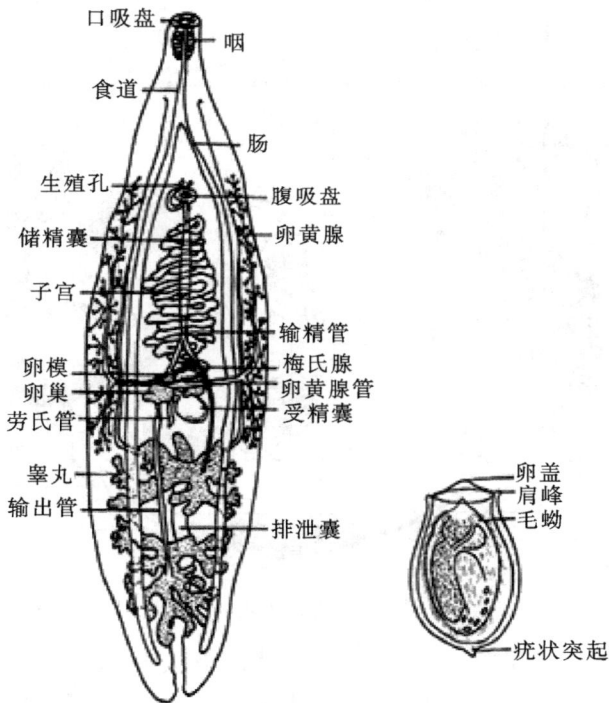

图 22－15 华支睾吸虫的形态

2.虫卵

黄褐色，甚小，平均为 $29\mu m \times 17\mu m$，形状似芝麻，前端较窄，后端钝圆，卵壳厚，前端有明显的卵盖，卵盖与卵壳的接合处稍厚，隆起称为肩峰，后端有一疣状小结节，卵内有一毛蚴，是寄生人体最小的蠕虫卵。

（二）生活史

华支睾吸虫生活史见图 22－16。

成虫主要寄生于人或哺乳动物的肝胆管内。虫卵随胆汁进入肠道混于粪便排出。在水中被第一中间宿主如纹沼螺等淡水螺吞食，毛蚴在螺的消化道内孵出，穿过肠壁到肝脏，经胞蚴、

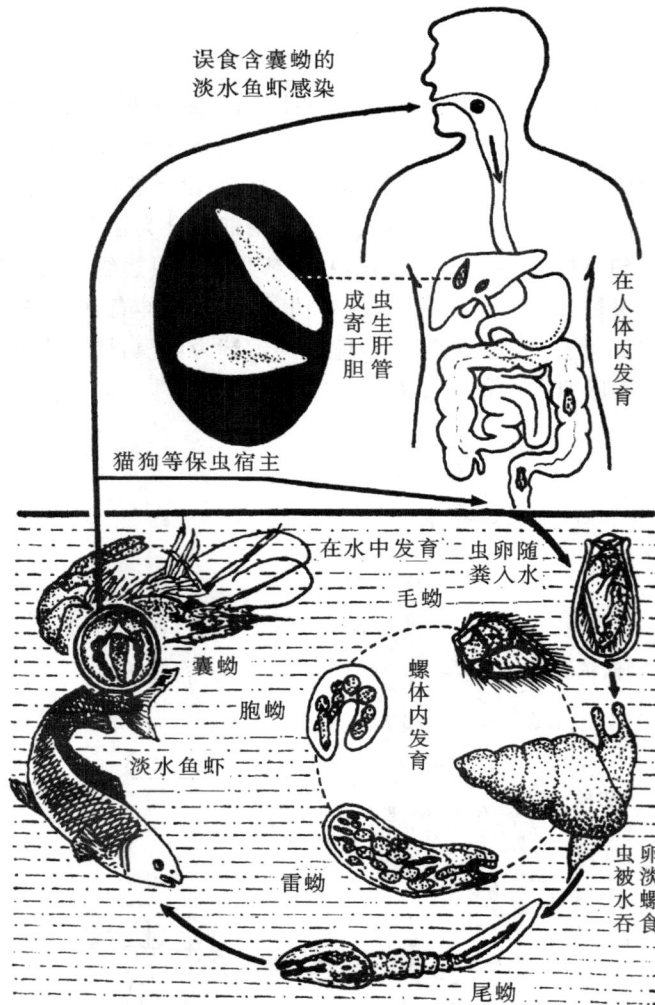

图 22-16 华支睾吸虫的生活史

雷蚴的发育和增殖,产生大量尾蚴,成熟尾蚴离开螺体,若遇淡水鱼、虾,即可侵入其皮下、肌肉等处发育为囊蚴。终末宿主因食入含有囊蚴的淡水鱼、虾而感染。囊蚴在小肠内脱囊为童虫,从胆总管进入肝内胆小管,也可穿过肠壁经腹腔再进入肝胆管发育为成虫。成虫寿命长达 20～30 年。

(三)致病性

华支睾吸虫主要寄生于肝胆管中,也可寄生于胆总管、胆囊等处。由于虫体对胆管的刺激及其代谢产物诱发的变态反应,可引起胆管内膜及胆管周围的炎症,使胆管扩张及胆管上皮增生,管壁增厚,肝大,肝细胞萎缩坏死,纤维组织增生,继发肝硬化。因虫体阻塞胆管,导致阻塞性黄疸。临床表现为上腹部胀满、食欲缺乏、肝大、肝区隐痛、黄疸,甚至肝硬化、腹水等。死亡虫体的碎片、脱落的胆管上皮可构成结石的核心,引起胆石症。近年的研究表明,华支睾吸虫感染可诱发原发性肝癌或胆管上皮癌。

（四）实验诊断

1. 粪便检查

因华支睾吸虫产卵量少且虫卵小，直接涂片法易于漏检。常用自然沉淀法、氢氧化钠消化法及改良加藤厚涂片法。必要时可以行十二指肠引流液查虫卵。

2. 免疫诊断

常用皮内试验、间接血凝试验、ELISA 等，其中以 ELISA 应用最多，与粪检的阳性符合率达 90%～95%。

（五）流行

华支睾吸虫主要分布在东亚和东南亚。在我国，除新疆、内蒙古、宁夏、青海、西藏各地区外，其余 26 个地区均有报道，感染率较高的地区有广东、广西、安徽、海南。而保虫宿主动物感染的地区范围更广，感染率与感染度多比人体感染高，对人群的感染具有潜在的威胁。

华支睾吸虫对宿主的要求特异性不高，因此种群分布的生物限制因素较小。这可能是本虫能在广大地区存在的主要原因之一。

（六）防治原则

开展卫生宣教，教育人们自觉不吃生鱼、虾，同时，生、熟炊、食具等应分开，以防感染。

加强粪便管理水管理，防止未经无害化的人畜粪便入水；不在鱼塘上建厕所；禁止用粪便喂鱼；结合生产治理鱼塘，并定期灭螺。

积极查治患者、病畜，以控制或消灭传染源。治疗患者可用吡喹酮、阿苯达唑等。

二、布氏姜片吸虫

布氏姜片吸虫[*Fasciolopsis buski* (Lankester,1857) Odher,1902]简称姜片虫，寄生于人体小肠，引起姜片虫病。在我国，早在 1600 年前的东晋时期就有关于本虫的记载。在临床上确诊的第一个病例是在我国广州发现的。

（一）形态

1. 成虫

布氏姜片吸虫（图 22-17）成虫长椭圆形，肥厚，活时呈肉红色，死后呈灰暗色，似姜片。虫体大小（20～75）mm×（8～20）mm×（0.5～3）mm，为人体最大的吸虫。口、腹吸盘相距很近，腹吸盘明显大于口吸盘，为口吸盘的 4～5 倍。两个睾丸高度分支呈珊瑚状，前后排列于虫体后 1/2 处。卵巢分支状，位于虫体中部，子宫盘曲在卵巢与腹吸盘之间。

2. 虫卵

椭圆形、淡黄色，大小为（130～140）μm×（80～85）μm，卵壳薄而均匀，卵盖小或不明显，卵内含一个卵细胞和 20～40 个卵黄细胞，是寄生人体最大的蠕虫卵。

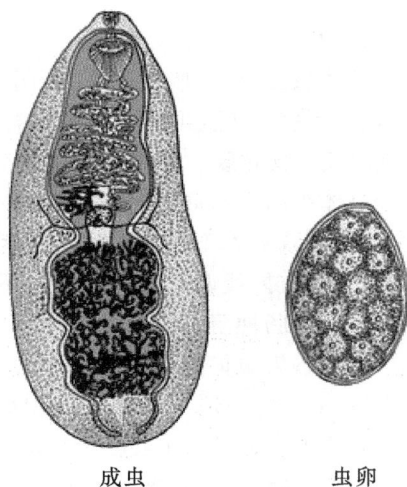

成虫　　　　　　　虫卵

图 22-17　布氏姜片吸虫的形态

(二)生活史

布氏姜片吸虫生活史见图 22-18。

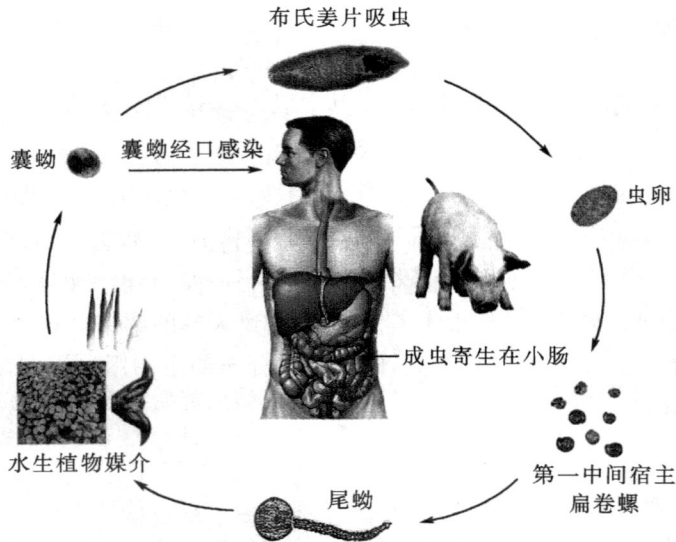

图 22-18　布氏姜片吸虫的生活史

成虫寄生于人或猪的小肠内,虫卵随粪便排出,入水后,在适宜温度下,经 3~7 周,毛蚴孵出并侵入扁卷螺体内,经 1~2 个月发育和增殖,先后形成胞蚴、母雷蚴、子雷蚴及尾蚴。成熟尾蚴自螺体逸出,附着在水红菱、荸荠和茭白等水生植物或其他物体的表面,脱去尾部,形成囊蚴。宿主因生吃含囊蚴的水生植物而经口感染。在小肠内,囊内幼虫脱囊而出,经 1~3 个月发育为成虫。成虫寿命一般为 1~2 年。

(三)致病性

姜片虫虫体大、吸盘发达,吸附力强,造成被吸附的肠黏膜与其附近组织发生炎症反应、点状出血、水肿,甚至可形成脓肿。有时,受损的黏膜发生坏死、脱落,形成溃疡。炎症部位可见细胞浸润,肠黏膜上皮细胞的黏液分泌增加。

虫体吸附在小肠壁,争夺宿主营养,若感染虫数较多,虫体覆盖肠黏膜,影响宿主消化与吸收功能,导致营养不良和消化功能紊乱。

此外,虫体代谢产物和分泌物还可引起变态反应和嗜酸性粒细胞增多。大量感染时,虫体成团可引起肠梗阻。

由于感染虫体的数量不同和人体体质的强弱差异,感染者的临床表现差别很大。在感染者中,占 8.4%~30.4% 的人无症状和体征。

姜片虫病患者的主要临床表现为上腹部或右季肋下隐痛,时常有消化不良性腹泻,上腹部肠鸣音亢进,多数伴有精神萎靡、倦怠无力等症状。儿童患者可出现颜面水肿,苍白,也是主要症状之一,应注意与肾病相鉴别。多数儿童可有不同程度的发育障碍,智力减退,甚至因衰竭致死。

(四)实验诊断

粪便检查虫卵是主要的诊断依据,可用直接涂片法、浮集法、沉淀法等。

(五)流行

姜片虫病主要流行于东南亚地区。国内 19 个地区有流行,多分布于广种水生植物的湖沼地区,以长江流域及南方某些地区为重。

本病为人兽共患寄生虫病,猪是重要的保虫宿主。扁卷螺广泛分布于池塘、沼泽、沟渠及水田,常栖息于植物的叶下。绝大多数水生植物都可成为姜片虫囊蚴的附着媒介,尤其是水红菱、荸荠、茭白、水浮莲等。在流行区的居民常有生食菱角、荸荠等水生植物的不良习惯。农民常以青饲料喂猪,很容易引起猪的感染。

(六)防治原则

开展卫生宣教:不生吃未经刷洗过或沸水烫的菱角、荸荠等水生植物,不喝河塘内生水。加强粪便管理:粪便无害化,严禁鲜粪下水。积极查治传染源。治疗患者和病畜最有效的药物是吡喹酮。

三、卫氏并殖吸虫

并殖吸虫(paragonimus)广泛分布于亚洲、非洲及美洲的 25 个国家和地区,虫种近 50 种。由于寄生于人和哺乳动物的肺脏引起肺部病变,又称肺吸虫。由并殖吸虫引起的疾病,统称为并殖吸虫病。我国重要的人体并殖吸虫有卫氏并殖吸虫[*Pagumogonimus westermani*(Kerbert,1878)Braun,1899]和斯氏狸殖吸虫[*Pagumogonimus skrjabini*(Chen,1959)Chen,1963]两种。由于卫氏并殖吸虫寄生于人和哺乳动物的肺脏引起肺部病变,又称肺吸虫病。

(一)形态

1.成虫

卫氏并殖吸虫(图 22-19)成虫虫体肥厚,背面隆起,腹部扁平,体形因伸缩而多变。活时呈红褐色,半透明,死后呈砖灰色。虫体大小(7.5～12)mm×(4～6)mm×(3.5～5)mm,宽长之比约 1:2,形似半粒黄豆。口吸盘位于虫体前端,腹吸盘在虫体中横线之前,两吸盘大小略同。消化系统包括口、咽、食道和肠管。睾丸两个,呈分支状,左右并列于虫体后 1/3 处。卵巢指状,分 5～6 叶,与子宫左右并列于腹吸盘之后的两侧。雌雄生殖器官左右并列为本虫的显著特征,故名并殖吸虫。卵黄腺滤泡状,分布于虫体两侧。

2.虫卵

虫卵呈金黄色,椭圆形,大小为(80～118)μm×(48～60)μm,最宽处多近卵盖一端。卵盖大,常略倾斜,但也有缺盖者。卵内含 10 多个卵黄细胞。卵细胞常位于正中央,从虫体排出时,卵细胞尚未分裂。

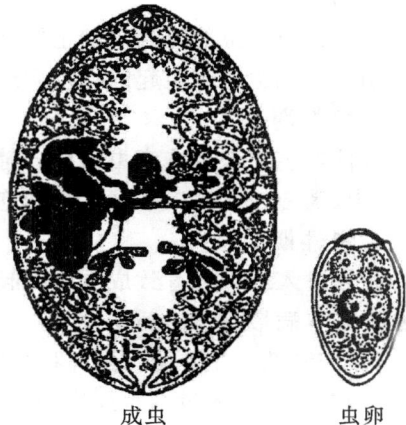

成虫　　　　虫卵

图 22-19　卫氏并殖吸虫的形态

(二)生活史

卫氏并殖吸虫生活史见图 22-20。

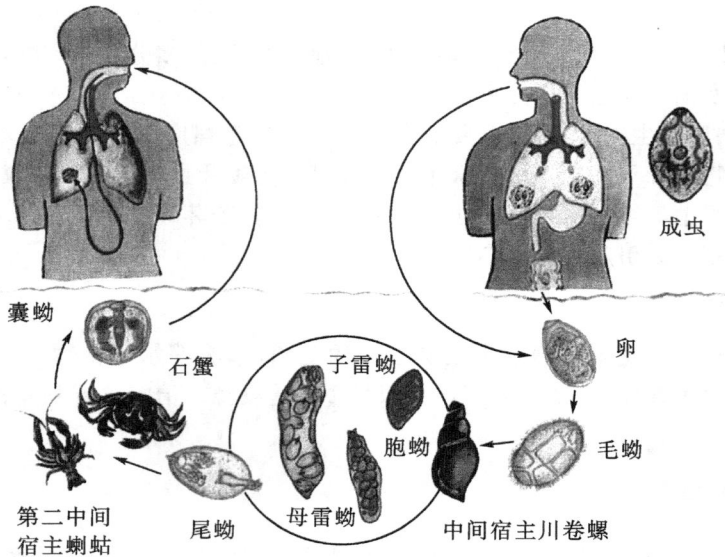

图 22-20　卫氏并殖吸虫的生活史

本虫的保虫宿主主要是一些食肉动物如犬科及猫科动物,人可作为终末宿主。成虫主要寄生于肺,虫卵随痰液或粪便排出,入水后,在适宜温度下,约经 3 周发育,孵出毛蚴,毛蚴侵入川卷螺体内,经胞蚴、母雷蚴、子雷蚴的发育和增殖,形成大量尾蚴。成熟尾蚴从螺体逸出,侵入溪蟹或蝲蛄体内发育为囊蚴。终末宿主因生食或半生食含有囊蚴的溪蟹、石蟹或蝲蛄而感染。囊蚴在小肠内脱囊,发育为童虫,穿过肠壁进入腹腔,徘徊于各器官之间或侵入邻近组织,经 1~3 周窜扰后,穿过横膈经胸腔进入肺内发育为成虫。从囊蚴进入体至虫体成熟并产卵,需 2~3 个月。成虫寿命一般为 5~6 年。

(三)致病性

卫氏并殖吸虫的致病机制主要是童虫或成虫在人体组织与器官内移行、寄居造成的机械性损伤及其代谢物等引起的免疫病理反应。根据病变过程可分为急性期和慢性期。

1. 急性期

急性期主要表现有童虫移行。游窜时造成机械损害及免疫病理反应。临床上以低热、纳减、乏力、消瘦、荨麻疹、嗜酸性粒细胞增高等为多见。重症患者有毒血型症状等。

2. 慢性期

童虫进入肺内发育致成虫所引起的病变,大致可分为脓肿期、囊肿期和纤维瘢痕期,肺吸虫囊肿是本病最特殊的病变。

(1)脓肿期　主要是因虫体移行引起组织破坏和出血。

(2)囊肿期　大量细胞聚集、凋亡、崩解液化,脓肿内容物逐渐变成赤褐色黏稠性液体,囊壁大量肉芽组织增生而肥厚,肉眼可见周界清楚的结节状虫囊。

(3)纤维瘢痕期　囊肿内容物排出或吸收后,肉芽组织填充,纤维化,最后形成瘢痕。

以上三个时期常同时见于同一器官内。成虫通常寄生于肺内,但其童虫有时成虫亦可寄生于皮下、脑、肝、眼等寄生,引起损害。

本病临床表现多样,有的无明显症状和体征。多数感染经数日至一个月左右的潜伏期出现急性临床表现,轻者表现为低热、乏力、食欲缺乏、消瘦及荨麻疹等;重者则可有明显毒性症状,如畏寒、发热、腹痛、腹泻等,白细胞增高。临床上可分为胸肺型、皮下型、腹型、脑型等。胸肺型以胸痛、咳嗽、咯铁锈色痰等为主要临床表现,并可有特征性胸部 X 线表现。皮下型可出现游走性皮下包块或结节,多发生于腹壁,其次为胸壁,亦可见于腹股沟、腰背部、大腿内侧、眼眶及阴囊等处。腹型可有腹痛、腹泻及便血。脑型出现头痛、头晕、偏瘫、视力障碍及癫痫等严重临床表现。有的患者常多型并存。

(四)实验诊断

1. 病原学诊断

(1)痰或粪便虫卵检查　查获卫氏并殖吸虫虫卵可确诊。

(2)活检　皮下包块或结节手术摘除可能发现童虫,或典型的病理变化。

2. 免疫试验

(1)皮内试验　常用于普查,阳性符合率可高达 95% 以上,但常有假阳性和假阴性。

(2)酶联免疫吸附试验　敏感性高,阳性率可达 90%~100%。

(3)循环抗原检测　近期应用酶联免疫吸附抗原斑点试验(AST‐ELISA)直接检测血清中循环抗原,阳性率在 98% 以上,且可作为疗效评价。

此外,补体结合试验、后尾蚴膜试验、纸片固相放射免疫吸附试验、免疫电泳和琼脂双向扩散、间接血凝试验、间接炭粒凝集试验都曾用于并殖吸虫病的诊断。最近发展的杂交瘤技术、免疫印迹技术、生物素-亲和素系统等技术也开始试用。

(五)流行

1. 分布

卫氏并殖吸虫广泛分布于亚洲、非洲、拉丁美洲和大洋洲,已知 30 多个国家和地区有病例报道。我国 25 个地区有本虫分布。

2. 流行因素

本病是一种人兽共患寄生虫病。除人可作终末宿主外,还有多种动物如犬、猫、虎、豹、狮、狼、狐等可作为保虫宿主,是本病的重要传染源。

第一、第二中间宿主的存在是本病传播和流行不可缺少的环节,而人们不良的饮食习惯则是本病在人群中传播和流行的关键因素,因为通常的腌、醉溪蟹、石蟹及蝲蛄或制作溪蟹、石蟹和蝲蛄酱等,均不能完全杀死其中的囊蚴,从而引起本病的传播、流行。

(六)防治原则

加强卫生宣教是预防本病的重要措施之一,特别是在流行区,不生食或半生食溪蟹和蝲蛄,不饮生水,以防病从口入。

加强水源与粪便管理,以防虫卵入水。同时,积极消灭川卷螺,以阻断流行环节。

治疗患者和带虫者,消灭或控制传染源。常用治疗药物为吡喹酮。此外,还应消灭非国家保护的保虫宿主,治疗病畜。

四、日本裂体吸虫

日本裂体吸虫(*Schistosoma japonicum*)也称日本血吸虫,其成虫雌雄异体,主要寄生在人体肠系膜下静脉内,引起血吸虫病。我国于1975年从湖北江陵西汉古尸体内检获血吸虫卵,表明此病在我国存在至少有2100多年的历史。

日本血吸虫分布于西太平洋地区的中国、日本、菲律宾与印度尼西亚。在中国,血吸虫病分布于长江中下游及其以南12个地区。中国台湾有日本血吸虫的动物感染,但未发现人体病例。一般认为,人类几种主要血吸虫病中,日本血吸虫感染引起的病情最重、防治难度最大。这是因为日本血吸虫动物宿主多;成虫寿命长;感染后的伴随免疫和治愈后的免疫力差;中间宿主钉螺不易控制等。我国血吸虫病流行区,按钉螺的地理分布及流行病学特点,分为平原水网型、山区丘陵型和湖沼型。

(一)形态

1. 成虫

成虫(图22-21)雌雄异体,长圆柱状。雄虫略粗短,呈乳白色,大小为(10～22)mm×(0.5～0.55)mm,虫体自腹吸盘后向两侧增宽并向腹侧卷曲形成抱雌沟。睾丸通常为7个,位于腹吸盘后方,呈串珠状排列。雌虫细长,大小为(12～26)mm×(0.1～0.3)mm,肠管内含有残存的黑褐色血色素,故虫体后半部呈灰褐色或黑色。卵巢1个,呈长椭圆形,位于虫体中部,输卵管自卵巢后端发出,绕过卵巢向前延伸,与卵黄管汇合通入卵模。肠管在腹吸盘前分为两支,向后延伸至虫体中部稍后处合并为单一的盲管。

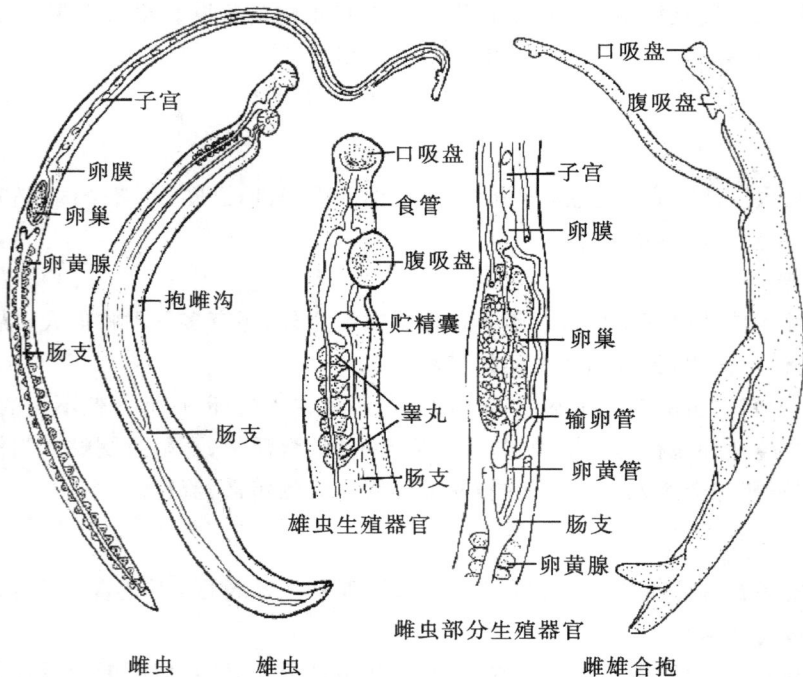

图22-21　日本血吸虫成虫的形态

2.虫卵

成熟虫卵(图 22-22)呈椭圆形,淡黄色,大小为(74~106)μm×(55~80)μm。卵壳薄,无卵盖,卵壳一侧有小棘,内含一毛蚴,毛蚴与卵壳之间常可见到由毛蚴头腺分泌的油滴状物(SEA)。偶尔在粪便内可见少数未成熟卵。

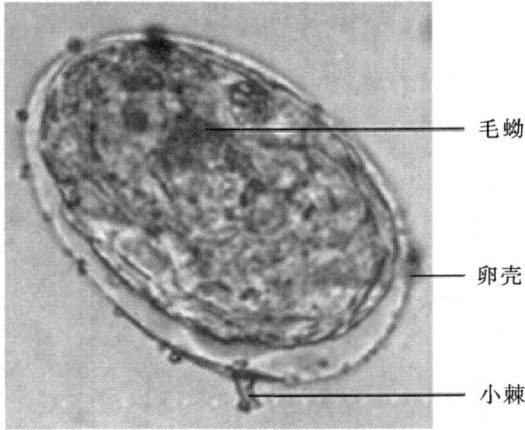

图 22-22 日本血吸虫成熟虫卵的形态

3.毛蚴

毛蚴(图 22-23)呈梨形或长椭圆形,左右对称,平均大小为 99μm×35μm,周身被有纤毛,是其活动器官。钻器位于体前端呈嘴状突起,或称顶突;体内前部中央有一个顶腺,为一袋状构造;两个侧腺或称头腺位于顶腺稍后的两侧,呈长梨形,它们均开口于钻器或顶突。

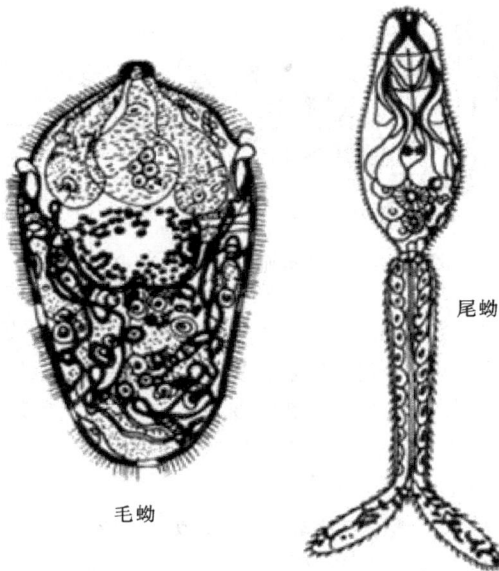

图 22-23 日本血吸虫毛蚴和尾蚴的形态

4. 尾蚴

尾蚴(图 22-23)为叉尾型,分体部和尾部,尾部又分为尾干和尾叉。尾蚴大小为(280~360)μm×(60~95)μm。体部前端有一头器,头器中央有一单细胞腺体,腹吸盘较小,位于体部后半部,在体部的中、后部有钻腺 5 对,开口于头器顶端。

(二)生活史

血吸虫生活史(图 22-24)包括成虫、虫卵、毛蚴、母胞蚴、子胞蚴、尾蚴及童虫等七个发育阶段。

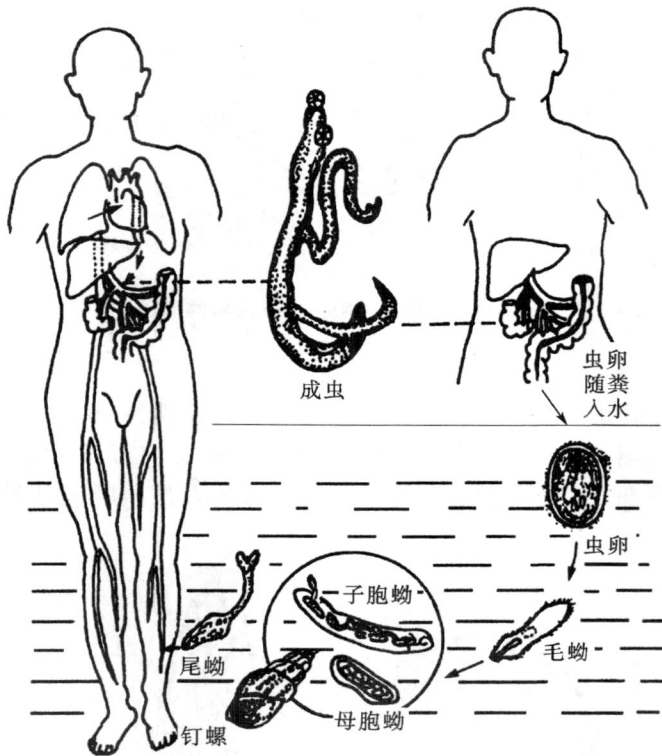

图 22-24 日本血吸虫的生活史

成虫寄生于人体及其他哺乳动物的肠系膜下静脉。雌虫产卵于肠黏膜下层静脉末梢内,虫卵随血流至肝和结肠肠壁静脉内。卵内细胞反复分裂,发育为毛蚴。由于毛蚴头腺分泌的可溶性虫卵抗原能透过卵壳,破坏血管壁,并使周围肠黏膜组织发生坏死,加上肠蠕动、腹内压增加,使肠壁坏死组织向肠腔破溃,虫卵随溃破组织落入肠腔,随粪便排出体外。

虫卵下水后,在适宜条件(20~30℃)下,经 2~32h 即孵出毛蚴。毛蚴进入钉螺体内,经母胞蚴、子胞蚴的发育和增殖产生大量尾蚴,成熟尾蚴自螺体内逸出,当人或其他哺乳动物与尾蚴接触时,尾蚴便借其头腺和穿刺腺分泌物的溶解作用及体部伸缩、尾部摆动的机械作用钻入宿主表皮细胞间质到达真皮层,脱去尾部后成为童虫。

童虫侵入宿主的小血管或淋巴管,随血流汇集于门静脉,最后在肠系膜静脉定居,逐渐发育为成虫。从尾蚴侵入人体内至成虫产卵,约经 24d 通常在人体感染 30d 后,可在粪便中检获虫卵。成虫在人体内的寿命一般为 2～5 年。

（三）致病性

血吸虫的尾蚴、童虫、成虫及虫卵均可对宿主产生损害。其中虫卵为主要致病阶段。

1. 尾蚴和童虫所致的损害

尾蚴侵入宿主皮肤时，由于其机械性损伤及化学毒性作用而导致局部炎症和免疫反应，出现丘疹，有痒感，此称尾蚴性皮炎。其本质是Ⅰ型和Ⅳ型变态反应。童虫至肺部时，引起局部细胞浸润和点状出血，患者可出现咳嗽及发热等全身中毒症状，多次重复感染者还可发生严重超敏反应，出现荨麻疹、痰中带血丝及血中嗜酸性粒细胞增多。

2. 成虫所致的损害

一般无明显致病作用，少数可引起轻微机械性损害，如静脉内膜炎和静脉周围炎。

3. 虫卵所致的损害

血吸虫病主要由虫卵引起，虫卵沉积在肝和肠壁引起的肉芽肿和纤维化是血吸虫病的主要病变。由虫卵内毛蚴分泌的可溶性虫卵抗原（SEA）诱发肉芽肿反应，虫卵肉芽肿一方面是宿主的免疫保护反应，但另一方面，肉芽肿相互连接形成瘢痕，导致干线型肝硬化及肠壁纤维化等一系列病变。血吸虫卵肉芽肿形成窦前静脉堵塞，导致门静脉高压，肝脾肿大，侧支循环开放，另一方面出现干线型纤维化。虫卵除主要沉积于肝、结肠外，还沉积于肺、脑等组织。

根据病理及主要临床表现，日本血吸虫病可分为急性期、慢性期和晚期。急性血吸虫病多见于无免疫力的初次严重感染者，临床上表现为发热、肝脾肿大、腹痛、腹泻或黏液血便等症状。慢性血吸虫病患者因经少量、多次反复感染而获得部分免疫力，患者可不出现明显的临床症状，部分病例有腹痛、慢性腹泻、黏液血便、肝脾肿大、消瘦、乏力及劳动力减退等。若病程继续发展，肝、肠组织纤维化加重，可出现肝硬化、门脉高压症、巨脾、腹水或上消化道出血等，此称为晚期血吸虫病。儿童时期反复大量感染可影响腺垂体功能，生长发育受抑制，临床上表现为侏儒症。还有少数病例，可出现结肠壁明显增厚，甚至发生癌变。

（四）实验诊断

1. 病原学诊断

（1）直接涂片法　在急性血吸虫病患者的黏液血便中常可查到虫卵，但在慢性期检出率很低，在晚期患者粪便中，一般查不到虫卵。

（2）自然沉淀法　比直接涂片法的检出率高。

（3）尼龙袋集卵法　此法快速、简便，检出率亦比直接涂片法高，适用于大规模检查。

（4）毛蚴孵化法　将浓集法所得沉渣倒入三角烧瓶进行孵化，检出率高于一般浓集法。

（5）改良加藤厚涂片法　可进行虫卵计数，亦用于评价防治效果。

（6）直肠黏膜活组织检查　可同时进行虫卵的死、活鉴别，适用于检查慢性及晚期患者。

2. 免疫学诊断

（1）皮内试验　一般仅用于筛选新感染者及流行病学调查。

（2）环卵沉淀试验（COPT）　以虫卵为抗原，是国内目前综合查病的主要方法之一。

（3）间接血凝试验　可用于辅助诊断和流行病学调查。

（4）酶联免疫吸附试验　可用于诊断患者、考核疗效、血清流行病学调查、疫情监测。

(五)流行

日本血吸虫主要分布于东南亚的中国、日本、菲律宾及印度尼西亚等国家。在我国,则分布在长江流域及其以南的江苏、浙江、福建、安徽、江西、上海、湖南、湖北、广东、海南、广西、四川及云南13个地区。血吸虫病为人兽共患寄生虫病,保虫宿主广泛,如牛、羊、猪、马、驴、骡、犬、猫及家兔等,其中以水牛、黄牛最重要。在流行病学上,患者和病牛是重要的传染源。含血吸虫卵的粪便污染水源、中间宿主钉螺的存在及人群接触疫水是传播本病的三个重要环节。钉螺是本病传播或流行的重要环节。患者和病畜的分布与钉螺的分布是一致的。血吸虫病的传播、流行与社会制度的关系尤为密切,经济、文化、医疗卫生水平及生产、生活方式等是重要社会因素。

(六)防治原则

查治患者、病畜,控制传染源,首选药物为吡喹酮,氯硝柳胺、呋喃丙胺也有一定疗效。加强水粪管理:管好人、畜粪便,防止污染水体。消灭钉螺,要结合兴修水利、改造农田等进行。药物灭螺常用溴乙酰胺、五氯酚钠。加强个人防护:首先应尽量避免与疫水接触;若必须接触废水时,则应涂抹磷苯二甲酸丁二酯油膏或防蚴宁等;亦可使用塑料、橡胶或乳胶衣裤及长筒胶靴等。

自新中国成立以来,血吸虫防治工作取得了很大成绩。目前血吸虫防治工作的重点是:对湖沼地区和大山区以控制急性感染、降低发病率为主,并积极治疗患者、病畜,抓紧灭螺;对达到基本消灭标准的地区,应加强对残存钉螺的查、灭工作,并对未治愈病例进行治疗;对达到消灭标准的地区,应认真做好螺情和病情监测、成果巩固工作。

📖 **知识链接**

尾蚴性皮炎

尾蚴性皮炎(cercarial dermatitis)是禽、畜类血吸虫尾蚴侵入人体皮肤所引起的局部超敏反应性皮肤病。这些尾蚴侵入皮肤后,不能在人体内继续发育为成虫。尾蚴性皮炎主要流行于水稻种植地区,故又称稻田皮炎,在美国、加拿大等地区也称游泳者痒症。

尾蚴性皮炎的病原种类很多,在国外有数十种。我国常见的有毛毕属和东毕属血吸虫的尾蚴。毛毕属血吸虫如包氏毛毕吸虫,其成虫在鸭体内寄生,中间宿主为椎实螺。东毕属血吸虫如土耳其斯坦东毕吸虫,成虫寄生于牛、羊等家畜体内,中间宿主也是椎实螺。

成熟尾蚴自椎实螺体内逸出后,在水中游动,当人体皮肤与尾蚴接触时,其穿刺腺的分泌物刺激局部,引起Ⅰ型及Ⅳ型超敏反应。主要临床表现是皮肤局部有热、刺痛和痒的感觉,数小时后,侵入处皮肤出现红色丘疹,甚痒。1~2d内丘疹可发展成绿豆大小、周围有红晕及水肿,也可形成风疹团。如搔破皮肤,可引起继发性感染。

尾蚴性皮炎传染源除鸭和牛外,还有野鸭和羊等脊椎动物。人体感染主要是因在稻田放养牛、鸭时接触疫水所致,也可因在湖边游泳、捕鱼等而感染。

预防本病应因地制宜,加强粪便管理,防止新鲜禽、畜粪入水是其关键;在水稻种植区,应禁止家鸭进入水田。同时,结合农田管理消灭椎实螺。人们在下水田劳动前,涂抹邻苯二甲酸二丁酸二丁酯软膏、松香酒精或松香软膏,有条件者还可穿防护靴、外袜等。

第三节 绦 虫

绦虫（cestode）也称带虫，属扁形动物门中的绦虫纲（Class Cestoda）。寄生于人体的绦虫有 30 余种，多属多节亚纲中的假叶目和圆叶目。我国人体常见绦虫有 10 余种。

绦虫成虫背腹扁平，带状，白色或乳白色，体长数毫米至数米，多分节，雌雄同体，无消化道，缺体腔，各种器官系统如神经系统、生殖系统、排泄系统等均包埋在其实质组织中，营养物质通过体壁上的微毛吸收。虫体由头节、颈部和链体三部分组成。

（1）头节 细小，圆叶目绦虫头节呈球形或近方形，有四个吸盘，或还具有顶突和小钩，假叶目绦虫头节呈指状或棱形，背、腹面各有一个吸槽。

（2）颈部 接头节之后，短而纤细，不分节，内有生发细胞，由此不断生长节片。

（3）链体 节片数目因种而异，少者 3～4 节，多者可达数千节，根据生殖器官发育情况可分为：①幼节，由颈部长出，节片较小，生殖器官尚未发育成熟；②成节，节片较大，雌、雄两性生殖器官已经发育成熟；③孕节，链体后部的节片，节片最大，子宫内已有虫卵，节片内其他器官萎缩或消失。

除少数虫种外，均雌雄同体，且每一成熟节片内有雌雄生殖器官各 1～2 套。雄性生殖器官有睾丸、输出管、输精管、储精囊、射精管等，睾丸滤泡状，数个或数百个不等。雌性生殖器官有卵巢、卵黄腺、子宫、阴道等。卵巢分叶状，卵黄腺滤泡状，子宫呈管状或囊状，管状子宫盘曲在节片中部。

成虫均寄生于脊椎动物的肠道中，幼虫寄生于脊椎动物或无脊椎动物组织内。

假叶目绦虫生活史需要两个中间宿主。虫卵自子宫孔排出，必须在水中孵出钩球蚴。若钩球蚴被第一中间宿主（甲壳类节肢动物）吞入，在其体内发育为原尾蚴。第二中间宿主（鱼类或其他脊椎动物）吞入了含原尾蚴的第一中间宿主后，原尾蚴在其体内发育为裂头蚴，最后裂头蚴进入终末宿主肠道内发育为成虫。

圆叶目绦虫生活史只有一个中间宿主，个别种类甚至可在同一宿主体内完成。孕节脱落并随粪便排出，虫卵被中间宿主吞食后，六钩蚴孵出，钻入宿主肠壁，随血流或淋巴循环至宿主各组织发育为各种类型的幼虫。绦虫在中间宿主体内的发育时期统称为中绦期（续绦期），不同绦虫的中绦期名称不同，如囊尾蚴、似囊尾蚴、棘球蚴。中绦期被终末宿主吞食后，在其体内发育为成虫。

我国较重要的绦虫有链状带绦虫、肥胖带吻绦虫、细粒棘球绦虫、微小膜壳绦虫和曼氏迭宫绦虫。

一、链状带绦虫

链状带绦虫（*Taenia solium* Linnaeus，1758）又称猪带绦虫、猪肉绦虫、有钩绦虫，是我国主要的人体绦虫，中国传统医学著作称之为寸白虫或白虫，是最早记载的人体寄生虫之一。成虫寄生在人小肠内，引起猪带绦虫病。幼虫寄生于人或猪的肌肉等组织内，引起猪囊尾蚴病。

（一）形态

1. 成虫

链状带绦虫（图 22-25）成虫乳白色，长 2～4m，扁平，带状，分节。头节近球形，直径

0.6~1mm,有 4 个吸盘,顶端具顶突,其上有 25~50 个小钩,呈内外两圈排列。颈细,不分节。链体的节片数 700~1000 个,幼节宽大于长;成节近正方形,内含成熟的雌雄生殖器官各一套,睾丸呈滤泡状,150~200 个,卵巢位于节片后 1/3 的中央,除左右两叶外,在子宫与阴道间有一小叶;孕节长大于宽,除充满虫卵的子宫外,其他器官均退化,子宫由主干向两侧分支,每侧7~13 支。

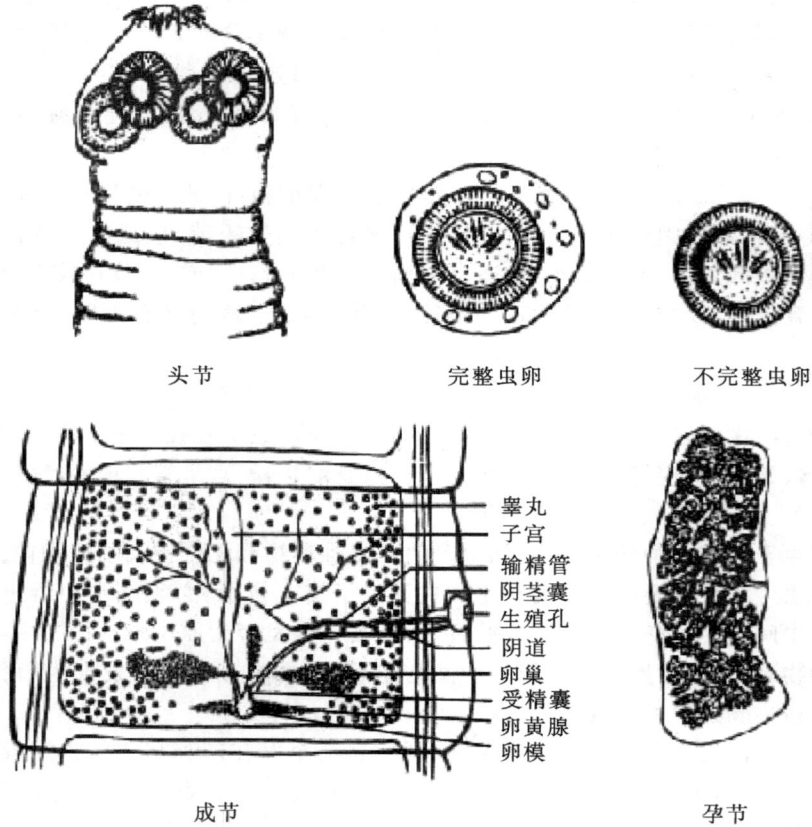

头节	完整虫卵	不完整虫卵

睾丸
子宫
输精管
阴茎囊
生殖孔
阴道
卵巢
受精囊
卵黄腺
卵模

成节	孕节

图 22-25　链状带绦虫的形态

2. 虫卵

虫卵球形或近似球形,直径 31~43μm,卵壳薄而透明,极易脱落,镜检所见多为具胚膜的虫卵。胚膜较厚,棕黄色,其上有放射状条纹,内含一个六钩蚴。

3. 猪囊尾蚴

猪囊尾蚴又称猪囊虫,为卵圆形、白色半透明的囊状物,大小为(8~10)mm×5mm,如黄豆大小,囊内充满透明液体,囊内有一小米粒大小的白点,即为其头节,上具吸盘、小钩等,其构造与成虫头节相同。

(二)生活史

链状带绦虫生活史见图 22-26。

食入生的
或半生的
"米猪肉"

人因误食虫卵
或自身感染而
引起猪囊虫病

成虫寄生于人体小肠

含有囊尾
蚴的猪肉

孕节 虫卵

猪体内发育

囊尾蚴

六钩蚴

孕节及虫卵
被猪吞食

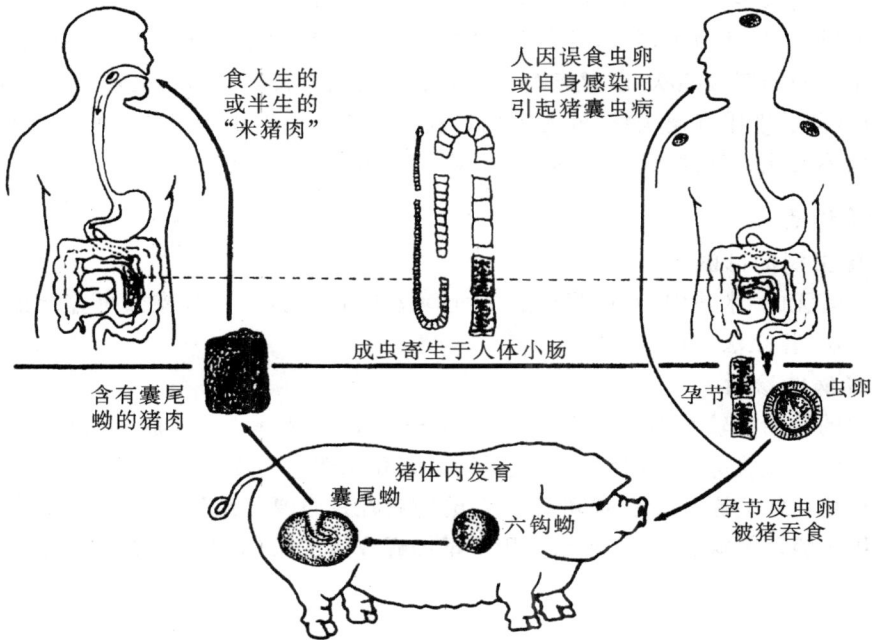

图 22-26 链状带绦虫的生活史

人是该虫唯一的终宿主。成虫寄生于人体小肠,末端的孕节常数节相连脱落,随粪便排出。孕节或散出的虫卵被猪吞食后,在小肠消化液的作用下,六钩蚴逸出并钻入肠壁,随血液、淋巴循环到达猪的身体各处,经 60~70d 发育为囊尾蚴。猪囊尾蚴寄生的部位以运动较多的肌肉如股、腰、肩、心、舌等处为多。被猪囊尾蚴寄生的猪肉俗称"米猪肉""豆猪肉"。当人因食入含活囊尾蚴的猪肉后,囊尾蚴在小肠经胆汁刺激,头节翻出,附着于小肠黏膜,经 2~3 个月发育为成虫,成虫寿命可长达 25 年。

人也可作为本虫的中间宿主,当人食入虫卵后,六钩蚴可在小肠内孵出,并到达人体各部位发育为囊尾蚴,但不能发育为成虫。

人体感染囊尾蚴的方式有三种:①异体感染,误食他人排出的虫卵而感染;②自体外感染,误食自己排出的虫卵而感染;③自体内感染,体内有成虫寄生,因肠逆蠕动,孕节或虫卵反流至胃而感染,这种感染往往十分严重。

(三)致病性

成虫和囊尾蚴均可寄生于人体而致病。

成虫寄生于人体小肠内,引起猪带绦虫病。寄生人体的成虫一般为 1 条,也有报道寄生 6~7 条者。患者多无明显症状,粪便中发现节片是常见的求医原因。少数患者表现为腹部不适、恶心、食欲亢进、腹泻等胃肠道症状。

囊尾蚴在寄生部位造成占位性病变,压迫周围组织,刺激邻近组织产生炎症,对人体的危害远较成虫为大。危害程度因囊尾蚴寄生的数量和部位而不同。人体寄生的囊尾蚴可由 1 个至数万个,寄生部位很广,常见的顺序为皮下组织、肌肉、脑、眼、心、舌等。临床上常见以下几种类型。①皮下及肌肉囊尾蚴病,在皮下寄生可形成结节,以躯干及头部较多,结节呈圆形或椭圆形,硬度如软骨,多可活动,无压痛;寄生在肌肉者,可出现肌肉酸痛、胀痛、肌肉痉挛等症状。②脑囊尾蚴病,症状极为复杂,可全无症状,亦可引起猝死。癫痫发作、颅内压增高、精神症状是脑囊尾蚴病的三大症状,以癫痫发作为常见。表现为头痛、恶心、呕吐、失语、瘫痪、痴呆等,严重者可致死。③眼囊尾蚴病,轻者表现为视力障碍。重者由于虫体死亡后,虫体分解产物可导致玻璃体混浊、视网膜炎、视网膜剥离,继发白内障、青光眼,终至导致失明。

(四)实验诊断

1. 猪带绦虫病的诊断

询问患者有无吃"米猪肉"及排节片史。如检获孕节,计数子宫分支数可鉴定虫种。检查虫卵可用涂片法、浮聚法、沉淀法。

2. 囊尾蚴病的诊断

囊尾蚴病的诊断比较困难。诊断方法应根据寄生部位选择。对皮肤和肌肉囊尾蚴病,可手术摘取皮下结节或浅部肌肉内包块查囊尾蚴。脑和深部组织囊尾蚴病可行 X 线检查,但只有虫体死亡钙化后才显影,CT 扫描可显示囊尾蚴病灶。眼囊尾蚴病可行眼底镜检查。免疫诊断对深部组织囊尾蚴病有重要价值,多用囊尾蚴囊液作抗原,常用方法是 IHA、ELISA。

(五)流行

1. 分布

猪带绦虫呈世界性分布,国内散在病例见于 30 个地区,而以东北、华北、中原和西南的某些地区较为多见。

2. 流行因素

由于居民随地大便,厕所简陋或猪圈与人厕所连在一起,或由于猪的放养,使猪容易吃到人的粪便,增加了猪感染的机会。在地方性流行区,人们有生食猪肉的习惯,如云南的"过桥米线",傣族爱吃"剁生",居民感染率高。我国大部分地区无吃生肉习惯,多因大块肉烧煮不透、肉片较厚而烹炒时间太短、搅拌不匀,或切生肉和熟食的刀具、菜板不分,从而污染熟食,也可造成感染。

(六)防治原则

加强卫生宣传,注意个人卫生和饮食卫生,不食生的或未熟透的猪肉。切生肉和熟食的菜刀、菜板要分开。饭前便后要洗手。改进养猪方式,猪要圈养,猪圈与人厕要分开,防止猪吃人粪。严格肉类检查,严禁销售含囊尾蚴的猪肉。治疗患者。绦虫病患者应及早驱虫,既可减少传染源,又可避免感染囊尾蚴病。常用槟榔、南瓜子联合驱虫,氯硝柳胺(灭绦灵)、吡喹酮等均有良好疗效。囊尾蚴病亦可用吡喹酮或阿苯达唑治疗,对皮下、肌肉、眼囊尾蚴病可用手术摘除虫体。

二、肥胖带吻绦虫

肥胖带吻绦虫(*Taenia saginata* Goeze,1782)又称牛带绦虫、牛肉绦虫或无钩绦虫,它与猪带绦虫同属带科、带属,两者形态和发育过程相似。

(一)形态

牛带绦虫与猪带绦虫形态相近,其形态见图 22-27,两者主要区别见表 22-3。

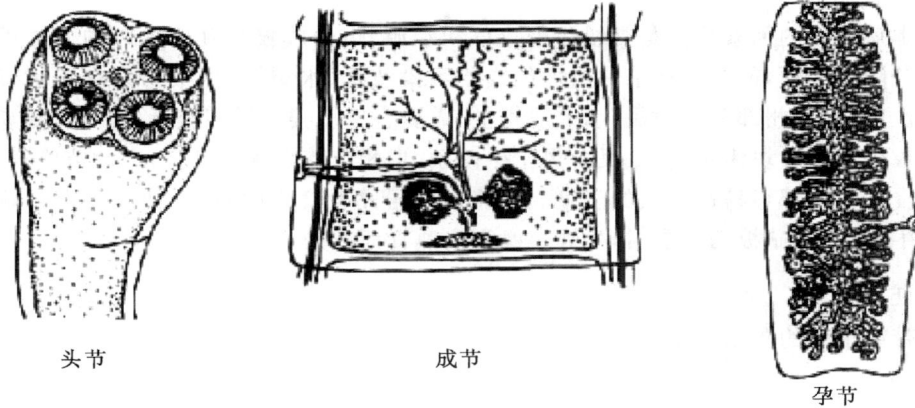

头节   成节   孕节

图 22 - 27 肥胖带吻绦虫的形态

表 22 - 3 牛带绦虫与猪带绦虫形态主要区别

区别点	猪带绦虫	牛带绦虫
体长	2～4m	4～8m 或更长
节片	700～1000 节,薄,略透明	1000～2000 节,肥厚,不透明
头节	球形,有顶突及小钩	略呈方形,无顶突及小钩
成节	卵巢分左右两叶及中央小叶	卵巢仅两叶
孕节	子宫分支每侧约 7～13 支	子宫分支每侧约 15～30 支

(二)生活史

牛带绦虫生活史与猪带绦虫相似。人是唯一终末宿主。孕节常单节脱落,亦可自行逸出肛门或随粪便排出体外。牛为中间宿主,人因食入生的或未熟的含牛囊尾蚴的牛肉而感染。成虫寿命可达 20～30 年,甚至更长。牛囊尾蚴不能寄生于人体,是与猪带绦虫的重要区别。

(三)致病性

牛带绦虫的致病性与猪带绦虫的成虫相同。人体寄生的成虫多为 1～2 条,但在流行区多条感染并非少见,最多的一例竟可达 31 条,但患者的症状多不明显,或似猪带绦虫病,有胃肠道和神经系统症状。由于节片可自行逸出肛门,可有肛门瘙痒,偶可引起肠梗阻或阑尾炎。

(四)实验诊断

同猪带绦虫病,可根据子宫分支数和头节形态鉴定虫种。孕节自行逸出肛门时常自断端散出虫卵,故肛门拭子法查卵阳性率较高。

(五)流行

1. 分布

呈世界性分布,国内绝大多数地区均有人体感染报道,多散在发生。在牧区及少数民族居住的地区如新疆、内蒙古、西藏、云南、贵州、四川、广西等地可见地方性流行。流行区居民感染率多在 20％左右,高者可达 70％,患者多为青壮年人。

2. 流行因素

造成本病流行的因素主要是粪便污染牧草和水源、牛的放牧和食用牛肉的方法不当。流行区居民若随地大便,使带有孕节和虫卵的粪便污染牧场、水源等,牛很容易吃到孕节或虫卵而受感染。广西、贵州部分少数民族,人居楼上,人粪直接从楼上排到楼下牛圈中,更易造成牛的感染。牧民常食大块烤牛肉,藏民食风干牛肉条,贵州苗族爱食"腊肉",广西苗族喜食"酸牛肉",这些食肉习惯都容易造成人的感染。非流行区居民无食生肉习惯,偶因牛肉未炒熟或使用切过生牛肉的刀、砧板切熟食时,牛囊尾蚴污染熟食而感染。

(六)防治原则

与猪带绦虫病的防治基本相同。

知识链接

两种带绦虫的虫卵在形态上难以区分。
(1)生活史上的区别 中间宿主不同,分别是猪和牛。
(2)致病上的区别 牛带绦虫孕节活动明显,会主动从肛门逸出,无囊尾蚴病。
(3)诊断方法上的区别 牛带绦虫感染用肛门拭子法诊断更易。

目标检测

一、单项选择题

1. 医学蠕虫的成虫多寄生于哪种部位( )
   A. 脑组织　　　　　B. 血管　　　　　C. 肺
   D. 肌肉组织　　　　E. 消化道

2. 蛔虫进入人体的途径是( )
   A. 经口　　　　　　B. 经皮肤　　　　C. 经虫叮咬
   D. 经输血　　　　　E. 经鼻腔吸入

3. 蛔虫的感染阶段是( )
   A. 虫卵　　　　　　B. 蛔虫幼虫　　　C. 丝状蚴
   D. 杆状蚴　　　　　E. 感染期虫卵

4. 钩虫对人体的危害主要是造成( )
   A. 钩蚴性皮炎　　　B. 钩蚴性肺炎　　C. 消化功能紊乱
   D. 缺铁性贫血　　　E. 异嗜症

5. 蛲虫引起的主要症状是( )
   A. 慢性腹泻　　　　B. 发热　　　　　C. 异嗜症
   D. 消瘦无力　　　　E. 肛周瘙痒

6.检查蛲虫卵最常用的方法（　　　）

A.粪便涂片法　　　　B.饱和盐水浮聚法　C.透明胶纸法

D.离心沉淀法　　　　E.以上均不是

7.旋毛形线虫幼虫在人体的主要寄生部位是（　　　）

A.小肠　　　　　　　B.平滑肌　　　　　C.横纹肌　　　　　D.肺　　　　　E.胃黏膜

8.口囊内有一对半月形板齿的线虫是（　　　）

A.十二指肠钩虫　　　B.美洲钩虫　　　　C.蛔虫　　　　　　D.蛲虫　　　　E.鞭虫

9.人体寄生虫中最大的蠕虫卵是（　　　）

A.肝吸虫卵　　　　　B.肺吸虫卵　　　　C.姜片虫卵

D.血吸虫卵　　　　　E.斯氏狸殖吸虫卵

10.日本血吸虫的主要致病阶段是（　　　）

A.虫卵　　　　　　　B.毛蚴　　　　　　C.童虫　　　　　　D.成虫　　　　E.毛蚴

11.吃生蟹或生蝲蛄传播的寄生虫是（　　　）

A.姜片虫　　　　　　B.血吸虫　　　　　C.肝吸虫　　　　　D.钩虫　　　　E.肺吸虫

12.肝吸虫的第一中间宿主是（　　　）

A.钉螺　　　　　　　B.豆螺　　　　　　C.川卷螺　　　　　D.扁卷螺　　　E.石螺

13.中间宿主为扁卷螺的寄生虫是（　　　）

A.钩虫　　　　　　　B.丝虫　　　　　　C.肺吸虫　　　　　D.血吸虫　　　E.姜片虫

14.既是猪肉绦虫的中间宿主又是终末宿主的是（　　　）

A.猪　　　　　　　　B.羊　　　　　　　C.人　　　　　　　D.犬　　　　　E.牛

15.引起尾蚴性皮炎的是（　　　）

A.肝吸虫　　　　　　B.姜片吸虫　　　　C.日本血吸虫

D.肺吸虫　　　　　　E.斯氏狸殖吸虫

16.牛带绦虫的头节为（　　　）

A.方形,有四个吸盘,有顶突和小钩　　　B.方形,有四个吸盘,无顶突和小钩

C.球形,有四个吸盘,有顶突和小钩　　　D.球形,有四个吸盘,无顶突和小钩

E.球形,上有一吸槽,有顶突和小钩

17.牛肉绦虫的感染阶段是（　　　）

A.虫卵　　　　　　　B.孕节　　　　　　C.囊尾蚴

D.棘状蚴　　　　　　E.似囊尾蚴

18.下列哪种寄生虫属于土源性蠕虫（　　　）

A.丝虫　　　　　　　B.猪带绦虫　　　　C.牛带绦虫　　　　D.蛲虫　　　　E.姜片虫

19.微丝蚴是哪种寄生虫的幼虫（　　　）

A.钩虫　　　　　　　B.丝虫　　　　　　C.旋毛虫

D.日本血吸虫　　　　E.细粒棘球绦虫

20.肝吸虫在人体内的寄生部位是（　　　）

A.肝组织　　　　　　B.肝胆管　　　　　C.门静脉

D.肠黏膜　　　　　　E.十二指肠

二、填空题

1. 华支睾吸虫感染阶段是_____。
2. 旋毛虫成虫的寄生部位在_____。
3. 蛲虫雌虫通常在夜间爬到_____(部位)产卵。
4. 钩虫成虫在小肠寄生,以_____为食。
5. 丝虫的幼虫白天滞留于_____,而晚上出现于_____中。
6. 生食淡水鱼、虾有可能感染的常见寄生虫是_____。
7. 牛带绦虫孕节片的子宫分支数目为_____支。
8. 日本血吸虫在钉螺体内的发育过程为_____。
9. 鞭虫寄生于人体的_____,感染阶段是_____。
10. 蛔虫引起的外科并发症中最常见的是_____。

三、名词解释

钩蚴性皮炎　　　夜现周期性　　　囊尾蚴　　　幼虫移行症

四、简答题

1. 华支睾吸虫病的流行原因有哪些?
2. 简述蛔虫的生活史及所致疾病?
3. 简述血吸虫卵的致病?
4. 猪带绦虫和牛带绦虫的生活史有何异同?

(马新博)

第二十三章 医学原虫

学习目标

【掌握】医学原虫的分类和常见种类;溶组织内阿米巴、阴道毛滴虫、疟原虫的感染阶段和致病性。

【熟悉】溶组织内阿米巴、阴道毛滴虫、疟原虫的形态和生活史。

【了解】常见医学原虫的实验诊断和防治。

第一节 概 述

原虫(protozoon)为单细胞真核生物,虫体小,结构简单,但能完成感觉、运动、摄食、排泄、生殖等全部生命活动。原虫种类繁多,迄今为止发现 65000 余种,分布广泛,多营自生或腐生生活,少数营共栖或寄生生活。

寄生于人体的致病性原虫及与人体处于共栖状态的非致病性原虫统称为医学原虫,50 余种。由于缺乏有效的疫苗、可靠的药物及难以控制的传播媒介等原因,很多致病性种类如疟原虫、溶组织内阿米巴等可严重危害人类健康,引起区域或广泛流行的寄生虫病。

一、形态

原虫体积微小,大小 2～200μm 不等,形态因虫种而异,在生活史的不同阶段,形态也可完全不同。其基本结构包括胞膜、胞质和胞核三部分。

(一)胞膜

胞膜又称表膜或质膜,电镜下观察由一层或多层单位膜构成。胞膜可不断更新,在维持原虫的形态及执行摄食、排泄、运动、感觉、侵袭等多种生理活动中发挥重要作用,尤其是与原虫的致病性关系密切。

(二)胞质

胞质由基质、细胞器和内含物构成。

1.基质

基质主要成分是蛋白质,肌动蛋白和微管蛋白分别组成微丝和微管,以支持原虫的形状并参与运动。大多数原虫的基质有内、外质之分,外质透明,呈凝胶状,参与摄食、排泄、运动、呼吸、感觉等;内质呈溶胶状,含细胞器和内含物,是原虫代谢和营养储存的主要场所。

2. 细胞器

原虫的细胞器按照功能主要分三种。①膜质细胞器：由胞膜分化而成，主要参与细胞的能量合成代谢，包括内质网、高尔基复合体、线粒体、动基体、溶酶体等。②运动细胞器：是原虫分类的重要依据，分伪足、鞭毛、纤毛等。③营养细胞器：主要功能是摄食和排泄，包括胞口、胞咽、胞肛等。

3. 内含物

内含物主要包括食物泡、拟染色体、糖原团等营养储存小体及原虫的代谢产物和共生物等。

(三)胞核

胞核由核膜、核质、核仁和染色质组成，决定原虫的生长、发育和繁殖。根据胞核结构的不同，原虫的核型分为两种。①泡状核：核内染色质少，主要分布于核膜内缘，碱性染料染色后着色浅，有 1 个粒状核仁。②实质核：染色质丰富，均匀分散在核质中，着色深，有 1 个以上核仁。寄生性原虫的核型以前者多见，染色后胞核的形态也是医学原虫病原学诊断的重要依据。

二、生理

(一)运动

多数原虫借助运动细胞器伪足、鞭毛和纤毛产生运动。有的原虫虽无明显的运动细胞器，但可以滑动和扭动的方式进行运动。

(二)营养与代谢

原虫在营养丰富的环境中，一般通过胞膜的渗透、扩散和运输机制吸收小分子养料，大分子物质主要通过伪足摄食和胞口摄食两种形式获取。多为兼性厌氧代谢，其能量主要来源于糖的无氧酵解。代谢产物可通过胞膜、伸缩泡和胞肛等排出，也可通过增殖过程中的母体裂解排放出来。

(三)生殖

原虫的生殖方式有无性生殖和有性生殖两种。

1. 无性生殖

无性生殖包括二分裂、多分裂和出芽生殖等形式。①二分裂：最常见，分裂时胞核先一分为二，然后胞质再分裂，形成两个子体，如阿米巴滋养体的增殖。②多分裂：胞核先连续多次分裂，胞质再分裂，包绕在每个核周围，形成多个子体，如疟原虫在人体内的裂体增殖。③出芽生殖：产生与母体大小不等的子体的分裂，如弓形虫滋养体的内二殖。

2. 有性生殖

原虫的有性生殖包括配子生殖和接合生殖。①配子生殖：先分化为雌、雄配子，然后配子结合为合子，再进行无性增殖，如疟原虫在蚊体内的增殖。②接合生殖：同种原虫的两个个体结合在一起，相互交换核质后分开，再各自进行分裂增殖，如纤毛虫。

有些原虫在生活史中无性生殖和有性生殖相互交替出现，这种现象称为世代交替，如疟原虫在人体内行无性生殖，在蚊体内行有性生殖。

三、生活史

根据原虫发育过程对宿主的要求,生活史分为直接发育型和转换宿主型两种。

(一)直接发育型

此类原虫生活史简单,完成生活史只需一种宿主,原虫通过人与人之间直接或间接接触而传播,如阴道毛滴虫和阿米巴原虫。

(二)转换宿主型

生活史的完成需一种以上的宿主,原虫在不同的宿主体内分别进行有性和无性生殖,如弓形虫和疟原虫。

四、致病性

与其他寄生虫的致病性相比较,医学原虫的主要致病机制有以下几方面。

(一)增殖作用

因为原虫个体微小,所以侵入人体后,只有逃避机体的免疫力增殖到相当数量才能引起宿主明显的病理损伤和临床症状。例如,疟原虫在红细胞内进行裂体增殖,仅在虫体数量达到阈值时才能造成红细胞周期性破裂,引起疟疾发作。

(二)播散致病

在建立原发病灶后,多数原虫具有向临近或远处组织器官播散的潜能,从而侵犯多个组织、器官。例如,寄生在结肠内的溶组织内阿米巴滋养体,可从结肠壁的溃疡病灶侵入血管,随血流到达肝、肺等器官引起病变。

(三)机会致病

有些原虫在健康人群中多呈隐性感染,但在宿主免疫力下降时,其致病力增强表现出异常增殖,导致宿主出现明显的临床症状,此类原虫被称为机会致病性原虫,常见有肺孢子虫、弓形虫等。例如,60%晚期艾滋病患者合并肺孢子虫肺炎,并最终成为患者的直接死因。

五、分类

根据运动细胞器的有无和类型,将医学原虫分为四个纲。

(1)根足虫纲(Class Rhizopodea)　以伪足为运动细胞器,如溶组织内阿米巴等。

(2)鞭毛虫纲(Class Mastigophora)　以鞭毛为运动细胞器,如阴道毛滴虫等。

(3)孢子虫纲(Class Sporozoea)　无明显的运动细胞器,如疟原虫等。

(4)纤毛虫纲(Class Ciliata)　以纤毛为运动细胞器,如结肠小袋纤毛虫等。

第二节　根足虫纲

一、溶组织内阿米巴

溶组织内阿米巴(*Entamoeba histolytica* Schaudinn,1903)又称痢疾阿米巴,主要寄生于

人体结肠,在一定条件下侵入肠壁组织,引起阿米巴痢疾,也可随血液侵入肝、肺、脑等组织,引起肠外阿米巴病。本病呈世界性分布,全球约有5000万感染者,多见于热带和亚热带地区,我国各地均有分布,人群感染率为0.25%~2.99%。

(一)形态

溶组织内阿米巴有滋养体和包囊两个形态时期,成熟的四核包囊是其感染期。

1. 滋养体

滋养体(图23-1)具有侵袭性,可吞噬红细胞,直径在10~60μm。借助单一定向的伪足产生运动,有透明的外质和富含颗粒的内质,具有一个泡状核,呈球形,直径4~7μm,核膜边缘有单层均匀分布,大小一致的核周染色质粒。核仁小,大小为0.5μm,居中,周围有纤细无色的丝状结构。其形态与虫体的多形性和寄生部位有关,如在阿米巴痢疾患者新鲜黏液血便中的滋养体运动活泼,形态变化大;从有症状患者组织中分离的滋养体,直径20~60μm,常含有红细胞,有时有白细胞和细菌;而生活在肠腔、非腹泻粪便或有菌培养基中的滋养体大小10~30μm,不含红细胞。

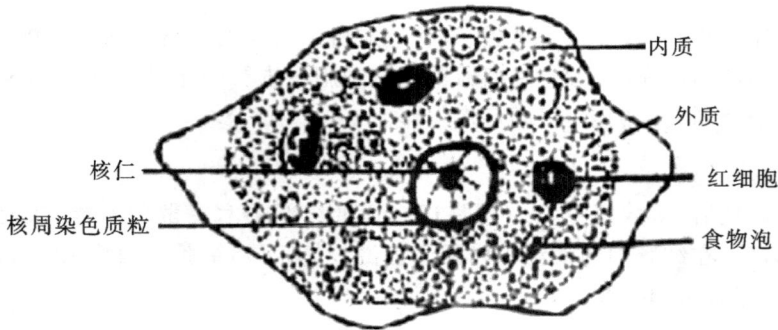

图23-1 溶组织内阿米巴滋养体的形态

2. 包囊

滋养体在肠腔内形成包囊(图23-2),包囊呈圆球形,直径10~20μm,外有光滑囊壁,根据结构不同分为成熟包囊和未成熟包囊。成熟包囊为四核包囊,囊内仅有4个细胞核,此期是原虫的感染阶段;未成熟包囊分单核和双核包囊,胞质中有营养物质拟染色体和糖原块。

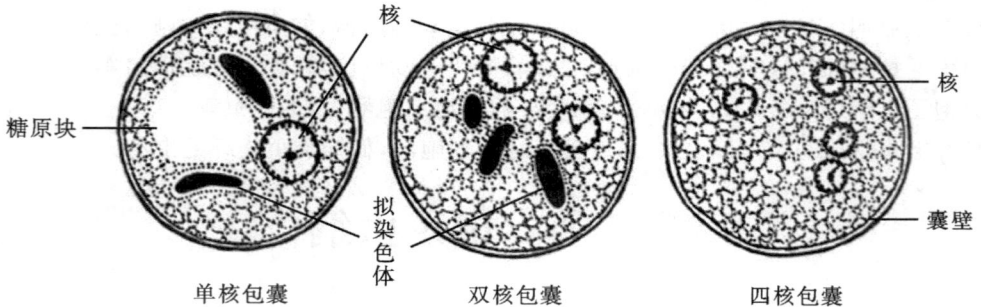

图23-2 溶组织内阿米巴包囊的形态

（二）生活史

溶组织内阿米巴的生活史简单，基本过程为包囊—滋养体—包囊。感染性的四核包囊随污染的食物或水经口进入人体，行至小肠，经消化液的作用，虫体脱囊而出。多核的滋养体甚至未完全脱囊即开始摄食。四核虫体经三次胞质分裂和一次核分裂发展成8个子虫体，即在结肠上端摄食细菌和二分裂增殖。虫体在肠腔中下行，因营养和水分的减少，虫体团缩形成前包囊，分泌出厚的囊壁，经两次有丝分裂形成四核包囊，随粪便排出体外。

滋养体在外环境中存活时间较短，即使吞食也会被消化液杀灭，而包囊则可以在外界生存数日至一个月。滋养体是虫体的侵袭形式，当宿主全身或肠道局部的抵抗力下降时，肠腔内的滋养体可借助伪足运动和所分泌的酶与毒素的作用侵入肠壁组织，吞噬破坏红细胞、溶解肠壁组织，引起液化性坏死，病变部位以回盲部多见。滋养体随坏死的组织等落入肠腔，随粪便排出体外，宿主出现阿米巴性痢疾的症状。有些滋养体还可侵入血管，随血流至肝、肺、脑等组织器官内寄生，导致不同部位的脓肿，引起肠外阿米巴病。

（三）致病性

人体感染溶组织内阿米巴后，90%的人成为无症状带虫者，而只有少数的感染者发病。能否发病，取决于虫株的毒力、数量、肠道菌群的协同作用及宿主的免疫功能。

1. 致病机制

溶组织内阿米巴对宿主的侵袭力，主要表现为伪足的机械性损伤及其释放的凝集素、穿孔素、半胱氨酸蛋白酶等物质的毒性作用。

2. 病理变化

肠阿米巴病多发于盲肠和阑尾。肠壁组织的早期病变一般限于浅表的肠黏膜，坏死区较小，随着病程的进展，滋养体不断繁殖，可穿破黏膜层，在疏松的黏膜下层甚至肌层繁殖扩散，典型的病损表现是口小底大的烧瓶样溃疡；肠外阿米巴病往往呈无菌性、液化性坏死，周围浸润有淋巴细胞。

3. 临床表现

（1）肠阿米巴病　主要是阿米巴痢疾，典型症状为腹疼伴里急后重、腹泻，粪便可呈果酱样黏液脓血便，有特别腥臭味。

（2）肠外阿米巴病　以阿米巴肝脓肿最常见，表现为弛张热、肝大，肝区疼等；肺脓肿常继发于肝脓肿，患者主要症状有发热、胸疼、咳嗽、咳痰，痰呈咖啡色；脑脓肿患者可出现神经系统的症状和体征，死亡率高。

（四）实验诊断

1. 病原学检查

粪便标本中可检出滋养体和包囊。

（1）滋养体的检查　以急性患者的黏液脓血便或稀软便及病变组织中可以检获滋养体作为阿米巴病确诊的依据。①生理盐水直接涂片：送检标本若为黏液脓血便，镜检时可见滋养体，伴黏集成团的红细胞和少量白细胞，对脓肿穿刺液也可行涂片检查。②活组织检查：用结肠镜从溃疡的边缘取刮拭物做直接涂片或取活组织进行压片；对肝脓肿者可穿刺抽取脓肿壁的坏死组织镜检滋养体。

（2）包囊的检查　在慢性患者和带虫者的成形粪便中可查到包囊。检查包囊最常选用的方法为碘液涂片法。由于间歇性排囊的原因,阴性结果时应间隔 2~3d 再查一次。在粪便中包囊较少,检查难以发现原虫时,用甲醛乙醚法沉淀包囊可以提高检出率。

2. 免疫学检查

目前常用间接荧光抗体试验(IFA)、酶联免疫吸附试验(ELISA)、间接血凝试验(IHA)等方法检测抗阿米巴的特异性抗体,尤以 ELISA 运用较多。

3. 核酸检测

主要提取脓液穿刺液或粪便培养物、活检的肠组织、脓血便等的 DNA,而后以适当的引物进行多聚酶联反应(PCR)。

(五)防治原则

加强卫生宣传教育,注意饮食、饮水和个人卫生。对粪便进行无害化处理,防止污染水源。消灭蝇、蟑螂等传播媒介。治疗患者和带虫者。治疗药物可用甲硝唑、替硝唑等,中药大蒜素、白头翁等有一定的疗效。

二、其他消化道阿米巴

此类阿米巴一般是非致病性的,虽寄生在人类消化道内,但并不侵入人体组织且无临床症状。当大量原虫寄生或宿主免疫力低下时或合并细菌感染而致肠功能紊乱时,可出现症状。如结肠内阿米巴(*Entamoeba coli*)、微小内蜒阿米巴(*Endolimax nana*)、哈氏内阿米巴(*Entamoeba hartmanni*)、布氏嗜碘阿米巴(*Iodamoeba butschlii*),这些非致病或机会致病的阿米巴在形态上与溶组织内阿米巴相似。

第三节 鞭毛虫纲

一、阴道毛滴虫

阴道毛滴虫(*Trichomonas vaginalis* Donne,1937)简称为阴道滴虫,主要寄生于女性的阴道和尿道,也可感染男性的泌尿生殖系统,引起滴虫性阴道炎和尿道炎,又称滴虫病,是以性传播为主的一种感染性疾病。阴道毛滴虫呈世界性分布,在我国流行也很广泛,女性以 16~35 岁年龄组感染率最高,平均为 28.2%。

(一)形态

阴道毛滴虫(图 23-3)的发育仅有滋养体期而无包囊。滋养体呈梨形或椭圆形,大小(7~32)μm×(10~15)μm。虫体无色透明,具四根前鞭毛和一根后鞭毛,虫体前 1/2 处有一波动膜,后鞭毛向后伸展与波动膜外缘相连,使虫体做旋转运动。另有一透明的轴柱纵贯虫体并于后端伸出体外。

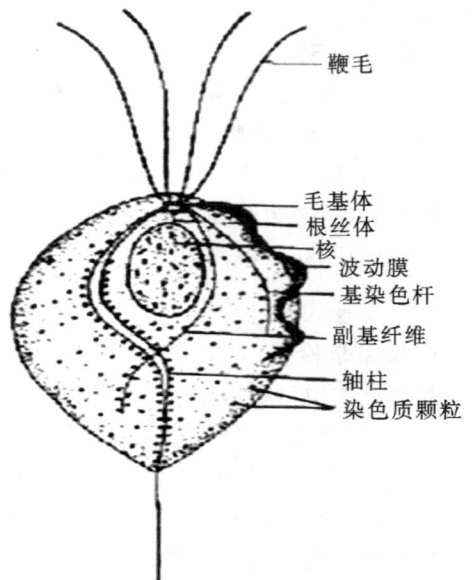

鞭毛
毛基体
根丝体
核
波动膜
基染色杆
副基纤维
轴柱
染色质颗粒

图 23-3 阴道毛滴虫的形态

（二）生活史

阴道毛滴虫生活史简单,只有滋养体期。主要寄居在女性阴道,尤以后穹窿多见,偶可侵入尿道,男性感染多见于尿道和前列腺。滋养体以二分裂方式繁殖,是本虫的繁殖阶段和感染阶段。

（三）致病性

阴道毛滴虫的致病力与虫体本身的毒力及宿主的生理状态有关。正常情况下健康女性阴道内存在大量乳酸杆菌,能酵解阴道上皮细胞的糖原,产生乳酸,使阴道保持酸性,抑制虫体或细菌的生长,此即阴道的自净作用。当机体的生理功能发生变化,如妊娠及月经后期,阴道内pH值升高,滴虫借机生长从而消耗阴道上皮细胞中的糖原,妨碍乳酸杆菌的酵解作用,乳酸生成减少,阴道内环境趋于中性或碱性,此条件有利于滴虫及其他病原菌的生长繁殖,从而导致阴道炎症的发生。传染源是患者和无症状带虫者,通过直接或间接接触传播。感染妇女中10％～50％无症状,有症状者主要表现为外阴瘙痒或烧灼感,白带增多,典型白带呈灰黄色泡沫状,有臭味,严重时会混有血液。若感染累及尿道,患者可出现尿频、尿急、尿痛等症状。男性感染者多呈无症状的带虫状态,可导致配偶的重复感染。

（四）实验诊断

取阴道壁或阴道后穹窿分泌物、尿液沉淀物、前列腺液,用生理盐水涂片或涂片染色(铁苏木素、瑞氏或姬氏染色)后镜检,以观察到滋养体为诊断依据。另外酶联免疫吸附试验(ELISA)、间接荧光抗体试验(IFA)等免疫学方法可用于检测毛滴虫抗原,特异性好,敏感度高。

（五）防治原则

改善卫生条件、注意个人卫生和规范个人行为是预防感染的重要措施。治疗滴虫病必须夫妻双方同时用药才能根治,首选药物为甲硝唑,如用1％乳酸、0.5％醋酸或1：5000高锰酸钾冲洗阴道以保持局部的酸性环境,可提高疗效。

二、蓝氏贾第鞭毛虫

蓝氏贾第鞭毛虫(*Giardia lamblia* Stile,1915)又称贾第虫,主要寄生于人体小肠,引起以腹泻为主要症状的贾第虫病。蓝氏贾第鞭毛虫呈世界性分布,感染状况与卫生条件和医疗水平关系密切,发展中国家的感染人数约2.5亿,国内平均感染率为2.52％,在旅游者中发病率比较高,故又有"旅游者腹泻"之称。近年来,贾第虫合并HIV感染的病例不断增多,在临床实践中应给予高度关注。

（一）形态

蓝氏贾第鞭毛虫生活史中有滋养体和包囊两个发育阶段(图23-4)。

1. 滋养体

滋养体大小为(9～21)μm×(5～15)μm,形似半个纵切的梨,两侧对称,前端钝圆,后部渐细,背面隆起,腹面凹陷并于其前部形成两个吸盘,借此吸附在宿主肠黏膜上。有4对鞭毛,按其位置称为前侧鞭毛、后侧鞭毛、腹侧鞭毛和尾鞭毛,借助鞭毛做直线翻滚运动。染色后可见一对并列于吸盘底部卵圆形的泡状细胞核,核内各有一个大而圆的核仁。一对轴柱,平行地纵

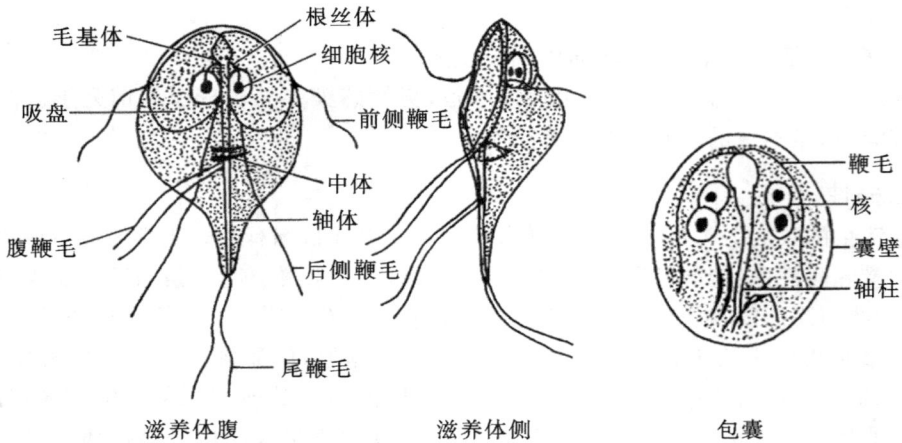

图 23-4　蓝氏贾第鞭毛虫滋养体和包囊的形态

贯虫体,其中部有一对羊角状中体。

2. 包囊

包囊椭圆形,大小为(8~14)μm×(7~10)μm,囊壁较厚,与虫体之间有均匀明显的空隙,细胞核常偏于一端。未成熟包囊有两个核,成熟包囊有 4 个核。囊内还可见鞭毛、轴柱的早期结构。

(二)生活史

作为感染阶段的四核包囊随被污染的食物、水等进入人体,在十二指肠内脱囊形成两个滋养体。滋养体主要寄生于十二指肠和上段小肠,偶尔寄生于胆道和胰管,依靠吸盘吸附于肠黏膜,以二分裂方式大量增殖。当滋养体落入肠腔,在环境不利情况下可分泌囊壁形成包囊,随粪便排出体外;若肠蠕动增快,滋养体则直接随稀便排出体外。

(三)致病性

大量滋养体覆盖于小肠黏膜表面,造成肠黏膜的损伤和炎症,影响小肠的吸收功能,尤其是对可溶性脂肪性物质的吸收,导致腹泻等肠炎症状。传染源为带虫者和慢性患者,包囊的外排量大且抵抗力强,既可直接污染水源、食物等,也可经媒介节肢动物携带传播。患者主要表现为腹痛、腹胀、腹泻等,粪便恶臭,呈水样,一般无脓血,含较多的脂肪颗粒。寄生于胆道的滋养体,可引起胆囊炎和胆管炎,儿童感染常引起营养不良和贫血。

(四)实验诊断

粪便、十二指肠液、胆汁中检获滋养体或包囊作为诊断依据。常用生理盐水直接涂片法检查滋养体,碘液染色法检查包囊。免疫学检查如酶联免疫吸附试验、间接荧光抗体试验等方法主要应用于流行病学调查和临床辅助诊断。

(五)防治原则

防治措施主要有加强粪便管理,保护水源,改善环境卫生。注意饮食饮水卫生。查治患者和带虫者。常用治疗药物有甲硝唑、替硝唑、阿苯达唑、呋喃唑酮、吡喹酮等。

三、杜氏利什曼原虫

杜氏利什曼原虫[*Leishmania donovani*（Laveran et Mesnil，1903）]又称黑热病原虫，其生活史有前鞭毛体和无鞭毛体两个发育阶段。前者寄生于媒介昆虫白蛉的消化道内，后者寄生于人及其他哺乳类动物的巨噬细胞内，引起利什曼病即黑热病。黑热病属于人兽共患寄生虫病，我国曾为其主要流行区域，但 20 世纪 50 年代已被基本消灭，目前在西部 6 地区（新疆、甘肃、内蒙古、陕西、山西、四川）呈散发态势，每年新发病例 400 例左右，其中新疆、甘肃和四川三地区的新发病例数占全国新发病例数的 90％以上。

（一）形态

因在生活史中宿主和环境的不同，杜氏利什曼原虫有无鞭毛体和前鞭毛体两种不同形态（图 23－5、图 23－6）。

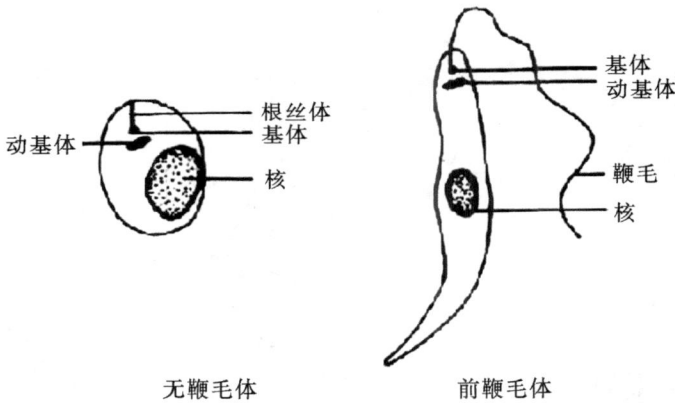

图 23－5　杜氏利什曼原虫的形态

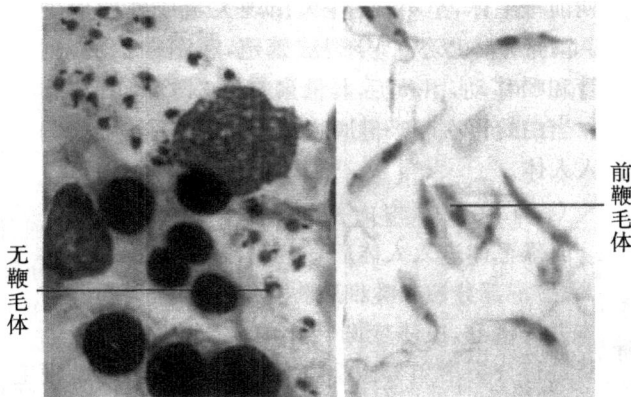

图 23－6　杜氏利什曼原虫无鞭毛体和前鞭毛体的形态

1. 无鞭毛体

无鞭毛体又称为利杜体。虫体呈圆形或卵圆形,大小$(2.9\sim5.7)\mu m\times(1.8\sim4.0)\mu m$,圆形的细胞核位于虫体的一侧,核旁有一细小杆状的动基体,其前方有一点状的基体并由此发出一个根丝体。基体和根丝体在普通光学显微镜下难以区分。

2. 前鞭毛体

前鞭毛体又称鞭毛体。虫体呈梭形,大小$(11.3\sim20)\mu m\times(1.5\sim1.8)\mu m$。细胞核位于虫体中部,其前端有动基体和基体,鞭毛由基体发出并游离于虫体外(图23-5、图23-6)。

(二)生活史

杜氏利什曼原虫的生活史分为在白蛉体内和在人体或其他哺乳动物体内的发育两个时期(图23-7)。

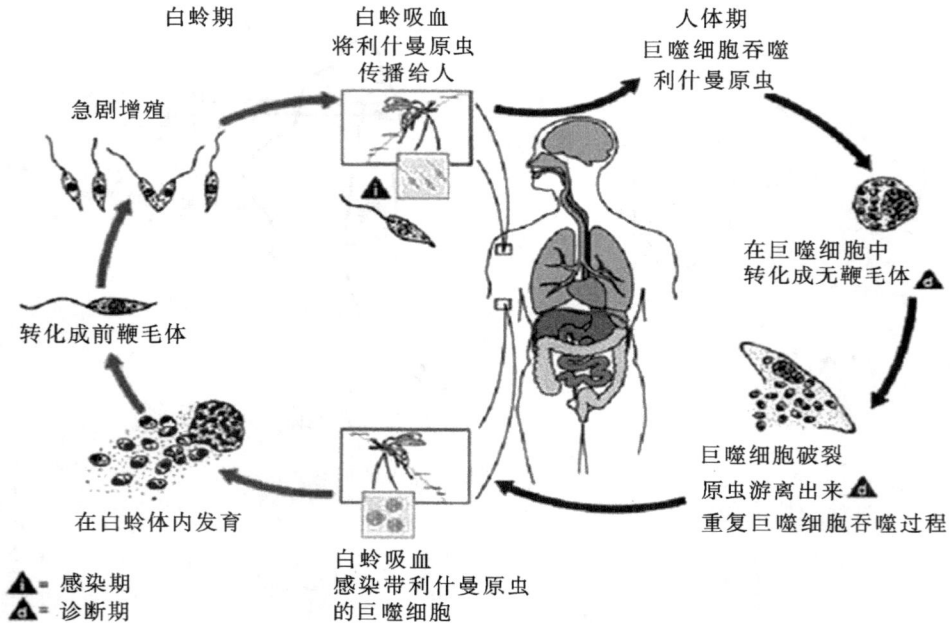

图23-7 杜氏利什曼原虫的生活史

1. 在白蛉体内发育

雌性白蛉叮刺受染宿主时,宿主血液及皮肤内含有无鞭毛体的巨噬细胞被其吸入胃内,巨噬细胞被消化,无鞭毛体散出,24h后发育为前鞭毛体。前鞭毛体以二分裂方式大量增殖,同时逐渐移向并聚集在雌性白蛉的口腔及喙内。

2. 在人体或其他哺乳动物体内发育

口腔及喙内聚集有前鞭毛体的雌性白蛉叮刺宿主吸血时,前鞭毛体随白蛉的唾液进入宿主体内。一部分前鞭毛体被多核白细胞吞噬消灭;另一部分则进入巨噬细胞。在巨噬细胞内前鞭毛体虫体变圆成为无鞭毛体。无鞭毛体在巨噬细胞内不但可以存活而且大量繁殖最终导致巨噬细胞破裂,散出后又侵入其他巨噬细胞,不断重复上述增殖过程。

（三）致病性

无鞭毛体在巨噬细胞内增殖，使巨噬细胞大量破坏和增生，导致肝、脾、骨髓、淋巴结等富含巨噬细胞的组织器官肿大，尤以脾大最常见，是黑热病最主要的体征。晚期脾大，伴随着脾功能亢进，血细胞在脾内大量破坏，致使全血细胞减少产生贫血，此是黑热病重要的症状之一。由于肝、肾功能受损，患者血浆白蛋白减少，而巨噬细胞的大量增生使球蛋白增加，白蛋白与球蛋白比例倒置。

人体感染杜氏利什曼原虫后经 3~8 个月或更长的潜伏期，才出现症状和体征，主要表现为：①长期不规则发热；②贫血；③肝、脾、淋巴结肿大；④鼻出血和齿龈出血；⑤蛋白尿、血尿。晚期患者大都消瘦、精神不振、头发稀少无光泽，患者面部、四肢及躯干逐渐变黑暗色，故称黑热病。病后可获得牢固免疫力，能抵抗同种利什曼原虫的再感染。

（四）实验诊断

将患者骨髓穿刺液直接涂片，瑞氏或姬氏染色后镜检，如检出无鞭毛体可作为黑热病的确诊依据；必要时也可对穿刺物进行培养或动物接种以查找病原体。另外，血清学检测及 PCR 技术对黑热病的诊断都具有比较好的辅助诊断意义。

（五）防治原则

虽然我国已基本消灭了黑热病，但传染源和传播媒介尚未根除，自然疫源地仍然存在，所以应坚持长期监测，杀灭病犬，防蛉灭蛉，加强个体防护。治疗药物首选葡萄糖酸锑钠、戊脘脒等。

第四节　孢子虫纲

一、疟原虫

疟原虫（plasmodium）是引起疟疾的病原体。疟疾俗称"打摆子""冷热病"，曾称为"瘴气"，周期性发作的冷、热、出汗为其主要症状。据不完全统计，截至 2010 年年底全球 106 个疟疾流行国家和地区约有 2.16 亿疟疾病例，约 655 万人死于疟疾，其中 86% 是 5 岁以下儿童。近年来疟疾与艾滋病、结核病被世界卫生组织列为对人类危害最严重的三大传染病，是亚非拉广大地区的重要公共卫生问题。

寄生于人体的疟原虫有四种，分别为间日疟原虫（*Plasmodium vivax*）、恶性疟原虫（*P. falciparum*）、三日疟原虫（*P. malariae*）和卵形疟原虫（*P. ovale*）。我国主要是间日疟原虫和恶性疟原虫，其他两种少见。

（一）形态

疟原虫在红细胞内生长、发育、增殖，形态变化很大，一般分三个主要发育期。以间日疟原虫为例描述其各期特征（图 23-8）。

1. 滋养体

滋养体是疟原虫在红细胞内最早出现的摄食和生长阶段，分早期滋养体和晚期滋养体两种。①早期滋养体：经瑞氏或姬氏染色后，虫体细胞质环状，蓝色，细胞核点状，红色，形似镶有

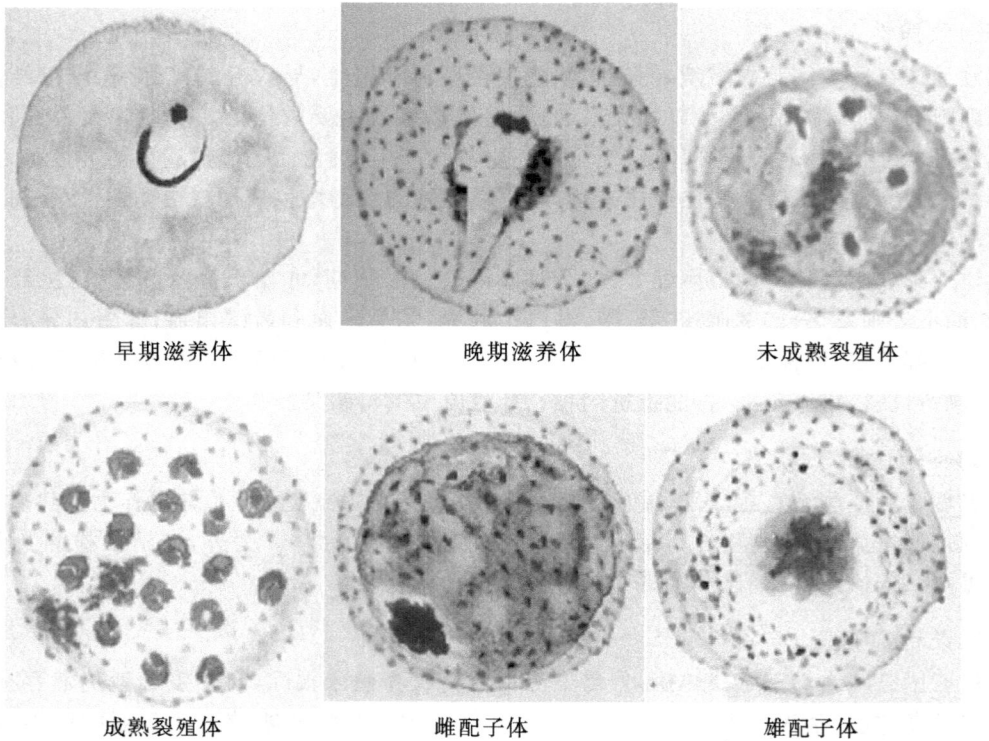

早期滋养体	晚期滋养体	未成熟裂殖体
成熟裂殖体	雌配子体	雄配子体

图 23 - 8　间日疟原虫的各期形态

红宝石的戒指,又称环状体,被寄生的红细胞无变化。②晚期滋养体:虫体细胞质增多,核变大,有时伸出伪足,形状不规则,细胞质内出现褐色疟色素,又称为阿米巴样体。被寄生的红细胞胀大,色变淡,胞质内开始出现红色细小的薛氏小点。

2. 裂殖体

晚期滋养体继续增大,虫体变圆,若细胞核分裂成 2～10 个,但细胞质不分裂,增多的疟色素分布不均匀,此期为未成熟裂殖体;若细胞核继续分裂成 12～24 个,细胞质也随之分裂,且每一部分胞质包绕一个胞核,形成 12～24 个裂殖子,疟色素聚集成团,此种含有裂殖子的虫体称为成熟裂殖体。此时被寄生的红细胞明显胀大,颜色变淡,可见薛氏小点。

3. 配子体

疟原虫在红细胞内经数代裂体增殖后,部分裂殖子进入红细胞后不再分裂,胞质增多,发育成配子体。配子体有雌雄之分,雌配子体又称为大配子体,虫体较大,细胞质深蓝色,细胞核较致密,深红色,常偏于虫体一侧;雄配子体又称为小配子体,虫体较小,细胞质浅蓝略带红色,细胞核较疏松,浅红色,常位于中央。

(二)生活史

疟原虫的生活史包括在人体内和按蚊体内的发育两部分。在人体内进行裂体增殖,是疟原虫的中间宿主;在按蚊体内进行配子生殖和孢子生殖,是疟原虫的终末宿主。生殖方式属于世代交替。四种疟原虫的生活史基本相同,以间日疟原虫为例阐释如下(图 23 - 9)。

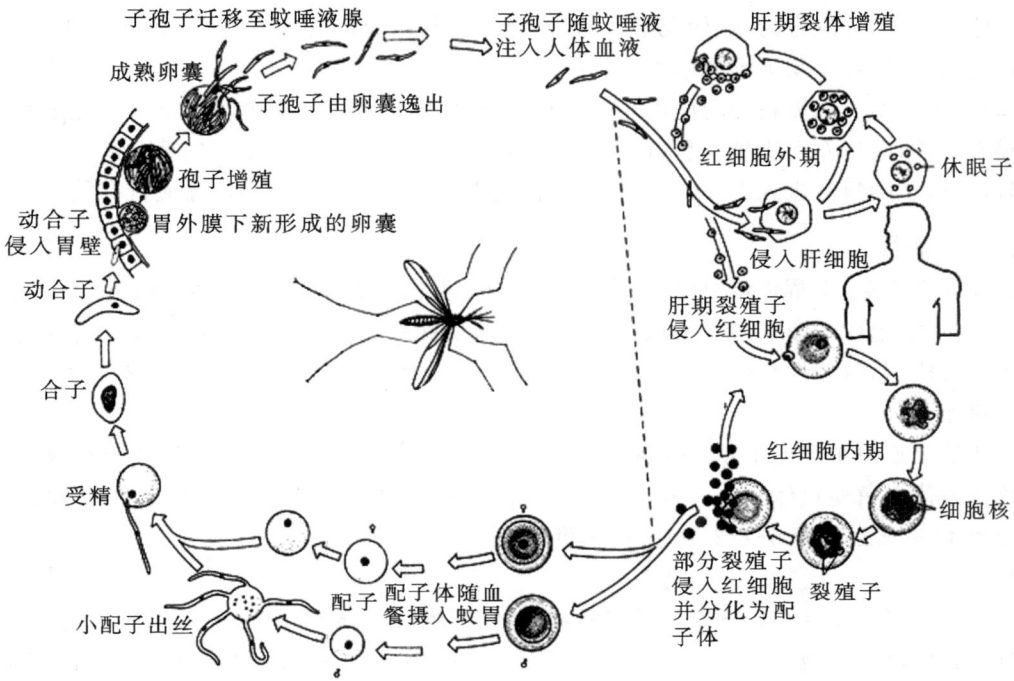

图 23-9　疟原虫的生活史

1. 在人体内的发育

疟原虫先后在肝细胞和红细胞内发育。

(1)红细胞外期　简称红外期,即疟原虫在肝细胞内的裂体增殖。当唾液腺内含有成熟子孢子的雌性按蚊刺吸人血时,子孢子随即进入人体,约经 30min 侵入肝细胞。目前认为,间日疟原虫的子孢子具有速发和迟发两种不同的遗传类型。①速发型子孢子进入肝细胞后进行裂体增殖,形成大量成熟裂殖体,内含大量的裂殖子,最后造成肝细胞破裂,裂殖子释放入血,部分裂殖子被吞噬细胞吞噬,其余则侵入红细胞内发育。②迟发型子孢子因种、株的不同,则要经过一段或长或短的休眠期后,才能完成红细胞外期的裂体增殖,再侵入红细胞内发育,是日后疟疾复发的根源。间日疟原虫完成红细胞外期需 8d,恶性疟原虫 5～6d,三日疟原虫 11～12d,卵形疟原虫约 9d,此期与疟疾的潜伏期长短有关。

(2)红细胞内期　简称红内期,即疟原虫在红细胞内的裂体增殖。红外期的裂殖子侵入红细胞后,依次发育小滋养体、大滋养体、未成熟裂殖体,最后转变为成熟裂殖体。红细胞破裂,裂殖子释出,部分被吞噬细胞吞噬,部分侵入其他正常红细胞,重复裂体增殖过程,如此反复进行,不断造成红细胞的破裂引起疟疾的发作。间日疟原虫、恶性疟原虫、卵形疟原虫裂体增殖一代需 48h,三日疟原虫则需 72h。红内期与疟疾的发作和再燃有关。

间日疟原虫经过 3～5 代的裂体增殖后,部分裂殖子侵入红细胞不再进行裂体增殖,而逐渐发育为雌、雄配子体,开始有性生殖。

2. 在蚊体内的发育

在蚊体内的发育分为在蚊胃腔内的配子生殖和在蚊胃壁上的孢子增殖两个阶段。

（1）配子生殖　当雌性按蚊刺吸感染者血液时，红内期各期疟原虫随血流进入蚊胃，仅雌、雄配子体能存活，并发育为雌、雄配子。雌、雄配子受精结合成为合子，合子转变成动合子后，穿过胃壁，在弹性纤维膜下形成卵囊。

（2）孢子生殖　虫体在卵囊内迅速进行孢子增殖，形成成千上万个子孢子。子孢子是疟原虫的感染阶段，其成熟后胀破卵囊，进入蚊血管，随血液和淋巴液进入蚊的唾液腺。当蚊叮咬人体时，子孢子随唾液进入人体，开始在人体内的发育。此期与疟疾的传播流行有关。

（三）致病性

疟疾的传染源是外周血液中有配子体的患者和带虫者。按蚊是疟疾的传播媒介，在我国传播疟疾的按蚊主要有中华按蚊、嗜人按蚊、微小按蚊和大劣按蚊四种。红内期裂体增殖期是疟原虫主要致病阶段，其致病性与侵入的虫种、虫株的种类、虫体数量及人体的免疫状态有关。

1. 潜伏期

潜伏期指疟原虫子孢子侵入人体到初次出现临床症状的时段，包括红外期和红内期疟原虫经数代裂体增殖使虫体达到一定数量所需时间。各种疟原虫的潜伏期长短不一，间日疟原虫短者为11～25d，长者6～12个月，甚至更长。

2. 发作

疟原虫裂殖体在红细胞内发育成熟后，胀破红细胞，大量裂殖子、疟原虫代谢产物、残余变性的血红蛋白及红细胞碎片等一并进入血流。其中一部分被吞噬细胞吞噬，刺激此类细胞产生内源性致热原，与疟原虫代谢产物中的外源性致热原共同作用于宿主下丘脑的体温调节中枢，导致宿主出现周期性寒战、高热和出汗热退的典型症状，称为疟疾发作，南方俗称"打摆子"，北方称为"发疟子"。

疟疾发作的周期性与疟原虫红内期裂体增殖的周期一致。间日疟、恶性疟、卵形疟均隔日发作一次，三日疟隔两天发作一次。但初发患者、儿童、同一种疟原虫的重复感染、不同种疟原虫的混合感染者，以及曾服过抗疟药的患者，发作的症状与周期性均不典型，常易误诊，应注意鉴别。

3. 贫血与脾大

疟疾反复发作后，因疟原虫对红细胞的直接破坏、免疫病理损伤及脾功能亢进等原因，宿主会出现不同程度的贫血。由于疟原虫及其代谢产物的刺激，脾脏充血、单核-巨噬细胞系统增生，在疾病的早期脾脏即可出现肿大，长期不愈或反复发作的患者脾大可达脐下。

4. 再燃与复发

急性疟疾患者发作停止后，在无重新感染的情况下，红细胞内残存的疟原虫因抗原变异逃避人体的特异性免疫，或机体免疫力下降，重新大量繁殖，引起的疟疾发作称为再燃。疟疾初发后，红细胞内的原虫已被消灭，在无重新感染的情况下，肝细胞内迟发型子孢子结束休眠状态，经裂体增殖而导致疟疾的发作称为复发。恶性疟原虫和三日疟原虫因无迟发型子孢子，故不引起复发。

5. 凶险型疟疾

此型疟疾多由恶性疟原虫所致，感染者可出现持续性高热、抽搐、昏迷、重症贫血或肾衰竭等症状，发病急骤，来势凶猛，易误诊，死亡率高。临床分为脑型、超高热型、厥冷型、胃肠型等，以脑型最多见。

另外还有疟疾性肾病、妊娠期疟疾、先天性疟疾、输血疟疾等临床类型。

（四）实验诊断

1. 病原学检查

主要方法是采末梢血液涂片染色，常在同一张载玻片上行薄血膜涂片和厚血膜涂片，经姬氏或瑞氏染色后镜检，检出疟原虫可确诊。采血时间间日疟原虫以发作前、后数小时至 10 余小时、恶性疟原虫发作开始时为宜。

2. 免疫学与分子生物学检测

免疫学方法检测抗体和循环抗原可用于疟疾的辅助诊断、流行病学调查、防治效果评估及输血对象的筛选。近年来采用的 DNA 探针及 PCR 技术以其特异性强、敏感性高的优点为疟原虫的诊断开辟了更广阔的前景。

（五）防治原则

防治疟疾必须实施综合性措施，包括治疗患者以消灭传染源，灭蚊、防蚊以切断传播途径，预防服药以保护易感人群。疫苗接种将是人类控制疟疾流行的理想途径，目前在研制和试验阶段。

抗疟药物主要包括杀灭红内期裂体增殖期原虫的氯喹、磷酸氯喹、青蒿素等，用于控制临床发作；杀灭红外期原虫及红内期配子体的伯氨喹、乙胺嘧啶，具有抗复发和切断传播的作用。

知识链接

我国疟疾流行现状

疟疾是新中国成立初期五大寄生虫病之一。经过多年防治，疟疾疫情已基本控制，但在华南、华中的某些地区疫情不够稳定，有的疫区疟疾流行仍较严重，加上近年流动人口增加，国际交往频繁，周边国家抗药性疟疾蔓延及传播媒介密度增加，使疟疾发病呈上升趋势，因此疟疾仍然是我国重点防治的寄生虫病之一。2010 年我国 23 个省（市、区）1191 个县共报告疟疾病例 7855 例，疑似病例 34082 例，死亡 19 例。较多的依次为云南、安徽、河南、湖北和贵州 5 省，占全国总报告病例数的 79.2%。2010 年 5 月，中国卫生部等 13 个部门联合印发《中国消除疟疾行动计划（2010—2020 年）》，提出到 2020 年要在中国范围内消除疟疾。目前消除疟疾的挑战包括：局部地区疟疾疫情仍然较重、低度流行区有人口流动和疟疾病例的输入。

二、刚地弓形虫

刚地弓形虫（*Toxoplasma gondii* Nicolle & Manceaux，1908）简称弓形虫，世界性分布，动物和人普遍易感，引起人兽共患的弓形虫病。在机体抵抗力下降时，可致严重后果，是一种重要的机会致病原虫。近年来由于应用放疗、化疗、免疫抑制剂等治疗手段或者某些病毒感染（如艾滋病）等导致机体免疫缺陷时，使弓形虫的感染率明显升高。尤其是先天感染可对胎儿造成严重危害，所以日益受到人们的重视。

（一）形态

弓形虫生活史中有滋养体、包囊、裂殖体、配子体和卵囊五种形态，在终末宿主体内五种形态均存在,而在中间宿主体内则仅有速殖子和包囊(图 23-10)。

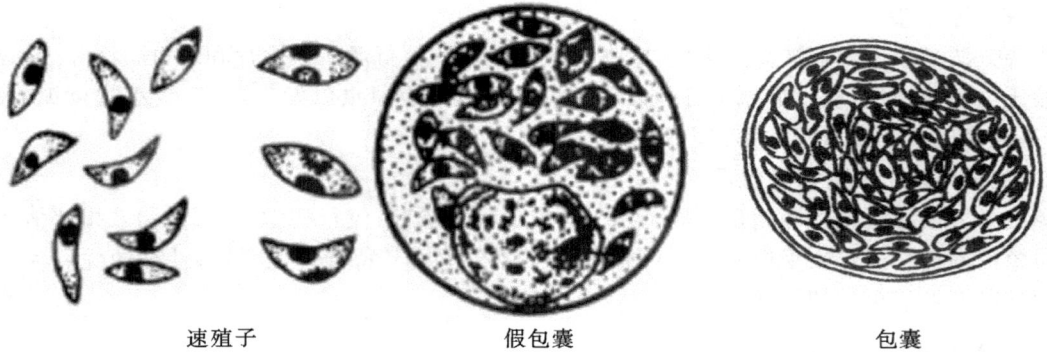

速殖子　　　　　　　　　假包囊　　　　　　　　包囊

图 23-10　刚地弓形虫的形态

1. 滋养体

滋养体又称速殖子,呈弓形或新月形,大小(4～7)μm×(2～4)μm,运动方式多样,滑动、旋转或翻筋斗。经瑞氏或姬氏染色后,虫体胞质呈蓝色,核呈紫红色,位于虫体中央稍后。速殖子可单个或数个散在体液中,也可在宿主细胞内形成数个至二十余个速殖子的集合体,称为假包囊。

2. 包囊

包囊圆形或椭圆形,直径 5～100μm,外具一层坚韧富有弹性的囊壁,内含数个至数千个缓殖子,缓殖子增殖缓慢,形态与速殖子相似。

3. 卵囊

卵囊圆形或椭圆形,直径 10～12μm,具双层光滑透明的囊壁。成熟的卵囊内含两个孢子囊,每个孢子囊内含 4 个新月形的子孢子。

(二)生活史

弓形虫完成生活史需两种宿主,包括无性生殖和有性生殖阶段。终末宿主为猫科动物,特别是家猫。中间宿主广泛,包括爬行类、鸟类、鱼类、人及其他哺乳类,猫科动物也可作为其中间宿主。

1. 在中间宿主体内的发育

当成熟的卵囊、包囊、假包囊被中间宿主如人、猪、牛、羊等吞食后,子孢子、缓殖子、速殖子在肠腔逸出,侵入肠壁经血或淋巴扩散到脑、肝、肺、骨骼肌等组织细胞内进行无性繁殖,随着宿主细胞的胀破,释放出的速殖子又侵入新的细胞,反复繁殖。免疫功能正常的机体,速殖子的繁殖受到抑制,形成包囊,可存活数月、数年甚至终身。当宿主的免疫力下降,组织内包囊释放出的缓殖子,进入血液或其他新的组织细胞继续发育繁殖,造成新的播散。

2. 在终末宿主体内的发育

当成熟的卵囊、包囊、假包囊被猫科动物吞食后,虫体释放出,少部分可通过肠黏膜,随血液或淋巴液扩散至全身的组织细胞内寄生;大部分侵入到小肠绒毛上皮细胞,进行裂体增殖。经过几代裂体增殖后,部分裂殖子发育成雌、雄配子体,再发育为雌、雄配子,继而受精形成合子,发育为卵囊。卵囊落入肠腔,随粪便排出体外,在外界发育成熟。

(三)致病性

弓形虫生活史中的卵囊、包囊、假包囊对终末宿主和中间宿主都具有感染性,传染源广泛,传播方式多样,可经口、胎盘、损伤的皮肤黏膜及输血发生感染。速殖子是弓形虫的主要致病时期,其分裂繁殖迅速,导致大量组织细胞的破坏,引起局部组织的炎症和水肿。根据感染途径的不同,弓形虫病分为先天性与获得性两类。

1. 先天性弓形虫病

母亲在孕期感染弓形虫,虫体可通过胎盘垂直感染,引起胎儿先天性弓形虫病,典型表现有小脑畸形、脑积水、智力缺陷、视网膜脉络膜炎、精神运动障碍等症状。孕早期感染后果严重,常可引起早产、流产、死胎和畸形。

2. 获得性弓形虫病

获得性弓形虫病主要是由于宿主食入含包囊、假包囊的肉类或被卵囊污染的食物和水所致。多数感染者呈无症状的带虫状态,当机体免疫功能受损时,可出现急性期病变,表现为淋巴结肿大、头痛、癫痫、视力障碍、昏迷等。在免疫功能低下者中弓形虫脑病最常见且成为死因之一。

(四)实验诊断

1. 病原诊断

(1)涂片染色法　取急性期患者的脑脊液、胸水、羊水或眼房水等体液进行离心沉淀,取沉渣涂片,或取活组织穿刺物直接涂片,经姬氏或瑞氏染色后镜检速殖子,但检出率较低。

(2)动物接种分离法或细胞培养法　将标本接种于敏感动物小白鼠的腹腔,1～3周后取腹腔渗出液镜检速殖子;也可接种于离体培养的单层有核细胞中进行培养,查找速殖子。

2. 免疫诊断

常用的检查方法有间接血凝试验、间接免疫荧光抗体试验、酶联免疫吸附试验等。

近年来 DNA 探针和 PCR 技术为弓形虫感染的诊断开辟了新途径。

(五)防治原则

加强对家畜、家禽的饲养管理及监测,强化对肉类加工的检疫及食品卫生的管理,不食未煮熟的肉类、蛋、乳制品,防止猫粪污染食物及饮水。定期对孕妇进行血清学检查,一旦发现感染,应及时治疗或终止妊娠,防止先天性弓形虫病的发生。常用的治疗药物有磺胺类、乙胺嘧啶。

目标检测

一、单项选择题

1. 检查溶组织内阿米巴包囊最常用方法是(　　)

A. 离心沉淀法　　B. 饱和盐水浮聚法　C. 碘液涂片法

D. 生理盐水涂片法　E. 透明胶带法

2. 阿米巴痢疾的典型病理变化是(　　)

A. 肠壁上的烧瓶样溃疡　　　　　　B. 阿米巴肉芽肿

C. 虫体在细胞内增殖导致细胞的破坏　D. 弥散性炎症反应

E. 抗原抗体复合物所致的变态反应

3. 杜氏利什曼原虫的致病阶段为(　　)

A. 滋养体　　　　B. 包囊　　　　　C. 假包囊

D. 无鞭毛体　　　　　E. 前鞭毛体

4. 引起肝、脾肿大的寄生原虫有（　　　）

A. 人毛滴虫　　　　　B. 杜氏利什曼原虫　　　C. 硕大利什曼原虫

D. 蓝氏贾第鞭毛虫　　E. 热带利什曼原虫

5. 黑热病患者死亡的主要原因是（　　　）

A. 骨髓造血功能下降　　　　　　　　B. 脾功能亢进导致贫血

C. 血小板减少导致出血　　　　　　　D. 由于白细胞减少并发感染

E. 免疫复合物引起的变态反应

6. 输血可能感染的原虫为（　　　）

A. 杜氏利什曼原虫　　B. 阴道毛滴虫　　　　C. 人毛滴虫

D. 蓝氏贾第鞭毛虫　　E. 溶组织内阿米巴

7. 蓝氏贾第鞭毛虫的主要寄生部位是（　　　）

A. 泌尿系统　　　　　B. 淋巴系统　　　　　C. 回盲部　　　　D. 十二指肠　　　　E. 结肠

8. 阴道毛滴虫常见的寄生部位是（　　　）

A. 女性的阴道和男性的尿道　　　　　B. 人体的血液系统

C. 人体的消化道　　　D. 人体的胆道　　　　E. 人体的呼吸系统

9. 刚地弓形虫的终末宿主是（　　　）

A. 猫科动物　　　　　B. 人类　　　　　　　C. 食草动物　　　　D. 鸟类　　　　　E. 爬行类

二、简答题

1. 医学原虫的生活史类型有哪几种？并举例说明。

2. 为什么人体感染溶组织内阿米巴后大多数人呈无症状的带囊状态？

3. 试述疟疾贫血的发生机制。

（刘云）

第二十四章　医学节肢动物

学习目标

【掌握】医学节肢动物种类；全变态与半变态；蚊、蝇、蚤、虱、蜱、恙螨、疥螨、蠕形螨、尘螨的致病性。

【熟悉】医学节肢动物对人体的危害及防制原则。

【了解】蚊、蝇、蚤、虱、蜱、恙螨、疥螨、蠕形螨、尘螨等医学节肢动物的形态、生活史和生态习性。

第一节　概　述

节肢动物是无脊椎动物的重要门类，分布广泛，种类繁多，有 80 余万种，占动物种类总数的 2/3 以上。凡以骚扰、刺螫、吸血、致敏、毒害、寄生和传播病原生物等方式危害人体健康的节肢动物，称为医学节肢动物（medical arthropod）。医学节肢动物学是研究医学节肢动物形态、分类、生活史、生态、地理分布、致病性、传播规律和防制方法的科学，是一门独立的学科，也是人体寄生虫学、传染病学、流行病学及公共卫生学的重要组成部分。

一、形态特征与分类

节肢动物的主要特征是：虫体两侧对称，身体及成对附肢均分节；体表由几丁质的外骨骼组成；循环系统为开放式；发育史多经历蜕皮和变态。

节肢动物门分为 10 多个纲，与医学关系密切的主要是昆虫纲和蛛形纲。

1. 昆虫纲

虫体分头、胸、腹 3 部，头部有触角 1 对，胸部有足 3 对。代表种类有蚊、蝇、蚤、虱、白蛉、蠓、臭虫、蜚蠊等。

2. 蛛形纲

虫体分头胸和腹两部或头胸腹愈合成躯体，有足 4 对，无触角。代表种类有蜱、恙螨、疥螨、蠕形螨、尘螨、粉螨、蜘蛛、蝎子等。

二、医学节肢动物的发育

医学节肢动物的个体发育包括胚胎发育和胚后发育两个阶段，前者在卵内完成，后者从卵孵化为幼虫到成虫性成熟为止。节肢动物从卵发育到成虫所经历的形态结构、生理功能和生活习性的一系列变化的总和称为变态。根据是否有蛹期分为全变态和半变态两种类型。

1. 全变态

生活史经历卵、幼虫、蛹和成虫四个时期。其特点是要经历一个蛹期,各期之间在形态和生活习性上明显不同,如蚊、蝇、蚤等。

2. 半变态

半变态又称不全变态,生活史包括卵、幼虫、若虫和成虫四个时期(如蜱、螨),或分为卵、若虫和成虫三个时期(如虱、蜚蠊)。这类节肢动物发育过程中幼体(幼虫、若虫)与成虫的形态和生活习性相似,仅体积较小,性器官未发育成熟。

三、对人体的危害

医学节肢动物对人体的危害是多方面的,大致可分为直接危害和间接危害。

1. 直接危害

直接危害,是指节肢动物本身损害人体健康。常见的方式有:①骚扰、刺螫、吸血,如蚊、蚤、蜱等叮人、吸血令人不安;②寄生,如疥螨寄生于皮内引起疥疮;③毒害,如蜱叮咬时分泌的麻痹性神经毒素导致蜱瘫痪;④致敏,某些节肢动物本身或者其分泌物、代谢产物等,可作为过敏原引起超敏反应,如尘螨引起过敏性哮喘和鼻炎等。

2. 间接危害

一些节肢动物携带病原体传播疾病,称为媒介节肢动物,又称传播媒介,其传播的疾病称为虫媒病。其传播方式有以下两类:①机械性传播,医学节肢动物对病原体仅起到运输、携带作用,病原体不在节肢动物体表或体内发育或繁殖,如蝇传播痢疾、伤寒、霍乱等;②生物性传播,指病原体在节肢动体内经过发育或繁殖才具有感染力引起疾病的传播,如恙虫立克次体在恙螨体内、疟原虫在蚊体内等。

四、医学节肢动物的防制

医学节肢动物的防制是预防和控制虫媒病的重要手段,应从媒介、生态环境和社会条件的整体观点出发,制订一套系统的综合性防制措施,具体方法如下。

1. 环境防制

通过环境治理,减少媒介孳生,如疏通沟渠、填平坑洼、清除垃圾杂草、翻缸倒罐等。

2. 物理防制

利用热、光、电、声、机械等物理方法捕杀和驱赶医学节肢动物,如高温灭虱、紫外灯光诱蚊、装纱窗纱门、挂蚊帐等。

3. 化学防制

通过化学合成杀虫剂诱杀、毒杀或趋避节肢动物。常用的有机磷杀虫剂(敌敌畏、马拉硫磷等)、氨基甲酸酯杀虫剂(西维因、残杀威等)、拟除虫菊酯杀虫剂(二氯苯醚菊酯、胺菊酯等)。

4. 生物防制

利用捕食性生物和致病性生物防制节肢动物,优点是对人畜安全、不污染环境,如水塘放养柳条鱼捕食蚊幼虫,苏云金杆菌可使蚊幼虫致病而死。

📖 **知识链接**

细菌杀虫剂

　　细菌杀虫剂是国内研究开发较早、生产量最大、应用最广的微生物杀虫剂,其中苏云金杆菌是最具代表性的品种,它是一种胃毒性杀虫剂。其研制始于 20 世纪 60 年代,在我国 20 多个省市用于防治粮、棉、果、蔬、林等作物上的 20 多种害虫,包括棉铃虫、烟青虫、银纹夜蛾、斜纹夜蛾、甜菜夜蛾、小地老虎、稻纵卷叶螟、玉米螟、小菜蛾和茶毛虫等,对森林害虫松毛虫有较好效果。此外,还可用于防治蚊类幼虫和储粮蛾类害虫。

5. 遗传防制

改变或移换节肢动物的遗传物质,降低其繁殖力,从而达到减少和杀灭害虫的目的。

6. 法规防制

通过国家法律或条例,强制性防制医学节肢动物,如加强入境检疫,对某些重要害虫实行监管等。

第二节　昆虫纲

　　昆虫纲是动物界种类最多、数量最大的一个类群,与人类关系密切的医学昆虫主要有蚊、蝇、蚤、虱等。

一、蚊

　　蚊(mosquito)属双翅目蚊科,全世界已知 38 属 3350 多种,我国报告 18 属 370 多种,是最重要的一类医学昆虫。与医学有关的主要是按蚊属(*Anopheles*)、库蚊属(*Culex*)和伊蚊属(*Aedes*)。

(一)形态

蚊体长 1.6~12.6mm,呈灰褐色、棕褐色或黑色,分头、胸、腹三部分(图 24-1)。

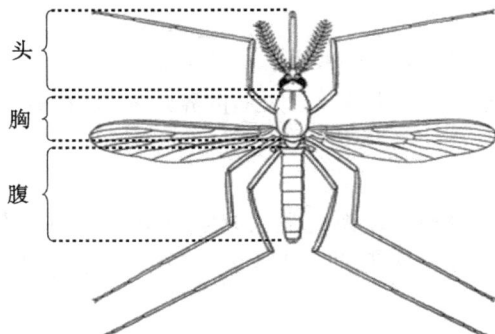

图 24-1　蚊的形态

(二)生活史

蚊的发育为全变态,生活史分卵、幼虫、蛹和成虫四个阶段(图24-2)。前三个时期生活于水中,成虫生活于陆地。雌雄交配后,雄蚊死亡,雌蚊吸血后,卵巢发育,产卵于水中。卵在28℃时经2~3d孵出幼虫,7~8d蜕皮4次化蛹,再经2d羽化为成蚊。完成一代需2周,一年可繁殖7~8代,雄蚊寿命1~3周,雌蚊寿命1~2个月。

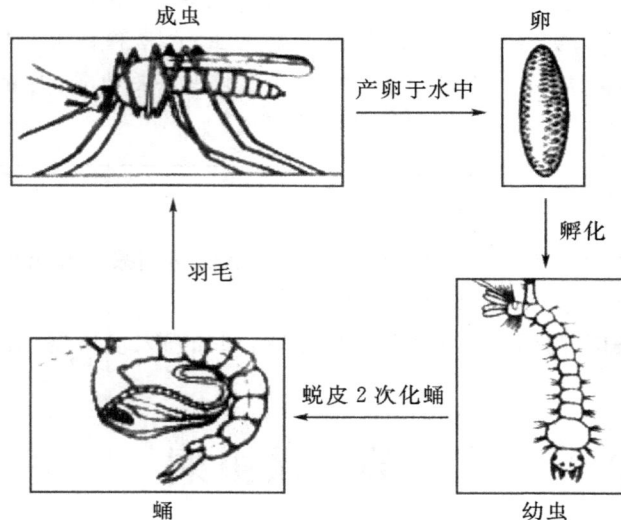

图24-2 蚊的生活史

(三)生态习性

三属主要蚊种幼虫孳生地不同。按蚊孳生于稻田、小溪等大型清洁水体;库蚊孳生于洼地积水、下水道等污染水体;伊蚊孳生于树洞、盆等小容器水体。雄蚊多栖息于野外杂草和树丛中,以植物汁为食;雌蚊多在羽化后2~3d开始吸血,吸血后卵巢才能发育成熟。伊蚊主要在白天吸血,其他蚊种多在夜晚吸血。气温低于10℃时,蚊卵巢发育停滞,营养物质转化为脂肪,进入越冬。在热带和亚热带全年平均温度在10℃以上的地区,无越冬现象。

(四)与疾病的关系

蚊不但骚扰吸血,更重要的是作为媒介传播多种疾病,严重危害人类健康。

1. 疟疾

疟疾的主要症状为周期性发冷、发热和出汗并引起贫血和脾大,在我国是长期危害人民健康的严重疾病之一。其传播媒介是按蚊,已知全世界约60种按蚊可传播疟疾,其中20余种在我国有分布。

2. 丝虫病

临床主要特征是肢体和生殖泌尿系统淋巴管淋巴结炎、象皮肿、鞘膜积液、乳糜尿等。我国班氏丝虫病的主要传播媒介是淡色库蚊和致倦库蚊,马来丝虫病的主要传播媒介为中华按蚊和嗜人按蚊。

3. 流行性乙型脑炎

流行性乙型脑炎是由乙脑病毒引起、蚊传播的一种人兽共患寄生虫病。流行性乙型脑炎以高热、意识障碍、抽搐等神经系统症状为临床特征,好发于夏秋季节,在我国以三带喙库蚊为主要传播媒介。

4. 登革热

登革热是由登革病毒引起、伊蚊传播的急性传染病。登革热主要传播媒介是白纹伊蚊和埃及伊蚊。

二、蝇

蝇(fly)属双翅目,是一类重要的医学昆虫。我国有1500多种,与疾病密切相关的种类多属蝇科(Muscidae)、丽蝇科(Calliphoridae)、麻蝇科(Sarcophagidae)和狂蝇科(Oestridae)。

(一)形态

成蝇长5~10mm,呈暗灰、黑、黄褐、暗褐等色,许多种类带有金属光泽,全身被有鬃毛,鬃毛可携带病原体,分头、胸、腹三部。

(二)生活史

蝇为全变态昆虫,除少数蝇类直接产幼虫外,生活史有卵、幼虫、蛹和成虫四个时期(图24-3)。在夏秋季,卵产出后1d即可孵化成幼虫(俗称蛆),幼虫发育成熟后钻入周围干松的土里静止化蛹,蛹一般3~6d羽化为成蝇,羽化1~2d后进行交配,一般一生仅交配一次,数日后雌虫产卵。整个生活史所需时间与蝇种、温度、湿度、食物等因素有关。在外界条件适宜时,完成一代需20~30d,成蝇寿命为1~2个月。

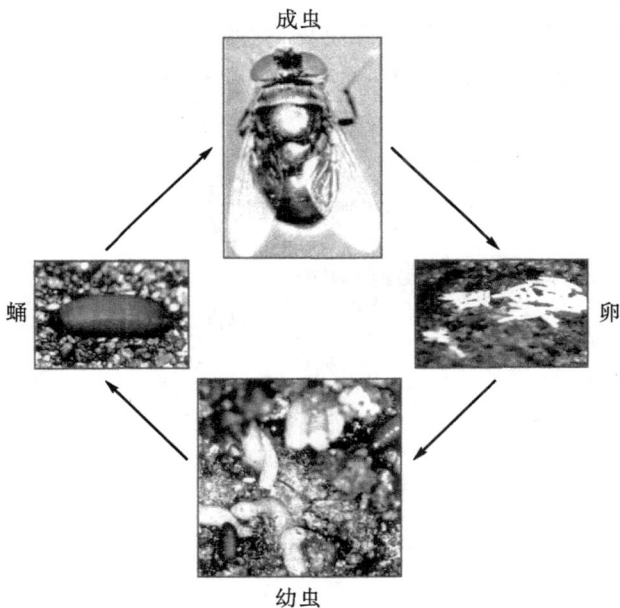

图24-3 蝇的形态与生活史

(三)生态习性

蝇的幼虫孳生于有机物质丰富的场所,蝇嗜食腐败的动植物、人和动物的食物、分泌物、排泄物等,且有边吃、边吐、边排泄的习性。由于蝇的食性特点使成蝇黏附携带大量的病原体,在机械性传播疾病方面具有重要意义。

(四)与疾病的关系

蝇除骚扰人、污染食物外,更重要的是传播多种疾病和引起蝇蛆病。

1. 传播疾病

包括机械性传播和生物性传播,所传播的疾病有痢疾、霍乱、伤寒、阿米巴病、锥虫病等。

2. 蝇蛆病

蝇类幼虫寄生于组织器官中,导致蝇蛆病。例如,羊狂蝇幼虫寄生于眼,引起眼蝇蛆病;纹皮蝇幼虫寄生于皮肤,引起皮肤蝇蛆病等。

三、蚤

蚤(flea)属蚤目,俗称跳蚤,是哺乳类、鸟类和人类的体表寄生虫。我国目前报告有 480 余种,是鼠疫等人兽共患寄生虫病的传播媒介。

(一)形态

蚤体小,体侧扁,长 3mm 左右,棕黄色或深褐色,有眼或无眼,无翅,足长发达,善于跳跃,全身多刚劲的刺称为鬃。

(二)生活史

蚤发育为全变态,生活史有卵、幼虫、蛹和成虫四个阶段(图 24 - 4)。雌虫交配后产卵,初产时白色,后逐渐成暗黄色,在适宜条件下 5~15d 孵出幼虫,幼虫经 2~3 周,蜕皮两次,变为成熟幼虫,成熟幼虫吐丝作茧,在茧内经三次蜕皮、化蛹,蛹期 1~2 周,有时可达 1 年,受外界刺激后羽化。从卵发育为成虫约需 1 个月,蚤的寿命 1~2 年。

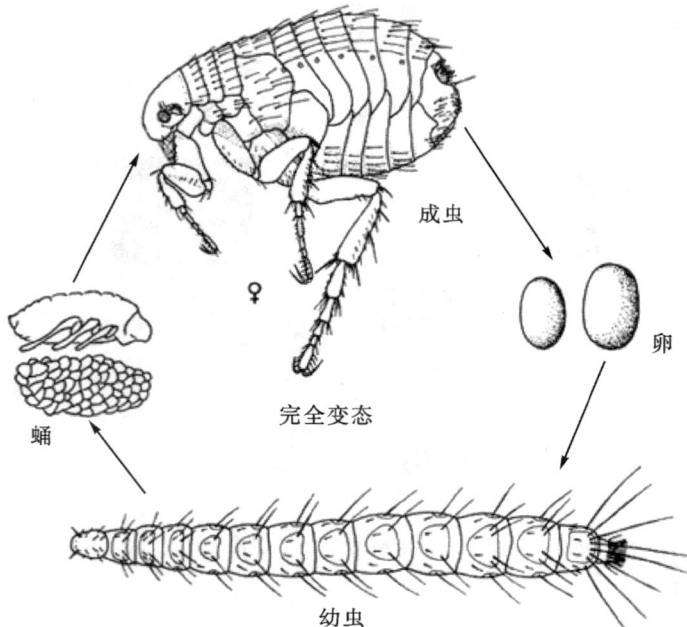

图 24 - 4　蚤的生活史

（三）生态习性

蚤的宿主广泛，有鼠、猫、狗、猪、人等，雌蚤通常在宿主皮毛上和窝巢中产卵。由于卵壳缺乏黏性，宿主身上的卵最终都散落到其窝巢及活动场所，这些地方也就是幼虫的孳生地，如鼠洞、畜禽舍、屋角、墙缝、床下及土坑等。雌雄蚤均吸血，且喜欢更换宿主吸血，叮刺频繁，耐饥力强，有边吸边排便的习性。蚤对温度敏感，当宿主死后变冷，即离去另找新宿主，易造成疾病在不同宿主间的传播。

（四）与疾病的关系

蚤对人类的危害主要有以下三个方面。

（1）叮刺骚扰 叮刺处瘙痒，可因搔抓感染造成溃疡。

（2）寄生 有些蚤类寄生于啮齿类或人类皮下。

（3）传播疾病 最重要的是鼠疫，其次是鼠型斑疹伤寒（地方性斑疹伤寒）。

四、虱

虱（louse）属虱目，是哺乳动物和鸟类的体外永久性寄生虫。在人体寄生的主要有人虱和耻阴虱两种。

（一）形态

虱体小、无翅、背腹扁平，足末端具有特殊的攫握器。

（二）生活史

虱的生活史分卵、若虫、成虫三个时期，为半变态（图 24-5）。雌虫交配后 1~2d 产卵，卵俗称虮子，白色，卵期 1 周。若虫从卵盖钻出约 2h 即能吸血，8~9d 经 3 次蜕皮成为成虫。虱卵发育至成虫需 16d，成虫寿命 1~2 个月。

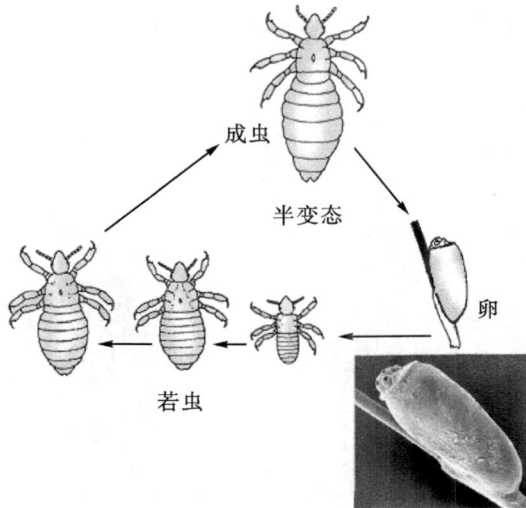

成虫

半变态

卵

若虫

图 24-5 虱的生活史

(三)生态习性

寄生于人体的虱有人头虱、人体虱和耻阴虱。人头虱寄生在人头发间,人体虱主要生活在贴身衣裤的缝隙中,耻阴虱主要寄生于阴部及肛门周围的毛上。若虫和雌雄成虫都嗜吸人血,并有边吸血边排粪的习性。虱对温度和湿度都极其敏感,既怕热怕湿,又怕冷。虱一般情况下不会离开人体,当宿主患病或剧烈运动后体温升高、汗湿衣着,或病死后尸体变冷,虱即爬离另觅宿主,这一习性利于疾病的传播。

(四)与疾病的关系

虱对人类的危害主要表现在叮咬和传播疾病上,传播的疾病主要有流行性斑疹伤寒、战壕热和虱媒回归热。

第三节　蛛形纲

蛛形纲的特征是虫体分头胸部及腹部或头胸腹融合为一体,无触角,无复眼,无翅,成虫有足 4 对,与人类关系最密切的是蜱和螨。蜱螨类生活史可分为卵、幼虫、若虫和成虫等期,属半变态发育。

一、蜱

蜱(tick)属寄螨目(Parasitiformes)蜱总科(Ixodoidea)。

(一)形态

虫体为椭圆形,未吸血时腹背扁平,背面稍隆起,成虫体长 2～10mm,饱血后胀大如赤豆或蓖麻子状,可长达 30mm。表皮革质,背面或具壳质化盾板。虫体分颚体和躯体两部分。蜱根据躯体背面有无坚硬的盾板,分为硬蜱和软蜱两大类。成虫在躯体背面有壳质化较强的盾板,通称为硬蜱(图 24-6),有 700 余种;无盾板者,通称为软蜱,约有 150 种。

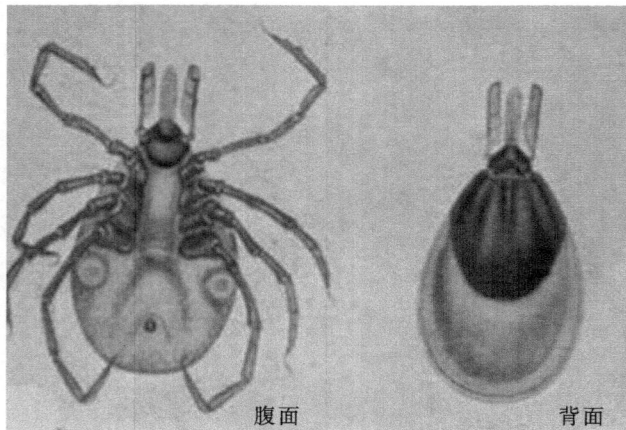

腹面　　　　　背面

图 24-6　硬蜱成虫的形态

(二)生活史

蜱的发育过程分卵、幼虫、若虫和成虫四个时期。成虫吸血后交配,落地产卵,在适宜条件下卵可在 2～4 周内孵出幼虫,幼虫形似若虫,但体小,有足 3 对,幼虫经 1～4 周蜕皮成若虫,若虫有足 4 对,无生殖孔,到宿主身上吸血,落地后再经 1～4 周蜕皮而为成虫。蜱完成一代生活史需两个月至三年不等,硬蜱寿命 1～10 个月不等,软蜱的成虫由于多次吸血和多次产卵一般可活五六年甚至数十年。

(三)生态习性

硬蜱多生活在森林、灌木丛、开阔的牧场、草原、山地的泥土中,软蜱多栖息于家畜的圈舍、野生动物的洞穴、鸟巢及人房的缝隙中。蜱一般寄生在宿主皮肤较薄、不易被搔动的部位,如颈部、耳后、腋窝、大腿内侧、阴部和腹股沟等处。硬蜱多在白天侵袭宿主,吸血时间较长,一般需要数日,软蜱多在夜间侵袭宿主,吸血时间较短,一般数分钟到一小时。蜱的吸血量很大,各发育期饱血后可胀大几倍至几十倍,雌硬蜱甚至在 100 多倍。

📖 **知识链接**

被蜱虫叮咬怎么办

蜱常附着在人体的头皮、腰部、腋窝、腹股沟及脚踝下方等部位。发现蜱时,不要用手直接接触,要用镊子或其他工具夹取然后烧死。一旦发现蜱已叮咬、钻入皮肤,可用酒精涂在蜱身上,使蜱头部放松或死亡,再用尖头镊子取出蜱;或用烟头、香头轻轻烫蜱露在体外的部分,使其头部自行慢慢退出,烫蜱时要注意安全,不要生拉硬拽,以免拽伤皮肤,或将蜱的头部留在皮肤内。取出后,用碘酚或酒精做局部消毒处理,并随时观察身体状况,如出现发热、叮咬部位发炎破溃及红斑等症状,应及时就诊。

(四)与疾病的关系

1. 直接危害

蜱在叮刺吸血时多无痛感,叮咬局部可造成充血、水肿,还可引起继发性感染。有些硬蜱在叮刺吸血过程中唾液分泌神经毒素,可导致宿主运动性神经纤维的传导障碍,引起上行性肌肉麻痹现象,导致呼吸衰竭而死亡,称为蜱瘫痪。

2. 传播疾病

如森林脑炎、新疆出血热、蜱媒回归热、莱姆病、Q 热、蜱传斑疹伤寒、细菌性疾病等。

二、恙螨

恙螨(chigger mites)又称恙虫,成虫和若虫营自生生活,幼虫寄生在家畜和其他动物体表引起皮炎,传播恙虫病。全世界已知 3000 多种,我国记录 420 余种。

(一)形态

幼虫多椭圆形,红、橙、淡黄或乳白色,体长 0.2～0.5mm。背面有盾板和背毛,腹面有三对足。

(二)生活史

恙螨生活史分卵、前幼虫、幼虫、若蛹、若虫、成蛹和成虫七个时期(图24-7)。雌虫产卵于泥土表层缝隙中,卵为球形,淡黄色,直径约0.2mm,经5~7d卵内幼虫形成,卵壳破裂,逸出一个包有薄膜的前幼虫,再经10d左右发育,幼虫破膜而出,遇宿主即爬到其上寄生,在宿主皮薄而湿润处叮刺,经2~3d饱食后,坠落地面缝隙中,3~7d后静止不动形成若蛹,蛹内若虫发育成熟后,从蛹背逸出。自幼虫静止至若虫孵出约需12d,若虫经10~35d静止变为成蛹,成蛹经1~2周发育为成虫。完成一个世代约需3个月,每年完成1~2代,成虫寿命平均10个月。

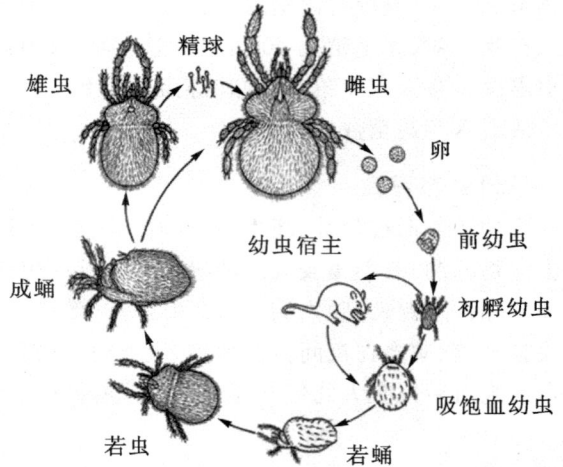

图24-7 恙螨的生活史

(三)生态习性

恙螨幼虫的宿主范围很广泛,以鼠类为主,约50种可侵袭人体。恙螨幼虫活动范围较小,多寄生在宿主皮肤较柔软嫩薄处,如人的腰、腋窝、腹股沟、阴部等处。幼虫在宿主体上叮刺吸吮时,先以螯肢爪刺入皮肤,然后注入唾液,宿主组织受溶组织酶的作用,上皮细胞、胶原纤维及蛋白发生变性,出现凝固性坏死,在唾液周围形成一个环圈,以后继续增长形成一条小吸管通到幼虫口中,称为茎口,被分解的组织和淋巴液,通过茎口进入幼虫消化道。幼虫在刺吸过程中,一般不更换部位或转换宿主。

(四)与疾病的关系

1.恙螨皮炎

恙螨皮炎多发生在腰、腋窝、腹股沟、阴部等皮薄而湿润处,表现为丘疹和奇痒,有时可发生继发感染。

2.恙虫病

恙虫病是恙螨幼虫感染立克次体后叮咬人引起的一种急性传染病。其临床特征为起病急骤、持续高热、皮疹、皮肤受叮刺处有焦痂和溃疡、局部或全身浅表淋巴结肿大等。

三、疥螨

疥螨(scab mites)是一种永久性寄生螨类,寄生于人和哺乳动物的皮肤表皮角质层内,引起疥疮。寄生于人体的疥螨称为人疥螨。

(一)形态

成虫体圆形或椭圆形,乳白或浅黄色,体长0.2~0.5mm,背面隆起,有横形的波状横纹和成列的鳞片状皮棘,躯体后半部有几对杆状刚毛和长鬃,腹面光滑,仅有少数刚毛,足4对,足短粗,分 5 节,足的末端有吸垫或长刚毛(图 24 - 8)。

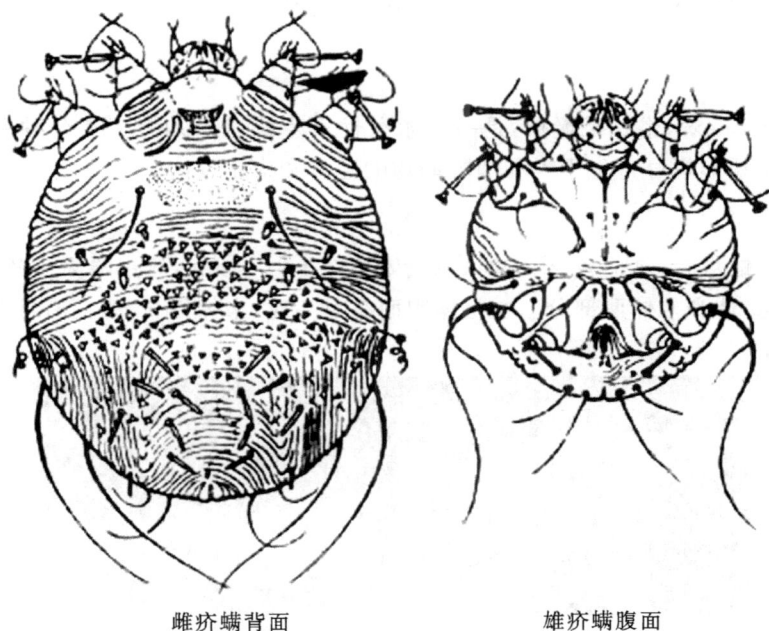

雌疥螨背面　　　　　　　　雄疥螨腹面

图 24 - 8　疥螨成虫的形态

(二)生活史

疥螨生活史分卵、幼虫、前若虫、后若虫和成虫五个时期(图 24 - 9)。一般在夜间,雄虫和雌后若虫在人体皮肤表面交配,而后雄虫死亡,雌后若虫则钻入宿主皮下,蜕皮成雌虫。雌虫以人体表皮角质组织和淋巴液为食,在角质层间挖隧道产卵。雌虫一生可产卵 40～50 个,幼虫孵化后经 Ⅱ 期若虫发育为成虫。完成一代生活史需 8～16d,雌螨寿命 5～6 周。

(三)生态习性

疥螨常寄生于人体皮肤较柔软嫩薄之处,常见于指间、腕屈侧、肘窝、腋窝前后、腹股沟、外生殖器、乳房下等处,在儿童则全身皮肤均可被侵犯。

(四)与疾病的关系

疥螨主要引起疥疮。被疥螨寄生部位的皮损为小丘疹、小疱及隧道,多为对称分布。疥疮丘疹淡红色、针头大小、可稀疏分布,中间皮肤正常,亦可密集成群,但不融合。隧道的盲端常有虫体隐藏,呈针尖大小的灰白小点。剧烈瘙痒是疥疮最突出的症状,引起发痒的原因是雌螨挖掘隧道时的机械性刺激及生活中产生的排泄物、分泌物引起过敏反应所致。白天瘙痒较轻,夜晚

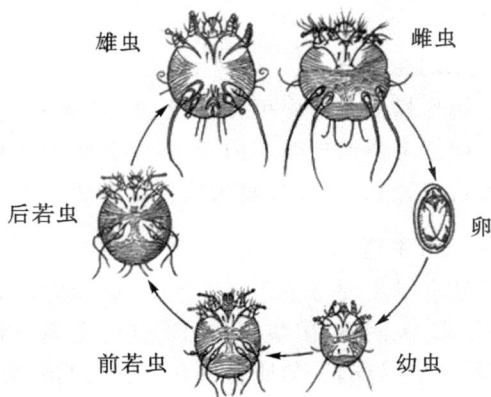

图 24 - 9　疥螨的生活史

加剧,睡后更甚。可能是因疥螨夜间在温暖的被褥内活动较强或因晚上啮食所致,故常影响睡眠。由于剧痒、搔抓,可引起继发性感染,发生脓疮、毛囊炎或疖肿。

四、蠕形螨

蠕形螨(demodex),俗称毛囊虫,是一类永久性寄生螨。已知有 140 余种和亚种,其中毛囊蠕形螨和皮脂蠕形螨可寄生于人和哺乳动物的毛囊和皮脂腺内。

(一)形态

螨体细长呈蠕虫状,乳白色,半透明,成虫体长 0.1~0.4mm,雌虫略大于雄虫。颚体宽短呈梯形,躯体分足体和末体两部分。在足体腹面有足 4 对,末体细长,表面有环状横纹,末端钝圆(图 24-10)。

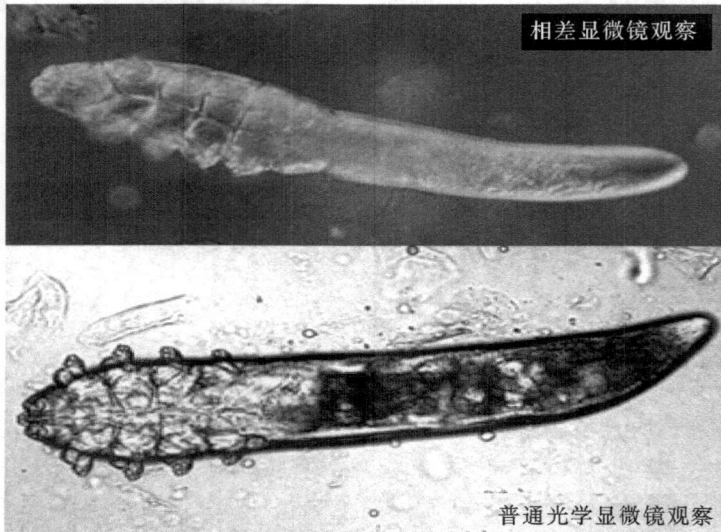

图 24-10 蠕形螨成虫的形态

(二)生活史

蠕形螨的生活史可分卵、幼虫、前若虫、若虫和成虫五个时期。雌雄交配后,雄虫死亡,雌虫产卵于毛囊或皮脂腺内,卵经 60h 孵出幼虫,幼虫约经 36h 蜕皮为前若虫,再经 72h 发育蜕皮为若虫,经 2~3d 发育为成虫。完成一代生活史需 15d,雌螨寿命 4 个月以上。

(三)生态习性

蠕形螨主要寄生于人体的额、鼻、鼻沟、头皮、颏部、颧部和外耳道,还可寄生于颈、肩背、胸部、乳头、大阴唇、阴茎和肛门等任何有毛囊和皮脂腺的部位,主要刺吸宿主细胞和取食皮脂腺分泌物,也以皮脂、角质蛋白和细胞代谢物为食。毛囊蠕形螨多为群居,而皮脂蠕形螨则单个寄生。

(四)与疾病的关系

感染有蠕形螨的人绝大多数为无症状的带虫者,故一般认为蠕形螨为机会致病寄生虫。其致病作用表现为寄生在皮脂腺的螨可引起皮脂腺分泌阻塞,虫体的代谢产物可引起超敏反应,虫体的进出活动可携带病原微生物,引起毛囊周围细胞浸润,以及纤维组织增生。因而临床上可表现为鼻尖、鼻翼两侧、颊、须眉间等处血管扩张,患处轻度潮红,继而皮肤出现弥散性潮红、充血,继发红斑湿疹或散在针尖大小至粟粒大小红色痤疮状丘疹、脓疮、结痂及脱屑、皮肤有痒感及烧灼感。根据广泛的调查证明,酒渣鼻、毛囊炎、痤疮、脂溢性皮炎和睑缘炎等皮肤病的发生与蠕形螨相关。

五、尘螨

尘螨(dust mites)普遍存在于人类居住场所的尘埃中,是一种强烈的过敏原,可引起超敏反应性疾病。与人类过敏性疾病关系最密切的主要有屋尘螨和粉尘螨等。

(一)形态

成虫(图 24-11)椭圆形,乳白色,体长 0.2~0.5mm。颚体位于躯体前端,螯肢钳状,躯体表面有指纹状的细密或粗糙的皮纹,躯体背面前端有狭长盾板。雄虫体背后部还有后盾板,肩部有 1 对长鬃,后端有两对长鬃,生殖孔在腹面中央,肛门靠近后端,雄螨肛侧有肛吸盘,有足4 对,跗节末端具钟形吸盘。

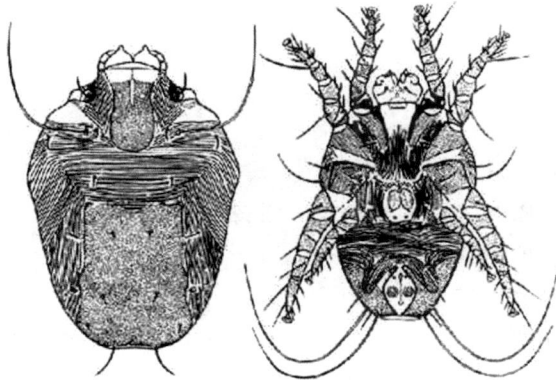

图 24-11　尘螨成虫的形态

(二)生活史

尘螨的生活史分卵、幼虫、第一期若虫、第二期若虫和成虫五个时期。卵椭圆形,乳白色,经 8d 孵出幼虫,幼虫、第一期若虫、第二期若虫在发育过程中各经 5~12d 的静息期和 2~3d的蜕皮期。在适宜条件下完成一代生活史需 20~30d。雄螨存活 60~80d,雌螨可长达100~150d。

(三)生态习性

尘螨分布广泛,大多营自生生活。屋尘螨主要孳生于卧室内的枕头、褥被、软垫、沙发等家具中。粉尘螨还可在面粉厂、棉纺厂、食品仓库、中药仓库等的地面大量孳生。尘螨是一种啮食性的自生螨,以粉末性物质为食,如动物皮屑、面粉、棉籽饼和真菌等。尘螨的分泌物、排泄物、蜕下皮壳和死亡虫体,尤其是这些代谢产物在细菌与真菌作用下分解的微小颗粒,能在空气中飘浮,易被吸入,都是强烈的变应原。

知识链接

尘螨性哮喘

起病或急或缓,婴幼儿哮喘发病前往往有1~2d的上呼吸道过敏的症状,包括鼻痒、喷嚏、流清涕、揉眼睛、揉鼻子等表现,并逐渐出现咳嗽、喘息。哮喘急性发作的主要症状有咳嗽、咳痰或痰鸣、喘息、呼吸困难、胸闷等,严重发作时患儿烦躁不安、端坐呼吸、耸肩喘息、面色苍白、鼻翼扇动,口唇及指甲青紫,全身冒冷汗,说话时字词不能连续。哮喘急性发作症状可经数小时至数天,用支气管扩张药治疗缓解或自行缓解。

(四)与疾病的关系

尘螨性过敏属于外源性超敏反应,患者往往有家族过敏史或个人过敏史,主要表现为尘螨性哮喘、过敏性鼻炎、过敏性皮炎等。

目标检测

一、单项选择题

1. 与医学关系密切的节肢动物属于( )
A. 昆虫纲与甲壳纲　B. 甲壳纲与蛛形纲　C. 蛛形纲与昆虫纲
D. 唇足纲与昆虫纲　E. 唇足纲与倍足纲

2. 医学节肢动物对人的危害包括( )
A. 吸血骚扰和毒害作用　　　　　B. 毒害作用和致敏作用
C. 致敏作用和寄生　　　　　　　D. 寄生和传播疾病
E. 直接危害和间接危害

3. 防制医学节肢动物应采取( )
A. 环境防制　　　　B. 物理和化学防制　　C. 生物和遗传防制
D. 法规防制　　　　E. 综合防制

4. 医学昆虫全变态特点是( )
A. 生活史分卵、若虫、成虫　　　　B. 生活史分卵、幼虫、蛹、成虫
C. 生活史分为卵、幼虫、若虫、成虫　D. 幼与成虫形态相似
E. 若虫与成虫相似

5. 属半变态的医学昆虫是( )
A. 蚊　　　　　　B. 蝇　　　　　　C. 虱　　　　　　D. 蚤　　　　　E. 白蛉

6. 下列蚊种中,可传播疟疾的是( )
A. 淡色库蚊与三带喙库蚊　　　　B. 白纹伊蚊与埃及伊蚊
C. 中华按蚊与嗜人按蚊　　　　　D. 白纹伊蚊与淡色库蚊
E. 以上蚊种均可传播

7.虱的防制措施中有效的是（　　）

A.注意饮食卫生　　　　　　　　　　B.搞好环境卫生,清理垃圾

C.消灭鼠类保虫宿主　　　　　　　　D.注意个人卫生,勤洗衣被等

E.室内喷洒杀虫剂

8.人疥螨对人体的危害（　　）

A.引起毛囊炎　　　　B.引起皮层隧道样病变和超敏反应

C.引起超敏反应　　　D.引起皮层隧道样病变　　　　　　E.引起过敏性哮喘

9.蠕形螨寄生于（　　）

A.上皮细胞内　　　　B.皮肤隧道中　　　C.外周血液中

D.毛囊或皮脂腺内　　E.以上全部

10.传播肾综合征出血热的媒介（　　）

A.蜱　　　　　　B.蚤　　　　　　C.蠕形螨　　　　　D.疥螨　　　　E.虱

二、简答题

1.举例简述节肢动物传播疾病的方式。

2.蚊能传播哪些寄生虫病？简述其机制。

3.简述尘螨致病机制。

（宫汝飞）

参考文献

[1]肖纯凌.病原生物学和免疫学[M].6版.北京:人民卫生出版社,2010.

[2]魏秋芬,刘文辉.病原生物学与免疫学[M].西安:西安交通大学出版社,2012.

[3]金伯泉.医学微生物学[M].5版.北京:人民卫生出版社,2011.

[4]谷鸿喜.医学微生物学[M].2版.北京:北京大学医学出版社,2009.

[5]黄敏.医学微生物与寄生虫学[M].3版.北京:人民卫生出版社,2012.

[6]贾文祥.医学微生物学[M].2版.北京:人民卫生出版社,2010.

[7]刘荣臻.病原生物与免疫学[M].2版.北京:人民卫生出版社,2012.

[8]任云青.病原生物与免疫学[M].2版.北京:高等教育出版社,2009.

[9]陈兴保.病原生物学和免疫学[M].6版.北京:人民卫生出版社,2009.

[10]李雍龙.人体寄生虫学[M].7版.北京:人民卫生出版社,2012.

[11]马红茹.医学寄生虫学[M].北京:北京大学医学出版社,2011.

[12]管远志,郝素珍.医学免疫学与病原生物学[M].北京:中国协和医科大学出版社,2012.

[13]万巧凤.病原生物学与免疫学[M].西安:第四军医大学出版社,2010.

[14]王易,袁嘉丽.免疫学基础与病原生物学[M].北京:中国中医药出版社,2012.

[15]杨黎青.免疫学基础与病原生物学[M].北京:中国中医药出版社,2010.

[16]金伯泉.医学免疫学[M].5版.北京:人民卫生出版社,2009.

[17]何维.医学免疫学[M].2版.北京:人民卫生出版社,2010.

[18]安云庆,姚志.医学免疫学[M].2版.北京:北京大学医学出版社,2010.

[19]范虹,卢芳国.医学免疫学与病原生物学[M].北京:科学出版社,2010.

[20]张保恩,苏盛通.病原生物与免疫学基础[M].2版.北京:科学出版社,2009.